克萊爾·戴維斯 Clair Davies,NCTMB、
安柏·戴維斯 Amber Davies,NCTMB—著

王念慈—譯 物理治療師 李建志—審訂

激痛點
按摩全書

圖解7大疼痛部位╳激痛點按摩9大原則，
緩解疼痛、恢復身體活動力，做自己的治療師

The Trigger
Point Therapy Workbook
Your Self-Treatment Guide for Pain Relief, 3rd Edition

敬告讀者

　　書中資訊已審慎確認其正確性和可行性，但作者、版權持有人、編輯和出版商皆無法擔保此書內容絕無疏漏；若您因應用本書資訊衍生任何後果，我方皆無義務承擔相關責任。

　　另外，此書囊括的所有內容（舉凡文字、圖片和圖像等資訊），只能當作一般的參考資訊，無法全權取代專業醫療人員的建議、診斷和治療。若您想要應用書中直接或間接提供的任何資訊，請先與您的醫師確認您自身的狀況是否適用這些資訊。

　　在此特別叮囑您，切勿因閱讀本書的資訊，而無視專業醫療人員給您的建議，或是延誤就醫時間。

將此書獻給我的女兒安柏・戴維斯。沒有她對我堅若磐石的信任，我不可能寫出這本書。她的耐心、不停歇的鼓勵、圓融的指教，以及對激發點療法永無止息的熱情，都不斷堅定了我對自己的信心和撰寫此書的信念。

　　安柏一直是我的頭號追隨者，每次我提出自我治療的新點子，長期受慢性疼痛折騰的她，都會非常積極地親身驗證它們的功效。看到她在我們的並肩努力下，變得比較獨立自主、不為疼痛所苦，是我最大的收穫。如今安柏已經成為一名技巧嫺熟的按摩治療師，一心只想將激痛點按摩法的好處推廣給大眾。

──克萊爾・戴維斯，於第二版付梓時

　　本書獻給我的爸爸。

──安柏・戴維斯

各界推薦

我一直相信激痛點按摩法的治療效果，因此要特別推薦這本書給大眾與醫療業者。它囊括了豐富的資源，以及自我照護和提升身體活力的工具。

—— 伯尼・西格爾醫師（Bernie S. Siegel, MD），

著有《筋膜疼痛與機能障礙：激痛點手冊》

（*Travell and Simons' Myofascial Pain and Dysfunction*）

我對這本書的好評就是，它是一本簡單好用的手冊，能幫助筋膜疼痛患者學會有效自我按摩的技巧。本書的細節與清晰的架構，對想幫助患者用有效且簡易的方法療癒軟組織疼痛的醫師，可說是無價之寶。

—— 約瑟夫・奧黛特醫師（Joseph F. Audette, MD），

哈佛醫學院講師、疼痛門診主任。

這是本對所有慢性疼痛患者都非常實用的書。市面上很少有像這本書一樣，帶讀者認識問題，並介紹自我按摩的運用方法。本書中所描述的處理疼痛進程，可幫助管理特定範圍的健康，使之成為一生都適用的參考資料。

—— 斯科特・菲什曼醫師（Scott M. Fishman, MD），

加州大學疼痛醫學、麻醉學系疼痛醫學部主任，

著有《止痛之戰》（*The War on Pain*）

身為一位慢性疼痛、纖維肌痛症醫師，我推薦這個安全的解決方案給我的患者。本書說明了激痛點治療如何安全地緩解慢性疼痛，是每個醫師都應該有的一本書。

——特里・謝伯德・弗里德曼醫師（Terry Shepherd Friedmann, MD），

著有《健康自由》（*Freedom Through Health*）

激痛點按摩療法對各種多樣的疼痛問題，包括纖維肌痛以及慢性疼痛症狀來說，或許是最有效的療法。

——C.諾曼・謝利（C. Norman Shealy, MD, PhD），

醫師、醫學博士，美國整體醫學協會創始主席，

著有《治療方法圖解百科全書》

（*The Illustrated Encyclopedia of Healing Remedies*）

這本一定要入手的書，以簡單的架構呈顯處理慢性疼痛的實用方法，而且效果極佳，我很相信它！

——喬・安・吉拉斯皮（Jo Ann Gillaspy, MS, RN），

醫學碩士、護理師

如果適當使用戴維斯書中的內容，許多患有肌筋膜失調的人，可以從激痛點按摩法中獲得有效的自我療癒。也對那些沒有去有治療機能障礙、常見肌肉問題治療服務機構途徑的人，很有助益。

——邁克爾・雷諾茲（*Michael D. Reynolds*），風濕病專科醫師

這本激痛點按摩的工具書，對全世界的個人福祉、緩解疼痛和自我照護都是適時且受到歡迎的福音。作者開發出高效的治療疼痛方法，且每個人都能學會。這是一本對自我療癒領域非常有貢獻價值的應用書。

——羅伯特・金（Robert K. King），

芝加哥按摩療法學校創始人兼校長

我個人受惠於激痛點按摩的治療效果，所以我相信它值得正式被醫療界認同。我希望醫師未來能學習自我療癒的技巧並推薦給患者。

——羅斯・瑪麗・哈克特（Rose Marie Hackett），

整骨療法醫師和放射科醫生

作為一個有十二年經驗的脊骨神經學醫師，以及有十年經驗的猶他州按摩學院激痛點療法講師，我發現戴維斯的書非常準確且完整。書中的身體圖以及圖示能簡單地呈顯給患者如何改善生活品質的方法。我相信本書會是對在使用激痛點療法的照護機構的有利資產。

——大衛・湯姆森（David B. Thomson），

哥倫比亞特區，猶他州按摩療法學院講師

專業的治療師可使用這本書去精進技巧，並提升對患者的治療水平。這個自我療癒方法可以幫忙任何想嘗試的人，就能幫助自己的健康更上一層樓。

——斯蒂芬・耶茨（Stephen Yates），
國家治療按摩和身體認證委員會（NCTMB）

這本書寫得非常好，讓筋膜與激痛點變得很好找。按摩療法師和物理治療師會很感謝作者鑽研出的巧妙技巧，讓雙手在治療患者疼痛時，能避免受傷與不適。

——安・盧瑞・哈頓（Ann Luray Hatton），神經肌肉治療師

如果人們終於開始了解筋膜的重要性，以及疼痛和激痛點能消除疼痛，幾百萬人會因此受惠，而且會省下幾千萬元不必要的醫療開銷。戴維斯築起了重要的橋梁，讓許多專業人士能幫助受苦的人和他們的患者。

——羅伯特・厄普加德（Robert Uppgaard, DDS），牙醫，
著有《控制顳頜關節疾病》（*Taking Control of TMJ*）

肌肉筋膜激痛點，已成為解決肌肉骨骼疼痛綜合症的臨床醫生主要重點。在《激痛點按摩全書》第三版中，戴維斯編寫了一本能簡潔地涵蓋理論概念和實際應用的書。標誌任何臨床治療指南的意義在於個人是否可以輕鬆接收到資料，並能夠實踐出來。戴維斯女士提供了很好的例子，並用豐富的經驗，使本書成為極有價值的資源。這遠不是一本枯燥的學術著作，但實際上已經充滿了實用知識，對何想進一步了解治療慢性疼痛的臨床醫生或個人都很有用。

——惠特尼·洛（Whitney Lowe），骨科按摩教育與研究所所長

我推薦《激痛點按摩全書》給我所有的客戶，不論他們的年齡和背景。因為這想要緩解肌肉疼痛的人來說，這都是很有效的方法。克萊爾·戴維斯完成科學並讓它變得顯而易懂，只要花點閱讀及稍加練習，你一定能成為自己最棒的治療師。

——艾略特·貝爾（Elliott Bell），私人培訓家和教練

在這第三版中，安柏·戴維斯已經將她父親出色的書變得更加完整。她將本書收錄更多科學以及普遍性的激痛點按摩療法，讓讀者能更加了解他們的情況。但是我特別喜歡的是書中的小 BOX 中的文字，幫助讀者在閱讀時更加了解內容。我很推薦給所有想學習如何按摩自己激痛點的人。

——約瑟夫·E·穆斯科利諾（Joseph E. Muscolino, DC），
脊骨神經學醫師

安柏・戴維斯與時俱進，跟隨她父親的腳步，改寫了《激痛點按摩全書》。這本書不僅提供最全面的自我療癒方法，作者也收錄關於激痛點的原因與原理、疼痛、其他慢性疼痛的現代優秀的科學依據。醫師、物理治療師、脊骨神經學醫師、按摩治療師，以及其他健康照護者，都應該推薦這本書給所有慢性疼痛的患者。這本書所描述的方法，可運用於急性、亞急性與慢性疼痛的問題。我推薦《激痛點按摩全書》給我的患者！

——揚・多默霍爾特（Jan Dommerholt），貝塞斯達物理治療中心總裁

安柏・戴維斯做到了站在她父親，以及其他筋膜疼痛專家的肩膀上！本書的第三版有新的內容，帶領讀者更新資訊並提供簡易理解方法以應用療法技巧。你將了解到任何可能會導致你疼痛的原因以及了解該如何因應。我高度贊同本書內容，也推薦給他人。

——理查德・芬恩（Richard Finn），
賓夕法尼亞州匹茲堡醫學研究所首席講師和治療師

安柏傳承了她父親的傳奇，她傳遞激痛點的知識，讓專業人士或是初學者都可以了解與運用。這本書值得推薦給所有面對脊骨疼痛與壓力的人。我會持續推薦這本書給我的患者與朋友，作為一本修復與維持健康的手冊。

——安 E・布恩（Ann E. Boone），肯塔基州激痛點治療師和講師

致謝

非常感念先父克萊爾‧戴維斯，此書依舊保有他原本的核心理念。先父在世時，傾注了全副的心力編撰此書的前兩個版本，如今我非常榮幸有這個機會依循他打下的基礎，增訂這本書的內容。也非常感謝這一路上，一直支持先父的眾人。

我還要謝謝我的先生詹姆士（James），和我的兩個孩子索菲亞（Sophia）和諾拉（Nora）；謝謝他們給我的愛和支持，讓我可以心無旁騖地編寫這本書。謝謝我的姊妹瑪麗亞（Maria）和她的丈夫韋恩（Wayne），不間斷地鼓勵我；謝謝我的兄弟克雷（Clay）為我加油打氣；謝謝露絲‧史密斯（Ruth Smith）的傾聽和意見；謝謝我的婆婆珍妮‧梅爾基奧爾（Jeanne Melchior）熱心幫忙照顧孩子。我也要感謝先母珍‧利普瑪（Jan Lipuma），謝謝她對我的愛、包容和溫柔的指引。

謝謝南西‧富勒（Nancy Fuller）為此書製作新的插圖；謝謝基恩‧馬丁（Keen Martin）協助撰寫此書，替我去蕪存菁，並且成為我的朋友；謝謝我的好友瑞貝卡‧埃利奧特（Rebecca Elliott）、珍妮‧克萊爾‧霍夫曼（Jenny Claire Hoffman）、邁拉‧埃凡斯（Myra Evans）、費伊‧豪瑟（Faye Houser），以及其他許多在我快撐不下去的時候拉我一把的人；謝謝無數找我改善疼痛的客人，帶給我的鼓勵和經驗；也謝謝參加工作坊的學生，幫助我成為治療師以及老師。

特別感謝茱蒂芙‧蒂蘭妮（Judith DeLany）、簡‧唐莫霍（Jan Dommerholt）、史都‧王爾德（Stew Wild）、雪倫‧索爾（Sharon Sauer）、黛比‧布拉齊克（Debbie Brodzick）、伯恩‧斯維（Bjorn Svae）、瑪蕾蒂‧斯維（Melady Svae）、瑞貝卡‧科恩（Rebecca Cohen）、凱薩琳‧馬莫（Katherine Marmor）和瑪莎‧葛瑞奇安諾（Martha Graziano）提供的專業

知識，幫助我把關這本書的正確性。貝爾 • 迪凱特（Bear Decatur）和茱莉 • 哈珀（Julie Harper）總是能與我分享他們的見解和所學。謝謝文字編輯吉恩 • 布隆奎斯特（Jean Blomquist）盡責、細心地揪出了我的筆誤和語意模糊之處，讓整本書的文字清晰流暢。我也要由衷感謝 New Harbinger Publications 出版社的選書編輯傑西 • 奧布賴恩（Jess O'Brien），一直給予鼓勵，並從容睿智地指導我寫書的方針。最後，謝謝 New Harbinger Publications 出版社裡每一位替這本書勞心勞力的夥伴，謝謝你們用滿滿的耐心陪伴我完成這本書。

推薦序

克萊爾・戴維斯擁有得天獨厚的特質，因為他不但是一位經驗豐富的按摩治療師，還兼具良好的文筆，以及幫助世人擺脫莫須有病痛的堅定決心。這本書所傳達的信息，就猶如荒野中被漠視已久的一道天籟。

肌肉是人體器官裡的孤兒，醫學界沒有人為它成立一門專科，也沒有人特別為其招募資金、探討肌肉所引發的疼痛問題。這樣的背景，讓醫學生和物理治療師在接受醫學訓練時，亦鮮少有機會從肌筋膜的角度學習如何辨別與治療肌筋膜激痛點的基礎知識。幸好，按摩治療師傳承了這方面的知識，雖然他們不見得受過良好的醫學訓練，但在培訓的過程中卻相當重視肌筋膜的觀念，不僅學習尋找激痛點的方法，其治療激痛點的功夫多半也會隨著行醫資歷越來越老練。

由於目前這方面的研究還不成熟，學界對激痛點還沒有一個明確的定論。儘管如此，部分縝密的科學研究結果已經從肌筋膜的角度，為激痛點建構出可靠的假設，就待日後以更多、更深入的研究，來探討這個主題、釐清激痛點的本質。

綜觀眼前的成果，我們已經越來越清楚地發現，從肌筋膜的角度檢視，幾乎所有纖維肌痛症患者身上都有激痛點，而這些激痛點也是造成疼痛問題的主因。事實上，部分患者會被診斷纖維肌痛症，也是因為身上同時存在著好幾個激痛點。這些激痛點都是可以治療的，但過程中需要運用一些巧妙、精湛的手法。

即便經驗豐富的臨床者都認同，激痛點是造成肌肉與骨骼不明疼痛的最常見原因，但要找到一位能準確對這些激痛點展開治療的老練按摩治療師，可不是容易的事。本書蒐羅的資訊，一方面可以讓從業人員更加了解肌肉與骨骼疼痛的本質，一方面也可以讓找不到合適治療師的患者靠自己的力量舒緩疼痛。

如果你想要自己舒緩肌肉與骨骼的疼痛，學習激痛點按摩法是不二選擇，因為這不只能夠從「源頭」解決常見的疼痛問題，療效還相當持久。

大衛・G・賽門斯醫師 David G. Simons.

《筋膜疼痛與機能障礙：激痛點手冊》

（*Travell and Simons' Myofascial Pain and Dysfunction*）作者

作者序

**你越有能力靠自己的力量療癒身上的激痛點，
你就越能夠享有自主、自在的人生。**

二〇一一年，第一版的《激痛點按摩全書》出版後，針對激痛點療法所設計的自我按摩器具，以及討論激痛點療法的書籍和網站就如雨後春筍般冒出。同時，這句話也開始廣為人知：你不是只能逆來順受地與疼痛共處。你身上的疼痛不是你逃脫不掉的命運，不單單是關節炎和老化所致，也跟肌肉疼痛息息相關。

到處都有人被目前治療肌肉疼痛的方法折騰得心灰意冷，不管這些人來自何方，他們都希望有一套花費少、效果好又好掌控的療法，幫助他們脫離苦海。這說明了本書會一出版就大受歡迎的原因——事實上，不只是大受歡迎，甚至翻譯成了十幾種語言。

這套療法實現了眾人的願望。這本書將告訴你不花大錢、有效果又好上手的好方法，你隨時隨地都能夠運用它們緩解疼痛。你也有機會在不靠藥物、不花大錢和不往返醫院的情況下，靠自己的力量舒緩疼痛。

本書的共同作者，也就是我的父親克萊爾・戴維斯，當初著手撰寫《激痛點按摩全書》時心中有個單純的目標，那就是：把珍奈特・崔薇兒（Janet Travell）醫師和大衛・賽門斯醫師的研究成果，分享給更多像他這樣的一般大眾。雖然我父親跟崔薇兒、賽門斯等許多研究人員不同，從沒做過轉移痛或是激痛點之類的研究，但他一直致力將這方面的研究成果推廣給眾人。如今，在這本新修訂的第三版《激痛點按摩全書》中，我會持續將他的這份精神延續下去。

我和我父親都深受慢性疼痛所苦，他有五十肩，我則是有背痛的毛病。正所謂「久病成良醫」，這本書詳細記載了許多我們在面對疼痛時，發展出來的

自我治療方法。在前兩個版本中，我父親身兼全書的主要作者和插畫家，至於我，則是他的助理、學徒、貼身編輯、攝影師和討論者。我的父親就像是一匹孤狼，凡事都喜歡獨自親力親為。前兩個版本的所有插圖皆出自他的手筆，而且全部的圖他都反覆畫過三次，一次又一次地將每一張圖調整到更好的狀態。我之所以有機會獨自接掌增訂第三版的重任，是因為他已經到另一個世界去了。我父親的人生旅途結束的太早了，與大腸癌奮鬥了一段時間後，他在二〇〇六年十二月二十九日，以六十九歲辭世。我的家人都為此感到悲痛，然而，一想到他的著作對其他人的生活帶來多麼深遠的影響，這份悲痛也得到了一些撫慰。知道我們的努力能幫助到其他人，是我們最開心的事情。我的父親一直致力於探索肌筋膜疼痛和推廣激痛點的觀念，現在我對自己能延續他的這份精神也引以為傲，我希望能如實體現他的精神。

第三版的《激痛點按摩全書》有不少變動。首先，前兩個版本是以我父親的視角敘事，但在這個版本中，除了第十二章「肌肉緊繃和慢性疼痛」外，我通通都改以自己的視角敘事。再來，我整併了原本第一章和前言的內容，並縮減了我父親的自身經歷。如果讀者想要從我父親的視角，了解他的故事，我們也已經將他的原著內容上傳到網站上（http://www.TrigerPointBook.com），可以自行上網瀏覽。

這個版本囊括了我們在過去九年中增訂的許多內容。我們把更多心思放在幫助讀者找出需要治療的激痛點；不僅分享了大量找尋激痛點的訣竅，還更為詳盡地敘述了治療的方法。許多資料都有闡述激痛點的意義，卻只有這本書有告訴你該如何找出這些暗中作亂的小結節（knot）。畢竟，並非每個突起物或腫塊都能歸為激痛點。我們修改了好幾張先前的插圖，為的就是幫助你找出身上的激痛點。

除此之外，我們還增加了數十張的插畫，說明各種自我治療的方法。這當中有很多新的自我治療點子，都是來自我替客人按摩的經驗，或是其他熱衷激痛點療法者的經驗分享。我還蒐羅了各方刊物的「精華」要與讀者分享，特別是在如何運用按摩自我療癒輕微肌肉損傷的部分。最重要的是，這些方法都不需要用到昂貴的器具和裝置。在這本書裡，我會介紹最經濟實惠的按摩器具，也會分享可以用哪些不貴的器具（如網球或橡膠球）達到相同的效果。

　　即便探究肌筋膜激痛點學理和療法的研究仍持續向前推展，但在醫學和徒手療法等領域中，至今崔薇兒和賽門斯所著的《肌筋膜疼痛與機能障礙：激痛點手冊》（*Travell & Simons' Myofascial Pain and Dysfunction: The Trigger Point Manual*）一書依舊是眾人的重要依據。目前絕大多數討論肌筋膜疼痛的刊物，幾乎都以他們的觀念為根基，本書也不例外。話雖如此，崔薇兒和賽門斯仍未能道盡肌筋膜疼痛的一切奧秘，因為骨骼肌裡還有太多激痛點有待眾人去了解和記錄。

　　我們今天能夠對肌筋膜激痛點有這番基本的理解，都是過去許多研究人員的心血結晶，我認為知道這一點非常重要。因此在本書的參考文獻中，我也列出了引用資料。醫學期刊常會刊登關於激痛點和肌肉疼痛的新研究，現在醫學界已經依據這些研究成果，發展出數十種的專業激痛點課程，供物理治療師、按摩治療師和肌筋膜激痛點治療師學習。另外，今日各家按摩學校也越來越專注在各類高階治療手法的教學，提供的課程涵蓋了激痛點療法、神經肌肉療法（neuromuscular therapy）、醫學療法（medical therapy）、結構整合（structural integration）、整骨推拿療法（orthopedic massage therapy），以及其他採成果導向的按摩物理療法（outcome-based massage modalities）。

　　依照我長期親身體驗激痛點療法的經驗，我能證明這套療法絕對沒有什麼

一定要怎麼做才對的標準做法。因此，在執行激痛點療法時，只需要記住一點，即：對你最有效、又不會在你身上衍生出其他問題的方法，就是最適合你的激痛點療法。

比方說，對某些人而言，伸展或許對他們的激痛點有立竿見影的功效；但對另一些人而言（我父親就是如此）馬上從伸展下手，反而會加劇身上的疼痛。各方作家和教練對激痛點療法都有許多不同的意見和執行方法，但就算他們的意見不盡相同，還是能歸納出一個共識，那就是「舒緩疼痛，恢復身體自由活動的能力」。

正如崔薇兒所說，想要掙脫疼痛、自由活動，最重要的是你要起身行動，想辦法對激痛點展開一些作為。你可以自己做到這一點，化身自己的治療師，自力按摩身上的每一條肌肉。雖然自我按摩跟治療師為你按摩的放鬆感或許不太一樣，一旦你掌握了這門治療激痛點的技巧，說不定就會發現這套方法更能舒緩身上的疼痛。

我認為擁有自我療癒的能力是一種生活技能。誠如當年八十一歲的賽門斯醫師所言：「你越有能力靠自己的力量療癒身上的激痛點，你就越能夠享有自主、自在的人生。」

願你也能得到跟我們一樣深刻的體會。

安柏・戴維斯 Amber Davies
合格肌筋膜激痛點治療師暨執業按摩治療師

目次

各界推薦   004

致謝   010

推薦序   012

作者序   014

Part 1　激痛點按摩法的知識與原理

第 一 章　為什麼選擇激痛點按摩法？   022

第 二 章　激痛點的發現與發展   032

第 三 章　找出激痛點與自我療癒   079

Part 2　激痛點按摩法局部解析

第 四 章　**頭部、臉部和頸部疼痛解析**   110

頭部和頸部疼痛   117

三種特殊的頸部肌肉   119

頸部後側肌群   139

下顎、臉部和頭部肌群   149

第 五 章　**肩膀、上背部和上臂疼痛解析**   162

肩膀、上背部和上臂疼痛   168

肩胛骨周遭   176

上背部肌群   179

肩部肌肉   183

第 六 章　**肘部、前臂和手部疼痛解析**   210

肘部、前臂和手部疼痛   216

腕隧道症候群和胸廓出口症候群   216

網球肘（肱骨外上髁炎）   219

不傷害前臂和手部肌肉的按摩方式   220

手部和手指的伸肌   225

手部和手指的屈肌   237

手部肌肉   244

第 七 章　胸部、腹部和生殖器疼痛解析　252

胸部、腹部和生殖器疼痛　258

第 八 章　中背部、下背部和臀部疼痛解析　296

中背部、下背部和臀部疼痛　302

第 九 章　髖部、大腿和膝蓋疼痛解析　336

髖部、大腿和膝蓋疼痛　342

股四頭肌群　348

大腿內側肌群　362

膕旁肌群　373

膝蓋後側肌群　379

第 十 章　小腿、踝部和足部疼痛解析　384

小腿、踝部和足部疼痛　392

脛骨肌群　393

腓骨肌群　403

小腿肌群　411

足部肌群　426

摩頓氏足症候群和第一蹠骨懸空　426

足背肌群　431

足底肌群　434

Part 3　激痛點按摩法的應用與心得

第十一章　激痛點按摩的臨床應用方針　444

第十二章　肌肉緊繃與慢性疼痛　490

專有名詞與定義　513

參考文獻與相關資源　521

肌肉速查索引　530

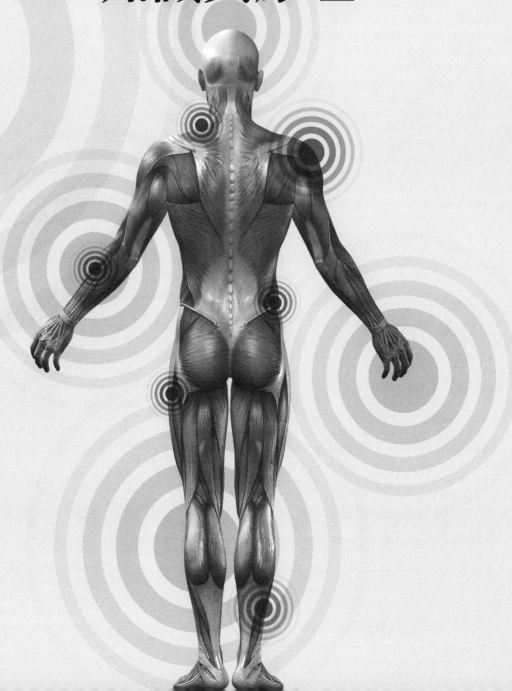

PART 1

激痛點按摩法的
知識與原理

第一章

為什麼選擇激痛點按摩法？

　　珍妮佛，二十八歲，為了保持健康，她喜歡每天早上在清新的空氣裡晨跑，但現在她不再跑步了，甚至就連短距離的散步也不太願意，因為她的膝蓋和腳跟持續隱隱作痛。

　　拉里，五十二歲，每天都被背痛搞得心神不寧。他必須花很大的力氣上、下床，除此之外，不管他坐著、站著或躺著，背都會疼痛難耐。這股疼痛讓他討厭工作，也毀了愛情生活。

　　梅蘭妮，三十六歲，白天都坐在電腦前打字工作，晚上則老是擔心著自己的未來，因為她的雙臂和雙手一直又痛又麻，但身為一名單親媽媽，不管怎樣她都必須賺錢養家。

　　傑克，四十五歲，夜裡總會因自己的肩痛醒來。他無法抬起手梳理自己的頭髮，也無法搔抓自己的背部。只要動作稍微大一些，就會感覺到一陣猶如電擊的劇痛，痛得他齜牙咧嘴、喘不過氣。難道他的身體狀況已經開始走下坡，步入人生無可避免的衰老和失能階段嗎？

　　霍華，二十三歲，是一位有天賦、主修小提琴的學生。然而，這些年跟著許多名師努力學習後，他卻開始擔心自己無法以演奏小提琴為業，因為他的手指不斷出現無法解釋的疼痛，且變得越來越僵硬。

　　你身邊有像珍妮佛、里拉、梅蘭妮、傑克或霍華這樣的人嗎？這樣的人無所不在，在每一個行業，每一個辦公室，甚至是每一個城鎮中，你都能發現這些人的身影。他們除了受慢性疼痛所苦，還面臨著相同的處境，那就是：對這

些疼痛束手無策。這些患者不是沒努力過，他們已經為此付出了很多心力。看過醫師、做過檢查、接受過物理治療，還沉重地填過各種醫療保單，或支付了龐大的費用。

　　患者們試過整脊（chiropractic）、針灸、磁石、疼痛飲食和草藥療法。他們按時地服藥，也確實地執行伸展運動，有時候會覺得自己的狀況變得比較好，但不久之後疼痛總是會再度找上門。照這個情況來看，似乎沒有任何方法能夠徹底解決這些問題。患者害怕手術會成了自己唯一的選擇，而且醫師也不保證手術能成功解決疼痛問題。於是，他們開始另謀出路，希望這個世界上有個對疼痛有所了解的人，能提供一些實質的幫助。

　　每天，臨床上都有成千上萬的按摩治療師、物理治療師和醫師堅定表示，大部分的常見疼痛——還有許多其他令人費解的身體不適——其實都是「激痛點」（trigger point），或說是肌肉裡緊縮的小結節（knot）所致。擅長檢測和治療激痛點的疼痛科醫師發現，今日他們處理的病患中，大約有七成五的疼痛主因都是激痛點，而且幾乎每一種疼痛問題都與激痛點脫不了關係。在許多情況下，連纖維肌痛症這種折磨了數百萬人的慢性疼痛病症，都常判斷為是由肌筋膜疼痛（myofascial pain）和激痛點發展而成。肌筋膜的英文為「myofascia」，「myo」是肌肉的意思；而「fascia」就是筋膜，是一種既覆蓋在肌肉表面，又存在於肌肉組織之間的結締組織。「肌筋膜疼痛」是由肌肉裡的激痛點引起的疼痛。大部分診斷為纖維肌痛症的人，也都有肌筋膜疼痛症候群（myofascial pain syndrome）和激痛點問題，但其中也有部分纖維肌痛症患者是遭誤診。坦白說，臨床上將肌筋膜疼痛誤診為纖維肌痛症的例子並不罕見。

　　如果上述內容符合你自身或你所關心的人的狀況，那麼這本書或許能提供一些尋覓已久的幫助。我打算在這本書裡清楚指出是哪些地方出了差錯，又該如何找出疼痛的真正原因。更重要的是，我還會介紹一套實用的方法，讓讀者能靠自己的力量擺脫疼痛。不用吃藥、不用耗費大筆金錢，也不用預約掛號。

目前已知激痛點會造成頭痛、頸痛、下顎疼痛、下背痛，以及腕隧道症候群（carpal tunnel syndrome）症狀，還會造成許多容易誤以為是關節炎、肌腱炎（tendinitis）與肌腱變性（tendinosis）、滑囊炎（bursitis）或韌帶受損等的各種關節疼痛。激痛點所引發的問題五花八門，舉凡耳痛、頭暈、噁心、火燒心（heartburn）、假性心痛（false heart pain）、心律不整（heart arrhythmia）、網球肘（tennis elbow），以及生殖器疼痛等都可能因激痛點產生。激痛點也可能導致嬰兒腹部絞痛，或是較大的孩童尿床，亦可能是促成脊椎側彎（scoliosis）的原因。激痛點還可能引發鼻竇疼痛和充血，或導致慢性疲勞和抵抗力差的部分原因。由於激痛點會造成長期疼痛和失能，讓人有股永世不得脫離苦海的感覺，因此更甚者，還可能會使人憂鬱。

其實，激痛點引發的問題非常好解決，只要掌握正確資訊，絕大多數人都能靠自己的力量解決問題。這是不錯的發現，而且也該讓一般大眾都知道這些概念了。這是因為，即便激痛點出現在醫學期刊裡的時間已經超過七十年，現在還有太多醫師和醫療從業人員與此觀念觀念保持距離。又是為什麼，醫學專家會不接受激痛點這個觀念呢？有一部分的原因是因為，激痛點無法用核磁共振造影（MRI）、X光或電腦斷層掃描等方式照出，也無法在大體身上觀察其存在。然而在這些原因之下，還有一個更為基本的原因，那就是：一直以來都沒有所謂的肌肉專科醫師，能在大型學習或研究機構的支持下研究肌肉的疼痛原因。如果你是個醫學生，你不可能立志當個肌肉專科醫師，因為這項人體最大的器官其實是個醫學界的孤兒。誠如身兼研究學者身分的大衛・賽門斯醫師在本書的推薦序中所言：**「肌肉是人體器官裡的孤兒，醫學界沒有人為它成立一門專科，也沒有人特別招募資金探討肌肉所引發的疼痛問題。這樣的背景，讓醫學生和物理治療師在接受醫學訓練時，亦鮮少有機會從肌筋膜的角度去學習，如何辨別與治療肌筋膜激痛點的基礎知識。」**

事實上，在肌肉、筋膜、神經、激痛點和轉移痛等方面，還有許多的未知待我們去了解。但在另一方面，我們「確實」也已經知道了許多事實，比方說：激痛點確實存在。我們的手指可以感覺得到激痛點，敏感的電子儀器也能測量

得出激痛點的獨特電子訊號。在電子顯微鏡的輔助下，我們已經可以拍攝到活體肌肉組織裡的激痛點，也能透過 2D 超音波（2D grayscale ultrasound）、振動性彈性成像（vibration sonoelastography）以及杜卜勒超音波（Doppler ultrasound）看見激痛點的身影。先進的微型針頭也讓我們能對活化或潛在的激痛點採樣，了解其生化物質的狀態。現在我們已經知道生物化學物質的濃度與疼痛、感覺、細胞內溝通和發炎反應等息息相關，所以檢測這些物質能讓我們找出激痛點有別於正常組織的特性。

目前許多已知的激痛點知識，都詳載在珍奈特 · 崔薇兒醫師和大衛 · 賽門斯醫師所著、分為上下兩冊的醫學教科書《肌筋膜疼痛與機能障礙：激痛點手冊》（*Travell, Simons & Simons' Myofascial Pain and Dysfunction: The Trigger Point Manual*）中。其中資訊絕大多數以艱澀的科學術語表達，但只要將這些資訊轉換成親民的日常用語，一般人也能從中掌握激痛點的基本觀念。

崔薇兒和賽門斯在書中所言，激痛點就是肌肉裡攣縮的小結節，密度或緊繃度通常比周圍的肌肉組織高。不過就個人感受上，往往只會覺得出現激痛點的肌肉纖維緊繃，猶如拉緊的吉他弦。激痛點本身對肌肉纖維造成的持續性壓力，會限制該纖維附近的血液循環狀況。此舉會導致代謝的副產物累積，並讓代謝所需的氧氣和營養素無法到達此處；假如一直沒有對此展開作為，激痛點對此處的影響就會持續數個月，甚至是數年的時間。也就是說，想要打破這樣的惡性循環，我們一定要有所行動。

治療激痛點的困難之處在於，它們多半會將疼痛感傳送到其他的部位。大部分的疼痛治療都假設，我們能在疼痛的部位找到疼痛的病灶。然而，激痛點幾乎每次都會將它們產生的疼痛感導往他方，而產生轉移痛的特性也正是讓每個人難以擺脫疼痛糾纏的原因。根據崔薇兒和賽門斯的說法，傳統的疼痛治療無法成功消除疼痛，是因為它們都把治療的重點放在疼痛本身，一股腦地治療感到疼痛的位置，卻忽略了真正導致疼痛的病灶可能與疼痛處有段距離。

相較於一味地治療疼痛處，以全身性的藥物治療局部的疼痛是當前醫療更嚴重的問題。近來，止痛藥讓我們付出的代價越來越高；它給了我們藥到病除

的假象，但實際上，卻只是將我們的問題暫時性的粉飾太平。大多數的常見疼痛，如頭痛、肌肉痛和關節痛等，都是一種警訊—是人體避免肌肉過度使用或受傷所產生的保護反應。疼痛能告訴你，哪裡出了狀況，需要格外注意。用藥物中斷和忽略這類訊息，並不是一件好事。**當我們看清了疼痛在人體扮演的真正角色，不再把它視作苦難的代表後，就能夠針對疼痛的病灶展開治療。**

疼痛誤診的狀況，是崔薇兒和賽門斯最重視的議題。激痛點所引發的轉移痛和許多常見疾病的症狀相仿，但醫師受訓的過程中鮮少接觸到肌肉病理和失能方面的知識，因此常會誤判患者的狀況。崔薇兒和賽門斯醫師認為，日常生活中的大部分常見疼痛都是由激痛點引發，沒有這個基本觀念，必會導致誤診，使得疼痛問題無法有效改善。

好在，現在我們已經對轉移痛有所了解，並能預測出其轉移的模式。醫學上的這項重大進步，除了要感謝崔薇兒和賽門斯在這方面的大力付出，還要感謝優秀的插畫家芭芭拉・康明思（Barbara Cummings），以圖像清楚呈現出這些觀念。一旦知道了疼痛的根源所在，就能輕易用雙手感受到激痛點的位置，並透過多種方法中止激痛點引發的疼痛感。

遺憾的是，《肌筋膜疼痛與機能障礙》所提出的主要臨床方針——噴霧治療（spray）、拉伸（stretch）和注射（injection）——都無法自行施作。本書的目標，即是以崔薇兒和賽門斯的成果為基礎，進一步提供眾人更為實用和更具成本效益的疼痛療法：一套經典、能靠自己力量完成的方法，不需要一天到晚往返診間。這套新方法是針對激痛點設計的 DIY 按摩方式，通常只要做個幾分鐘，執行者就會明顯感受到自己身上的症狀有所改善。三至十天後，大部分問題更會不藥而癒。即使是持續已久的慢性病症，也有機會在短短六週內徹底改善。雖然纖維肌痛症或肌筋膜疼痛症候群這類疼痛範圍比較廣泛的病患，或許需要更長的時間才能看到這套療法的成效，但即使是這些患者，在執行的過程中也能不斷感受到自己的進步，並喚起大幅改善身上症狀的希望。

激痛點按摩是從三大面向來達到舒緩疼痛的功效：打斷使肌肉持續收縮的化學和神經回饋迴路（feedback loop）；提升收縮組織的血液循環；直接伸展

因激痛點糾結的肌肉纖維。本書使用大量插圖，清楚介紹如何找出引發特定問題的激痛點，以及中止激痛點活性的確切實用技巧。設計按摩方法的時候，我們已特別考量到此療法對雙手的負擔，所以在執行時不必擔心會對雙手造成任何傷害（就算雙手已經因為過度使用出了狀況，也能操作這套方法）。

　　自我按摩有許多額外的好處。譬如，可以完全掌握治療自身疼痛的時間、地點和治療強度。如果在半夜痛醒，我們能馬上自力救濟，並能同時從源頭解決問題。自我按摩還能控制按壓的力道，假如對按壓的力道相當敏感，這一點就格外重要。最重要的是，**自我照護讓我們不論身在何處，都可隨時依自己的狀態進行各種治療——不需要預約、不需要昂貴的器材，也不需要費心請假。**

　　本書主要以自學手冊的形式編撰，但也可以做為課堂上的教科書使用。這套簡單又直接的自我按摩方法，可以納入任何一門治療疼痛的專業培訓學程，成為了解激痛點按摩法的基礎課程。其中，又以整脊學院、物理治療系和按摩學校的學生，在這方面的收穫會特別大。以「激痛點按摩的臨床應用方針」為主題的第十一章，主要是要幫助專業的徒手治療師，練習運用書中的技巧治療其他人。另外，如果治療師能知道該如何中斷自己的轉移痛，以及該如何找到和治療自身的激痛點，那麼當他們碰到有類似問題的客人或患者時，就會非常清楚此時該做些什麼處理。

　　出於相同的理由，將這套激痛點自我按摩療法納入醫學院的學程，同樣可以讓醫學生受惠。一旦新生代的醫師明白該如何用這套自我按摩方法改善他們自己的疼痛，他們就會更了解疼痛的現實狀況、更有可能從激痛點的角度來治療疼痛。在醫學教育裡加入這類的課程，一定能長遠地改善醫界對疼痛的治療方式，同時大大降低這方面的醫療成本。

　　了解激痛點和肌筋膜疼痛的觀念，以及學習良好運用這些知識的方法永遠不嫌晚，縱使是已經執業的醫師，也能獲益良多。這本書能讓人快速一窺崔薇兒和賽門斯偉大著作的內容，並對激痛點這項為醫學界忽視已久的分支做了相當實用的介紹。但願在本書的引領下，可以讓許多人進一步閱讀崔薇兒和賽門斯所著、分為上下兩冊的《肌筋膜疼痛與機能障礙：激痛點手冊》

（1983, 1992）；簡・唐莫霍（Jan Dommerholt）和彼得・亥布瑞克特（Peter Huijbrecht）編寫的《肌筋膜激痛點：病理學和循證式的診斷與管理》（暫譯，*Myofascial Trigger Points: Pathophysiology and Evidence-Informed Diagnosis and Management, 2011*）；以及齊格弗里德・門斯（Siegfried Mense）和羅伯特・D・葛文（Robert D. Gerwin）共同編寫的《肌肉疼痛：了解其機制》（暫譯，*Muscle Pain: Understanding the Mechanism, 2010*）、《肌肉疼痛：診斷和治療》（暫譯，*Muscle Pain: Diagnosis and Treatment, 2010*）等書。好幾份期刊，諸如《人體工作與動作療法期刊》（*Journal of Bodywork and Movement Therapies*）、《徒手療法期刊》（*Journal of Manual and Manipulative Therapy*）、《肌肉與骨骼疼痛期刊》（*Journal of Musculoskeletal Pain*）、《疼痛》（*Pain*）和《物理治療和復健醫學檔案》（*Archives of Physical Medicine and Rehabilitation*）等，都有登載肌筋膜疼痛方面的研究成果。本書尾聲處的「相關資源」章節，列出了許多了解這方面資訊的資源，供醫學保健領域的專業人士參考。社會上有很大一群人在學習如何處理激痛點引發的疼痛時，需要有人從旁輔助和鼓勵，而醫學界的成員絕對是最適合提供協助的人選。

　　身處醫學界的專業人士並非不知道目前治療疼痛的方法有多麼貧乏。事實上，就連醫師自己也深受疼痛之苦。醫師之中有許多人就跟我們一樣，必須不斷地吞服止痛藥；也有很多人對自己的無能為力感到挫敗，因為他們無法為患者的疼痛提供更好的對策。綜觀來看，不論是自我施作或是由專業人士操作，激痛點按摩法都有可能徹底改革全世界治療疼痛的模式。

迎接嶄新的一天

　　這本書的作者應該要是位貨真價實、領有證書，且穿著白袍行醫好幾年、在醫學期刊上發表過大量研究成果的專業醫師。然而，寫出這本書的，卻是我的父親克萊爾・戴維斯——一個對近代醫學處置疼痛的方法感到萬念俱灰的

普通人。

在前兩版的《激痛點按摩法》中，我的父親有說過他是怎樣開始熱衷激痛點按摩法，並成為激痛點按摩治療師和作家的故事。簡單來說，一切都是受到疼痛的激勵。一九九零年代中期，他一直飽受五十肩折磨，有長達八個月的時間無法正常活動。一開始只是在剷雪後覺得肩膀有點痛，但到了最後，他不但無法將手舉到超過肩膀的高度，也無法自己繫安全帶、開瓶蓋，或是伸手阻擋快關上的門板。第一位醫師將他的狀況診斷為滑囊炎，建議他穿戴六個月的懸臂吊帶。當時我父親是一位自行開業的鋼琴技師，所以不打算採納這個建議。第二位醫師則說我父親是沾黏性肩關節囊炎（adhesive capsulitis），需要麻醉開刀，好強行切除肩關節囊沾黏的部分。我父親覺得這兩位醫師的建議都很荒謬，所以選擇先用物理療法來改善狀況。做過一回物理治療後，我父親的狀況不但沒有好轉，反而還變得更糟，而且治療過程中，他得知那名物理治療師也同樣受五十肩所苦，而她的治療無法改善自己的狀況，同樣無法改善我父親的狀況。儘管如此，她還是想得到治療費用，造成當時我父親心裡多多少少有點不悅。後來，他嘗試了按摩療法，注意到治療師在想辦法解決他肩痛問題時，會參考一本講述激痛點的醫學教科書。我父親因此發現了一線希望，打算靠自己的力量主導自己的治療方式。他馬上展開行動，去買了崔薇兒和賽門斯的書，並開始身體力行。

我父親的成果非常驚人，因為他只用了一顆普通的網球、一把鉤形按摩杖，以及一套崔薇兒和賽門斯所著的《肌筋膜疼痛與機能障礙：激痛點手冊》，就治好了自己的五十肩。他總共花了四週時間努力鑽研書中與他症狀有關的內容，並對受到激痛點影響的二十三條肌肉展開治療，一一化解了這些肌肉裡的激痛點。消除激痛點後，他又照著先前物理治療師的安排，做了兩週的伸展運動，徹底恢復活動力。我父親對這樣的成果大感意外——他竟然解決了自己肩痛的毛病！

然後他開始把焦點轉到了我身上。我一直有慢性下背痛的問題，因為我十八歲在劇場工作的時候，曾不小心在更換場景的過程中因搬重物受傷。自此

之後的六年中每天都與疼痛為伍。若非不時用手搥搥下背部，我就無法坐著超過一個小時；我無法抬起任何超過二十五磅重的東西，除非我有為此痛個三天的心理準備；我更無法相信自己的背能支持行動，讓我自在做出任何年輕人覺得稀鬆平常的舉動。按摩療法，或更具體地說，定期的自我治療徹底的改變了我的人生。有一天，我坐著做了四小時的珠寶首飾，一抬頭才發現時間過了這麼久，但背部一點都不痛。照理說在坐了四個小時之後我的背應該痛到不行，但是那天沒有發生。那位與我共存許久、名為「疼痛」的老友消失了，我的身體康復了。不過，幾個月之後，這股疼痛又再次找上門來，這次我犯了一個自我治療的常見錯誤，就是用一種報復的心態狠狠地整治了那些激痛點。好險，我的身體禁得住那樣猛烈的自我治療攻勢，只有因此出現幾處瘀傷。這些年來，我還曾經歷過許多其他的疼痛狀況，但每一次我幾乎都能靠這套自我激痛點按摩化解疼痛。

我和我父親都接受過按摩學校的訓練，並透過自修成為專攻肌筋膜激痛點的按摩治療師。二〇〇一年第一版的《激痛點按摩法》出版後，每到週末我們都會走訪全美各地，為願意了解我們理念的按摩治療師或其他醫療保健專家進修這方面的知識。在那兩年半中，我們與數百名的治療師交流過。從很多角度來說，我父親就像一匹孤狼，與人共事對他來說是個挑戰。於是，在我的能力達到與我父親相同的水準之後，我們就結束了工作夥伴的關係，重返純粹的父女關係。在那之後，我還是持續開拓研討會的業務，提供專業治療師和受疼痛所苦的普通民眾了解激痛點按摩法的機會。在我架設的網站 www.TriggerPointBook.com 上，你可以找到更多相關資訊。

現在許多徒手治療師都會治療激痛點，要找到一位能幫助舒緩疼痛的治療師並不難。但你不需要等著別人來幫助你，可以從今天開始用這套自我按摩來幫助你自己。第四章到第十章列有「常見疼痛區域和症狀」，你可以先利用它們找出引發疼痛的激痛點，搞清楚自己要對付的敵人位在何方。你有可能會發現身上的疼痛同時牽扯到很多條肌肉和激痛點，想更了解該怎樣才能最有效地運用這套按摩技巧，請參閱第三章〈找出激痛點與自我療癒〉。不論引發疼痛

的肌肉可能有哪幾條，我都鼓勵你詳閱書中關於這些肌肉的每一分資訊，因為唯有了解它們，你才有機會將問題一一排除。最重要的是，請不要害怕嘗試。只要你勇於嘗試，就會發現掙脫疼痛的日子其實指日可待。

下一章〈激痛點的發現與發展〉當中，會簡單介紹肌筋膜激痛點的歷史和學理。如果想立刻得到改善疼痛的方法，但無心深入了解這方面的科學知識，請跳過下一章，直接閱讀第三章的〈找出激痛點與自我療癒〉。

第二章

激痛點的發現與發展

　　崔薇兒和賽門斯所著的《肌筋膜疼痛與機能障礙：激痛點手冊》，全書一開始就以四章導論性質的篇章，詳細介紹了許多有關激痛點和轉移痛的知識。他們引述了數百篇有關這個主題的科學文獻，證明他們對這方面的主張。在這個領域，人人都相當敬重珍奈特・崔薇兒和大衛・賽門斯的權威。

激痛點權威──珍奈特・G・崔薇兒醫師

　　在那個醫學院還很少錄取女性的年代，珍奈特・崔薇兒（Janet G. Travell, MD，1901-1997）就是一名受過專業訓練的心臟專科醫師和藥理學家。她會在紐約市與她的心臟病患一起探索肌筋膜疼痛的治療方法，起源於她個人的肩痛經驗。在研究肌筋膜疼痛的學者中，大家普遍視珍奈特・崔薇兒為診斷和治療肌筋膜疼痛的領頭羊。當然，這個領域的興盛絕對不是單憑她個人的努力。老實說，創新的想法很少是完全出於一個人的心血結晶，絕大多數時，要解決一個新問題都需要借助前人的智慧。崔薇兒醫生廣泛閱讀了大量資料，試圖在其他人的研究成果中，蒐羅可能解決她問題的靈感。她發現，世界各地的許多研究學者都開始試驗性的探討一個奇怪的現象，即：肌肉裡的激痛部位（trigger area）所引發的轉移痛。然而，這些研究學者似乎都只是自顧自地埋頭苦幹，不太了解彼此對這方面的想法。因此崔薇兒下定決心要將這些資訊整合在一起，後來她也確實用超凡的毅力，堅持不懈地完成了這項工作。

　　一九八三年，崔薇兒發行了《肌筋膜疼痛與機能障礙：激痛點手冊》上冊，

彼時她鑽研和治療激痛點與轉移痛的資歷已經超過四十年，她的第一篇論文是在一九四二年問世，期間已在醫學期刊發表超過四十篇的論文，對疼痛提出的革命性觀念至今已經改善了數百萬人的生活。假如沒有崔薇兒醫師的奉獻、幹勁和智慧，就不會有這套治療肌筋膜疼痛的方法，現在位處全球的醫師、物理治療師和其他醫療保健人士，也就無法運用這些創新的臨床技巧來舒緩疼痛。

崔薇兒醫師對一位特別人物的幫助，更對歷史造成深遠的影響。沒有多少人知道，在美國前正、副總統甘迺迪和詹森任職期間，珍奈特・崔薇兒曾在白宮擔任總統醫師一職。甘迺迪總統對她的照顧深表感謝，因為要不是她醫治了他身上折磨人的肌筋膜疼痛和其他病痛，他恐怕就要提前結束整個政治生涯。這是激痛點療法改變一個人的人生和命運的驚人實例。

雖然崔薇兒醫師在六十幾歲時卸下了白宮的職務，但她並沒有就此退休，或放慢人生腳步的念頭。接下來的三十幾個年頭，她始終充滿活力和熱情的開發和教授她的療法。《肌筋膜疼痛與機能障礙：激痛點手冊》的上冊發行之際，她已年過八十，下冊則是在她已至九十歲高齡時出版，這是因為她希望書中的內容正確無誤，因此不願意匆促出書。

一九九七年八月一日，珍奈特・崔薇兒逝世，享年九十五歲。她與父母和丈夫約翰・鮑威爾（John Powell）一起長眠於紐約艾爾巴尼近郊的艾爾巴尼墓園（Albany Rural Cemetery）。簡樸的墓碑上刻印著她婚後的姓名「珍奈特・格雷姆・鮑威爾（Janet Graeme Powell），除此之外，上頭再也沒有任何可以看出她職稱、貢獻或歷史地位的字句。或許她留給後人的東西，更適合銘刻在那些曾受她恩惠、擺脫疼痛的世人心中。

肌筋膜疼痛權威——大衛・G・賽門斯醫師

肌筋膜疼痛研究的權威大衛・賽門斯（David G. Simons, MD，1922-2010），是位研究資歷深厚的科學家。賽門斯醫師的職涯早期，是針對太空無重力狀態改善測量生理反應方法的航太醫師。科學家在把人類送進太空前，曾

把動物先送上太空，當時他就是這個研究團隊的一員，在職涯之外也曾創下令人讚嘆的事蹟。一九五七年，年輕的賽門斯醫師以空軍軍醫的身分，創下了熱氣球飛行高度的世界紀錄。事實上，他的名氣還大過了蘇聯將第一顆人造衛星送入了太空的創舉，因為他是第一個證明地球真的是球形的人。那一年，他成了美國《生活》（Life）雜誌的封面人物，之後還寫了《高人》（暫譯，Man High, 1960）一書談論這番經歷。

大衛・賽門斯在一九六三年首次遇到珍奈特・崔薇兒，那個時候她還在白宮擔任醫師一職。她來到位在德州聖安東尼奧的布魯克斯空軍基地航太醫學院（School of Aerospace Medicine），教授一堂激痛點和肌筋膜疼痛的課程。一九六五年，賽門斯醫師從空軍退役，成了研究主任，在現稱為「美國退伍軍人事務部」（Department of Veterans Affairs）的單位工作。同年，他就在崔薇兒醫師的引領下，以非正式師徒的關係，對疼痛醫學展開了漫長的研究。在接下來的二十年間，他倆之間產生了一加一大於二的強大研究能量，最終更以《肌筋膜疼痛與機能障礙：激痛點手冊》一書為大成，見證了這兩位智慧非凡者共事時激盪出的卓越力量。

賽門斯醫師做研究的嚴謹和堅持態度，大大提升了肌筋膜疼痛研究在學術上的客觀性。他是將這些知識撰寫成冊的主力，整本書的手稿幾乎都是由他親筆謄寫，而崔薇兒醫師在這方面的豐富知識和經驗，則是他最大的資料庫。

二○一○年四月五日，大衛・賽門斯逝世，享年八十七歲。在人生結束之前，他在肌筋膜疼痛這個領域一直都相當活躍。他發表論文、審評新的研究成果，也對全世界無數投身肌筋膜激痛點研究的臨床和學術人員，提出別具洞見的議題。歐洲有好幾間指導醫師和物理治療師關於肌筋膜疼痛知識的機構，位於瑞士溫特圖爾的「大衛・G・賽門斯學院」（David G. Simons Academy）即是其中一間。

快速了解激痛點與肌筋膜疼痛

《肌筋膜疼痛與機能障礙》的頭四章，花了非常大的篇幅介紹激痛點和肌筋膜疼痛這門學問。光是那四章的內容，就足以構成一本有分量且極具專業性的書。在這個章節，我會將那些篇章中的資料與近期的研究結果相結合，並以一般讀者更好理解的方式呈現這些內容。

◎ 激痛點是苦難的根源

崔薇兒醫師曾說，激痛點就好比「人類苦難的根源」，這樣的說法一點也不為過。激痛點所引發的疼痛，對身體帶來的痛苦並不亞於心肌梗塞、腎結石或骨折等狀況。另一方面，即便是非常小條的肌肉有疼痛的狀況，它對人體造成的負面影響也可能等同、或更勝於大肌肉疼痛的狀況。激痛點鮮少有致命的風險，但帶來的痛苦卻會大幅削減和毀壞生活的品質。

◎ 激痛點的普遍性

激痛點是非常常見的自然現象。很難想像這世界上有誰能逃離它們的迫害，或者用某種方法讓自己對它們徹底免疫。整體來看，絕大多數人身上的某處肌肉組織裡，一定都存在著幾個處於活化或潛伏狀態的激痛點。

由於所有的肌肉組織都是激痛點作亂的舞台，因此在人體內有相當大的作亂空間。肌肉是我們全身體積最大的器官，佔了人體總重的四成二到四成七。專門治療肌筋膜疼痛的醫生就發現，我們有七成五的疼痛都是源自肌肉疼痛。所有的疼痛問題幾乎都跟激痛點脫不了關係，就算是生病或受傷後才產生的疼痛感也不例外。不論是在任何工作場所，或從事任何專業或業餘運動，日常生活中，肌肉疼痛可能都是導致身體失能和受傷的最大原因。

診斷和治療激痛點的其中一項難處在於，其症狀常與許多其他病症相仿。目前已知激痛點會造成頭痛、頸痛、下顎疼痛、下背痛，以及腕隧道症候群等症狀，有時候還會造成許多被誤以為是關節炎、肌腱炎、滑囊炎或韌帶受損等

的各種關節疼痛。

另外，激痛點的另一項特性也讓人低估其對人體的影響力，那就是它們會悄無聲息地潛伏在體內。在激痛點沒有主動引起任何會讓你感受到的症狀前，你或許根本不會想到激痛點正潛伏在你的肌肉裡。不過，我們可以很輕易地讓潛伏的激痛點現出原形，因為只要按壓到激痛點，就會感受到一陣疼痛。許多不同的刺激都會使體內原本呈潛伏狀態的激痛點轉變為活化狀態，自發性地引起疼痛。

◉ 醫學上備受冷落的角色

雖然肌肉是引發常見疼痛的主要原因，但醫學生對它的了解相當粗淺，甚至在人體解剖學方面，也沒有花多少篇幅介紹肌肉這項器官。醫學界沒有專門診斷和治療肌肉疾病的專科醫師，在醫學實務上，醫療人員都把診治的重點放在關節、骨骼、滑囊、血管和神經等結構，而非從肌肉的角度去解決患者的疼痛問題。在這樣的診斷方向之下，造成了大量的誤診以及不正確的治療。除此之外，研究資金主要都挹注於藥物、醫療裝置和醫療手段等比較有利可圖的研究主題，徒手療法這類比較沒有賺頭的研究則乏人問津。就連物理療法這項最具條理的治療方法，在臨床疼痛機制和疼痛管理策略方面，也欠缺適當的培訓課程。

許多對激痛點抱持懷疑態度的人，都會對激痛點缺乏研究理論支持這點窮追猛打，然而如今，他們的說詞已經過時了。現在已經許多研究人員用科學方式證明激痛點確實存在，還能以特殊的取樣針對它們採樣，具體檢測激痛點的生物化學特性。

激痛點到底是什麼？

儘管肌筋膜激痛點的存在如此普遍，又對人體有如此深遠的影響，但令人難以置信的是，眾人一直以來對它們都一無所知。不僅絕大多數的人對「激痛點」一詞感到陌生，在一般的字典裡，你也找不到「激痛點」這一個詞彙。近

期，醫用字典和其他醫學參考書終於開始將激痛點一詞編列其中，但多半也只用了一到兩個短短的段落來敘述它的意義。好消息是，現在美國疼痛協會（American Pain Society）的疼痛醫師，都十分力挺激痛點的觀念。

就崔薇兒和賽門斯的說法，激痛點是「位在骨骼肌緊繃帶（taut band）裡的易感點（hyperirritable spot），是一個可用手摸到且高度敏感的結節。此點受到壓迫時，會產生疼痛感，亦可能引發特定的轉移痛、運動機能障礙（motor dysfunction）以及自主神經現象（autonomic phenomena）等狀況」。把上面這段話轉換成白話的說詞，即：**激痛點位在肌肉組織的緊繃帶中，是一個難搞的小點，只要按壓激痛點，就會感到疼痛。因此我們可以透過按壓激痛點，重現並確認自己身上的症狀。**

在觸診的過程中，緊繃帶比激痛點更容易檢測出來。摸到緊繃帶時，就像是摸到一小塊深埋在肌肉之中、沒有煮透的義大利麵條。要在這個緊繃帶裡感覺到激痛點，需要很好的手感，並非人人都具備這樣的能力。賽門斯對此有清楚的說明，他說：「你不應該老想著要在肌肉裡摸到清楚可辨的腫塊。你心中最好要有一個概念，那就是激痛點產生時，你肌肉中一段段微小且難以察覺的肌小節（sarcomere，讓肌肉得以收縮的結構）會呈現攣縮的靜止狀態；而醫學上明確定義的激痛點，就是由這些出狀況的肌小節聚集而成。實際上，這些聚集在一起的肌小節常會以比較鬆散的形式分布在某個區塊，這個區塊的範圍大概就跟美元的五分或五十分硬幣一樣大（後者比較罕見）。這類出現在肌肉中的一個點，摸起來會比周圍的其他肌肉組織硬一點，但不一定會『呈結節狀』。在這個情況下，把激痛點想成激痛『區』或許會比較恰當；在這個激痛區域裡，你還是會感受到激痛點因按壓產生的疼痛感，但你不一定會摸到實際的『結節』。」知道這一點對找出特定部位的激痛點特別有幫助，因為並非每個部位都會一碰就痛。譬如，運動神經雖然會告訴肌肉該做些什麼，但運動神經進入肌肉的這個位置對疼痛卻不太敏感；這個部位就只有在出現激痛點，且激痛點受到按壓的時候才會感到疼痛。**因此，自行實施激痛點按摩的時候，你不必執著於指下的觸感，而是要專心去體會那些因按壓而疼痛的位置。**

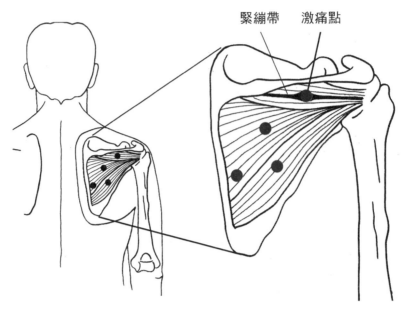

圖 2.1 棘下肌（Infraspinatus muscle）的放大圖，此圖標示出激痛點及其與周邊肌肉纖維形成的緊繃帶。所有的黑點都是激痛點。

　　雙手可明顯摸到的緊繃帶，是肌肉裡成束的緊繃纖維。緊繃帶在激痛點之後形成，摸起來就像是一條繩索或是細的電纜線（圖 2.1）；它會從激痛點的兩側向外延伸，有時候會被誤以為是小條的肌腱。緊繃帶有可能是肌筋膜疼痛中最棘手的問題，因為它會限制肌肉的伸展的幅度，讓人無法正常活動。就算你摸不到激痛點的存在，往往也都能摸到緊繃帶。

　　重要的是，你必須理解：激痛點並不是肌肉痙攣（muscle spasm）。雖然有些文章會這樣描述激痛點，甚至是在醫學文獻中偶爾也會看到這樣的敘述。然而，痙攣是整個肌肉強烈的突發性收縮；激痛點和它周邊的緊繃帶，只是肌肉內一小個區塊的肌肉纖維呈現攣縮（contracture）的狀態。雖說激痛點有可能引發整個部位的肌肉痙攣，但激痛點和痙攣並不是同一件事。

◎ 全身上下都可能發生肌筋膜疼痛？

　　初聞肌筋膜激痛點時，有些人會以為這是只會出現在臉上的疼痛，因為它

把筋膜的英文「fascial」和臉部的英文「facial」搞混了。激痛點當然可能造成臉部疼痛，但肌筋膜疼痛在全身上下的每個地方都有可能發生。肌筋膜的英文是「myofascial」，「myo」代表的是肌肉，而「fascial」則是指筋膜。筋膜是結締組織，能像塑膠封膜那樣包覆和區隔肌肉。淺層的筋膜就位於皮膚之下，覆蓋著全身上下，脂肪、神經、血管和其他結締組織的表面都有受到它的包覆。深層的筋膜則環繞著所有的肌肉，舉凡肌肉的主體、纖維、甚至是每一個肌肉細胞，都受到深層筋膜的環繞。（如果你想要看看淺層筋膜的樣子，將生的雞腿去皮，就可以看到包覆在雞腿肉上的淺層筋膜。）筋膜可能因為各種因素變緊、增厚，而此舉也會對我們的行動造成影響。

激痛點與相關名詞

剛開始，珍奈特・崔薇兒和其他從事這方面研究的先驅，用激痛區（trigger area）一詞稱呼後來所謂的激痛點。這些先驅用激痛區這個詞很合理，因為出狀況的點常常深埋在肌肉之中，讓人很難明確感受出它的邊界。也就是說，當我們在尋找激痛點時，比較像是在鎖定一個小區域，而非一個點。

◎ 針灸穴位

針灸是治療疾病、機能障礙、壓力和疼痛等問題的方法，已經有超過四千年的歷史。我們全身有數百個針灸穴位（Acupuncture point），但其中僅有部分穴位於人體的十二經絡上，其他有許多穴位都不在這些經絡上。在處理有肌肉和骨骼疼痛或機能障礙問題的病患時，針灸師會透過在患者的「阿是穴」（即按壓後患者會有異樣感或疼痛感的部位）上下針，達到治療病痛的目的。關於阿是穴是否剛好會與激痛點的位置重疊，研究激痛點的頂尖學者有不同的見解，目前這方面的研究並沒有定論，《肌筋膜疼痛與機能障礙》也有收錄這方面的研究成果。大家或許都聽過，在激痛點和阿是穴上下針，可以有效緩解

疼痛。許多醫療從業人員也運用針灸、埋線和注射藥劑等方式，來治療所謂的激痛點。然而，把針灸和激痛點按摩法視為同一回事就不對了，與西方訓練有素的徒手治療師有所不同，中醫的針灸注重從不同的層面解決更多的問題。最重要的是，如果你想要找別人幫你治療激痛點，請尋找接受過專業訓練的治療師。研讀過珍奈特 ‧ 崔薇兒和大衛 ‧ 賽門斯的著作，並了解轉移痛的模式是專業激痛點治療師的必備條件。

◉ 加壓點

大家在一時想不起「激痛點」這個專有名詞時，常會以「加壓點」（Pressure point）一詞代稱它。這兩個名詞會被混用的原因，其實不難理解，因為它們都跟「壓」這個動作有關。只是又名「脈搏點」（pulse point）的「加壓點」，指的是你在受傷時，對動脈加壓止血的地方。加壓點和激痛點有可能靠得很近，但它們絕對不是同樣的東西。指壓（shiatsu）或反射療法（reflexology）中也有「加壓點」這個名詞，但和「激痛點」完全是兩回事。

◉ 武術穴位

武術領域也有加壓點一詞，即武術穴位（Martial art point），但顯然在這個情況下，加壓點並不會為你帶來任何治療的功效，頂多只會讓你在一場激戰後，有種需要接受治療的感覺。學習空手道、中國功夫、跆拳道或柔道等武術的人，都會以自衛為目的，勤練能擊中對手加壓點的技巧；因為在武術中，加壓點代表的是人體弱點的所在之處。對戰中，只要擊中對手的這些部位，就會讓對手瞬間因劇痛無法動彈，出擊者就可趁隙閃躲對手的攻擊，或者是藉此讓對手無法再做出任何攻擊。

◉ 纖維肌痛症壓痛點

激痛點時常會跟「壓痛點」（tender point）搞混，後者是美國類風濕學會（American College of Rheumatology）為判斷纖維肌痛症所創建的其中一項

診斷標準「纖維肌痛症壓痛點」（Fibromyalgia tender point）。這套標準涵蓋了人體十八個壓痛點，它們分處全身上下，身體兩側各有九點（圖 2.2）。過去，要確診為纖維肌痛症，患者必須符合過去三個月內，十八個壓痛點中至少有十一個點持續壓痛，且這些點必須同時分布於身體的四個象限之中。美國類風濕學會是在一九九〇年訂定這些標準。

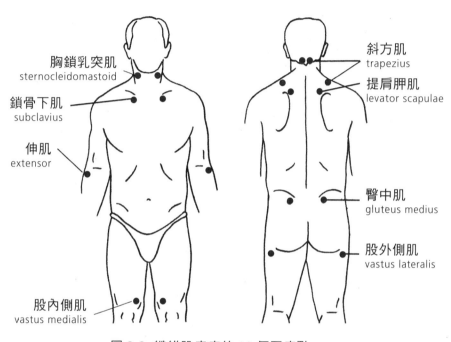

圖 2.2 纖維肌痛症的 18 個壓痛點。

不過，近來美國類風濕學會提出了新的纖維肌痛症診斷標準，這套標準就不再那麼倚重壓痛點這項評估了。二〇一〇年五月，沃福（Wolfe）等人在《關節炎照護與研究》（*Arthritis Care and Research*）發表了一項研究，表示：「（本研究在診斷纖維肌痛症時）最主要的診斷變數就是廣泛性疼痛指數（widespread pain index，將身體各部位的疼痛強度量化為數值的疼痛評估量表），以及評估認知症狀、睡眠狀態、疲勞程度和身體症狀的各類量表。」上述所提到的各類量表，又被學者整合在一起，做出了所謂的「症狀嚴重程度量表」（symptoms severity scale）。這意味著，纖維肌痛症的患者不僅僅會有

中度到重度的廣泛性疼痛，還會同時出現認知困難、睡不好、疲倦和其他身體症狀；也就是說，壓痛點並非是構成纖維肌痛症的單一因素。再者，武斷地憑藉這十八個壓痛點來診斷纖維肌痛症還會有一個問題，那就是這些壓痛點也有可能剛好就位在患者的肌筋膜激痛點上，或是附近。許多纖維肌痛症的患者都有肌筋膜疼痛和激痛點的問題，而它們也是促成他們症狀的一部分原因。目前認為，纖維肌痛症可能與中樞神經系統過度反應有關，所以患者身上會有纖維肌痛症壓痛點的症狀，可能就是中樞神經系統過度反應所致；但另一方面，這也有可能是患者身上有高度活化的激痛點，是這些激痛點過度刺激了中樞神經系統。

依當前的研究成果來看，我們可以得到一個結論，那就是：纖維肌痛症的患者和治療師應該審慎地治療激痛點，以減輕患者肌筋膜疼痛的程度。雙方可在不惡化症狀、且患者可以忍受的前提下，循序漸進地調整激痛點按摩法的強度和時間。雪倫・索爾（Sharon Sauer）就是幫助纖維肌痛症患者徹底從病痛中康復的專家，她是合格的肌筋膜激痛點治療師暨執業按摩治療師，目前在芝加哥的 MYO 疼痛舒緩中心（MYO Pain Relief Center）服務。二〇〇〇年，索爾創建了典範診所（Paragon Clinic）和美國纖維肌痛症治療中心（Fibromyalgia Treatment Centers of America），集中所有的心力去幫助纖維肌痛症患者。在為這些患者做了詳細的肌筋膜評估，並修正了他們可能引發這些症狀的積習，索爾讓患者展開了居家的自我治療療程；她請患者在洗熱水澡的時候，用軟毛的沐浴刷輕輕刷過激痛點和出現轉移痛的部位，藉以降低組織過度敏感的狀況。在這個輕輕搔抓的過程中，患者的肌肉會在溫水的沖刷下緩緩地舒展開來。最後，當患者的肌肉組織已經可以接受一些輕度的按摩時，索爾就會建議他們用輕如羽毛的力量，非常輕柔地按壓他們的激痛點。「在對抗纖維肌痛症的疼痛和敏感狀況時，全面的肌筋膜激痛點評估，搭配量身打造的自我照護計畫非常重要。它們能讓患者自我治療、伸展、活動，並修正可能引發這些症狀的積習，進而走上徹底康復的康莊大道。」

激痛點生理學

　　世界各地一直都有探討激痛點的物理和化學性質、位置、症狀和成因的研究。隨著新的研究論文不斷問世，大家對激痛點的了解也越來越多。這個章節就要向各位概述一下當代學界對激痛點的一些了解，不過就實務面來看，一般人只要知道「激痛點是肌肉裡極度敏感、一碰就痛的點，而且疼痛還會從這個點轉移到其他地方」這樣的觀念就夠了。心中有了這個簡單的概念，手邊再有份激痛點分布圖（trigger point charts），每個用心的人多半都可以毫無阻礙地找出激痛點，並成功解決疼痛問題。

　　若你仍想知道更多關於激痛點的最新科學研究成果，就請你繼續閱讀下文，因為我們會探究一些最新的發現。另外，如果你對這門尚在演進中的科學特別感興趣，歡迎持續關注 www.myopainseminars.com 和 www.dgs.eu.com 這兩個網站的資訊。

◎ 激痛點的科學證據

　　科學家從很多面向去研究激痛點。拜科技進步之賜，現在的科學家已經能夠監測激痛點的電性活動（electrical activity）和生化活動（biochemical activity），甚至能看見實體。舉例來說，科學家就利用肌電圖（electromyography, EMG）在活化的激痛點和緊繃帶裡，偵測到自發性產生的高頻率、低幅度電性活動，此類電性活動被稱為「自發性電性活動」（spontaneous electrical activity, SEA）。學界認為，自發性電性活動與肌肉的運動終板（motor endplate）有關；運動終板是運動神經與肌肉溝通的地方。大衛・賽門斯把這個現象稱為「終板雜訊」（endplate noise）。過去，學者一度以為，運動終板只會出現在肌肉纖維的正中央；但現在，學者認為，運動終板區在肌肉裡分布的範圍更為廣泛。研究這些電性訊號還讓學者發現了許多其他的事情，而這些事情都能讓我們更確切地找出激痛點的確切位置。譬如，學者發現按壓激痛點會增加它的電性活動；伸展肌肉的速度太快會使收縮肌肉的化學物質乙醯膽鹼（acetylcholine，

ACh）釋放量增加，導致該條肌肉形成激痛點；另外，由於激痛點的代謝活動會提升，所以我們也能在其運動終板處測得些微的溫度差。

激痛點是個軟組織，所以我們無法用 X 光看見它的樣貌，但我們可以用磁振造影彈性成像（magnetic resonance elastography）看到它們的緊繃帶。新的研究還顯示，若以振動性彈性成像儀刺激檢測部位，就能以彩色的杜卜勒超音波讓激痛點現形。話雖如此，但在我撰寫此書之際，這些方法都尚未被臨床視為有效的診斷工具。目前在臨床上，觸診仍是專業治療師找尋激痛點的黃金準則。我們也可以利用電子顯微鏡或光學顯微鏡，檢視新鮮人類遺體或活體動物裡的激痛點（但在臨床診斷來說，這對患者並不是個好選擇！）。在第二版的《肌筋膜疼痛與機能障礙：激痛點手冊》上冊中，崔薇兒和賽門斯收錄了一張顯微鏡照片，照片中非常清晰的呈現出了位在犬隻腿部肌肉裡的激痛點（圖2.6）。到了下一個章節，我們會再詳細討論這張照片。

研究人員也可以對激痛點做切片，檢測它的化學物質。美國衛生研究院（National Institutes of Health，NIH）的研究人員還發展了一項新穎的技術，可以採樣活人的激痛點組織，將其與正常的肌肉組織相比較。最新的研究發現，活化的激痛點裡有多種不尋常的生化物質。這些化學物質會使激痛點周圍的環境呈酸性，增加促進發炎、促進收縮以及致痛物質在此聚攏的機會。

坦白說，要治療身上的激痛點，並不一定要摸透這門科學的一切知識。如果你覺得自己對激痛點的了解已經夠多了，可以跳過以下的段落，直接從本章稍後的章節「激痛點的種類」讀起；如果屬於想要更深入了解肌筋膜疼痛這門科學的讀者，那麼我要先提醒你，以下的內容讀起來可能會有一些艱深。激痛點的生理學非常迷人，但同時也非常複雜。為了方便各位理解，我們在這裡把激痛點的研究簡單分為兩類，並從顯微鏡和電化學兩個不同的角度，帶領各位深入了解激痛點。

◎ 顯微鏡底下的激痛點

首先，我們先來好好看一看肌肉的結構。正如圖 2.3 所示，肌肉是由多束

包覆在筋膜中的肌束（fascicle）構成，三頭肌中的長頭（long head）肌群就是一例。每一條肌束則是由肌纖維（muscle fiber）構成，由此再往細部看，我們會發現這些肌纖維其實都是由數百束更小、名為「肌原纖維」（myofibril）的肌肉纖維組成。一條肌肉裡大約會有一百條的肌纖維，每一條肌纖維裡則會有一到兩千條的肌原纖維。值得一提的是，肌原纖維實際上就是一個肌肉細胞，但由於它有著異於其他細胞的長度，所以它發展出了多核的特性。

在顯微鏡下，我們可以看到的肌肉收縮最小單位，是肌原纖維中一個叫「肌小節」（sarcomere）的微小結構（圖 2.3 和 2.4）。圖 2.4 呈現的，是單一肌小節放鬆和收縮的狀態。請注意，肌小節收縮時，長度會變短非常多。

每一條肌原纖維都是由一長串頭尾相連的肌小節構成。在每一肌小節之間，則有一條叫做 Z 線（Z band）的結構，像一道薄牆將每一肌小節隔開。請看圖 2.4，肌小節收縮的時候，兩側的 Z 線會相互聚攏。與徹底放鬆時的長度

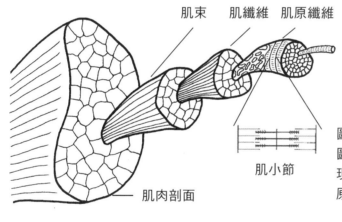

圖 2.3 肌肉組織的解剖圖，此圖以肌肉剖面的形式，層層呈現出肌肉、肌束、肌纖維、肌原纖維和肌小節等結構。

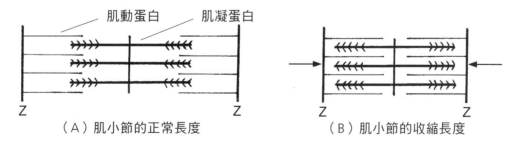

圖 2.4 肌小節是肌肉收縮的結構，兩圖分別呈現出肌小節的正常（A）和收縮（B）長度。

相比，完全收縮的肌小節長度差不多只有前者的一半。學者估算人類肌小節在沒有收縮的情況下，每節平均長度大約是 2.5 微米。肌小節就是這樣小到讓人覺得沒什麼存在感的肌肉結構，但事實上，它卻是展開我們一切行動的根本。

肌小節的主要結構是由肌動蛋白（actin）和肌凝蛋白（myosin）這兩種絲狀蛋白分子構成。肌動蛋白和肌凝蛋白相互吸引、聚攏在一起時，肌小節就會收縮，有點像是十指相扣，讓雙手相連的樣子。這個動作會縮短肌小節的長度，連帶也會讓整體肌肉的長度微幅縮短。肌小節縮短是肌肉收縮的核心所在，即便是最小的動作，都必須要有數百萬個肌小節收縮才能辦到。

肌動蛋白和肌凝蛋白之間的連結鬆開、相互分離時，肌小節就會放鬆。它們隨時都做好了準備，一旦神經系統傳來神經衝動，它們便會再度聚攏在一起。假如過度使用某一部位的肌肉，導致肌動蛋白和肌凝蛋白停滯在相扣的狀態，就會形成激痛點。

圖 2.5 描繪了位在肩部棘下肌激痛點內的幾條肌原纖維，從激痛點拉出的放大圖，說明了激痛點就是因為肌小節的攣縮形成，也說明了圖 2.6 學者利用顯微鏡檢視活體犬隻腿部的肌肉切片時，看到的激痛點內部狀況。

圖 2.5 中的 A 處，是一條處於正常靜止狀態的肌原纖維，它既沒有伸展、也沒有收縮。纖維內細小的垂直線段，則代表位在每段肌小節兩端的 Z 線。此時，肌原纖維內的每一肌小節，其高度都比寬度來得大。

圖 2.5 中的 B 處，是位於肌原纖維中的結節，由大量處於最大連續收縮狀態的肌小節構成。激痛點裡的肌小節就是呈現這樣的攣縮狀態，球狀的攣縮結節清楚道出了該段肌原纖維的收縮程度，因為此刻結節中的每段肌小節 Z 線間距都變得更近了。

圖 2.5 中的 C 處，是一段肌原纖維，一路由攣縮的結節延伸至肌肉的附著點（就此例而言，該附著點為肱骨頭〔head of the humerus〕）。請注意，垂直 Z 線的間距在該段肌原纖維中變大了，顯示這段肌原纖維的肌小節迫於攣縮結節的緊繃，不得不向外伸展。緊繃帶之所以會有拉緊、僵硬的感覺，就是這些被迫向外伸展的肌小節所致。

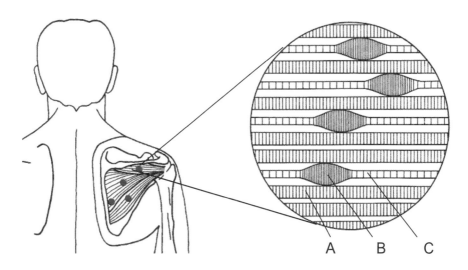

圖 2.5 收縮肌小節在顯微鏡下的樣貌。一個激痛點可能囊括了許多個微小的結節。

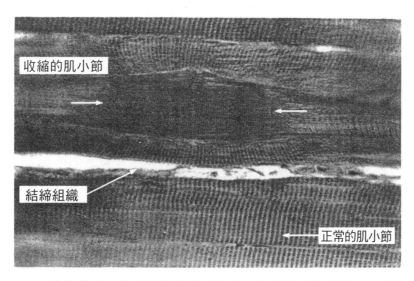

圖 2.6 犬隻腿部肌肉的肌原纖維裡由收縮肌小節構成的結節，此圖的放大倍率為 240 倍 （經 Simons and Stolov 1976 授權轉載）。

正常情況下的肌肉會像幫浦一樣，交替處於收縮和放鬆狀態，此舉能幫助心臟將血液打到微小的微血管，滿足肌肉本身的代謝需求。目前學界認為，攣縮的結節或許擠壓到了部分微血管，讓血液無法流入該區域。這會導致該區域缺氧，並累積大量代謝後的廢物，進而使更多的肌肉纖維收縮。這也是用非類固醇抗發炎藥物治療激痛點，看不到什麼成效的原因。等到某一區塊的肌原纖維裡形成了一定數量的攣縮結節，就會成為醫學上定義的肌筋膜激痛點。

◉ 電化學觀點的激痛點

如果你對化學有點基本的概念，這個章節的內容肯定會讓你看得興味盎然。令人驚訝的是，現在的高中生物課本就已經有介紹肌肉的生理學，且其深入的程度，還更勝我們接下來要看到的內容。

肌肉的代謝

人體肌肉的所有代謝都跟電化學脫不了關係，就連肌肉的收縮和放鬆這些基本功能也不例外。沒有肌肉的代謝，肌肉就無法收縮、產生動作；而代謝要進行，必須要有能量來源（食物）。為確保代謝能夠持續不斷地進行，人體會將食物中的葡萄糖轉換為肝醣和脂肪分子，這是人體儲存能量的方式。細胞需要能量的時候，肝醣和脂肪就會轉換成三磷酸腺苷（adenosine triphosphate，ATP）分子，輔助細胞裡的諸多代謝作用，而攜帶能量也是其中一項功能。在稍後的內容中，我們會更進一步說明 ATP 在肌肉收縮裡扮演的角色。

肌肉的收縮

肌肉收縮通常始於大腦發出的電子信號，不過反射性的肌肉活動（例如醫師拿反射槌敲打你膝蓋的時候）倒是只需要來自脊髓的神經衝動。不論是上述哪一種肌肉活動，這些信號都是由肌肉的運動神經接收，而這個運動神經其實是一條組成複雜的電纜，由成千上萬條叫做「軸突」（axon）的神經纖維組成。

軸突會負責它的神經細胞「神經元」（neuron）與特定肌肉纖維之間

的交流。請注意,一條軸突又分為好幾個部分,其中只有末段會相鄰肌肉纖維(但未直接相連)。供給該區域血液的微血管,多半會與神經的方向平行(圖 2.7)。當訊號從中樞神經系統向下傳送到了運動神經的軸突,它就會打開軸突的鈣離子通道。鈣離子湧入後,軸突會將乙醯膽鹼釋放到介於運動神經軸突和肌肉運動終板之間的微小間隙,這個間隙有個專有名稱,叫做「突觸間隙」(synaptic cleft)。乙醯膽鹼是神經肌肉接合處(neuromuscular junction)的傳遞物質。乙醯膽鹼會活化位在肌肉終端的菸鹼型乙醯膽鹼接受器(nicotinic acetylcholine receptor),開啟鈉離子通道,產生動作電位(action potential)。這個動作電位會傳送到肌肉纖維中,讓它釋放出儲存在肌漿網(sarcoplasmic reticulum,SR)內的鈣離子。肌動蛋白原本不外露的接合位點,會因這些鈣離子的湧入顯露,讓肌凝蛋白的頭部與肌動蛋白上的接合點相接。此舉會縮短肌小節的長度。

圖 2.8 是軸突和肌肉的運動終板,此時軸突尚未釋放乙醯膽鹼,肌小節處於放鬆狀態。圖 2.9 是乙醯膽鹼讓肌小節收縮、變短的示意圖。在 ATP 沒有解開肌凝蛋白頭和肌動蛋白絲之間的連結以前,肌小節都會一直處於收縮狀態。另外,ATP 還能夠將鈣離子重新吸收回肌漿網,減少鈣離子對肌肉收縮的刺激。

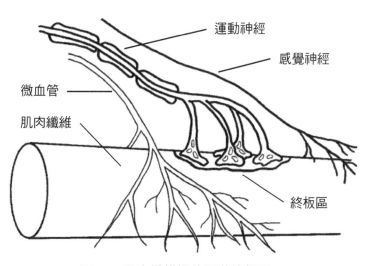

圖 2.7 肌肉纖維裡的運動終板區。

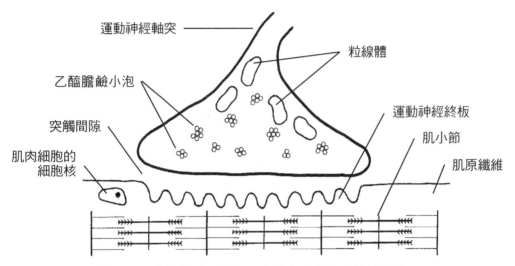

圖 2.8 肌肉放鬆時，神經肌肉接合處與肌小節的狀態。

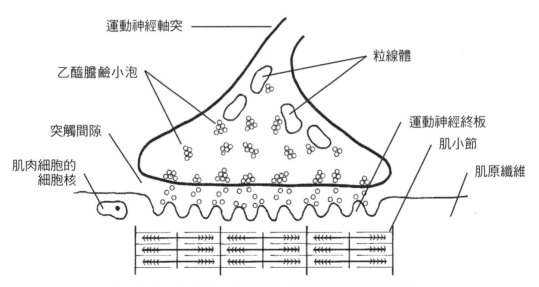

圖 2.9 肌肉收縮時，神經肌肉接合處與肌小節的狀態。

激痛點的整合性假說

　　形成激痛點的起因百百種，肌肉瞬間負荷過大、持續的等長收縮（isometric contraction）、**離心收縮（eccentric contraction，肌肉在收縮的狀態下同時被拉長）、慢性肌肉緊繃、嚴重創傷、過度使用或持續快速移動等，都是可能的原因。**

　　這些因素全都會活化釋放乙醯膽鹼的過程，使肌小節收縮，並讓供給該肌肉代謝所需的微血管受到壓迫。循環不良，或是缺血，會使粒線體受損，讓它們無法生成和釋放 ATP 這個能量分子。由於能量是讓肌凝蛋白頭與肌動蛋白絲分離的必備條件，因此在 ATP 缺乏的情況下，肌小節就會一直呈現變短、收縮的狀態。這樣的能量危機會在該肌肉的運動終板衍生出一套惡性循環，學界認為這就是形成肌筋膜激痛點的基礎。激痛點的整合性假說還稍微說明了這個能量危機假說，表示運動終板之所以會有大量的乙醯膽鹼，是因為有好幾項可抑制乙醯膽鹼釋放的因素失去了作用（圖 2.10）。

機能異常的運動終板

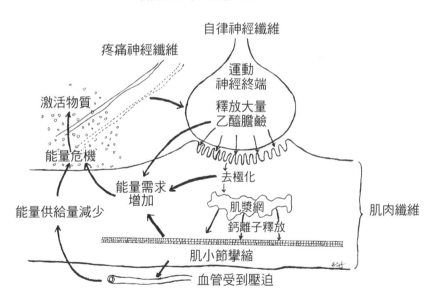

圖 2.10 激痛點的整合性假說（經 Simons, Travell, and Simons 1999 授權轉載）。

當 ATP 減少，使鈣離子無法重新被肌肉細胞的肌漿網吸收時，就會發生能量危機的關鍵過程。這關乎重大，因為只要有鈣離子的存在，肌小節就無法放鬆、舒展。軸突裡的大量鈣離子會促使乙醯膽鹼釋放，乙醯膽鹼穿過突觸，到達肌肉纖維後，又會促使肌漿網釋放更多的鈣離子。鈣離子是促成肌肉收縮的直接性介質，也就是說，它會直接刺激肌動蛋白與肌凝蛋白結合。除了受刺激的運動神經會產生較大的動作電位，增加乙醯膽鹼的釋放量外，許多其他的化學反應也會導致乙醯膽鹼的釋放量增加。最近的研究已經發展出一套更為複雜的假說，但圖 2.10 並未囊括這些內容。這些研究發現，細胞在工作負荷量增加和缺氧的情況下，酸鹼度會降到 pH 值 4 到 4.5 之間（正常 pH 值應該介於 6.5 到 7），並釋放會增進乙醯膽鹼釋放量的抑鈣素基因系胜肽（calcitonin-gene-related-peptide，CGRP）。抑鈣素基因系胜肽同時也會抑制乙醯膽鹼酯酶（acetycholinesterase，AChE），此化學物質可分解乙醯膽鹼。這會形成一種惡性循環，讓位處神經肌肉接合處的肌小節永久處於收縮狀態，就像是 CD 跳針那樣一直無法跳脫現狀。隨著循環持續，也會釋放越來越多引發疼痛感的物質。這些化學物質會透過刺激神經末端裡的疼痛接受器（nociceptor，會對可能造成傷害的刺激產生反應的感官接受器），增加這個部位的敏感度，在激痛點引發局部性疼痛，藉此向中樞神經系統發出疼痛訊息，讓我們知道那裡出了狀況。

打破循環

任何能讓肌凝蛋白頭和肌動蛋白絲分離的技巧，幾乎都能中止激痛點的活性，因為它們能讓肌小節的長度變長。但在讓肌肉放鬆或變長的同時，卻無法排除刺激更多乙醯膽鹼釋放的風險。最安全也最有效的方法，就是打破這個惡性循環、提升激痛點的血液循環，此舉可以非常快速地增加該肌肉組織的含氧量和能量供給量。一但恢復了該肌肉組織的能量供給狀況，鈣離子就能重新被吸收，讓肌小節自然地舒展、變長。要重新建立激痛點部位的微血管循環狀況，激痛點按摩或許是最不具侵入性，且無風險的方法。侵入性治療方面，最

近的研究顯示，以絲狀針尖插入緊繃肌肉的乾針療法（dry needling）最能直接且有效地打破激痛點循環。

激痛點的種類

就激痛點本身的性質來看，它們的重要性可能差異甚大。在展開治療行動前，你最好要能分辨出這些差異，因為這可能左右了成功治癒的機率。至於在診斷激痛點時，務必要知道的一點則是：不論是主要、衛星、活化或潛伏的激痛點，按壓的時候一定會感到疼痛。在我們開始討論各類激痛點之前，先一起更深入地了解肌肉纖維的樣貌吧！

◉ 肌肉纖維

如本章稍早所述，激痛點發生的位置，位在運動神經對肌肉下達指令的地方，也就是神經肌肉接合處。過去我們認為這個位置非常精確，但現在已知這個位置的分布其實有點廣，因為運動神經會從好幾個位置支配該條肌肉。由此可知，在任何一條肌肉上，我們都有可能找到好幾個激痛點和緊繃帶。我們還曾經用「中心」（central）或「附屬」（attachment）等詞彙來區分激痛點的種類。當時，中心激痛點被定義為發生在該肌肉纖維肌腹（belly）內的激痛點，運動神經會進入此處；附屬激痛點則被定義為發生在肌腱上的激痛點，即肌肉與骨頭相連之處。然而，一直以來都沒有研究能證明附屬激痛點的存在，所以這種依據位置來區分激痛點類型的概念，近期已不再為學界採用（此段話出自二〇一二年，唐莫霍和作者私下交流的內容）。目前我們已經知道，任何運動神經支配肌肉的地方都可能產生激痛點。**此書的圖示將引導你找到目前已廣為人知的激痛點位置，但請還是細細感受緊繃帶的肌肉狀況，因為其中或許還有許多書中未列出，但確實會造成強烈壓痛感的激痛點存在。**

想要仔細檢查肌肉的狀態，了解肌肉纖維的紋理變化能幫上不少忙。依據肌肉本身的功能，其肌肉纖維的排列方式也會十分不同（圖 2.11）。講求速度

的肌肉，其纖維會如（A）一般相互平行。不過，講求力量的肌肉，其纖維則會和它的縱向呈一定的角度；這些纖維的排列就像是羽毛，有些會如（C）呈雙羽狀（bipennate），有些則會如（D）呈單羽狀（unipennate）。三角肌中束（middle deltoid muscle）的結構就是如此。值得一提的是，這些排列方向各異的肌肉纖維，它們的長度都相同。當肌肉由好幾個區塊或頭組成時，其纖維又會呈現另一種排列方式。通常這類肌肉的名字就會顯示自己有幾個「頭」，例如二頭肌（biceps）、三頭肌（triceps）和四頭肌（quadriceps），就代表分別有兩個、三個和四個頭，且每一個頭的纖維排列方式有可能相當不同。精良的肌肉解剖圖會清楚繪出肌肉纖維的走向。某些肌肉會被「腱劃」（tendinous inscription）這種橫貫肌肉纖維的結締組織，分割成好幾個區塊（B）。這會讓整條肌肉看起來像一串香腸，一節一節地相聯在一起。因此，有的時候激痛點會沿著肌肉的縱向，出現在同一條肌肉的好幾個地方。如果你不曉得一條肌肉有可能分成好幾個區塊，你很容易就會沒注意到關鍵的激痛點。這類肌肉包含腹直肌（rectus abdominis）以及大腿的股薄肌（gracilis）、縫匠肌（sartorius）和半腱肌（semitendinosus），都是長條形且可發揮強大肌力的肌肉。

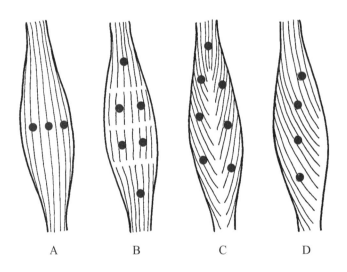

圖 2.11 肌肉纖維的排列方向。（A）平行、（B）帶有腱劃的平行、（C）雙羽狀，以及（D）單羽狀。

◎ 主要激痛點和衛星激痛點

　　激痛點經常會在它引發轉移痛的肌肉裡，衍生出其他激痛點（圖2.12）。這些出現在轉移痛肌肉裡的激痛點，叫做「衛星激痛點」（satellite trigger point，此專有名詞涵蓋了「次要激痛點」〔secondary trigger point〕這個已不再有人使用的專有名詞）。主要激痛點（primary trigger point）或關鍵激痛點（key trigger point）就是衍生衛星激痛點的激痛點；區分這兩者的重點在於，只要沒有在其他肌肉裡產生衛星激痛點的激痛點，都不算是主要激痛點。

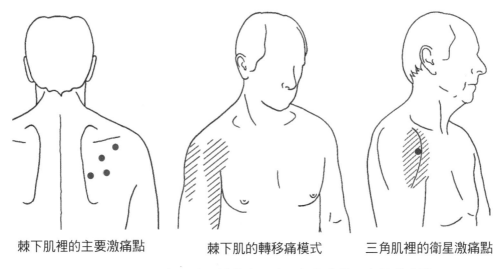

棘下肌裡的主要激痛點　　　　棘下肌的轉移痛模式　　　　三角肌裡的衛星激痛點

圖 2.12　在棘下肌激痛點的轉移痛區塊，衍生出的三角肌激痛點。

　　長期的持續性疼痛，多半是一連串衛星激痛點，在一條又一條的肌肉之間引發的複合效應，即是典型的「骨牌效應」。這樣的效應甚至可以讓身體的某側因衛星激痛點整體感到疼痛不已，而且這種情況並不罕見。一般來說，只要主要激痛點不再活化，衛星激痛點的問題通常就會自動消失；相反地，如果一直沒有對主要激痛點展開治療，衛星激痛點的問題也很難消除。

　　內臟生病所產生的轉移痛，也可能促成衛星激痛點；胸部、肩部、背部、骨盆底和腹部的肌肉，都是這些衛星激痛點常出沒的地方。假如沒有注意到這個

鮮為人知的小細節，即便對衛星激痛點進行了看似有效的激痛點按摩法，都難以徹底根治。在這種情況下，體內出的狀況就相當於主要激痛點的角色，而那些反覆出現的激痛點有可能都是衛星激痛點。碰到這種情形時應該有所警覺，因為這表示體內可能出了什麼問題。欲了解更多資訊，請見「內臟性轉移痛」一節的內容。不過，即便解決了主要的疾病或問題，這些激痛點也還是可能持續存在、造成疼痛。

◎ 活化激痛點和潛伏激痛點

我們也會依據激痛點是否處於活化狀態來分類它們。活化激痛點（active trigger point）不論在有無活動的情況下，都會自發性地引發疼痛；潛伏激痛點（latent trigger point）則因處於未活化的狀態，不會自發性地引發疼痛。活化激痛點和潛伏激痛點皆與關節僵硬和活動幅度降低有關，但後者遠比前者常見。崔薇兒和賽門斯認為，累積在身上的潛伏激痛點，是造成老年人行動不靈活和關節僵硬的其中一項主因。在壓力、緊繃或過度使用的狀態下，肌肉中的潛伏激痛點很容易就會轉變成活化激痛點。

拮抗肌激痛點

肌肉不協調所導致的機械現象，會讓相互拮抗的兩組肌肉一組呈現縮短、緊繃的狀態，而與之抗衡的另一組肌肉則會呈現拉長、過度伸展的狀態。多數時候（但並非永遠如此），那些被拉長且過度伸展的肌肉，為了防衛便會發展出激痛點。有時候，這些拮抗或是相互對立的激痛點會轉為活化狀態，引發各種症狀。**雖然縮短且緊繃的肌肉才是真正的始作俑者，但那些被拉長且過度伸展的肌肉，卻淪為「代罪羔羊」**。你會發現，一味治療發痛的激痛點根本徒勞無功，反倒是按摩變短、緊繃與其對立的肌肉和激痛點，比較能有效改善疼痛的狀況。

如果發現這些處理無法改善疼痛狀況，請想想什麼樣的動作會拉伸到「發痛」的肌肉，如此一來就能找出那些造成轉移痛的激痛點。通常被拉長、過度

伸展，並發展出活化激痛點的肌肉，會因為活動，使關節角度變小的肌肉變得更加緊繃。醫學上使用「屈曲」（flexion）這個專有名詞，形容關節角度變小的狀態。以位處上臂前側的二頭肌為例，當其收縮並使手肘屈曲或「彎曲」時，會使肘部關節由 180 度轉為 40 度左右；至於位處上臂後側的三頭肌收縮時，則會讓手肘的角度變大。一旦搞清楚是哪些肌肉的收縮造成伸展肌肉的不適，就可以集中火力按摩那些收縮的肌肉，因為它們才是造成這個機械現象的「始作俑者」。一般來說，身體前側的肌肉比較容易處於緊繃的狀態，因為多數人都生活在一個充滿「屈曲」姿勢的生活型態。有些人甚至把這種現象戲稱為「屈曲癮」（flexion addiction），拜現代人的生活型態所賜，我們不但常常久坐、抬起雙臂處理眼前的事，還總是習慣軟爛地坐著或站著。以下這些部位的前側肌肉長度最常因為屈曲動作縮短，包括：髖部、腹部、胸部（會導致肩胛骨前突〔protraction〕，即肩膀往前傾垂）、肩部（會導致肩膀內旋〔medial rotation〕，即上臂骨頭向內朝中線旋轉），以及前臂（會導致前臂旋前〔pronation〕，即掌心轉為朝下）等。這些因姿勢問題或機械外力導致機能異常、出現活化激痛點的肌肉，都能在資深按摩治療師或物理治療師的幫助下有效獲得改善。整體來說，肌肉出現這種情況的時候，按摩激痛點通常是最優先的選項，而非急著伸展肌肉。

NOTE 拮抗肌

當一方肌肉縮短、緊繃時，就會迫使另一方肌肉拉長、過度伸展。例如：

菱形肌（rhomboid）vs. 胸大肌（pectoralis major）

棘下肌和小圓肌（teres minor）vs. 肩胛下肌（subscapularis）和胸大肌

淺層脊椎肌群（superficial spinal muscles）vs. 腹部肌群（abdominal muscles）

膕旁肌群（hamstrings）vs. 股直肌（rectus femoris）

三頭肌 vs. 二頭肌

旋後肌 vs. 旋前圓肌

激痛點的症狀

激痛點引發的症狀其實相當多元，不只是會帶來疼痛的感覺，其他異常還可能包括：麻木、刺痛、極度敏感和燒灼感等。至於激痛點造成的生理問題則包含：身體無力、缺乏協調性、僵硬、腫脹和活動幅度下降等。

激痛點產生的疼痛強度亦可大可小；小則隱隱作痛，大則可能讓你痛到完全無法動彈。激痛點也可能造成急性或慢性的疼痛。按定義來看，急性疼痛是最近才發生，只持續了幾小時或幾天的症狀；而慢性疼痛，則是持續存在了幾週、幾個月，甚至是好幾年的一種病症。一旦放任激痛點作亂太久，發展出了慢性疼痛，它們就會變得更難根治。

◉ 轉移痛

雖然激痛點的症狀很多元，但它們最獨特的症狀就是會產生轉移性的痛覺或感覺；也就是說，你感到疼痛或其他感覺的地方，源頭其實是來自身體的其他部位。這並不是什麼新概念，歷代的醫師對轉移痛的概念都不陌生，因為內臟的問題常常會透過轉移痛反映在肌肉骨骼系統上。

內臟性轉移痛

嚴格來說，從內臟轉移的內臟性轉移痛（Visceral referral）在學術上的專有名詞叫做「內臟—軀體轉移痛」（viscera-somatic referred pain），這種情況非常常見。內在疾病的症狀常會以某種外在疼痛顯露出來。欲了解各器官引發轉移痛的模式，請見圖 7.1。

轉移痛也可能逆向發生，將肌肉的疼痛轉移到你的內臟器官上，這類轉移痛叫做「軀體——內臟轉移痛」（somato-visceral referred pain）。由你背部或腹部肌肉的激痛點引發的內臟疼痛，常會跟潰瘍、膽結石、心臟病、結腸炎、間質性膀胱炎或癌症等疾病的症狀相仿。要分辨出是哪一方的狀況造成這些症狀，有時候並不是一件容易的事。不過，假如治療激痛點無法在幾天或幾週之

內明顯改善你的症狀，保險起見，你最好謹慎行事，先做個詳細的檢查，排除可能造成這些症狀的其他非肌肉疾病。症狀嚴重者，更應該立即就醫診治。傾聽你身體的聲音也同等重要，因為它很可能正告訴你哪裡出了狀況。

肌肉骨骼性轉移痛

在你的肌肉骨骼系統內，其激痛點引發的肌肉骨骼性轉移痛（musculoskeletal referral），幾乎總是（大概有85％的機率）會朝著遠離身體中心的方向轉移。剩餘的其他時候，激痛點引發的疼痛則會朝更靠近身體中心的方向轉移，或者是就出現在激痛點附近的位置。**大多數情況下，轉移痛會令人有一股深沉的悶痛感，但有時候某些動作又會讓這股悶痛，轉變為如觸電般的劇烈刺痛感。**除此之外，轉移的肌筋膜疼痛，就跟其他原因引起的疼痛一樣，可能造成非常強烈又難以忍受的劇痛。必須留意的是，你感受到的疼痛度強弱，主要是取決於你周邊和中樞神經系統敏感化（peripheral and central sensitization）的程度，而非該肌肉的大小。因此，即便是位處最微小肌肉裡的激痛點，都可能引發讓你痛不欲生的疼痛感。

常見的轉移性肌筋膜疼痛有：頸部肌肉裡的激痛點引起的頭痛（圖4.3），腹部激痛點引起的背痛（圖7.23），還有股四頭肌激痛點引發的膝痛（圖9.9）。萬一你有關節僵硬和疼痛的問題，關節炎不該是你第一個要考慮的情況，想想與該關節有關的肌肉裡是否存在激痛點，才是你應該先考量的事情。諸如指節、手腕、手肘、肩膀、膝蓋和髖部等處的疼痛，都是典型的激痛點症狀。

判定轉移痛的基本原則是，發疼的肌肉並非是激痛點的所在之處，且只有你按壓到激痛點時才會疼痛。按壓激痛點後，大約需十到十五秒的時間，你才會在其他部位感受到那股由激痛點引起的異常感覺。按照圖示按壓激痛點時，有些人會在按壓每一點激痛點時，都感受到明顯的轉移痛；然而，有些人卻只會隱隱感受到刺痛或異樣的感覺，即便是按壓到活化程度最高的激痛點也不例外。事實上，按摩激痛點的時候，你不能完全憑藉轉移痛的強弱來評判激痛點的活化程度，因為它不見得能完全如實反映。受過專業訓練的臨床醫師，為了

更清楚掌握激痛點和轉移痛之間的關聯性，多半還會以細針直接刺激激痛點；經這種方式所引發的轉移痛強弱，會更具參考價值。至於唯一能夠確實驗證特定激痛點是否引發了特定疼痛的方法，就是中止特定激痛點的活性，然後看看該疼痛是否還持續存在。

轉移痛的產生

目前有好幾套說明轉移痛產生過程的相關理論，其中最好理解的說法是：好幾個信號行經同一條神經線路，因而混淆了神經系統對信號的解讀。這個觀念最早由西奧多 · 魯赫（Theodore Ruch）提出，生理學家稱之為「聚集投射理論」（convergence-projection theory）。魯赫博士證實，脊髓裡的單一次級神經元（神經細胞）會接收好幾個來自不同初級感覺神經元的信號，而初級感覺神經元就位於內臟、皮膚、關節和肌肉中。這些電子信號會先行經脊髓，待脊髓整合和調整信號的狀態後，才會傳送到大腦。由於各種信號都會同時在同一條脊髓路徑進行整合，所以基本上這些信號最終都會聚集成單一的訊息。

NOTE　內臟引起的疼痛問題

以下五種情況必須特別留意，因為這意味疼痛可能是內臟問題所致：

1. 不管變換怎樣的姿勢或從事怎樣的活動，疼痛都持續存在。
2. 活動不會對疼痛處造成壓力的部位時，疼痛感卻加劇了。例如：肩痛的狀況在走路時加劇。
3. 飯後、大小便期間、咳嗽或深呼吸時疼痛感加劇。
4. 疼痛伴隨著一些消化道症狀，如消化不良、噁心、嘔吐、腹瀉、便秘或直腸出血。
5. 發燒、盜汗、皮膚發白、頭暈、疲倦或體重莫名減輕等症狀一併發生。不過請注意，激痛點也可能造成噁心、頭暈和疲倦等症狀，而且激痛點和內臟性轉移痛並存也很常見。

研究人員暨臨床醫師簡‧唐莫霍用以下這段話形容這個狀態：「這就像是山上的溪流匯聚成河。每條溪流的水匯入河流後就融為一體，彼此再無分別。」

中樞神經過度興奮理論（central hyperexcitability theory）則認為，組織損傷或潛在的損傷事件除了會刺激位在接收端、與特定肌肉相連的近端脊髓背角神經元（dorsal horn neuron），也會喚醒同樣位在接收端、但處於遠端的其他背角神經元；照這套理論來看，遠端背角神經元的敏感化，正是引發轉移痛的的原因。由於這股信號會先聚集在一起，才送往大腦解讀，所以轉移痛都會沿著特定一條脊髓神經的神經路徑投射，讓那些根本沒受到刺激的組織也出現疼痛的感覺。轉移痛通常，但非絕對，都是出現在受同一條脊髓運動神經根支配的部分肌節中。這表示，受同一條運動神經支配的肌群，都有可能相互產生轉移痛。

中樞神經系統敏感化（central sensitization）也是一種中樞神經系統過度興奮，會讓患者對疼痛極度敏感，就連原本不會造成疼痛的刺激都會疼痛。研究已經證實，不論是潛伏或活化的激痛點，都會對脊髓的背角神經元輸入疼痛信號。

痛感（nociception）的定義是「組織受威脅性刺激發出的電子信號，在周邊和中樞神經系統中引發的反應」，這代表神經系統將激痛點解讀為一種威脅。就如簡‧唐莫霍所言，潛伏和活化的激痛點如果不斷對神經元輸入疼痛信號，就會導致肌肉的痛感超載，甚至無法正常反映出刺激的強弱，使周邊和中樞神經系統漸漸敏感化。

NOTE **轉移痛模式**

在這本書中，我們以圖示呈現主要的轉移痛模式，也是最常見也最強烈的疼痛模式。至於其他比較少發生，疼痛強度也沒這麼高的模式，就會直接在內文描述。每章開頭除了有「常見疼痛區域」清楚列出了目前已知，常在特定區域引起疼痛的每一條肌肉；還有「常見疼痛症狀」，可以快速找到與自己症狀有關的其他細節。

被上面這些轉移痛的學理搞得一個頭兩個大嗎？幸好，就治療實作層面來說，你不一定要懂轉移痛的神經學，只要知道這是極度常發生且可以預測的疼痛模式就可以了。

珍奈特 • 崔薇兒的重大發現顯示，每個人身上的轉移痛都是以可預測的模式發生，且個體之間只有小小的差異性。值得一提的是，轉移痛最常出現在關節處或關節附近，而這些位置也是最容易影響你正常活動或狀態的地方。

知道轉移痛的模式有時候會因人而異相當重要。誠如前述，所有肌肉都可能產生激痛點，但只有最常見的激痛點轉移痛模式有被明文記錄。更何況，並非所有骨骼肌裡的激痛點都有被記錄下來，但就理論上來說，任一部位的肌肉都可能存在著激痛點。至今，肌筋膜疼痛這門科學仍持續向前推進。

神經性和血管性症狀

肌肉存在激痛點時，會處於一定程度的緊繃狀態。這個緊繃狀態，有可能會壓迫到通過該肌肉或位處該肌肉附近的神經。神經壓迫通常會造成異常的感受，讓該神經負責的部位出現如麻木、刺痛、燒灼、過度敏感或觸電般的疼痛感。舉例來說，頸部斜角肌（scalene muscle）的緊繃帶，就會造成肩部和上臂疼痛，也可能導致前臂、雙手和手指出現麻木、刺痛和燒灼的感受（圖 5.2和 5.3）。

緊繃帶也可能壓迫到血管，從而阻礙了該靜脈負責部位的血流量。同樣以頸部的斜角肌為例，緊繃的斜角肌會將第一肋骨往上拉扯，此舉會壓縮到鎖骨下靜脈（subclavian vein），使該部位出現暫時性的發熱、腫脹現象。這個時候，只要把雙手舉高，加速血液回流到手臂的速度，即可解除腫脹情形。激痛點不會造成血栓，如果身體某部位出現紅、腫、熱、痛等急性症狀，在執行激痛點按摩法前最好先就醫諮詢專業醫師的意見。萬一這些症狀是發生在小腿上，請務必立即就醫，因為這很可能是血栓所致。

還有一點必須明白，那就是在神經持續受到壓迫的情況下，也可能促成該

神經負責的部位形成激痛點。以椎間盤突出為例，臀、腿的運動神經根受突出的椎間盤壓迫，在臀、腿肌肉產生的激痛點，就是造成坐骨神經痛常會伴隨臀、腿疼痛等症狀的部分原因。在這種情況下，除非徹底解決神經受到壓迫的問題，否則臀、腿裡的激痛點多半會處在一碰就痛的狀態，且無法靠任何治療根治。

◉ 生理機能方面的症狀

除了疼痛和其他感覺上的症狀，激痛點通常還會干擾到肌肉的生理機能。肌肉無力就是一例；好比說，股內側肌的激痛點會對膝蓋發送疼痛信號（如圖9.15 所示），讓人莫名地軟腳；脛前肌（tibialis anterior）裡的激痛點，則會讓人容易跟蹌、跌倒（圖 10.2）。由於這類肌肉無力不是肌肉萎縮所致，運動並不是恰當的治療方式。只要能成功中止該肌肉激痛點的活性，很快就能恢復肌肉的力量。

激痛點也會造成僵硬，使肌肉無法拉長。這類的肌肉緊繃如果發生在關節處，就會降低關節的活動幅度。脖子僵硬、無法彎腰、五十肩等關節僵硬的例子，全都有可能是因肌筋膜激痛點造成。當控制某個關節活動的肌群，出現某些肌肉緊繃、某些肌肉卻無力的矛盾情形，就會讓關節的機能出現狀況。如果一直沒改善問題，關節就會因為骨頭的不正常相互摩擦，漸漸無法順暢活動。如果活動關節時，會發出喀拉喀拉或霹靂啪啦的聲響，有可能也是肌肉不協調所致。舉凡大拇指關節卡卡、下顎喀拉喀拉作響，或活動手臂時肩膀發出了啪啪聲響，都有可能是關節機能出現狀況的跡象。

由於激痛點會導致肌肉長期處於收縮的狀態，這也是造成姿勢不良的其中一個原因。以胸部肌肉為例，若胸部肌群一直處於緊繃狀態，就會導致圓肩和駝背等不好的體態。這種因為激痛點造成肌肉緊繃衍生的不良體態，無法只靠時時注意自己的姿勢來矯正。這種永久性的體態轉變必須多管齊下，除了執行激痛點按摩、伸展之外，待緊繃的肌群稍有改善後，還要針對與其拮抗、被過度伸展的肌群進行鍛鍊，強化兩者間的平衡。

激痛點也會讓經過激烈運動的肌肉難以從疲倦中恢復。基本上存在激痛點的肌肉永遠都不可能得到真正的放鬆，這會使它們老是莫名感到疲累。相較於活動量較低的人，運動員大概更能體會因激痛點導致肌肉延遲復原（delayed recovery）、延遲放鬆（delayed relaxation）和肌耐力下降的感受。接受激痛點按摩後，或許會發現自己能用更快的速度投擲棒球、握推更重的重量、抱寶寶更長的時間，或是有更多力量完成日常生活中的大小事。

◉ 干擾自律神經系統的運作

除了上述的症狀，還有許多想都沒想過的生理症狀也都是激痛點造成。這些症狀南轅北轍，而且和疼痛沒什麼關係，所以或許會難以置信這些症狀竟然都是激痛點所致。總之，除非自己曾經受過這些苦，說不定會對這番論調心懷疑慮。

這些奇怪的症狀與自律神經系統息息相關。自律神經系統是調節腺體、消化系統平滑肌、血管、心臟、呼吸系統和皮膚生理活動的神經系統。崔薇兒和賽門斯列出了部分已知由激痛點引發的自律神經系統異常，所衍生出的症狀；這些症狀有眼睛發紅、不斷流淚、視力模糊、眼瞼下垂、分泌過量唾液，以及鼻水不止等等。以部位來看，頸部肌肉裡的激痛點可能會造成頭暈、平衡不佳、長期咳嗽、鼻竇充血和長期鼻竇引流不佳等症狀；耳朵有悶塞感、震動感，則可能是下顎翼內肌（medial pterygoid）的激痛點造成；另一個位在咀嚼肌（masseter）附近的激痛點，則會在耳朵深處引發令人發狂的搔癢感。不可思議的是，胸大肌裡還有一個激痛點會導致心律不整；棘下肌的激痛點甚至會讓雙手大量出汗。

肌肉過度使用形成激痛點

舉凡意外、跌倒、肌肉拉傷和各種過度使用肌肉的活動和事件，都會形成肌筋膜激痛點，促成激痛點的原因也相當顯而易見。不管是坐在電腦前工作、

伏案苦讀，或是躺在床上把書平舉到眼前閱讀，這些行為全都會讓某些肌群持續處於低強度的收縮狀態；這種「次大化的等長肌肉收縮」（submaximal isometric muscle contraction，肌肉雖然在收縮狀態，但長度沒有變短）正是許多激痛點的主要成因。「短暫地辛勤工作，然後再全然徹底放鬆」是肌肉最喜歡的工作狀態。

長時間從事某項活動，一口氣把某部分肌群操過頭，是最常讓疼痛找上門的行徑。有可能是搬了太多的東西，或是一次扛起過重物品，抑或是在身體狀況不好的時候還一頭熱地過度鍛鍊。不論你是屬於哪一種情況，長期這樣不合理地過度操練肌肉，都會在肌肉當中默默形成激痛點。

「離心收縮」的肌肉也會讓你的身體出狀況。如前所述，離心收縮就是肌肉在收縮的狀態下同時被拉長的情況。股四頭肌群裡，能在你走下坡或下樓梯時，保持你身體穩定性的股內側肌，是說明離心收縮的最好例子。肌肉在各種活動或鍛鍊中，之所以會在收縮的狀態下硬將自己拉長，都是為了避免關節受損。離心收縮（肌肉拉長）與向心收縮（肌肉縮短）是兩種對立的收縮狀態，過度的離心收縮會對肌肉造成壓力，不但會發展出激痛點，肌肉也會出現延遲性痠痛。

◉ 避免過度使用肌肉

任何事情都有可能讓人落入激痛點的折磨，即便確切知道自身問題因何而起，但若想要避免舊疾復發，最好用更仔細的眼光檢視自己的活動狀態。說到中止激痛點的活性，第一件該做的就是停止或限制會壯大激痛點的動作。有時候，職場上的重複性勞損（repetitive strain injury，詳情請見下段「工作上中的肌肉勞損」）就是造成激痛點的原因。在這種情況下，要中止壯大激痛點的活動有其難度，但只要多花一點心思並非不可能。譬如，稍微調整工作環境，就能以更合乎人體工學的模式工作；工作期間規律的休息，也能稍微緩解肌肉過度使用的狀況。

另外一定要知道的是，並非得要就此對促成激痛點的活動或運動避之唯恐

不及，因為這或許只是促成激痛點的眾多因素之一。理想的做法是了解從事特定活動時，最容易過度使用的肌肉，還有該如何治療這些肌肉裡的激痛點。**激痛點按摩是一門熟能生巧的自我療癒技能，能為整個人生帶來極大好處。有了激痛點按摩的幫助，就可以在症狀剛萌芽、尚未進展到失控狀態時先一步解決問題。**

工作中的肌肉勞損

我們一定要認真看待會導致疼痛的工作環境。雖然在了解激痛點的情況下，這是很容易化解的問題，但是如果沒有改變形成激痛點的條件，它們很快又會再度找上門來。現代人的工作型態有許多可以拿出來檢視、討論的部分，但基本上都繞著三大面向打轉，即：排除不必要動作、有效運用能量，以及適當放鬆。無論身處怎樣的工作環境或公司制度之下，都能夠運用許多方法讓自己以更好的狀態工作。你可以用心調整使用工具的方式，並將會使用到的物件和備品放在合適的位置，以減少肌肉不必要的收縮和使力。簡單來說，只要留意自身的狀態，就能大大降低過度使用肌肉的風險。另一方面，針對工作時長期沒活動到的肌肉，或是連續好幾個小時處於低強度收縮狀態的肌肉，也可以依個人體能狀況安排一些能徹底收縮這些肌肉的活動，然後再好好伸展，如此就能有效避免激痛點找上門。譬如可以在工作場所準備一個五到十磅重的啞鈴，每工作一段時間就舉個幾下；此舉可以促進血液循環，活絡原本整天都會處於低強度收縮狀態的肌肉。

使用電腦是現代人在工作時過度使用某些肌肉的最佳例子，而且大家普遍也都將其視為造成重複性勞損的主因。過度使用肌肉對身體造成的影響，往往會先無聲無息地潛伏在身上好一陣子，然後才慢慢浮現，尤其是敲打電腦鍵盤這類的動作。我們或許覺得敲打鍵盤工作的動作很無害，因為感覺起來一點都不費力，但實際上對肌肉造成的負擔，並不比挖壕溝的勞損來得少。

善用肘部和腕部作為支撐點，可以減輕使用電腦對雙臂、頸部、上背部和肩膀造成的負擔。將鍵盤放在的合適的位置，就不必特意把雙臂伸到面前；將

螢幕擺放在適當的高度，就可以抬頭挺胸的端坐，不必低頭弓身盯著螢幕看；不要把書本或文件平放在桌面閱讀，要立在合適的角度閱讀，才能讓頸部保持放鬆狀態。

滑鼠是另一個會對肌肉造成負擔的隱患，而且令人驚訝的是，影響的部位除了直接操縱滑鼠的雙手和手指，竟然還涵蓋至肩膀。如果把滑鼠放置在遠離鍵盤的左側或右側，每次在使用滑鼠時，就必須讓手臂呈現外旋的狀態。手臂外旋的動作會動用到棘下肌和小圓肌，也就是說每次使用滑鼠都會讓這兩個肌群處於收縮狀態，一整天下來就會造成極大負擔。

使用觸控板式的滑鼠是不錯的解決方案，因為其操作方式比較符合人體工學，只需要輕拍觸控板，不像操作傳統滑鼠時，必須收縮手指和前臂的肌肉才能點擊滑鼠。如果使用桌上型電腦，請選用可調整角度、符合人體工學的鍵盤。有些人發現長時間久坐是工作中最糟糕的一部分，現在已有針對這方面需求設計的升降桌，可讓工作者或站或坐著處理工作，欲了解更多相關資訊可至 www.ergotron.com 看看。有些人則發現，與跑步機結合的辦公桌是改善他們久坐問題的良方，這種辦公桌可以讓他們一邊在跑步機上緩步行走，一邊處理公務。花點時間和金錢將工作環境改造成更符合人體工學的狀態，絕對是個划算的投資，因為這些都會讓你的身體受惠。

筆記型電腦、平板和行動裝置都有可能造成肌肉疼痛勞損，聰明選用符合人體工學的產品是遠離傷害的基本條件。除此之外，多多留意其他人沉浸在這些設備中的姿態，也能讓你明白該怎樣改善姿勢。使用 Kindles 或其他電子閱讀器時，應該立在合適的角度觀看，以避免脖子長期彎曲。如果可以，使用筆電時也請外接一個鍵盤，這樣就可以把螢幕擺放在與眼睛等高的位置；或者在廚房的中島檯面上疊個幾本書，再把筆電放在上頭，就成了可以站著使用筆電的工作檯面。如果你是智慧型手機的重度使用者，最好花點時間學習用小彈力球放鬆手臂和拇指肌肉的按摩技巧。

長時間處於同一種姿勢，即便是讓你感到自在、舒適的姿勢，都會有害肌肉的健康狀態。靜止不動是促成激痛點形成的有利條件，因為它會阻礙血液的

循環。想讓肌肉保持在健康的狀態，必須讓它適當收縮和放鬆。基本上，現代有許多靜態工作，尤其是只要坐在辦桌前就可以完成一切的上班族。遺憾的是，久坐或靜態工作常會讓我們以為工作沒有對肌肉造成任何負擔，因為根本不會執行到任何需要特別出力的動作。然而事實恰恰相反，在這樣靜態的工作條件下，身體其實承受了大量難以察覺的細微壓力。因此，從事靜態工作的人，工作期間請盡可能找機會站起來活動身體。久坐一段時間後，大步走或弓箭步都能伸展髖部的屈肌。

另一方面，工作時精神上的緊繃感，對身體的危害可能也與久坐工作不相上下。訓練自己以放鬆的狀態工作。工作期間時時留意自身的狀態，調整使用肌肉的方式，以免肌肉因為過於專注於工作承受著莫須有的壓力。假如工作時有用心貫徹這項原則，就會發現自己可以讓待機模式的肌肉保持在放鬆狀態。只要願意停下來重新思考工作模式，幾乎都能理出一套更平和、更有效率工作的方法。不一定要有劇烈改變，小小改變也能帶來大不同。

重複性動作會讓肌肉的負荷量超載，就算不是需要使勁的動作。如果你是做粗重的工作，重複性動作對健康的危害可能還比較小，因為會比較容易感受到肌肉乏力的過程。然而現代工業的許多作業模式，都很難讓從業人員永久擺脫因重複性動作衍生的肌筋膜問題。換句話說，在現今的工作體制下，或許必須定期為自己施作激痛點按摩，才能阻止疼痛在身上駐足。如果員工的健康是公司最重要的資產，那麼設法讓員工能在一天當中從事更多樣化的工作內容，肯定是個划算的改革，因為此舉不僅有益員工的健康，還可以為公司帶來更大的產值。

珍奈特‧崔薇兒有個整理家務的小訣竅，而這也幾乎適用於其他所有類型的工作。她建議處理家務時要分段進行，不要一次花太多時間執行任何一項家務。實際操作上，就是先做一小部分的整理，然後去整理一些其他地方，之後再回頭來繼續未完的工作。這種交替式的工作模式，可以在完成任務的過程中不斷變換身體姿勢，進而逃離必須長時間固定同一姿勢的命運。光是這個小小的改變，就足以為健康帶來巨大的轉機。

運動時的肌肉勞損

如果能在激痛點剛形成時就察覺到它們的存在，就能掌握治療的先機，並遠離三不五時前往運動傷害診所報到的命運。所有的運動——舉凡棒球、籃球、高爾夫球、足球、網球、保齡球、飛盤、健行、登山、溜冰、曲棍球、摔角或跑步等——都有可能會對特定的肌群造成傷害。因此，不論從事哪一項運動，最好都要知道哪些肌肉會操得最厲害。接下來就要用心學習按摩激痛點的方法，以備不時之需。面對特別容易形成激痛點的肌群，更應該在運動前後都好好照顧它們。

許多運動員都會把伸展運動當作預防性治療的一部分。但請注意，肌肉的拉長能力會因激痛點受限，因此帶著激痛點的肌肉特別容易出現拉傷和撕裂傷。在治療或預防肌肉受傷方面，以定期激痛點按摩為主，伸展運動為輔，是比較恰當的做法。

過度運動或不正確的運動方式，是形成激痛點的主要原因。運動能或許能讓我們暫時揮別疼痛，可是每當一停止運動，疼痛感就又會再度襲來。這個跡象代表身上的疼痛很可能是由活化的激痛點引發，面對這樣的情況，靠更多的運動戰勝疼痛、治癒激痛點並不是個好主意。要區分激痛點疼痛和運動後痠痛之間的差異，請先確認身上有無激痛點。如果是激痛點引發的痠痛，只會在按壓肌肉中的特定一點時感到疼痛；運動後的痠痛，則會讓整塊肌肉都因按壓疼痛。

其他可避免的肌肉勞損

除了在工作和運動中有可能過度使用肌肉外，我們的日常生活中還有許多其他比較不那麼常見，但也會過度使用肌肉和產生激痛點的情況。第一個便是身材走樣，過重的體重會讓肌肉承受過多負荷，使激痛點逐漸在肌肉裡成形。假如體重過重，又已出現肌肉疼痛的情況，在進行大量運動前，請務必先行處理激痛點問題。

其他默默促成激痛點形成的原因還包括睡姿怪異，特別是讓某一條肌肉或

肌群連續好幾個小時都處於收縮狀態的睡姿。眾所皆知，趴睡是造成下背痛的原因之一。想要解決睡覺造成的疼痛，要做的第一件事情不是更換床墊和枕頭，而是按摩肌肉。同時，或許還需要稍微改變睡覺習慣，不過這並不是什麼難事，因為大概只需要七天的時間，就能拋開舊習慣並養成新習慣。

整個晚上長時間坐在電視機前或長途開車亦是形成激痛點的危險條件，主要是因為這些活動都會迫使某些肌肉長期處於不動的狀態。想要徹底擺脫激痛點的糾纏，就請用檢視工作和運動條件是否符合人體工學的嚴謹態度，好好檢視自身習慣、處理家務的方式，及其他日常活動。

◎ 無法避免的肌肉勞損

歷經跌倒和車禍等意外事故後，肌肉或多或少都會形成一些激痛點，因為這些事故會讓肌肉過度收縮或過度伸展。激痛點是造成揮鞭式疼痛的主要原因，但大家很少會注意到這一點並做出處置。同樣諸如骨折、肌肉撕裂傷、韌帶扭傷或關節錯位等傷害，也都很可能讓相關肌肉出現激痛點。就算肌肉沒有明顯外傷，在歷經這類事故後，激痛點也一定會找上門來。因此，在外傷康復之際，醫師多半會透過按摩檢查相關肌肉的激痛點分布狀況。

◎ 無法預料的肌肉勞損

根據崔薇兒和賽門斯的說法，許多醫療處置都會不經意造成激痛點和肌筋膜疼痛。這種因為醫療處置造成的疼痛被稱為「醫源性疼痛」（iatrogenic pain），舉凡支架、吊索和石膏等讓身體特定部位固定不動的醫療手法，都常常促成激痛點生成。現在大家都知道，醫師為了避免患者活動傷臂裝設的保護性支架，正是日後發展出五十肩的開端；至於腿部石膏，則可能讓下背和髖部肌肉形成激痛點，留下長短腿的後遺症。

如果手術過後，身體長期有隱隱作痛的情況，就應該懷疑先前開刀、拉傷、瘀青或受到其他創傷的肌肉是否存在激痛點。由於這些激痛點有可能會把疼痛傳送到離開刀處非常遠的部位，醫師可能不會馬上判斷出這是肌筋膜轉移痛，

只是一直治療感到疼痛的部位。也就是說，可能忽略或沒注意到手術造成的激痛點和疤痕組織，才是引發這些疼痛的真正原因。**疤痕組織有可能會衍生沾黏的問題，所以等切口徹底癒合後，就可以開始對疤痕組織進行按摩。縱使疤痕組織已經生成一段時間，依舊可以對它進行按摩，因為按摩疤痕組織永遠不嫌晚。**

在臀部注射針劑這般如此尋常的醫療舉動，同樣可能促成激痛點生成，甚至讓患者出現坐骨神經痛的症狀。以臀中肌為例，若此處因注射針劑形成了激痛點，那麼你原本不曾疼痛的下背部，可能就會因此飽受疼痛折磨；而在肩部施打的針劑，則可能促使三角肌形成激痛點。

藥物一直是現代人治療疼痛的優先選項，因為它們的成效好，能很快降低你對疼痛的感受。可是請你別忘了，疼痛其實是身體的一個警訊，它們是要提醒你身體哪裡出了狀況，需要多加留意。用止痛藥去扼殺傳遞這些訊息的信使，並忽略這些訊息背後的意義，並非長久之計。

崔薇兒和賽門斯就表示，研究指出治療高血壓用的鈣離子通道阻斷劑（calcium channel blocker）似乎會不斷刺激激痛點。換句話說，高血壓用藥或許會加劇疼痛，立普妥（Lipitor）這類用來降膽固醇的史他汀類藥物（Statin-class drugs），則會造成 15％的用藥者出現肌肉疼痛和無力的症狀。辛尼‧沃福醫師等人在二〇〇五年出版的《劣藥，良藥》（暫譯，*Worst Pills, Best Pills*）一書中，就列出了一長串目前已知、可能會造成肌肉疼痛副作用的藥物。不論出於什麼原因服用處方藥，在用藥前最好都先花一點時間詳閱可能產生的所有副作用。如果最近正在服用止痛藥，或許有機會藉由學習激痛點的自我療法，擺脫這些藥物。**萬一必須服用止痛藥，才有辦法承受檢視激痛點的過程，就請盡可能減輕按摩的力道，以免自己太過難受；若用一到十分來表達疼痛程度，請將疼痛程度控制在三到四分左右。不過，藥物有可能會掩蓋肌肉對按摩的反應，讓你不小心在治療激痛點的過程中下手過重。**

情緒緊繃、病毒感染、萊姆病、念珠菌症、腸胃問題、糖尿病、關節炎、關節機能障礙或內臟疾病等因素，也會促成激痛點。病毒感染、糖尿病和關節炎這類全身性問題之所以會導致激痛點生成，有可能是因為它們會影響到肌肉的代謝。

激痛點界的釘子戶

有時候激痛點會非常難纏、打死不退。就在看似成功擊敗疼痛的時候，可能又捲土重來。再者，我們也很容易低估持續性因素對肌筋膜疼痛的影響力，就算對這些因素早就心裡有數也是一樣。這些因素還可能默默影響體內的化學運作狀態，使全身的系統都出現微妙的變化，讓我們難以揪出引發不適的源頭。

治療激痛點所造成的慢性疼痛問題時，管理這些持續性因素是最重要的一環。只要管理好持續性因素，在激痛點按摩法能否成功發揮功效，以及帶來的成效能否延續這兩大方面，就能看見很大的不同。有時候光是排除一個持續性因素，就足以讓人體自行化解掉某個激痛點，或至少讓某個激痛點不再復發。維生素缺乏這類的系統性因素，其實也是促成激痛點生成的條件之一。讓激痛點難以根除的持續性因素很多，與代謝、遺傳和內分泌有關的生理病症都可能與其有關，心理和身體物理結構方面的種種問題，也都可能是讓激痛點打死不退的原因。

◉ 物理結構因素

舉凡姿勢性壓力、先天性韌帶鬆弛症（hypermobile joint，患者關節能以超乎正常的幅度伸展）、多發性硬化症、不好的工作習慣、重複性使力、缺乏運動、胸部豐滿、肌肉不協調，以及先天性骨骼結構異常等關乎身體物理結構的因素，都是促使激痛點難以根除的可能原因。

骨骼結構異常

一出生骨骼結構就異常的人，比較容易受到激痛點的死纏爛打。長短腿、骨盆不對稱、上臂偏短，還有足部的第二蹠骨偏長等，都是導致肌筋膜疼痛反覆復發的常見根本原因。骨骼結構異常可能會讓身體某部分的肌肉被迫一直處在緊繃狀態，以及平衡結構上的不平衡。以長短腿的人為例，他們的雙腿、臀部、背部和頸部，都有機會因此出現難以根治的激痛點。在這種情況下，除非

利用增高墊等輔具，將兩腿的長度調整到等長的狀態，否則這些部位恐怕就會持續、反覆受到疼痛折磨。還有人發現，善用增高墊甚至能根治頑固性頭痛，但要準確量出長短腿者雙腿的長度是件難事，必須接受 X 光檢查才能辦到。長短腿者長期處於緊繃狀態的腿部肌肉，也會影響雙腿外觀。因此長短腿者若想藉由輔具調整兩腿的長度和結構，最好尋求專家的協助，向擅長矯正雙腿結構和長度的醫師、物理治療師或整脊師尋求幫助。除了天生的長短腿會讓全身的結構失衡外，打著石膏走路也會對背部造成嚴重的傷害。因為打石膏的那條腿會因為石膏暫時性變長，在這種情況下，沒打石膏的那條腿也要穿上可以讓兩腿等長的鞋子。

有的時候，身體的一側會整個比另一側略小一些。在這種情況下，一側的骨盆很可能也會比另一側小，使我們坐著的時候骨盆有些傾斜。這會導致脊椎的曲線異常，讓腰方肌（quadratus lumborum）等背部肌肉承受額外的負擔，甚至牽連到遙在頸部的胸鎖乳突肌和斜角肌。假如我們總是把同一隻腳翹在另一隻腳上，或許就意味著你正在藉由這個動作彌補骨盆不對稱的問題。坐在坐墊上或在較小骨盆的那一側下方墊一本雜誌或薄墊，即有助改善這個狀況。

可別以為上臂偏短很罕見，其實它比你想像中的常見，而且大家通常都不會把它視為肌筋膜疼痛揮之不去的潛在原因。如果上臂偏短，坐在椅子上時手臂就會懸得比較高，增加手肘懸空的機會。缺乏支撐的手肘會導致頸部、上背和下背肌肉一直處於緊繃狀態。想要避免這個狀況，可以在辦公桌、最常坐的椅子扶手或汽車扶手上多加一、兩層的橡膠發泡墊，彌補上臂偏短的先天問題。

摩頓氏足（Morton's foot）是另一個醫界公認會引發各種疼痛的源頭，這類患者的第二蹠骨會比第一蹠骨長。這樣的結構會讓患者的足部和腳踝處在不穩定的狀態，不僅常常會受阿基里斯肌腱炎（Achilles tendinitis）所苦，甚至會進一步影響到全身結構的穩定性。欲了解矯正摩頓氏足的相關細節，請見第十章〈小腿、踝部和足部疼痛解析〉的內容。

合格的肌筋膜激痛點治療師和部分神經肌肉治療師，都受過這類專業訓練，能找出這些與身體結構有關的持續性因素。雖然有這方面長才的治療師不

算多，但值得付出一點心力去尋覓。本書尾聲處的「相關資源」章節提供的許多網站，就有清楚列出受過專業訓練的治療師名單。

姿勢性壓力

工作時的不良姿勢不僅會促成激痛點生成，還會讓這些激痛點無法輕易消除。不良工作姿勢就像裹著糖衣的毒藥，貌似能維持輕鬆自在的姿態工作，然而一旦養成這種習慣，不良工作姿勢便會悄悄影響肌肉的正常機能。想要找出身上的哪些肌肉可能正承受著不必要的壓力，最好的辦法就是好好檢視一番自己的坐姿、站姿、抬舉東西的方式，以及工作的姿態。好比說，觀察自己的頭部有沒有長時間轉向哪個角度；將電話夾在肩膀和耳朵之間，會對上背部和頸部肌肉造成莫大的壓力，可以的話，請盡可能使用耳機或是免持聽筒裝置。隨時對肌肉的異常緊繃感保持警覺，因為這表示身體可能處在一個不太平衡的姿勢。

不符合人體工學的家具也是形成難治型激痛點的因素之一。例如沙發、椅子、或汽車座椅等家具，都有可能因為無法正確支撐身體，導致部分肌肉緊繃。遺憾的是，很多人或許早對這些緊繃感習以為常，甚至已學會和它們和平共處。

日常配件是另一項會促成難治型激痛點的潛在因素，這些配件會在你毫不知情的情況下，悄悄地讓你某部分的肌肉處於緊繃狀態，例如內衣、領帶、手提包背帶、後背包、帽子、皮帶、鞋子，甚至是襪子。任何肌肉一旦缺乏充足的血液和氧氣，就很容易形成激痛點，而這種情況假如遲遲未獲改善，就會使得激痛點越來越難以根除。你或許曾經聽說某種坐骨神經痛，就是長期將厚厚的皮夾放在屁股口袋所致。這個舉動會限制臀部某些肌肉的血流量，促成激痛點生成，長久下來，會使存有激痛點的肌肉壓迫到坐骨神經，進而導致腿部出現疼痛和發麻的症狀。後背包、過緊的內衣肩帶、或沉重的單肩背包，則會促成斜方肌激痛點的生成，是意想不到的慢性頭痛和頸部疼痛成因。

久坐不動的生活型態是促成難治型激痛點最廣為人知的原因，想要肌肉健康，一定要保持習慣適當活動。長期處於靜止或不活動狀態的人，會強化肌肉

僵硬和收縮的狀態，讓激痛點更難因治療獲得改善。基本上，所有的不良姿勢都會促成難治型激痛點，其中又以低頭和聳肩最為常見，會讓特定部位的肌筋膜疼痛難以根除。

◉ 維生素和礦物質不足

任何會切斷肌肉能量來源的因素，都會加重激痛點的嚴重程度，必需維生素和礦物質的缺乏和不足就是一例。崔薇兒和賽門斯堅信他們醫治過的半數以上慢性疼痛病患，都缺乏某些維持肌肉正常代謝所需的維生素或礦物質。「不足」（insufficiency）這個詞代表的意思是，這些維生素和礦物質的含量低於正常值，但對不熟悉肌筋膜疼痛的醫師來說，或許不會將此視為具臨床意義的數據。這些與肌筋膜疼痛密切相關的營養素有水溶性維生素 B1、B6、B12、C 和葉酸，維生素 D 缺乏與慢性疼痛也有很大的關聯；礦物質方面，則以鈣、鐵、鎂、鉀和鋅影響最為顯著。特別容易缺乏這些礦物質的族群有：年長者、孕婦、節食者、經濟弱勢者、情緒低落者，還有重症者。

不過造成這些營養素缺乏的原因，並非全都是攝取量不足，在很多情況下，食用或吸入了會耗損這些營養素的其他物質，才是導致營養素缺乏的主因。譬如，抽菸會耗損維生素 C；酒精、制酸劑和茶裡的丹寧會阻礙維生素 B1的吸收（制酸劑也會影響鈣和葉酸的吸收率）；口服避孕藥會致使缺乏維生素C 和 B6（抗結核藥物和皮質類固醇也會）；攝取咖啡因也會讓激痛點難以根除。除此之外仍要謹記，就算是再好的事，做太多也可能造成反效果。例如攝取過多的維生素 C 和葉酸，就可能損耗體內的維生素 B12。

肌肉要正常運作，體內一定要有足夠的鈣、鎂、鐵和鉀等礦物質。鈣離子的交換直接參與了肌肉纖維收縮和放鬆的過程。鎂是輔助身體使用鈣的必備物質，若鎂離子過低，會導致肌肉過度興奮（包括抽搐、痙攣、緊繃和疼痛等症狀）和無力。鐵能讓肌肉組織利用血液帶來的營養素和氧氣，還具備調解體溫的功用，缺鐵的人常常都會覺得冷；然而，過度攝取鐵質可能導致皮膚變色、心臟疾病和中風後的康復速度變慢。鉀缺乏則會影響心肌和其他平滑肌的功能。

如果身上激痛點難以根除，或有肌肉疼痛反覆發作的狀況，最好去做個血液檢查，看看體內有沒有哪些維生素或礦物質的含量不足。欲了解重要維生素和礦物質的建議含量，請見下方的表 2.1。

	男性	女性
	臨床檢驗結果應高於以下數值	
鐵蛋白（ferritin，鐵儲存在人體的形式）	50 ng/mL	50 ng/mL
維生素 B1（又名硫胺素，thiamin）	4.0 mcg/L	4.0 mcg/L
維生素 B6	5.4–6.7 mcg/L	2.0–2.8 mcg/L
維生素 B12	350 pg/mL	350 pg/mL
維生素 D	32 ng/mL	32 ng/mL
血清葉酸	5.4 mg/mL	5.4 mg/mL
	臨床檢驗結果應該落在以下範圍內	
血清鈣	8.5–10.6 mg/dL	8.5–10.6 mg/dL
血清鎂	1.8–3.0 mg/dL	1.8–3.0 mg/dL
血清鉀	3.5–5.2 mmol/L	3.5–5.2 mmol/L
維生素 C	0.4–2.0 mg/dL	0.4–2.0 mg/dL

表 2.1　人體血液中維生素和礦物質含量的參考數值
（經 Sauer and Biancalana 2010 授權轉載，並在簡・唐莫霍的幫助下，於 2012 年改編成此表。）

◎ 代謝失調

當體內的任何化學或腺體失調，干擾到肌肉的代謝，可能就不太容易擺脫激痛點的糾纏。需要特別注意的狀況有：甲狀腺功能低下（hypothyroidism）、

睪固酮過低、雌激素過低、低血糖（hypoglycemia）、貧血、長期哺乳，以及尿酸血症（uricemia，即血中尿酸含量過高）。另外，尼古丁、咖啡因和酒精等物質是導致代謝紊亂的常客，會讓人難以擺脫激痛點復發的命運。

甲狀腺功能低下會增加肌肉的應激性（irritability），讓肌肉容易形成激痛點，也讓激痛點按摩法的成效非常短暫。甲狀腺功能低下的典型徵兆有：肌肉痙攣、無力、僵硬和疼痛；與甲狀腺功能異常相關的其他症狀則有：慢性疲勞、畏寒、皮膚乾燥、過動、經期紊亂和體重大幅減輕等。研究發現，鋰似乎會降低甲狀腺的分泌，而雌激素替代療法則會增加甲狀腺的分泌量。這間接意味著，鋰或許會加重激痛點的狀況，雌激素則有機會改善症狀。

反覆發作的低血糖多半會加重激痛點的狀況，並降低激痛點按摩法的成效。低血糖的症狀有：心跳快、盜汗、顫抖、和焦慮感上升。更嚴重者，還會出現視覺障礙、焦躁不安、思考和說話困難，甚至是昏厥等症狀。憂煩情緒（emotional distress）會讓人容易有低血糖的問題。咖啡因和尼古丁則會增加腎上腺素的分泌量，讓低血糖的問題更加嚴重。酒精，就算是適量飲用，也有可能讓肝臟停止生成肝醣，有時候還會持續影響一到兩天。

尿酸血症會讓激痛點更難搞，此症最極端的表現形式就是痛風（gout，尿酸鹽結晶沉積在關節中）。吃太多肉、喝太少水是促成尿酸血症的常見原因，維生素 C 有助改善這項問題。

◉ 心理因素

緊繃、焦慮、長期憂鬱和常見的緊張，都可能讓激痛點按摩法無法發揮功效；再痛也要奮力完成手上工作或活動的「運動家精神」，也會促成相同的結果。另一方面，慮病症（hypochondria）和絕望感會阻礙你免疫系統的運作、降低你的抵抗力，讓你無法對激痛點按摩法做出反應。

因此，我們需要培養自己的警覺性，了解情緒會怎樣牽動行為表現。譬如，我們可能在事情進行得不順利時，不自覺地降低呼吸的深度，有時候甚至還會屏住呼吸。如果能留意這些緊繃時刻，就能發現哪些部位的肌肉也會因情緒處

在緊繃狀態。在很多情況下，僅僅放鬆這些無謂或過度的肌肉緊繃狀況，就足以降低憂煩情緒的強度。採取有組織的方法，能有效解決習慣性肌肉緊繃的問題。「漸進式放鬆法」（progressive relaxation）就屬於這種方法，可以系統性的幫我們一步一步放鬆身體的每一個部位。在第十二章「肌肉緊繃與慢性疼痛」中，可以能找到更多有關這套「漸進式放鬆法」的內容。

◉ 其他因素

許多其他因素都可能影響激痛點按摩法的功效。慢性細菌感染（如牙齒膿腫、鼻竇炎和泌尿道感染等）和病毒性疾病（如流感和第一型單純皰疹病毒等）都會加強激痛點的活性。缺乏睡眠或睡眠品質不佳，也是促成難治型激痛點的因素之一。

經空氣傳播、會引起呼吸道窘迫的過敏原，可能會使位處頸部、胸部和胃部的激痛點難以根除；食物過敏則可能讓全身的肌肉更容易蒙受額外的壓力。腸道寄生蟲感染會間接助長激痛點的攻勢，因為它會耗損某些必需營養素；寄生蟲感染會悄悄地危害人體健康，而且普遍性或許比我們以為的還要高。

不過，想要徹底擺脫激痛點和肌筋膜疼痛，不能把全副心力都放在控制持續性因素上。一般來說，我們還是需要為自己進行按摩。在雙管齊下的前提下，或許會意外發現控制某一項持續性因素，能在改善疼痛問題和預防疼痛再現等方面獲得完全不同的成效。

展開行動

激痛點的許多成因或許都很難消除或改變，工作中不可避免的重複性動作就是最好的例子。面對這種情況，請務必定期為自己施行激痛點按摩法，避免重複性動作對身體造成負面影響。下一章將介紹自我施行激痛點按摩的技巧，其容易上手的程度和功效會令人大感驚喜。

第三章

找出激痛點與自我療癒

　　接受專家的治療固然是醫治激痛點的好方法，但自我按摩還是有許多無可取代的好處。最基本的就是不必苦等預約，能在需要時馬上得到幫助，而且不用為此花半毛錢。最好的則是，不需要再仰賴他人來發現疼痛的原因，或是指引該怎麼做，因為自己就能成為這方面的治癒專家。

　　沒有任何一個人能真正感受到他人身上的疼痛，只有自己能確切感受到身體哪裡在痛，疼痛的程度又有多大，也只有自己最清楚治療對到底有效還是沒效。自我施作激痛點按摩法能直接掌控治療的主導權，多數人在發現自己具備擺脫疼痛的能力後，都會感受到一股握有大權的滿足感。

　　明白自我治療的過程不會永遠一帆風順，是一件很重要的事。這段路上一定會遭遇到一些困難，有些疼痛可能很快就可以消失，但經年累月形成的慢性疼痛則可能需要花上好幾個月的時間才能消除。這是因為長時間存在的激痛點，會在神經系統發展出一套路徑，鞏固它們在該處的勢力，因而更加頑強。患者或許也有長期的姿勢性機能障礙（postural dysfunction）、結構變異（structural variation）或是營養不良的問題，才會讓激痛點難以根除。（「姿勢性機能障礙」是指當習慣性地低頭垂肩坐在電腦前、長期讓某一個肌群處於收縮狀態等，都會讓包含脊椎在內的關節，脫離正常的排列位置。久而久之，這些長期處於收縮狀態的肌肉，就會慢慢適應這種不正常的姿勢；到了此時，就算沒做習慣性姿勢，肌肉也會保持在不協調的狀態。）

　　另一個必須知道的現實是，接受激痛點按摩法時可能免不了疼痛，不過如果操作得當，它應該會是一種令人歡快的不適感，這種不適感還是能享有一定

程度的放鬆。執行激痛點按摩時，應該把按壓的力道強弱控制在「有點痛，又不會太痛」的程度。如果把自己弄得太痛，大概就會忍不住對這套療法打退堂鼓。假如太想要讓這套按摩對你發揮作用，而過度自我治療，會使身體出現反抗反應、疼痛加劇（通常會持續一到兩天）。過度熱衷或過度使用堅硬的工具來按摩，不僅有可能造成皮膚瘀傷，還可能傷害到肌肉和神經等更深層的組織。萬一身上有很多活化的激痛點，又對自己過度施作激痛點按摩，可能就會出現一些頭昏眼花或噁心想吐的感覺。倘若疼痛遍及全身，請別急著想把所有事情一次解決，先從問題最嚴重的地方開始，心平氣和地緩緩施作這套按摩，並給自己兩週的時間，耐心等待身體的變化。執行激痛點按摩法前，請先閱讀前述內容，然後在第四章到第十章當中，找出三到四條你當下最需要治療的肌肉，展開一天三次的每日自我治療療程。這不會花太多時間，兩週後再重新評估一下自己的狀態。如果發現自己的狀況有所改善，就繼續堅持下去；如果沒有，就請你重讀本章「為什麼看不見成效？」一節的內容。

另外，我們還得認清，位處承受最大壓力部位的激痛點很容易再次復發，因此不該抱有這些疼痛永遠不會再找上門的期待。然而，藉由精進激痛點按摩法技巧，對疼痛會有更好的應變能力。設法讓自己精通自我治療激痛點的技巧，這將是個能讓人重獲新生的技能。

如何找到疼痛的根源

激痛點按摩法能否成功發揮功效，最終取決於你辨認轉移痛和追蹤疼痛根源的能力。治療的時候，你很容易會一直把火力集中在疼痛部位上，而忽略了它背後的真正成因。雖然有些激痛點確實會引發局部性的疼痛，但**一味認為痛處就是問題所在，其實是錯誤的想法**。想要戰勝疼痛，必須非常留意轉移痛的模式。

以下幾章的開頭，都列有「疼痛和其他症狀的入門簡介」。這些簡介列出了當前已知會將疼痛感傳遞到特定部位的肌肉。想要找出引發特定部位疼痛的

具體激痛點，可以按照所屬的類別逐一確認列出的肌肉。第四章到第十章的開頭，也備有「疼痛區域示意圖」，有助於迅速找出引發疼痛的肌肉，好學習更多相關知識。仔細檢閱這些插畫和下方的描述症狀，看看哪一種疼痛模式最吻合。插畫僅呈現出最強烈和最常見的轉移痛模式——即最主要的疼痛模式。至於其他比較不常見的疼痛模式，會直接在內文描述。在「常見疼痛區域」中以粗體字呈現的肌肉名稱，為該部位的主要疼痛模式；字體未加粗的肌肉名稱，則是該部位比較不常見的疼痛模式。永遠保持警覺，即便是看似不太重要的肌肉，也可能是造成疼痛不適的罪魁禍首。好幾條肌肉裡的激痛點，共同促成一個問題的情況並不罕見。為方便查閱，我們將介紹該肌肉的頁碼標註在後。「常見疼痛區域」、「常見疼痛症狀」以及「疼痛區域示意圖」（轉移痛的圖示）的內容，摘自《肌筋膜疼痛與機能障礙：激痛點手冊》。知道這些肌肉的正確名稱會很有幫助，畢竟要找到激痛點，勢必要先找到所處的那條肌肉。因此，了解肌肉部位名稱，有助於釐清肌肉的位置，亦能更輕鬆地找到激痛點。

◎ 了解身體的運作機制

在第四章到第十章，將會介紹每一種肌肉負責的工作。知道這些肌肉的功能，有助於找出那些造成問題的激痛點；深入了解人體運作的機制，也能明白自己可以做些什麼防範問題復發。一心只想著擺脫疼痛是不夠的，更重要的是，必須知道該如何讓疼痛不再找上門來。

當你對肌肉有所了解，尋找激痛點也有了經驗，就會發現雙手可以自然而然地感受到這些激痛點的存在，毋須再借助圖表的輔助。留意身體的變化、了解肌肉的運作方式後，甚至能在問題才剛發生時，就察覺到它們的存在。如此一來，就能在激痛點的萌芽階段及早化解問題。

◎ 找出激痛點

誤認疼痛根源，為了擺脫疼痛付出的努力很可能會全都付諸流水。轉移痛是尋找激痛點的必備概念。按摩到不對的地方或許也會覺得舒服，但這對改善

疼痛沒有任何幫助。更甚者，此舉說不定還會加重疼痛程度。簡單來說，想要擊退轉移痛，一定要找出疼痛的根源。圖 3.1 用圖示具體呈現了肌肉、激痛點和轉移痛的關係。該圖以從左下至右上的對平行角斜線，標註出了轉移痛的位置。另一種只出現在肌肉輪廓內的平行線，則代表各條肌肉的肌肉。至於圖中的黑點則約略標註出了激痛點出沒的位置，光是一個區域裡就可能同時存在好幾個激痛點。為了保持畫面的簡潔，**圖中通常都只會標註出身體單側的激痛點，但實際上，身體的兩側都有可能出現這些激痛點**。激痛點所引發的疼痛，通常都會與它們所處的位置同側，鮮少會在對側；除此之外還能發現，激痛點多半是以遠離身體中心的方向發送疼痛，但偶爾也會有相反的情況發生。

　　有時這些圖示可以幫助我們準確找到目標，有時則只能縮小搜尋範圍。不論是何者，最終都必須依靠感覺找出激痛點的確切位置。掌握正確的範圍，並細細感受有壓痛感的「點」，就是找尋激痛點的基本原則。萬一感受不到肌肉裡的小小結節，千萬別因此氣餒。摸不出來是正常的，因為要感受到它細微的球狀立體結構並不容易，但有激痛點的肌肉，摸起來都會比較緊繃，細細按壓那個部位，產生最強烈壓痛感的區塊，即是激痛點的所在之處。替鎖定的目標

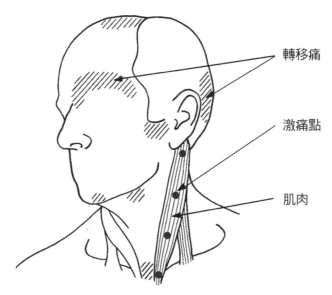

圖 3.1　轉移痛示意圖。這些轉移痛不見得會全部出現，比較罕見的轉移痛會於「常見疼痛區域」、「常見疼痛症狀」和內文另行指出。

區塊按摩，有時候要一直到症狀消失時，才會知道自己到底有沒有找到那個對的點。尋找激痛點時，強烈的壓痛感是最可靠的判斷依據，所以過程中只管用心感受按壓最痛的部位。當然，除了激痛點之外，還有許多病痛都會讓肌肉和其他軟組織產生壓痛感。區分兩者差異的第一個重點，就是注意能否透過和緩的按摩力道降低身體的不適感。隨著治療的持續進行，激痛點的壓痛感應該也會越來越改善。如果症狀沒有好轉，壓痛感也沒有改善，就應該找醫師做進一步的檢查，而且最好是找了解激痛點和肌筋膜疼痛的醫師。

◎ 需特別注意的禁忌

執行深層推撫按摩（deep stroking massage）有一些需要注意的地方，其中有一個原則一定要謹記在心，那就是：永遠不要按壓有脈搏的地方。動脈雖然能夠供給新鮮血液到身體的各個器官和部位，卻也容易積聚斑塊。想要避免動脈裡的斑塊鬆動，流竄到我們不想要它出現的地方，例如大腦，按摩時就要避開直接按壓有大動脈的地方。我們可以在許多動脈的附近發現激痛點，像是頸部前側的頸動脈（carotid artery）、腹部的降主動脈（descending aorta）和大腿鼠蹊部附近的股動脈（femoral artery），但這些激痛點都不會直接位在動脈上。在處理這些部位的肌肉的時候，只需要先用指尖輕輕找出脈搏的所在之處，然後再把指尖往動脈的反方向移動，即可在按摩時避開動脈。若各肌肉在按摩時有什麼需要特別注意的地方，我們會在後續內文具體說明。倘若已診斷出有動脈粥狀硬化（atherosclerosis），那麼在做任何按摩前，都請先徵求醫師的同意。

另一個常見的問題是淋巴系統。進行按摩的時候或許會發現腫脹的淋巴結。淋巴結在健康的狀態下，體積應該會比花豆小很多，所以甚至有可能完全感受不到它們的存在。不過當淋巴結發炎或腫大的時候，就可以明顯感受到存在，因為它們會變得緊實、堅硬，而且會有壓痛感，請避免按壓或是捏擠。淋巴結沒有包覆在肌肉組織裡，而且幾乎不可能單憑兩個指頭掐住。按摩時務必避開淋巴結，如果需要治療的肌肉位處淋巴結附近，則請以保守、溫和的方式按

摩這些部位。淋巴系統能對抗感染、真菌、病毒、細菌和癌症。如果淋巴結腫脹了好幾天都沒消，請去看個醫師。如果淋巴系統因乳癌手術等因素受損，那麼在進行各種按摩療法前，恐怕需要先諮詢專業的淋巴引流師或按摩治療師，解決這方面的問題。他們會教導簡單的自我照護技巧，進行較深層的激痛點按摩前後，便可以運用這些技巧。

還有許多其他的狀況都是按摩療法的禁忌，這些禁忌也是執行激痛點按摩需要注意的地方。這些情況囊括症狀明顯的發燒、皮膚感染、接觸性皮膚炎、急性全身感染疾病（如病毒感染）以及腎臟衰竭等。許多嚴重的健康問題，在接受按摩前也必須諮詢醫師的意見，例如動脈瘤、動脈粥狀硬化、癌症、鬱血性心臟衰竭、冠狀動脈疾病、腹膜炎或多囊性腎病（polycystic kidney disease）等。其他不宜進行按摩療法的病症還有：發燒、肝硬化、凹陷性水腫（pitting edema）、血栓、骨折、深層靜脈血栓、栓塞、昏厥、控制效果不彰的高血壓、腸阻塞、淋巴管炎、心肌炎、類風濕性關節炎、腫瘤、癲癇以及肺結核等，族繁不及備載。

這些病症當中，有一部分與液體和物質在體內的流轉有關。按摩可以促進循環，激痛點按摩也可以小規模的增進局部組織的循環。時時與你的醫師保持聯繫，監控整體的狀況，以確保身體承受得住這類的深層組織按摩。欲知更多相關資訊，請見本書尾聲處的「相關資源」章節，那裡列出了一些可參考的書籍和網頁。

按摩技巧

說到正確的按摩方式，有兩個最重要的注意點，那就是「安全性」和「有效性」。也就是說，必須要能夠在不壓迫和耗盡前臂和雙手力量的前提下替自己按摩，並且要能真正改善到激痛點的狀況。

激痛點按摩是一套安全、有效又可自行操作的療法，表3.1列出了達到上述目標的九大原則。這些原則定義了按摩的基本手法，而且全身適用。按壓激痛

點的時間不宜過長，原則上每個激痛點請不要按超過一分鐘。這樣就足以達到治療效果，所以不必刻意拉長按摩的時間，時間到了就可以去按摩下一個激痛點，過度按壓反而會造成反效果。醫學的基本宗旨就是「竭力創造出能促進身體康復的條件」，剩下的就全看身體的本事，因為扮演療癒者角色的正是身體本身。你必須相信身體的天然療癒機制，相信它會盡忠職守的做好自己的工作。

千萬不要想靠蠻力化解激痛點。只要有依照表 3.1 的原則，每日頻繁對它們施以治療，最終便會自行化解。只要耐住性子，你一定會對這套簡單日常療法的功效大感驚奇。**這套療法會發揮不了功效，通常都是治療過猛，或是治療到錯誤部位所致。**

對那些沒有豐富經驗的治療師從旁引導、必須獨自執行這套自我療法的人來說，這些原則特別有用。與過於躁進、有可能引發短暫疼痛危機的治療節奏相比，細水長流的治療節奏，才更能看見狀況的逐步改善。我們已經把這些原則上傳到網路上，可以在 www.newharbinger.com/24946 下載這份表單，隨身攜帶、時時提醒自己。（欲了解更多資訊，請見本書末頁。）

1. 請盡量使用工具，減輕雙手負擔。
2. 採取深層推撫按摩手法。
3. 小幅度、反覆推撫每一個疼痛部位。
4. 以最符合人體工學的方式按摩身體。
5. 按摩的速度宜緩，不宜快。
6. 若用一到十分來表達疼痛程度，請將疼痛程度控制在五分以內。
7. 每個激痛點一次至多只能緩緩推撫十到十二下。
8. 每天對激痛點進行三到六次的治療。
9. 如果狀況沒有改善，或許就是按錯了地方。

表 3.1　自我按摩的九大原則

◎ 深層推撫按摩

傳統的徒手激痛點按摩法叫做「缺血性壓迫法」（ischemic compression），這種治療手法要持續按壓激痛點數秒鐘，或是按壓到激痛點有放鬆感為止；過程中會把組織的血液徹底擠出。然而，如果是以達到放鬆感為目標，可能就會因為這樣持續性的按壓承受不必要的折磨。同時，執行這種療法也需要持續收縮肩膀、雙臂、和雙手的肌肉，此舉會讓這些部位很快就有力竭的感覺。所幸，現在還有另一種激痛點按摩法，也能發揮相同的效果。

有別於缺血性壓迫法的靜態壓力，現在的激痛點按摩法著重在一系列的深層推撫。這種深層推撫激痛點的按摩方式，不但可以有效降低激痛點的活性，還能減輕雙手的負擔，以及肌膚和肌肉瘀傷的機會。對激痛點施壓的想法並沒有錯，但比起長按激痛點，或許以「擠牛奶」的手法反覆按壓激痛點，會更能加速該點血液和淋巴液的流通速率。肌肉纖維持續收縮產生的廢物，會累積在淋巴裡。此刻請想像一下清洗髒衣服的手法。如果只是一次性地把衣服打濕再擰乾，那麼不論擰得多久、多用力都無法讓衣服變乾淨。想要衣服變乾淨，需要在流動的清水中反覆搓擰衣服，才有可能徹底洗淨。這跟深層推撫激痛點的過程有異曲同工之妙。

相較缺血性壓迫法利用靜態壓力產生的持續性疼痛，用小幅度、反覆的推撫方式按摩還有另一項優點，就是它產生的間歇性疼痛比較容易忍受。間歇、移動式的壓力，能分散疼痛的刺激強度，能在不知不覺中承受住比靜態按壓激痛點更為深層、強烈的疼痛感。運用緩慢的深層推撫手法按摩激痛點，且每一下的深層推撫至少都要達一秒之久。手指不該只是從皮膚的表面滑過，而是該緊貼著肌膚，深深地推動底下的每寸肌膚。此舉有助放鬆位處皮膚下方的筋膜，也就是包覆在肌肉表面的那層薄膜，有時候筋膜緊繃正是造成疼痛的一部分原因。深層推撫時，請順著或抵著該激痛點下方的骨頭推撫，並依忍受力調整按摩力道的強弱。結束該下深層推撫後，請順著相同的軌跡，反覆深層推撫同個部位數次。每完成一下深層推撫，就會讓新鮮的血液流入該部位，為該

處帶來新鮮的氧氣和營養素。這對激痛點有莫大的幫助，因為結節的肌肉纖維會限制微血管輸送這些重要物質的能力。你一定聽過體內的液體永遠都應該往心臟流動這件事，這和我們的理念並沒有什麼大衝突，因為相較於全身的血液量，這些流往激痛點的血液量非常稀少。深層推撫的方向其實沒有什麼特別的限制，治療途中，大可依照自己的喜好改變深層推撫的方向，唯有一點需要特別注意，就是整個按摩的過程必須要符合人體工學。找到能輕鬆執行這套按摩的方法，否則很快就會耗盡體力，失去持之以恆的意願。

深層推撫按摩的另一個好處是可以讓激痛點內的肌肉纖維重拾伸展力。想像一下，如果用深層推撫的手法按摩一團黏土，這團黏土勢必會順著推撫方向延展開來。深層推撫對肌肉纖維的影響就類似黏土的例子，只不過它對肌肉纖維的影響不會顯著到一眼就能看出纖維的變化。相較於傳統伸展運動對整塊肌肉的大型伸展，深層推撫屬於一種微型的伸展運動。這套微型伸展運動能直接作用於激痛點上，集中火力治療最需要伸展的地方。如此一來，緊繃帶的肌肉纖維就較不會發生過度伸展的狀況。過度伸展緊繃帶有可能會加劇激痛點的收縮程度，讓肌肉更加疼痛。

治療激痛點的方法有很多種，且這當中似乎並沒有什麼誰優誰劣，端看每一個人對哪一種方法的接受度最高，那個就是最好的方法。一個人對某種方法的接受度除了會因人而異，也會因時而異，甚至是因肌肉而異，所以請依個人當下的需求和狀態挑選適合的治療方法。**只要那個方法能減輕疼痛、恢復機能，同時不會增加受治者更多的問題或壓力，就是適合的治療方法。**也可以多方嘗試不同的治療方法，我們的原則能助你有個好的開始。

◉ 按摩力道的拿捏原則

對激痛點施壓的時候，會產生疼痛感，此舉說不定會使人非常不願意按壓激痛點，因為擔心會不會弄巧成拙加劇疼痛的程度。這點其實大可放心，我們的身體自有一套天然防禦機制，讓我們無法對自己施加超乎疼痛耐受度上限的刺激。因此，自我按摩激痛點不太可能會對身體造成什麼傷害，除非是用堅硬

的按摩工具過度按壓激痛點，像是按得過久或是過於深層。按摩前，請務必詳閱前文「需特別注意的禁忌」一節的內容，了解需要避免按摩的情況。

按摩所造成的不適感，是評估功效的良好指標。想要得到最大的效益，必須對激痛點施加足夠的壓力，讓自己處於「有點痛，又不會太痛」的狀態。這應該是一種令人歡快的不適感，能在不適之餘享有一定程度的放鬆。若用一到十分來表達疼痛程度，請將疼痛程度控制在五分；一分是不痛，十分是無法忍受的劇痛。在此書的前幾個版本中，我們推崇比較高的疼痛分數。不過就長久以來的親身體驗，現在我比較欣賞這種在治療期間，仍能保有放鬆感的疼痛程度。如果按壓激痛點時會齜牙咧嘴或屏住呼吸，就表示按摩的力道太大了。有時候少用點力氣，能得到更多的回報。

善用疼痛程度評估按摩成效，在疼痛程度降到只剩兩、三分前，都請持續對激痛點進行按摩。千萬不要奢望可以按摩一次就達到這個目標，請小幅度、反覆地多次推撫激痛點，讓身體在這些按摩的輔助下，善盡自己的本分。在激痛點不再引發轉移痛後，還要持續多按摩那個部位幾次。因為此時激痛點可能只是由活化狀態轉為潛伏狀態，該處肌肉仍會處在比較緊繃和容易受傷的處境。

◎ 掌握正確的按摩手勢，善用按摩工具

考慮到自我按摩對雙手和手指可能造成的過勞風險，所以請盡可能善用按摩工具，減輕雙手負擔。或許你沒有想過，指關節、膝蓋、腳跟或手肘也能作為按摩工具，但它們的確可以。操作方式請見圖6.7、圖 10.7 和圖 10.27。

另外，市面上還有許多依人體工學設計的按摩工具，可以大幅提升按摩的安全

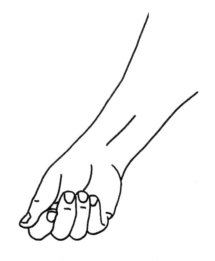

圖 3.2 「支撐拇指」手勢。

和效率。然而，像頸部前側這類的敏感地帶，就不適合用工具按壓。碰到這種非用手指按壓不可的情況，就必須盡可能確保它們不受到傷害。

運用雙手按摩的基本原則，就是花最少的力氣，按出最大的手勁。當你以大拇指為按摩工具時，請讓其他四隻手指成為它的支柱（圖 3.2）；這種手勢叫做「支撐拇指」（supported thumb）。除非別無選擇，否則千萬不要用大拇指和其他四指相對的手勢抓捏肌肉。雖然抓捏動作看起來再自然不過，但這個使用雙手當作按摩工具時，請盡可能雙手並用，讓另一隻手成為執行手的後盾（圖 3.3）；這種手勢叫做「支撐四指」（supported fingers）。圖示先呈現單手的姿勢，說明按摩時腕部、手部和手指要怎麼在盡可能放鬆的前提下保持筆直狀態。這個手勢會讓手部和前臂肌肉出很大的力氣，所以按摩時還必須借助肩部、胸部和上背部等較大肌群的力量。倘若有運用這個技巧使力，這個手勢可以花最小的力氣，得到最大的按摩成效。操作時，支撐手應該完全覆蓋住按摩手的指甲，且支撐手的尺側（ulnar side，即小指那側）也應該緊貼按摩部位的肌膚。請注意，支撐手是帶動按摩手的指尖移動的主力。

圖 3.4 清楚呈現了「手指背靠背」（supported fingers back-to-back）這個微妙的手勢，自己按摩腹部的時候就可以採取這個手勢。其他可以減輕手指負擔的按摩手勢，請見圖 7.7、圖 7.24 和圖 10.25。

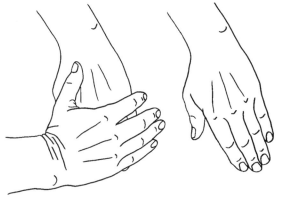

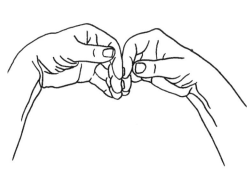

圖 3.3 「支撐四指」手勢。（請注意，支撐手應該完全覆蓋住執行手的指甲，雙手並用進行深層推撫按摩。）

圖 3.4 「手指背靠背」手勢。

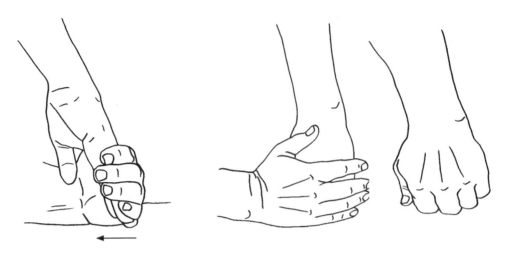

圖 3.5 用「支撐四指」的手勢，以近乎
垂直的角度深層推撫肌膚。

圖 3.6 「支撐指關節」手勢。

　　請不要用手捏或擰捏肌肉，而是要把拇指或四指當作棍子的末端，緊貼肌
肉推撫。為了達到最省力的效果，請盡可能讓拇指或四指與身體的表面保持在
近乎垂直的角度（圖 3.5）。這可以讓肘部的力量以一直線往下傳送到前臂、
腕部、雙手，加強四指或拇指的力量。如果支撐手沒有完全覆蓋住執行手的指
甲，就算指甲露出的面積不大，也會讓雙手無法以這種省力的方式推撫肌肉。

　　以指腹平貼肌肉的方式按摩，是最不符合人體工學的作法，如果你試過，
就會發現，在還沒得到明顯幫助之前，雙手和手指就先累了。另外，留指甲不
僅會降低某些按摩手勢的功效，還會使前臂和雙手形成激痛點的機率大增，因
為這些部位的肌肉必須花更多的力氣去克服指甲可能刮傷肌膚的問題。專業的
按摩治療師都不會留指甲，只會將指甲保持在與指肉貼齊的狀態。因此，在徹
底解決激痛點的問題前，指甲或許都要比照辦理。

　　萬一非留指甲不可，那麼可以試試「支撐指關節」的手勢，如圖 3.6 所
示。請注意，敲門時使用的第三、四指的指關節，也可以化身成按摩工具。手
腕和與拳頭相連的指節都要保持筆直，這樣肩膀的力量才能順利傳送到按摩的
指節。事實上，「支撐指關節」是非常有力的按摩手勢，且和「支撐四指」的
手勢相比，它的按摩力道比較溫和，非常適合需要精準、深層按摩的部位。

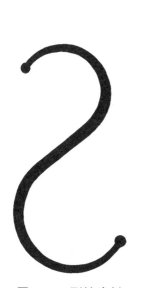

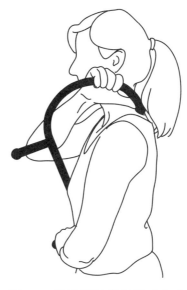

圖 3.7　鉤形按摩杖。

圖 3.8　用鉤形按摩杖按摩肌肉，對側手請握在弓形處。

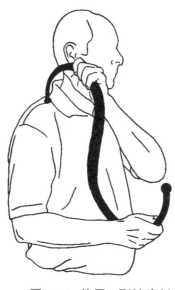

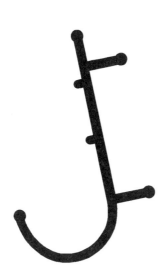

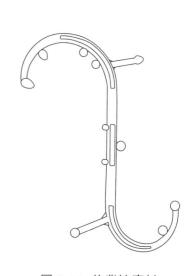

圖 3.9　S 形按摩杖。

圖 3.10　使用 S 形按摩杖。

圖 3.11　後背按摩杖。

　　市面上有很多按摩器具都能減輕雙手的負擔，放大按摩的力道，並輕鬆按到自己很難按摩到的地方。例如鉤形按摩杖（圖 3.7 和圖 3.8）、S 形按摩杖（圖 3.9 和圖 3.10）、後背按摩杖（圖 3.11）、按摩錐（圖 3.12）和仿指指壓器（圖 3.13）等，就屬於這類設計精良的按摩器具。這些產品，還有其他許多

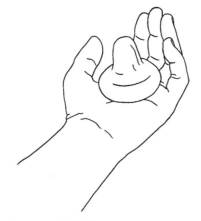

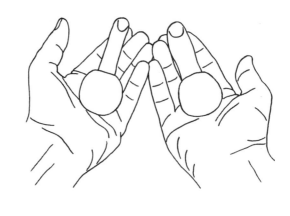

圖 3.12 按摩錐。　　　　　　　　　　圖 3.13 仿指指壓器—左側是食指，右側是
　　　　　　　　　　　　　　　　　　　　　　大拇指。

有用的按摩器具，都可以在網路上找到，不少按摩治療師也都可以幫忙代購。
本書尾聲處的「相關資源」章節，亦有列出相關經銷商的網址和電話。光是鉤
形的按摩杖就有許多種類可供挑選。在本書中絕大多數按摩圖示，都是用鉤形
按摩杖做示範，但其實這些按摩工具都能達到相同的效果。要特別提醒的是，
書中有不少圖示都把鉤形按摩杖直接放在皮膚上使用，之所以會這樣，只是為
了清楚標示按摩的位置。實際操作時，請不要直接將鉤形按摩杖放在皮膚上使
用，因為不但不舒服，還可能造成皮膚破皮、瘀傷；為了避免上述情況，使用
這些按摩器具實最好都要隔著一層衣料。

　　在這所有的按摩器具中，按摩球的使用方式最靈活，而且只要將按摩球抵
在身體和牆面之間，就能按壓到很多不同的肌肉（圖 3.15）。也可以用網球或
是相同大小的橡膠球當作按摩的小幫手；假如需要更深層的按摩，則可以選用
直徑更小的球體。可以先把網球放入襪子或褲襪內，懸吊在背後使用，就不必
擔心靠牆按摩期間，球體會掉落或是老是按不到你想按的地方（圖 8.6）。襪
子是很方便的小道具，對控制球體方向頗有幫助。至於「高彈力球」或是「超
高彈力球」這類橡膠球，在運動用品店、量販店等各類商店都找得到。這類球
體有一定的硬度，又不會太硬，是按摩器具中的極品。圖 3.14 是可按摩不同
部位的各種球體，並呈現了它們之間的相對比例。網球、長曲棍球和高彈力球

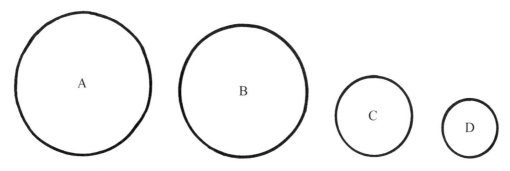

圖 3.14 可抵著牆當按摩球的球體：（A）網球、高彈力球或長曲棍球（直徑 60-64 公厘）；（B）高彈力球（直徑四十五公厘）；（C）高彈力球（直徑三十五公厘）；（D）高彈力球（直徑 24 公厘）。此圖僅呈現各球體間的相對比例，非球體的實際大小。

的直徑落在六十到六十四公厘（mm）左右（圖3.14的A），適合抵牆按摩手臂、肩部、胸部、髖部、腿部、背部和臀部等部位。直徑四十五公厘的高彈力球（圖3.14的B），適合直接坐在上面按摩臀部和骨盆底肌肉，或是靠牆按摩前臂的小肌肉。直徑三十五公厘的球體（圖3.14的C），適合置於地面、踩在腳下按摩足底，或是靠牆按摩脊椎旁邊的肌肉。直徑24公厘的高彈力球（圖3.14的D），適合靠牆按摩雙手或大拇指根部的肌肉。（**欲知更詳細的技巧描述，請見第八章「靠牆抵球的按摩技巧」文字框的內容。**）

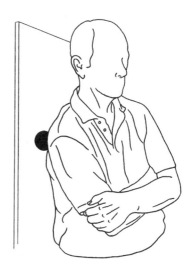

圖 3.15 用靠牆抵球的方式，以橡膠球按摩肌肉。

高彈力球的麻煩之處在於，它們是季節性玩具，在秋、冬季不容易找到。遇到這種情況，你可以到寵物用品店尋寶，供狗狗玩耍使用的實心橡膠球亦能作為按摩器具。購買大型高彈力球的話，網路商店或許是最好的選擇。High Bounce Pinky 是一款高密度發泡球，質地比橡膠製的高彈力球稍軟，但又比網球硬，許多網站都有販售；由於表面經過橡膠處理，所以不必像網球這類易滑的球體要放在襪子裡使用。曲棍球是靠牆抵球按摩時，按摩力道最強的球體，它的質地非常堅硬、耐用，而且一年四季都可在運動用品店找到。比起

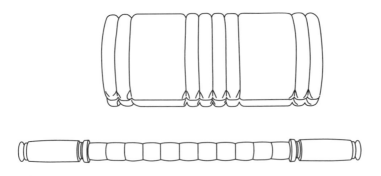

圖 3.16 泡棉按摩滾筒和 The Stick 健士舒活棒。

網球，你可能會比較喜歡用長曲棍球或高彈力球按摩，因為使用起來比較省力，也比較不容易從牆面滑落。本書尾聲處的「相關資源」章節，以及 www.triggerpointbook.com 網站上，皆有提供購買上述按摩球的管道。

其他實用的按摩器具還有泡棉按摩滾筒（foam roller）和 The Stick 健士舒活棒（圖 3.16）。這兩種按摩器具都有多種使用方式，但它們按摩腿部的效果特別好。市面上還有許多棒狀的按摩器具，前面提到的 Pressure Positive 製造商就有推出一款名為 Tiger Tail 的按摩棒，這款按摩棒不可彎曲，兩端握把中間的按摩區段則包覆著襯墊。生活中唾手可得的桿麵棍或掃把柄也是很不錯的按摩小幫手。總之，擺脫疼痛不需要花大錢，一把鉤形按摩杖、幾顆橡膠球和一根光滑的木棍，大概就足以應付你的所有需求。

◉ 治療特定部位拉傷和疼痛

有時我們可以在肌肉的連結處，明確指出哪個特定部位有疼痛感。請記住，肌肉和骨頭之間是靠肌腱相連，骨頭和骨頭之間則是靠韌帶相連。不管是肌腱還是韌帶都可能拉傷（strain）或扭傷（sprain）。在這個小節將介紹治療肌腱或肌肉—肌腱連結拉傷的方法。拉傷相當於一級或二級的撕裂傷，所以一旦拉傷，在收縮和伸展特定部位肌肉時一定要特別小心。如果覺得本書提供的資訊不足以讓你了解這些解剖構造，可以參閱其他解剖書籍，相關推薦列於本書尾聲處的「相關資源」章節。

通常，被診斷為發炎的疼痛，英文單字都會以「-itis」作結，例如tendonitis（肌腱炎）或lateral epicondylitis（肱骨外上髁炎）。發炎確實存在於某一個部位時，該部位就會出現紅、腫、熱、痛等症狀，有時候也會喪失部分功能。肌腱炎是非常常見的診斷，但它的概念或許完全不對。多項肌腱炎的研究顯示，肌腱並沒有出現任何發炎反應。最近，學界已經把這種情況的肌腱問題重新命名為「肌腱變性」（tendinosis）。基本上，這個新的名詞是指感到疼痛的部位，位在肌腱與骨頭相連之處，或肌肉轉變為肌腱的連結處。

因為主動動作（active motion）或抗力動作（resisted motion）產生的特定部位疼痛，基本上都是該部位的肌腱承受了太大的拉力。請記住，肌肉才是負責收縮的組織結構，而非肌腱，但是許多治療還是繞著症狀所在之處打轉（也就是擔任連結功能的肌腱）。面對肌腱變性，比較好的治療方法是卸除收縮、緊繃肌肉對肌腱的拉力。這包括按摩整個肌肉，還有出現激痛點的肌肉纖維。先充分按摩整個肌肉，再針對出現疼痛的特定部位「多方向」按摩個 20 到 30 秒。「多方向」（multidirectional）簡單來說，就是要除了按壓疼痛點，還要以該點為中心用上下、左右和對角的方向，來回按摩該點周圍的肌肉。請一點一點地加重按摩力道，過程中應該只會「略感」不適。下一步，請依照該肌肉的正常活動範圍，做些主動動作充分地活動，感受是否還會疼痛。如果不會，就施加幾磅的壓力，讓肌肉抵著手做些輕度的抗力動作。如果還是一切安好，就再施加一些阻力；萬一會痛，就反覆對出現疼痛的特定部位「多方向」按摩二十到三十秒。這種「多方向」按摩，每次療程最多可重複三次。假如疼痛處的痛感始終沒什麼太大的改變，就請改為按摩其他部位，並重新檢測疼痛程度。

一旦疼痛的特定部位能無痛的自由活動，就表示此刻可以非常輕微拉長且收縮肌肉，稱之為離心收縮。也就是說，此刻肌肉—肌腱在按摩過後，雖然可以做出主動伸展的動作，但仍處於尚未完全放鬆、略帶緊繃的收縮狀態。為了更清楚解釋這個狀態，就讓我們以網球肘為例，具體說明治療特定部位疼痛的過程。在此之前先簡介一下網球肘，這是一種前臂伸肌（即有手毛的外側前臂）拉傷，導致肱骨外上髁（手肘的一部分）緊繃的重複性勞損。要治療網球肘

所引發的手肘外側疼痛，要把手腕打直，掌心朝下，然後用另一隻手輕輕壓著手背，將手腕朝前臂屈肌（即沒長手毛那側）彎折。這個動作會輕柔地拉長前臂伸肌，只是此刻前臂伸肌仍處於離心收縮的狀態。因此，若要達到徹底放鬆前臂伸肌的效果，當另一隻手壓著手背往屈肌彎折時，前臂伸肌也要同時出點力，讓整個動作帶點抗力，才能讓伸肌慢慢脫離這種收縮與伸展並存的狀態，得到真正的放鬆。秉持這個原則，重複做幾次這樣的動作，並在每一次的動作中逐步加大伸肌出力的幅度，便能讓前臂伸肌漸漸擺脫離心收縮的狀態。這個過程應該不會產生任何疼痛感。萬一特定部位因為主動動作或抗力動作又再度出現疼痛感，那麼就請重新以多方按摩的方式治療該部位，直到恢復到可無痛活動的狀態為止。切記，在治療某個部位的拉傷前，一定要先按摩該肌肉或肌群以及激痛點。只要依循著按摩、主動或阻力運動，還有離心收縮的順序，反覆執行，必能讓該部位的疼痛消失。另外，若能在伸展緊繃肌肉之餘，同步加強該肌肉之拮抗肌的肌力，那麼便可進一步防範疼痛復發的機會。任何肌肉或肌腱拉傷都可利用這套流程治療。在執行這套流程前，需要特別了解的大概只有肌肉離心收縮的概念。

◉ 伸展

伸展是治療肌筋膜疼痛最常見的手段。然而，治療性的伸展運動卻可能對肌筋膜疼痛產生反效果，尤其是慢性疼痛這方面。如果物理療法無法改善症狀，或是加劇了疼痛，這可能是因為物理治療師沒有治療到激痛點。許多臨床物理治療師都會先替患者熱敷，然後再伸展緊繃、收縮的肌肉，並強化其無力、被過度伸展的拮抗肌。這個想法沒有錯，但如果緊繃、收縮的肌肉裡藏有激痛點，就無法因物理治療的這些舉動有效伸展。因此，**倘若能在伸展前，先以特定的方式按摩這些激痛點，必能大大提升伸展的成效**。如果本來就常常透過瑜珈等運動伸展肢體，那麼對伸展療法的反應大概會不錯。

最原始的激痛點徒手療法「缺血性壓迫法」，也會在激痛點軟化或釋放之後，才開始溫和地拉伸該條緊繃肌肉。本書在前幾版中也曾介紹一項更為保守

的方法，主張緊繃的肌肉只宜深層推撫，不宜再做任何伸展動作。事實上，過去的實例也應證，這樣的方法對沒接受任何專業治療或監督、完全自力救濟的人來說確實非常有效。許多人以為所有的伸展對肌筋膜疼痛都會帶來反效果，但其實不然。伸展對緩解肌筋膜疼痛的確很重要，只是它並非一切。過去編寫這本書的目的，就是要讓眾人注意到治療疼痛時，一直被人忽略的重點——激痛點。當激痛點受到適當的治療後，所處的肌肉纖維就會開始伸展。以下我們將簡短的介紹三種伸展方式，你或許會從中發現一些能幫得上忙的有用資訊。

伸展的基本原則

伸展的方法有很多種。老實說，很難確定到底哪一種做法值得遵循或奉行，但大致上還是有一些基本的原則可供評斷：

- 伸展應該是舒服的，而非痛苦。
- 伸展的過程一定要讓身體保持在無痛、緩慢和流動的狀態。
- 伸展帶來的成果應該是增加肢體的活動度和放鬆感。

如果伸展反而為你帶來疼痛，那麼或許是伸展得太猛、太快或持續的時間太長。另一方面，受關節囊內部筋膜約束的關節，有可能會產生一種「骨頭硬碰硬」的感覺，也就是說，伸展的時候會覺得活動的範圍變得卡卡的。這種卡卡的感覺並不會自行消失，還可能讓關節處出現疼痛感。大部分時候，關節如果出現這種卡卡的感覺，就表示彈性變得不太好。因此，萬一在伸展的時候突然覺得關節有種「骨頭硬碰硬」的感覺，導致伸展無法順利進行時，最好就不要硬做。如果好奇「骨頭硬碰硬」是怎麼樣的感覺，把手肘打直，就可以在正常的情況下，清楚感受到那種骨頭硬碰硬的感覺。專業的治療師在解決關節卡卡、增加活動幅度前，可能需要先釋放關節囊內部的筋膜壓力。部分整骨推拿師和物理治療師都會執行這項技巧。

靜態伸展

　　靜態伸展（Static stretching，也叫「被動伸展」〔passive stetching〕）單純利用身體其他部位的重力，達到持續拉長軟組織的效果。關於靜態伸展應該持續多長的時間這件事，一直存有不少爭議——以哈達瑜珈（Hatha yoga）為例，靜態伸展的持續時間從幾秒鐘到幾分鐘都有。不過，說到肌肉要伸展到怎樣的長度才算恰當，或許就與受治肌肉的種類息息相關。姿勢肌（postural muscles）是讓我們在行走期間，能保持身體直立的肌肉，伸展時就比較能忍受較長的伸展長度；相對的，相動性肌肉（phasic muscles）這種與出力動作有關的肌肉，可能就不太適合長時間拉伸它們的結締組織。一般認為，一個伸展持續約十五到二十秒，即可得到最好的效果。

彈震式伸展

　　彈震式伸展（Ballistic stretching）顧名思義，就是利用反覆拉伸肌肉的彈震力道，增進肌肉伸展的幅度。許多人認為這是種具有危險性的伸展方式，反對以這種方式伸展肌肉；但有些人卻認為，這樣的伸展方式對體育活動的表現有獨到的幫助。從事許多運動時，都有可能發生肌肉突然拉長的情況，所以提早讓肌肉適應這樣的活動方式，也許就能讓肌肉組織在運動中，更能應付這類狀況。彈震式伸展正是可以幫助運動員達成這項目標的方法，因為它可以增加肌肉、肌腱和筋膜的彈性。不過相較於只靠彈震式伸展來提升肌肉的應變能力，如果還能同時搭配靜態伸展或某種輔助性主動伸展來鍛鍊肌肉的彈性，甚至可以讓運動員有更好的表現。

輔助性主動伸展

　　輔助性主動伸展（Active assissted stretching）是一個概括性的專有名詞，囊括了所有以等長收縮後放鬆（post-isometric relaxation，PIR）和相互抑制（reciprocal inhibition）這些神經學原理為基礎的伸展方法。「等長收縮

後放鬆」需要肌肉在伸展之前，先收縮個三到十秒。「等長」的意思就是，肌肉的長度不會變短，只是會拉得比較緊或是張力增加。這種收縮可借助阻力的力量完成，比方說，坐著的時候把腳趾往地面推，就能讓小腿肌肉達到等長收縮的效果。諸如本體感覺神經肌肉誘發技術（proprioceptive neuromuscular facilitation，PNF）、肌能療法（muscle energy technique，MET）、收縮 - 放鬆法（contract-relax）和促進性伸展（facilitated stretching）等，都是運用這套原理來伸展肌肉。

主動獨立伸展（active isolated stretching，AIS）則是藉由收縮對立的肌肉，活化身體自身的放鬆機制，這個機制就叫做「相互抑制」。「相互抑制」這套機制，能讓某個肌群在拮抗肌收縮的情況下，徹底放鬆。這種伸展收縮和伸展肌肉的時間只有兩秒；在肌肉真正達到放鬆前，請反覆執行這套流程數次。舉例來說，要伸展胸部，可以收縮上背部的菱形肌和中斜方肌，將肩胛骨聚攏在一起，達到伸展前胸的效果。如果想要再提升擴胸的伸展強度，還可以靠著門框，借助門框的阻力將手臂更往後推。

先按摩，再伸展

誠如前面所說，伸展的方法百百種，人人都有其各自的見解；而伸展的時機，眾人也尚未達成共識。不過，伸展有一個最重要的部分，就是要無痛進行。如果肌肉還沒有做好放鬆的準備，就會產生疼痛反應。若你曾在伸展療法中有過痛苦的體驗，或許就會發現伸展時與其一味專注在伸展的動作上，若能單純抱持著把肌肉拉長的心態去帶動伸展的動作，反而更能無痛舒展緊繃的肌肉。雖然本書所討論到的伸展，都屬於比較保守的類型，但不管選擇用怎樣的方式伸展肌肉，都一定要先處理激痛點的問題。你可以在處理完特定肌肉和其激痛點的問題後，馬上進行局部伸展，也可以在自我治療或是專人治療的療程告一個段落後，再進行全面性伸展。

以下結合了「等長收縮後放鬆」和「主動獨立伸展」的伸展流程，是依照上文「伸展的基本原則」的標準規劃，絕大多數的人都能因這套流程受惠。稍後會以伸展胸部的胸大肌為例，介紹這套流程的實際應用方式。

再次提醒，必須先找出和治療該肌肉裡的所有激痛點，徹底消除它們所引發的轉移痛，並降低各個激痛點造成局部性疼痛的強度後，才可以進行伸展肌肉的動作。因此，如果剛剛跳過了「按摩技巧」這部分的內容，請再回頭檢視，了解該如何處置激痛點的問題。

1. 依循該肌肉和相對應關節的最大活動範圍，做些主動動作，徹底活動它們三次。以胸大肌為例，其與相對應關節的最大活動範圍應該是：先將手臂橫於身前，再向外伸向身側，然後高舉過頭，再放下。

2. 如果做完這一輪動作都不會痛，就可以試著伸展肌肉；但如果會痛，就請繼續在同一條肌肉或其他肌肉裡尋找其他激痛點。有時可能要花上好幾天（甚至好幾週）的時間來來回回治療激痛點，才能達到無痛活動的目標。聆聽身體的聲音，假如有特定部位疼痛的問題，請見上文「治療特定部位拉傷和疼痛的方法」一節的內容。進入伸展肌肉的階段，請你用等長收縮的方式，持續收縮該肌肉七到十秒，這會動用到肌肉大約20%的收縮能力——也就是說，肌肉的長度不會變短，只是會拉得比較緊。通常等長收縮都會借助阻力完成，例如抵著牆面、地面或是身體的其他部位。如果不確定該肌肉的活動方式，第四到十章皆有分門別類的介紹全身的肌肉，可以從中了解相關的內容。以此處要伸展的胸大肌為例，「門口伸展操」（doorway stretch）就是相當適合的伸展方式。首先站在敞開門口的門框中央，將一隻手臂的肘部彎起（就像是課堂上準備舉手發問的手勢），然後把掌心和整條前臂放在門框外側。想要等長收縮胸大肌，要以彷彿要將門框推倒的態勢，將整條前臂壓向門框（但實際上，只能動用到ㄉ兩成的肌力），保持這個收縮狀態七到十秒。

3. 姿勢不變，放鬆收縮的肌肉，深吸一口氣。

4. 吐氣時，徹底收縮該肌肉的拮抗肌，藉此拉長肌肉纖維。這意味著，你會做出等長收縮的反向動作。回到我們的例子，如果等長收縮做的是門口伸展操，那麼現在就要把整隻手臂舉起，肩膀往後推，做出丟球姿勢。持續收縮拮抗肌的時候（此例的拮抗肌是菱形肌和中、下斜方肌），可以抵著某個物件（此例為門框），讓肌肉伸展的幅度再更上一層樓一些。維持這個伸展動作兩秒就好，過程中應該完全沒有不適感！要理解拮抗肌收縮的原理，把身體想成一個擁有槓桿結構的滑輪系統，或許能有助於思考。如果想伸展的肌肉使某個關節呈現彎曲的狀態，將此關節打直就能伸展該處肌肉；或是如果該肌肉讓某個關節往內、朝身體的前側彎，要伸展肌肉就必須反其道而行，將往內彎的關節往外挺。

5. 反覆執行這套流程三到四次，直到徹底恢復正常的活動度為止。

任何一條肌肉都適用這套流程。不過，有鑑於伸展並非本書的重心所在，所以與那些專門探討伸展的傑出作品相比，我們對這方面的介紹只算蜻蜓點水。倘若打算伸展肌肉，最好還是先諮詢物理治療師、私人教練、資深按摩治療師的意見，或是參考一下專門介紹伸展的書籍或網站。

發揮功效

雖然激痛點按摩法對擺脫激痛點和轉移痛非常有效，但如果過程中發現成效不如預期，也請不要太挫敗。畢竟，目前的肌肉和整體健康狀態，都是從多年來的生活型態累積而成。也就是說，生活中的一切都是決定今日狀態的重要因素，舉凡意外、受傷、懷孕、手術、生活習慣、體能狀態、飲食型態、攝取維生素的狀況，以及處理壓力的方式等等，族繁不及備載。我們的樣貌就是在這些因素中一點一滴形塑而成，這個道理我們肯定都明白，但每次開始接受一項新的治療方式，或是一套新的飲食型態時，都會忍不住希望能立即見效。不過坦白說，就算是再好的療法或飲食，有時候還是得給自己一點時間，去摸索

要怎樣執行才能讓它發揮最大的功效。以激痛點按摩法來說，你必須知道哪些治療手段對自己有幫助、該怎樣執行、一天要做幾次、要怎樣伸展……還有最重要的，也要知道該怎樣改變那些使身體不適的習慣。別把自己逼得太緊，羅馬不是一天建成的，健康狀態也不是。給這套療法一點時間，讓它有機會助你擺脫疼痛，當然在這段磨合的過程中自己也要睜大眼睛，盡可能去學習一些能提升這套療法成效的眉眉角角。

◉ 瘀傷、產生新疼痛或疼痛感加劇

　　深層按摩有時候可能會讓有壓痛感的部位出現瘀傷。通常我們不必為此擔心，但這或許表示需要稍微減輕按摩的力道，因為瘀青是按壓過度的徵兆之一。另一方面，瘀青也可能暗示按錯了地方，尤其是在耗費了很多精力按壓卻遲遲未見改善的時候尤是如此。需要注意的是，某些藥物，例如抗凝血劑（如阿斯匹靈〔aspirin〕、異布洛芬〔ibuprofen〕、保栓通〔Plavix〕和可邁丁〔Coumadin〕等），和皮質類固醇藥物（如可體松〔cortisone〕、氫化可體松〔hydrocortisone〕和強體松〔prednisone〕等），都有可能增加深層按摩後皮膚出現瘀傷的風險。飲食補充劑也可能增加瘀傷的機會，例如魚油、銀杏、薑、當歸和大蒜等。另外，由於鎮痛、抗發炎藥物會降低感覺的敏銳度，服用這類藥物時會比較容易對痠痛的肌肉過度治療。

　　萬一在接受激痛點按摩後疼痛的程度不減反增，或是出現了新的疼痛，請冰敷該部位十到十五分鐘，全天反覆數次；如果沒辦法冰敷，就請對疼痛的激痛點非常輕柔地按摩，就像是在幫嬰兒按摩那般。冰敷和輕柔按摩可以迅速改

NOTE　找出激痛點

　　善用第四章到第十章開頭的「常見疼痛症狀」、「常見疼痛區域」以及「疼痛區域示意圖」內容，找出需要治療的激痛點。記住，出現在手部、肩部或下背部等部位的疼痛，有時候其實是其他肌肉引起的轉移痛。

善疼痛的狀況，但假如對按摩激痛點後出現或加劇的疼痛置之不理，最糟的情況，這股疼痛就可能持續二至三天才會消退，且這段期間激痛點都會一直處於活化狀態。接下來你就要問問自己：是哪裡出了差錯？是不是按摩的時間太長、力道太猛，或是頻率太高？是不是按錯地方了？是不是按到了常會出現激痛點轉移痛的部位？（欲確認這方面的資訊，請依照治療的部位，檢索各章開頭的「常見疼痛症狀」、「常見疼痛區域」以及「疼痛區域示意圖」內容。）是不是按到了過度伸展的拮抗肌？有時候被過度伸展的肌肉會變得無力，並為了抵抗過度伸展的狀況，發展出激痛點；胸部的胸大肌和胸小肌，與上背部的菱形肌和斜方肌就是很好的例子：胸大肌和胸小肌收縮、緊繃時，常常會過度伸展和削弱菱形肌和斜方肌的力量。這個時候，過度伸展的上背部肌肉會發展出激痛點並出現局部疼痛的症狀，但胸部的肌肉卻不會出現任何症狀。也就是說，在這個情況下，收縮、緊繃的胸肌才是造成問題的始作俑者，而過度伸展的背肌只不過是表現症狀的代罪羔羊。因此，想要緩解背肌的疼痛，按摩和伸展的對象應該是胸肌，而非背肌。欲了解更多與過度伸展拮抗肌有關的資訊，請參閱第二章的「主要激痛點和衛星激痛點」和「拮抗肌激痛點」等段落。

◎ 為什麼看不到成果？

「三天打魚，兩天曬網」的自我治療態度，無法讓你在這條路上走遠。如果沒有看到預料中的成果，應該先想想自己有沒有對激痛點做充分的按摩。坦白說，一週只對激痛點做個一、兩次按摩是不夠的。面對難纏的激痛點，一天至少要按摩三次，而且切記每次不得超過一分鐘。由此可知，充分按摩激痛點根本花不了多少時間，更不足以拖累或是影響到日常行程；但如果沒有撥出這一點點的時間充分按摩，就會對成果感到失望。只要每次對每個激痛點深層推撫十到十二次，即可獲得正面成效。除了日常中要多多按摩激痛點外，睡前和每天早上起床時，都請務必要按按它們。如果晚上不幸痛到醒來，就起來按摩一下激痛點。總之請記住，與其大力或長時間的按摩激痛點，力道適中且頻繁的按摩反而能得到更好的成果。倘若掌握不到執行激痛點按摩法的訣竅，可以

先讓專業的激痛點按摩治療師帶你做個幾回，也能順便體會一下激痛點按摩的功效。另外，執行激痛點按摩法的過程中也必須考量到「姿勢性機能障礙」對疼痛的影響，因為長期姿勢不良會讓肌肉出現不協調或結構失衡的狀況，進而引發疼痛。欲知更多造成難治型激痛點的因素，請見第二章的「激痛點界的釘子戶」。

激痛點按摩對肌肉疼痛的療效奇佳。只要正確執行，通常一週內就可以看到很好的成果，有時候甚至只要一、兩天就能看到效果。慢性疼痛就需要花比較長的時間才能化解，可是在治療的過程中，應該會看見症狀慢慢改善。給它兩週的時間，然後再評估看看成果。永遠都要記得一件事，那就是持續性的疼痛有可能是器官或是系統性的問題造成。因此，如果是在意外或跌倒之後才出現疼痛，就要懷疑骨頭或組織有沒有受損，必須就醫檢查。萬一有全身疼痛，或是按摩不見成效、疼痛加劇（甚至連輕如羽毛的碰觸都會痛）的情況，可能就要考量其他系統性的問題，並尋求別的治療方式。

◎ 其他健康因素的影響

假設成功中止了激痛點的活性，但疼痛總是過沒多久就又找上門來，那麼這或許表示有某些健康因素讓肌肉容易形成激痛點。關於這些導致激痛點難以根除的持續性因素，第二章有詳細的討論。如果還想要深入了解這些持續性因素，我想《肌筋膜疼痛與機能障礙：激痛點手冊》上冊第四章的內容是最好的參考資料。

想想有沒有缺乏維生素 B、C、D 或葉酸的可能性，還是礦物質鈣、鎂、鐵或鉀不足的狀況。吸菸、過量飲酒、服用避孕藥和某些特定藥物，都會耗損這些營養素。或者說不定有甲狀腺功能低下或低血糖的問題，這會助長激痛點的攻勢。問問自己的飲水量夠不夠，飲水量不足或腎臟失能都會促成高尿酸血症，而高尿酸血症會讓激痛點變得更難搞。內部器官生病或失能會增加外部肌肉擺脫激痛點的難度；慢性感染、癌症或過敏也可能讓激痛點久久不癒。別小看食物過敏的威力，肌筋膜疼痛症候群和纖維肌痛症都有機會因它而起。

另外，像是脊椎側彎、長短腿、上臂偏短、骨盆不對稱或摩頓氏足等骨骼結構異常的狀況，可能也會造成機能障礙和肌筋膜疼痛。不過有時候這些機能障礙並非是先天的結構異常造成，而是後天的活動習慣所致。比方說，若髂腰肌（iliopsoas）、股直肌和闊筋膜張肌（tensor fasciae latae）一直將單側骨盆往前拉，該側的腿就會看起來比較長。後天造成的脊椎側彎有機會透過按摩技法矯正。不過想借助這套療法改善這些後天活動習慣造成的體態問題，或許需要就近找一位能幹的治療師，引導你走過這段自我療癒的過程。

◉ 怎樣的期望才實際？

你或許會好奇，自己到底應該對激痛點按摩抱有多大的期待、必須做多少回的按摩才有辦法擊退疼痛。激痛點會捲土重來嗎？可以懷抱徹底擺脫疼痛的希望嗎？老實說，這一切主要都取決於付出的心力。

請不要對激痛點按摩抱有不切實際的期待。雖然有時難免會渴望按摩一次激痛點就能把所有問題解決，但請千萬不要把這個念頭付諸實行。在適當的刺激下，身體對疼痛確實具備非常好的自癒能力，但過度的刺激，往往只會讓疼痛不減反增。不論是自己按摩或是尋求專家治療，都必須明白，長期存在的激痛點一定需要付出特別多的努力才能化解。

大家常常都太快停止治療了。很多人都會在激痛點不再產生轉移痛時，就停止按摩激痛點的動作。然而，此時激痛點多半只是從活化狀態轉為潛伏狀態而已，潛伏狀態的激痛點很容易因為過度使用、受傷或壓力等因素再度活化。如果轉移痛消失，但按壓激痛點的時候仍會感到疼痛，就表示激痛點處於潛伏狀態；請繼續按摩它，直到再也不會因為按壓產生疼痛為止。按摩是治療激痛點的靈丹妙藥，但前提是必須正確、完整地執行。

◉ 學習歷程

你一定對自己的健忘感到意外，因為即便是那些在對抗肌筋膜疼痛獲得的有用、深刻體悟，很可能都會在疼痛消失後，也跟著忘得一乾二淨。要避免這

一點，最好養成撰寫疼痛日記的習慣，將你每天對抗疼痛的歷程用文字記錄下來，讓那些對你幫助最大的經驗和技巧永久留存在筆記本的頁面上。如此一來，萬一疼痛再度找上門來，就能馬上從你的日記找出有用的對策，不必再重新摸索。

想讓這套方法展現具體的成效，「持續嘗試」是不二法門。面對不好對付的疼痛問題，請反覆鑽研本書任何一段可能派得上用場的方法，標註出重點，並在頁面空白處寫下自己的心得。所有與肌筋膜疼痛有關的解剖學細節和延伸資訊都是非常新的觀念，所以在看這方面的資訊時，有時難免會有種一頭霧水、不知所措的感覺。不過，實際操作自我治療疼痛的步驟，就會發現它的應用比字面敘述的那些觀念簡單多了，而且隨著動手體會，最終一定會將所有的觀念融會貫通。別輕言放棄！做就對了！

在精通這本書的所有內容之前，一定會走過一段很長的學習歷程，但從這段歷程的一開始，就可以預見自己能在往後的路途中得到好的結果。**激痛點按摩是一門生活必備技能，為了充分發揮這套療法的功效，熟悉皮膚之下的肌肉和骨骼結構是必要條件**。想要更深入了解本書內容，可以看看法蘭克・納特（Frank Netter）的《人體解剖學圖集》（暫譯，*Atlas of Human Anatomy*）一書，研讀他所繪製的精美圖解。如果膽子夠大，能夠直接看著大體的解剖影像學習，也可以去看羅伯特・艾克蘭（Robert Acland）的《人體解剖學》（暫譯，*Atlas of Human Anatomy*）影片，這部將人體分為六大部分介紹的解剖影片，能提供一些獨特的見解。整部片艾克蘭博士運用移動式攝影技巧，拍攝出了極富立體感的人體解剖結構影像。現在也有許多優質、不貴又適用於智慧型手機和其他各類行動裝置的解剖學 app，以及其他用不同角度介紹激痛點的資訊和書籍（請見本書尾處的「相關資源」章節）。不管你打算採取怎樣的方式了解激痛點，都請持之以恆地探索和學習這方面的知識，因為你絕對值得擁有無痛的人生。

◎ 降低緊繃感等額外好處

接受專業按摩師的按摩時，我們會感到非常放鬆，隨著肌肉緊繃感的釋放，心跳、血壓和呼吸也都會變得和緩。如果想在自行按摩的時候也獲得同等的附加效益，恐怕不太可能，但自力按摩還是可以帶來很大的放鬆效果。也可以運用自我治療的過程，放緩步調、讓身心回歸平靜。練習有意識地放鬆肌肉，只要有辦法靠自己的意念放鬆肌肉，整個人也會比較容易放鬆下來。

刻意降低肌肉的緊繃感時，也會降低激痛點所引發的疼痛感。假如擅長這項放鬆肌肉的技巧，減輕疼痛的效果甚至媲美處方用止痛藥。欲知更多與放鬆肌肉有關的資訊，請見第十二章「肌肉緊繃和慢性疼痛」。肌肉放鬆並不會讓激痛點自動消失，但可以降低疼痛的程度，讓我們有辦法慢慢對激痛點進行按摩，朝更大的成功邁進。

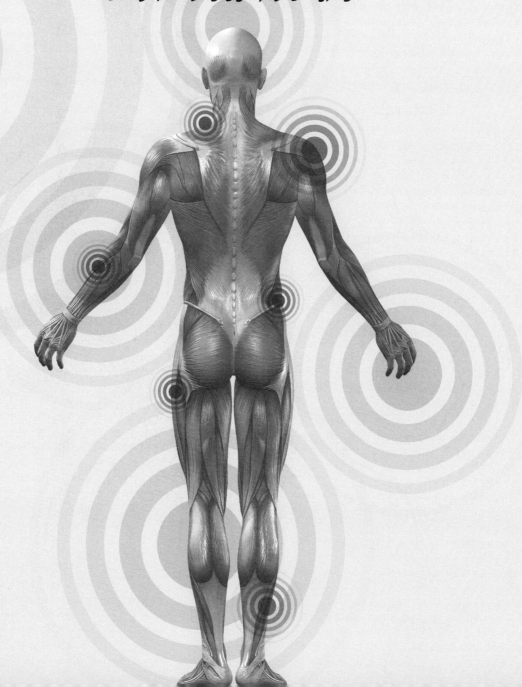

PART 2

激痛點按摩法
的局部解析

第四章
頭部、臉部和頸部疼痛解析

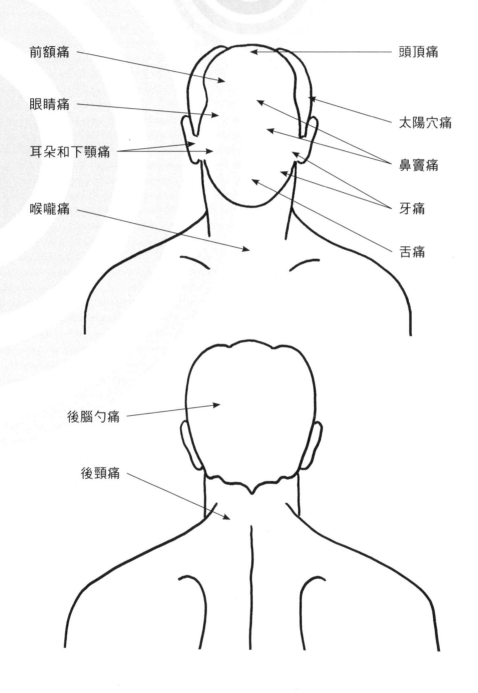

前額痛

眼睛痛

耳朵和下顎痛

喉嚨痛

頭頂痛

太陽穴痛

鼻竇痛

牙痛

舌痛

後腦勺痛

後頸痛

頭部、臉部和頸部 常見疼痛區域

粗體字呈現的肌肉名稱，為該部位的主要疼痛模式。字體未加粗的肌肉名稱，則是該部位比較不常見的疼痛模式或衛星激痛點位置。肌肉的排列順序是以它們造成該問題的可能性，由高到低排列。「其他症狀入門簡介」也是以此原則羅列肌肉名稱。我們已經把這些介紹上傳到網路上，你可以在 www.newharbinger.com/24946 下載這些資料。欲了解更多資訊，請見本書末頁。

後腦勺痛
斜方肌 p.127
胸鎖乳突肌 p.119
半棘肌 p.139
頸夾肌 p.141
枕下肌 p.149
枕肌 p.161
二腹肌 p.157
顳肌 p.150

後頸痛
斜方肌 p.127
多裂肌 p.144
提肩胛肌 p.136
頸夾肌 p.141
棘下肌 p.189
二腹肌 p.157

頭頂痛
胸鎖乳突肌 p.119
頭夾肌 p.140

耳朵和下顎痛
翼外肌 p.155
咀嚼肌 p.151
翼內肌 p.153
胸鎖乳突肌 p.119
斜方肌 p.127
比目魚肌 p.417

眼睛和眉骨痛
胸鎖乳突肌 p.119
顳肌 p.150
頸夾肌 p.141
咀嚼肌 p.151
枕下肌 p.145
枕肌 p.161
眼輪匝肌 p.159
斜方肌 p.127

前額痛
胸鎖乳突肌 p.119
頭半棘肌 p.143
額肌 p.161
顴骨肌 p.160

鼻竇痛
胸鎖乳突肌 p.119
咀嚼肌 p.151
翼外肌 p.155
眼輪匝肌 p.159
顴骨肌 p.160

太陽穴痛
斜方肌 p.127
胸鎖乳突肌 p.119
顳肌 p.150
頸夾肌 p.141
枕下肌 p.145
頭半棘肌 p.143

喉嚨痛
胸鎖乳突肌 p.119
二腹肌 p.157
翼內肌 p.153
頸長肌 p.161
闊頸肌 p.161

舌痛
胸鎖乳突肌 p.119
翼內肌 p.153
下頜舌骨肌 p.157

牙痛
顳肌 p.150
咀嚼肌 p.151
二腹肌 p.157

頭部、臉部和頸部 常見疼痛症狀

視力模糊

頸夾肌 p.141

枕下肌 p.145

胸鎖乳突肌 p.119

咳嗽

胸鎖乳突肌 p.119

頭暈

胸鎖乳突肌 p.119

耳朵癢

咀嚼肌 p.151

耳朵悶塞感

咀嚼肌 p.151

翼內肌 p.153

多痰

胸鎖乳突肌 p.119

翼外肌 p.155

顴骨肌 p.160

提上唇肌 p.160

眼瞼下垂

胸鎖乳突肌 p.119

眼輪匣肌 p.159

眼睛紅

胸鎖乳突肌 p.119

眼睛抽動

胸鎖乳突肌 p.119

眼輪匣肌 p.159

聽力變差

胸鎖乳突肌 p.119

平衡不好

胸鎖乳突肌 p.119

牙齒咬合不正

顳肌 p.150

翼外肌 p.155

二腹肌 p.157

偏頭痛

斜方肌 p.127

胸鎖乳突肌 p.119

頸夾肌 p.141

枕下肌 p.145

顳肌 p.150

噁心

胸鎖乳突肌 p.119

頭皮發麻

頸夾肌 p.141

頭半棘肌 p.143

因動作產生的疼痛感或不適

頭部：躺下

頭半棘肌 p.143

牙齒：咬東西

翼內肌 p.153

喉嚨：吞嚥

翼內肌 p.153

二腹肌 p.157

下頷舌骨肌 p.157

活動範圍降低

下顎

咀嚼肌 p.151

顳肌 p.150

翼外肌 p.155

翼內肌 p.153

二腹肌 p.157

頸部：屈曲／伸展

半棘肌 p.139

頸夾肌 p.141

枕下肌 p.145

頸部：旋轉

提肩胛肌 p.136

頸夾肌 p.141

枕下肌 p.145

胸鎖乳突肌 p.119

斜方肌 p.127

頸部：側彎

斜方肌 p.127

胸鎖乳突肌 p.119

頸夾肌 p.141

斜角肌 p.168

枕下肌 p.145

鼻竇引流不佳

咀嚼肌 p.151

喉嚨痛

胸鎖乳突肌 p.119

頸長肌 p.161

頸部僵硬

斜方肌 p.127

提肩胛肌 p.136

半棘肌 p.139

頸夾肌 p.141

胸鎖乳突肌 p.119

枕下肌 p.145

吞嚥困難

翼外肌 p.155

翼內肌 p.153

頸長肌 p.161

流淚

胸鎖乳突肌 p.119

顳顎關節障礙
（temporomandibular joint，TMJ）

咀嚼肌 p.151

翼外肌 p.155

翼內肌 p.153

顳肌 p.150

胸鎖乳突肌 p.119

壓痛感
後腦勺

頭半棘肌 p.143

頭皮

胸鎖乳突肌 p.119

耳鳴

咀嚼肌 p.151

胸鎖乳突肌 p.119

翼外肌 p.155

牙齒敏感

咀嚼肌 p.151

顳肌 p.150

二腹肌 p.157

三叉神經痛

胸鎖乳突肌 p.119

眩暈

胸鎖乳突肌 p.119

視力障礙

胸鎖乳突肌 p.119

頸夾肌 p.141

枕下肌 p.145

發聲吃力

咀嚼肌 p.151

下頜舌骨肌 p.157

頸長肌 p.161

頭部、臉部和頸部 疼痛區域示意圖

我們已經把這些介紹上傳到網路上，你可以在 www.newharbinger. com/24946 下載這些資料。欲了解更多資訊，請見本書末頁。

※ 對任何一條肌肉展開治療行動前，請詳閱其治療方針。

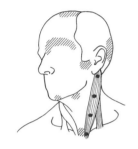

胸鎖乳突肌－胸骨
分支：激痛點和轉移
痛模式。p.121

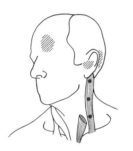

胸鎖乳突肌－鎖骨
分支：激痛點和轉移
痛模式。p.121

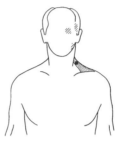

斜方肌 1 號激痛點
和轉移痛模式：正視
圖。p.128

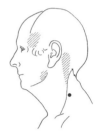

上斜方肌 1 號激痛
點和轉移痛模式：
側視圖。p.128

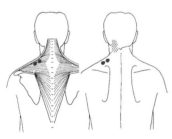

上斜方肌 2 號激痛點和
轉移痛模式。p.129

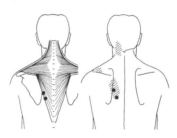

下斜方肌 3 號激痛點和
轉移痛模式。p.130

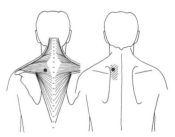

斜方肌 4 號激痛點和
轉移痛模式。p.130

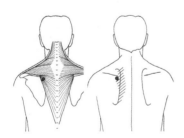

中斜方肌 5 號激痛點和
轉移痛模式。p.130

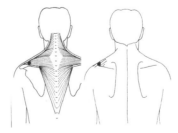

上斜方肌 6 號激痛點和
轉移痛模式。p.131

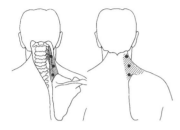

提肩胛肌激痛點和轉移痛模式。p.136

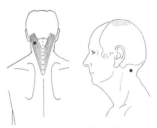

頭夾肌激痛點和轉移痛模式。p.140

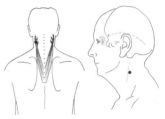

頸夾肌 1 號激痛點和轉移痛模式：它的轉移痛會如一把長矛穿過頭部，直達眼睛後方。p.141

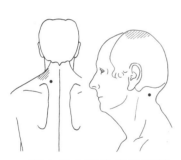

頸夾肌 2 號激痛點和轉移痛模式。p.142

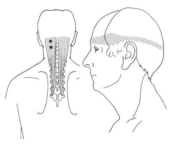

頭半棘肌 1 號激痛點和轉移痛模式。p.143

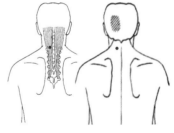

頭半棘肌 2 號激痛點和轉移痛模式。p.144

迴旋肌

多裂肌

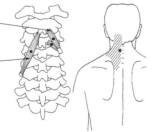

多裂肌和迴旋肌激痛點和轉移痛模式。p.145

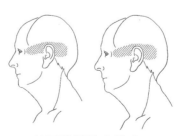

枕下肌轉移痛模式。p.146

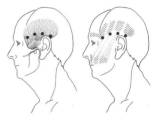

顳肌激痛點和轉移痛模式。p.150

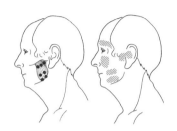

咀嚼肌激痛點和轉移痛
模式。p.151

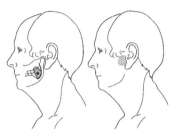

翼內肌激痛點和轉移痛
模式。（注意，圖示未
繪出下顎骨是為了呈現
位於該骨深處的翼內
肌。）p.154

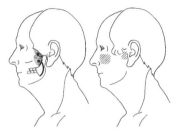

翼外肌激痛點和轉移痛
模式。p.154

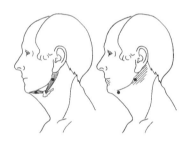

二腹肌激痛點和轉移痛
模式。標示在下唇下方
的轉移痛範圍，是指下
排牙齒會感受到的轉移
痛。p.157

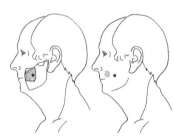

頰肌激痛點和轉移痛模
式。p.159

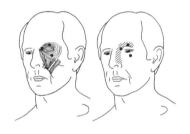

眼輪匝肌激痛點和轉
移痛模式。p.159

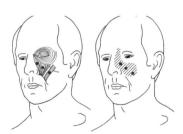

顴骨肌和提上唇肌激痛
點和轉移痛模式。p.160

頭部和頸部疼痛

激痛點會在頭部和頸部引起各種出人意料的症狀，這當中或許有部分症狀與原本的認知大相逕庭。目前已知激痛點會導致牙齒疼痛和敏感、耳朵疼痛和悶塞感、眼睛疼痛和發紅、鼻竇疼痛和引流不佳、頸部僵硬、長期咳嗽，以及喉嚨疼痛等症狀。激痛點可能還會造成頭暈和平衡方面的問題，甚至是模糊視線，或是在閱讀時，覺得文字在頁面上跳動。它們還可能讓嘴唇發麻、舌頭疼痛，或眼瞼下垂。

另外，激痛點也與顳顎關節（TMJ）症候群衍生的大部分疼痛息息相關；其他惱人的下顎病症，如下顎關節喀拉喀拉作響、下顎脫臼、下顎開闔幅度受限，或是牙齒咬合不正等，皆與激痛點關係密切。

如果上述的內容還不足以讓你訝然，崔薇兒和賽門斯的著作還指出，許多找不出原因的莫名頭痛往往也是激痛點造成，例如緊張性頭痛（tension headache）、頸因性頭痛（cervicogenic headache）、叢集性頭痛（cluster headache）、血管性頭痛（vascular headache）或偏頭痛等。事實上，很多被視為「頭痛觸發器」的因素，都是因為它們會提高潛伏激痛點的活性；像是大咳、病毒感染、宿醉、過度勞累、止痛藥的反彈作用（analgesic rebound）和攝取過多糖分等，都有可能增加激痛點的活性。激痛點是形成頭痛的要素之一，諸如過敏反應、化學戒斷、生理創傷和情緒緊繃等因素，皆會激發它的活性。即便是那些伴隨著纖維肌痛症出現的惱人、無法解釋的頭痛，也可能是由患者身上的激痛點引發。

頭痛的弔詭之處在於，頭痛的根本原因鮮少就位在頭痛部位。坦白說，絕大多數的頭痛都是由位於下顎、頸部和上背部肌肉裡的激痛點造成。**上背部肌肉會導致頸部疼痛，然後頸部疼痛又會導致頭痛**。這段因果關係在生理位置上的差距，正是頭痛為什麼會如此神秘又難以化解的原因。

頸部疼痛老是讓人難以根除的原因是，大部分的頸部疼痛都是上背部和肩部激痛點造成的轉移痛。有過頸痛經驗的人，大概會覺得沒有幾件事能帶來比

頸部按摩更好的放鬆效果，但如果有心根除頸痛，恐怕要按摩上背部和肩部才能辦到。頸部按摩則是根除頭痛的利器。雖然頸部後側肌肉裡的激痛點也可能使頸部感到疼痛，但通常都是由斜方肌裡的主要激痛點衍生出的衛星激痛點。基於這個衛星現象，我們在探究慢性頭痛的根源時，有時候後也會找上斜方肌這條肌肉。

當然，頭、頸部的疼痛和其他症狀不見得都是肌筋膜的激痛點所致，但是在考量可能原因時，你永遠都應該要第一個想到激痛點的可能性，因為它們是可以快速確認的因素。只要你知道要檢查哪些部位。本章開頭的「常見疼痛區域」、「常見疼痛症狀」以及「疼痛區域示意圖」等內容，將在這方面提供你需要的幫助。

◉ 揮鞭症候群

妮可，四十六歲，是一位執業護理人員，行駛在州際公路上的時候遭人追撞。除了有揮鞭症候群（whiplash），這場車禍並沒有對她造成什麼嚴重的傷害。不過光是揮鞭症候群就讓她吃足苦頭；她的某隻眼睛後方一直隱隱作痛，也常常在眉骨和後腦勺處有頭痛的狀況。為了減緩她疼痛的狀況，醫師開了氫可酮（hydrocodone）這款止痛藥給她。這款藥物確實對她發揮了非常好的功效，但身為一位護理人員，她知道這款藥物具有成癮性，所以她只有在痛到難以入眠的時候會使用它。可是，一旦按壓到她頸部和上背部的特定幾個點時，這些症狀就又會原形畢露。按摩治療師發現她的狀況後，就教了她一些能自行按摩這幾個點的方法。於是在每週一次的按摩療程，搭配日常居家的自行按摩，她的症狀在六週內就徹底消失了。

即便是一場小車禍都可能讓揮鞭症候群找上門。揮鞭症候群通常是胸部、上背部和前、後側頸部肌肉突然過度伸展所引發，患者不但頭、頸、胸和上背部有可能出現廣泛性的疼痛，雙手和手指也可能出現麻木、刺痛和腫脹的狀況。在沒有對受傷肌肉進行適當肌筋膜激痛點治療的情況下，揮鞭症候群所造

成的影響往往會持續數個月，甚至是數年之久。

　　揮鞭症侯群的許多症狀可能都與胸鎖乳突肌和斜角肌有關，這兩組肌肉位在頸部前方。其他常與揮鞭症候群脫不了關係的肌群還有斜方肌、提肩胛肌、胸大肌、胸小肌、胸骨肌、某些下顎肌群、脊部前側的深層頸部肌群，以及頸部後側和上背部的棘肌群。

三種特殊的頸部肌肉

　　斜方肌、提肩胛肌和胸鎖乳突肌很難用位置來區分。斜方肌很大，覆蓋了整個上背部、頸部後側和部分雙肩；提肩胛肌始於上背部，但會包覆到頸部兩側；胸鎖乳突肌也會包覆頸部，可說是構成頸部兩側或前側的一部分肌群。儘管這三種肌肉的位置相鄰，但它們各自具備的獨特多重功能還是將其分成三種不同的肌群。

◎ 胸鎖乳突肌

　　胸鎖乳突肌的英文「sternocleidomastoid」是由它附著的骨骼的解剖學名稱組成（圖4.1）。「sterno」是指胸骨，「cleido」是指鎖骨，「mastoid」則是指乳突（位於耳後的球狀骨節）。別被這個冗長又驚人的肌肉名稱嚇到，它的英文發音其實充滿韻律感，很容易讓人琅琅上口。你最好跟你的胸鎖乳突肌打好關係，因為它們惹出的麻煩超乎你的想像。

乳突
（mastoid process）

鎖骨（clavicle）

胸骨（sternum）　　圖 4.1 胸鎖乳突肌和它們的附著點。

由於胸鎖乳突肌位在頸部的前側和兩側，你很可能從沒留意或注意過它們，因為脖子前側通常不太會發生疼痛狀況。胸鎖乳突肌的激痛點其實是造成很多疼痛的原因，但是它會把疼痛全轉往別處。只要你不碰觸胸鎖乳突肌，它們多半不會有任何痛的感覺，就算它們已經出現了大麻煩，或是造成了大麻煩也不例外。然而，這些肌肉一旦有緊繃或僵硬的狀況，可能就意味著它們存在激痛點。

凱特，五十一歲，她就是個活生生的例子，清楚說明了胸鎖乳突肌激痛點出人意料的影響力，還有在接受適當的治療下，它們引發的症狀能怎樣顯著又迅速地獲得緩解。凱特從九歲開始就有顳顎關節疼痛的病史，當時為了配合她下顎較小的問題，她還拔了幾顆牙。她也常有頭痛和左耳深處疼痛的困擾。直到有一天，她看到了一篇討論肌筋膜疼痛的文章，說到頸部肌肉是造成許多神秘症狀的源頭，所以她開始用雙手感受自己頸部肌肉的狀況。她吃驚地發現，她竟然在頸部左側摸到了一顆大結節，之前她從不知道這個結節的存在。按摩這塊肌肉的時候，她很快就感覺到她的左側下顎放鬆了下來，效果顯著到她有點嚇到。她覺得她脖子左側的那個結節就像一顆氣球般，隨著她的按摩逐漸舒展開來。她跑到浴室，站在鏡子前盯著她的脖子瞧，但沒看到那裡有任何腫脹或其他的異狀。接著她注意到她耳朵和下顎的疼痛感都消失了，她咬東西的感覺也變得全然不同。她的下顎就好像是在這個按摩的過程中，悄悄地挪動了位置。她去看了牙醫，檢查這份轉變究竟是怎麼一回事，牙醫師告訴她，她的顳顎關節問題已經莫名的自行消失了，現在她的咬合狀況完全正常。

從肌筋膜的觀點來看，凱特胸鎖乳突肌裡的大量慢性激痛點正是造成她頭痛和耳痛的罪魁禍首。這些激痛點也讓她的下顎肌肉衍生出了次要激痛點，導致引發下顎疼痛和顳顎關節不整的狀況。有了這番經驗，現在她已經知道如果以前的症狀又有捲土重來的跡象，只要再對胸鎖乳突肌按摩個幾分鐘便可化解這份危機。

　　雖然胸鎖乳突肌激痛點對人體的影響驚人地廣泛，但鮮少人會意識到它們的存在。再者，激痛點一壓就痛的特性，有可能會誤認為是腫脹、敏感的淋巴結。然而，其實腫脹的淋巴結摸起來應該像是一顆顆去殼的小小花生粒，漂浮在皮膚之下，它們摸起來非常滑溜，根本無法單靠兩根手指就掐住。胸鎖乳突肌激痛點造成的症狀可分為六類，分別是：**轉移痛—胸骨分支、轉移痛—鎖骨分支、平衡問題、聽力障礙、視力障礙**和**全身性症狀**。胸鎖乳突肌的兩個分支所造成的轉移痛模式非常不同，但基本上它們的症狀都會表現在位處它們上方的顱骨、面部和下顎部（圖4.2 和圖4.3）。

　　轉移痛 ▶ 胸骨分支（圖4.2）。位在胸骨分支的激痛點可能造成眼睛深處疼痛、吞嚥時舌頭疼痛，以及遍及眼部、耳後和頭頂的頭痛。它們還可能導致顳顎關節疼痛，並讓下顎肌肉衍生出衛星激痛點。這些激痛點的轉移痛有時候

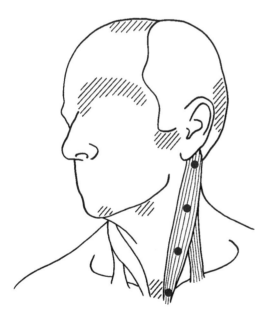

圖 4.2 胸鎖乳突肌—胸骨分支：
激痛點和轉移痛模式。

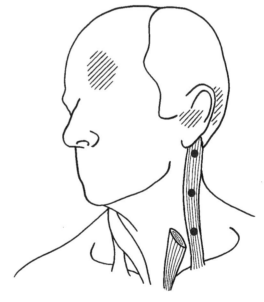

圖 4.3 胸鎖乳突肌—鎖骨分支：
激痛點和轉移痛模式。

也會出現在後頸和胸骨上方。圖 4.2 並未繪出一種比較少發生的轉移痛模式，這種轉移痛範圍會比圖示的側臉轉移痛範圍還大，症狀跟三叉神經（trigeminal nerve）發炎所引發的三叉神經痛（trigeminal neuralgia）類似，屬於陣發性疼痛。這類發生在頰部的疼痛也常被誤認為鼻竇炎的症狀。

轉移痛 ▶ 鎖骨分支（圖 4.3）。相較胸骨分支，鎖骨分支的肌肉更為深層，而位在鎖骨分支的激痛點可能造成前額痛、耳朵深處疼痛，以及後側臼齒疼痛。假如你的脖子不痛，但有僵硬和頭只能傾向某側的情況，也可能是鎖骨分支激痛點所致。

平衡問題 ▶ 鎖骨分支（圖 4.3）。鎖骨分支的激痛點還有另一種不常見的特性，就是它們很容易讓你感到頭暈、噁心和走路踉蹌或跌倒。嚴重的話，甚至會讓你突然昏到。這種頭暈的感覺有可能只出現一瞬間，也有可能持續好幾分鐘、好幾個小時或好幾天。就醫時，這些人常常會被診斷為成眩暈（vertigo）或梅尼爾氏症（Ménière's disease）的患者，由於這類病症目前醫界尚不清楚成因和治療方式，所以患者多半只能終其一生忍受它們的反覆復發。

由肌筋膜的角度來說明，胸鎖乳突肌的鎖骨分支是藉由其肌群的張力變化來幫助你建立空間感和感知你頭部的位置。由此可知，一旦鎖骨分支的肌群因為激痛點出現張力異常的狀況，這些肌肉就會對大腦發送令人混亂的信號。崔薇兒醫師認為，胸鎖乳突肌激痛點所造成的感知扭曲（distorted perception），是跌倒和車禍的一大隱患。

聽力障礙 ▶ 鎖骨分支（圖 4.3）。鎖骨分支的激痛點可能是造成單側耳聾或聽力喪失的原因，至於是哪一側的聽力會受到影響，取決這些激痛點出現在哪一側。一般認為，這是因為激痛點會改變依附在中耳裡微小骨骼上的鐙骨肌（stapedius muscle）和鼓膜張肌（tensor tympani muscle）等細小肌群的張力，而這些小肌肉的緊繃則會限制內耳的震動能力。目前已知，如果是激痛點造成的聽力問題，能夠透過按摩下顎肌肉和胸鎖乳突肌來改善，重拾正常聽力。另外，耳鳴也可能是位於胸鎖乳突肌、翼外肌或下顎咀嚼肌的激痛點引起。

視力障礙 ▶ 胸骨分支（圖 4.2）。胸骨分支的激痛點可能造成視力暗淡、模糊或複視。你或許有眼睛發紅和多淚的狀況，而且鼻水還流個不停。這些激痛點還可能讓你眼睛周圍的眼輪匣肌痙攣，導致眼瞼下垂。除此之外，這些激痛點對眼輪匣肌的影響，還可能讓你的眼睛或眼瞼不由自主地眨個不停；若你有這個狀況，在看這頁文字的時候，你大概就會覺得這些文字都在頁面上跳動。

全身性症狀 ▶ 胸、鎖骨分支（圖 4.2 和圖 4.3）。胸鎖乳突肌激痛點的第六類症狀包括：難以正確感知雙手搬運物品的重量、前額冒冷汗，以及鼻竇、鼻腔和喉嚨分泌物過多等。如果你有鼻竇充血、鼻竇引流不佳、喉嚨卡痰、長期咳嗽，或是持續有花粉熱或感冒的症狀，根本原因可能也是這些激痛點。常常乾咳的人，在按摩靠近胸骨的胸鎖乳突肌後，咳嗽大多都能停歇下來。

成因

胸鎖乳突肌的主要功能是讓頭向左右轉，還有讓頸部往胸口彎曲。左側的胸鎖乳突肌附著在顱骨的左側，當它收縮將這個附著點由側邊帶往前側時，就能讓頭向右轉。身體活動的時候，胸鎖乳突肌也有助於維持頭部姿勢的穩定。因此，假如你從事的活動必須讓胸鎖乳突肌持續呈現收縮狀態，以維持頭部的

NOTE 偏頭痛

造成偏頭痛的原因可簡可繁，激痛點只是這眾多因素的其中一項可能選項，並非必要條件。如果你還想要了解更多緩和偏頭痛的方法，可以去買 C‧M‧雪弗雷特（C. M. Shifflett）的《偏頭痛的大腦和身體：破解偏頭痛之謎的完全指南》（暫譯，*Migraine Brains and Bodies: A Comprehensive Guide to Solving the Mystery of your Migraines*）一書。這本書從神經、血管、肌肉、結構和生物化學等各面向全方位的剖析了緩解偏頭痛的對策，不論是臨床醫師或是患者都能從中獲益良多。

穩定性，就會促成激痛點在該處形成；看電腦螢幕或是開車就屬於這類活動。一直仰頭的姿勢也很容易對胸鎖乳突肌造成傷害。另外，不管是出於什麼原因，只要你必須一直將頭轉向某側，這個姿勢都一定會讓你的整體狀態出問題。舉凡下半身的激痛點、肌肉失衡和姿勢性機能障礙等問題，都常常會讓你處在某種姿勢不良的狀態，而你的頸部肌肉為了代償這樣失衡的狀態，也必須使出吃奶的力氣，盡可能保持身體的穩定性；所以想要讓頸部和上背部的肌肉獲得更好的治療效果，有時候還需要先處理好下半身的問題才行。萬一你的上背部和頸部接受治療後，狀況沒什麼改善，請你暫緩療程，重新檢視一下自己的整體狀態。若有需要，你可以尋求受過良好訓練的專業治療師協助你這方面的判斷。

你的胸鎖乳突肌有可能在某次抬舉重物的時候拉傷，也可能在跌倒或發生某些會導致揮鞭症候群的事件時，跟著其他的頸部肌群一起被過度的伸展或收縮。促成胸鎖乳突肌形成激痛點的其他情況還有：位在胸大肌的激痛點、衣領過緊、長短腿、脊椎側彎、肺氣腫、氣喘、長期咳嗽、過度換氣、情緒緊繃和習慣性肌肉緊繃等。胸鎖乳突肌有一個輔助功能，就是在你吸氣的時候，它能幫你把胸骨提起來。也就是說，如果你習慣胸式呼吸，它們很容易就會處於過

NOTE 治療要點

- 首先，依照內文的指示，輕柔地找出和避開頸部脈搏。
- 大拇指和其他四指不要打直成 V 形，而是要捲曲成 C 形，用「指尖」抓起這條肌肉。
- 沿著胸鎖乳突肌的肌理，以擠捏的手法，小幅度、反覆地由上至下推撫整條肌肉。如果你滑過肌肉，覺得整條肌肉的觸感很像繃緊的弦，就請你放輕按摩的力道。
- 按摩期間，保持面部朝前，你按摩哪一側的胸鎖乳突肌，就把頭朝那一側微微向下傾斜。

勞的狀態。想要保護胸鎖乳突肌和斜角肌等肌肉不因輔助呼吸被過度使用，你可以採用腹式呼吸（又稱橫膈膜式呼吸）。

為了避免胸鎖乳突肌承受不必要的壓力，請不要轉頭久坐、在床上閱讀，或趴睡。坐在沙發或椅子上的時候，也請不要整個人軟趴趴地或低頭垂肩。不要用肩膀把電話夾在耳邊。學習用橫膈膜呼吸，而不是用胸部呼吸。正常呼吸的時候，你的肚子應該隨著呼吸起伏，上胸部則應該不會有任何擴張或收縮的情況。

治療方式

雖然胸鎖乳突肌的激痛點會產生一大堆令人摸不著頭緒的症狀，但你仍可以用最簡單的方法，靠自己的力量解決這些毛病。

按摩療法的第一項準則就是「絕對不要按摩脈搏處」。謹守這條簡單的準則能讓你遠離許多麻煩事。首先，讓我們先定位出頸動脈的位置，這樣你就可以在按摩時避開它。坐著或躺下的時候，用指尖輕觸頸側，你會在下顎下方和氣管外側這個區域感覺到脈搏。如果力道夠輕，碰觸這個地方並沒有什麼關係，但如果是力道比較大的按壓，恐怕就會造成大問題。氣管的兩側除了有頸動脈外，還有頸動脈上的頸動脈竇。頸動脈竇是壓力感受器（baroreceptor），能感知和調控血壓。按摩或按壓任何一側的頸動脈竇都可能讓血壓突然無法控制的下降，導致頭暈、昏厥或跌倒等後果。猛力按壓頸動脈的其他部位則可能鬆動管壁的斑塊，引發中風。還有一種情況是，如果你已經有一側動脈被斑塊堵住了（動脈粥狀硬化），當你按摩另一側（狀態良好）的動脈時，就會切斷了流往大腦的血流，此舉也會導致突發性頭暈、昏厥或跌倒等後果。事實上，為了避免動脈因阻塞或受損無法供給血液，人體配有好幾條供給大腦血液的血管，但不去按壓它們絕對是個明智之舉。萬一你在確認脈搏或是按摩這條肌肉的時候感到頭暈，請你立刻停止動作，並就醫諮詢。倘若你的手指不夠靈敏（因手上的厚繭、糖尿病或欠缺感知能力等因素所致），感受不到自己到底哪裡有脈搏，就請你按摩時遠離頸部前側。

只要你有注意到動脈的問題，差不多就可以安心地按摩這條重要的肌肉了。找到頸動脈後，就用你的大拇指取代原本摸著脈搏處的另外四指，並將大拇指稍微向外側移動，接著就可以用手指將脈搏以外的所有組織都抓起。如果你是捏著胸鎖乳突肌按壓，而非直接沿著頸側按壓，就可以徹底避開那些動脈。一次只能按摩一側的胸鎖乳突肌，且按摩期間你必須時時保持警覺，千萬不要按壓到有脈搏的地方。

看著鏡子，把你的頭轉向對側，你就能看到胸鎖乳突肌的胸骨分支收縮。這個時候請你先用手指捏住它，再把頭轉回正對前方的姿勢，這樣這條肌肉才能放鬆，進行按摩。只有在你按壓的力道夠大的時候（是會讓你感到舒服的力道），你才有機會明確區分出胸骨和鎖骨這兩個分支的肌肉。胸骨分支的肌肉位於鎖骨分支的表面。這兩條肌肉的粗細大概都跟你的食指一般粗。如果你有仔細感受的話，應該能感覺到它們是兩條獨立的肌肉。想要按壓的更深層一些，或是按壓到鎖骨分支的話，你在捏住胸骨分支時，就要多抓點頸側的組織。很多人會犯一個錯，就是把抓取的範圍拉的太大，甚至連頸部後側的組織都抓了起來。你心中要有一個概念，鎖骨分支的位置是比胸骨分支「深」，不是「後面」。為了確保你指尖捏起的組織仍是胸鎖乳突肌，請你再次將頭轉往對

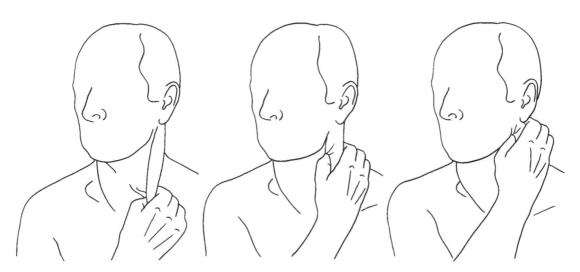

圖 4.4, 4.5, 4.6 用手指按摩胸鎖乳突肌（注意！操作前，請務必先詳閱「治療方式」一節的內容。

側。胸鎖乳突肌差不多是你在頸側唯一可以捏起的組織。當你把抓住的組織向前拉提時，就會感受到鎖骨分支的存在；鎖骨分支和胸骨分支之間有一條淺淺的溝槽，將肌肉捏起時，你的指尖或許能夠感受到這個細微的起伏。捏起的組織中，若撇除胸骨分支，你指尖能夠感受到的組織大概就只有皮膚和闊頸肌。要找出胸鎖乳突肌每一個分支裡的激痛點，請你從肌肉的中段開始按壓，一路向上按壓到耳垂後方後，再向下按壓到鎖骨處（圖 4.4、圖 4.5 和圖 4.6）。用同側手按壓胸鎖乳突肌，最能按壓到比較深層的鎖骨分支。按壓的時候，你的另一支手可以托著按壓那支手的手肘，此舉能讓你更輕鬆和放鬆的執行整個按壓的動作。

如果擠捏胸鎖乳突肌群的時候，它們會痛，你幾乎就可以百分之百確定它們與你的慢性頭痛，或是任何發生在你頭部、臉部或下顎部的其他症狀有關。假如胸鎖乳突肌的激痛點狀況很嚴重，輕輕地按壓就足以讓它們重現或加重前額痛的症狀，此時你就能非常篤定你的症狀是這些激痛點搞的鬼。

請別擔心自己傷了這些肌肉。雖然剛開始按摩的時候，它們的壓痛感會非常明顯，但你的舉動並未對它們造成任何傷害。相反的，你的每一個輕柔按壓其實都會為它們帶來正面的幫助。乍看之下，按摩有壓痛感的部位，或許不太聰明，甚至是有點「傷口上撒鹽」的感覺，但是請你先拋開這樣的成見，放寬心去執行這套方法。讓自己處在「有點痛，又不會太痛」的狀態，是能讓這套方法發揮最大功效的按摩力道。透過這樣的按摩，你的症狀有可能很快就消失了，不過要徹底消除激痛點，接下來幾天你還是要耐住性子反覆按摩這些有激痛點的部位，直到這些部位不再因為你的按壓發疼為止。胸鎖乳突肌按摩緩解頭痛的效果，多半是立馬見效；而頭暈和許多因胸鎖乳突肌激痛點造成的其他症狀，也大多能因這套按摩立刻改善。

◎ 斜方肌

斜方肌的英文「trapezius」源自希臘文，有「小桌子」之意，這也反映出這塊肌肉擁有相對方正、平整的外觀。儘管斜方肌位於上背部，主要的功能還

是活動肩部，但它出現在本章的原因，是因為此處的激痛點是造成頭痛和頸痛的主要源頭。不過光是揮鞭症

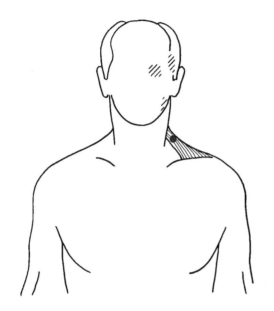

圖 4.7 斜方肌 1 號激痛點和轉移痛模式：正視圖。

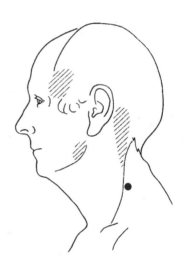

圖 4.8 上斜方肌 1 號激痛點和轉移痛模式：側視圖。

症　狀

　　斜方肌 1 號激痛點（圖 4.7 和圖 4.8）位在肩膀上方這一大塊肌肉最上方的那一束肌肉纖維中。也就是說，並不是深埋在這塊肌肉深處的激痛點，大部分的人只需要捏起肩頸交界處的一小塊組織，就可以找到它的存在。對比較豐腴或是肌肉量比較大的人來說，這束肌肉纖維的大小大概像一支麥克筆。幾乎所有人都有斜方肌 1 號激痛點，它是造成太陽穴痛的主因，但也可能對下顎的咀嚼肌、耳後側頸部，以及眼部後側深處造成轉移痛。有時候，頭部後側和耳朵上方的頭痛（圖示未呈現），也是斜方肌 1 號激痛點造成的轉移痛。斜方肌 1 號激痛點最常引發的症狀是頸部緊繃、疼痛，並可能讓頭部向對側旋轉和側彎的能力受限。此外，斜方肌 1 號激痛點還會誘發太陽穴和下顎的肌肉形成衛星激痛點，成為造成下顎痛和牙齒痛的間接原因。

斜方肌2號激痛點（圖4.9）其實是位在肩膀上方這塊肌肉的一對激痛點，兩點之間相距約一到兩英吋。這一對激痛點不見得會同時出現，也可能只有其中一個激痛點。這兩個激痛點是頸部後側和顱骨底部疼痛的主因，頭痛或頸部痠痛都是它可能引發的症狀。它們所造成的轉移痛也很常誘發頸部後側的肌肉形成衛星激痛點，按摩頸部雖然可以舒緩這類疼痛，卻無法根除，因為問題有可能是出在斜方肌而非頸部。斜方肌2號激痛點也會讓頭部向對側旋轉和側彎的能力受限。

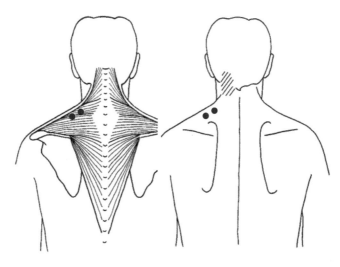

圖 4.9 上斜方肌 2 號激痛點和轉
移痛模式。

斜方肌 3 號激痛點（圖 4.10）位在肩胛骨內緣，沿著與肩胛骨相交的肌肉向下摸，大概在肩胛骨內緣一半的位置，就會摸到它們的存在。

圖中的上方激痛點是十分常見的主要激痛點，它跟上斜方肌裡的激痛點一樣，都會對頸部後側和顱骨底部造成轉移痛。它也是造成頸部僵硬的諸多原因之一，甚至有機會在上斜方肌造成轉移痛，而這兩個地方所衍生的衛星激痛點又可能導致頭痛。這一連串的肌筋膜激痛點骨牌效應，正是頭痛這麼難有效找出病因和治療方法的其中一項原因。圖中下方的激痛點也可能對中背部造成帶有壓迫感或燒灼感的疼痛，或是讓肩膀上方出現持續性的疼痛。不過，肩膀上

方的疼痛亦可能是由位在該處的斜方肌 6 號激痛點所致（請見圖 4.13）。一旦激痛點削弱了下斜方肌的力量，就有可能造成肩胛骨突出背部的異常體態，醫學上將這種狀況稱為「翼狀肩」。

斜方肌 4 號激痛點（圖 4.11）位在肩胛骨的棘上肌上方。這個激痛點可能使肩胛骨內緣出現持續性的疼痛。

斜方肌 5 號激痛點（圖 4.12）位在緊鄰肩胛骨內緣的斜方肌中段，會使脊椎附近出現燒灼感。這個部位的淺層激痛點還可能讓上臂後側出現雞皮疙瘩，有時候大腿上一些莫名出現的雞皮疙瘩也是它所造成的。

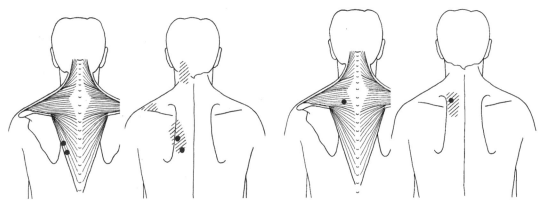

圖 4.10 下斜方肌 3 號激痛點和轉移痛模式。

圖 4.11 斜方肌 4 號激痛點和轉移痛模式。

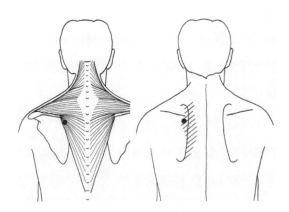

圖 4.12 中斜方肌 5 號激痛點和轉移痛模式。

斜方肌 6 號激痛點（圖 4.13）

位在肩峰（acromion），這個部位
在上肩部的肩胛骨外側。這一個激
痛點的位置可能與位在棘上肌的激
痛點 1 號重疊，或者是獨立出現。
要特別注意的是，這個激痛點會造
成局部性的疼痛，也可能成為下斜
方肌 3 號激痛點的衛星激痛點。

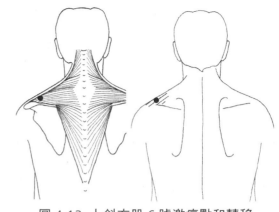

圖 4.13　上斜方肌 6 號激痛點和轉移
痛模式。

斜方肌激痛點生成的症狀常被各方錯誤解讀，也因此產生了一大堆誤診和
治療方向錯誤的案例。也許，就曾有人跟你說過，這些症狀是因為椎間盤壓迫、
椎管狹窄、肩部滑囊炎或神經痛等病症造成。至於斜方肌激痛點所引發的頭痛，
則可能在不瞭解其真正病因的情況下，就被貼上緊張性頭痛、頸因性頭痛、血
管性頭痛、叢集性頭痛或偏頭痛等標籤。儘管有不少重大病因也會引發頭痛，
但任何一位醫師在進行檢查時，都應該把激痛點列為優先檢查的項目之一。

成因

斜方肌不僅覆蓋了上背部的大部分面積，還向上延伸覆蓋了頸部的正後
方。最上方的斜方肌決定了頸部後側的形體。斜方肌與顱骨底部、脊椎、鎖骨
和肩胛骨相連；它不單單是支撐了肩膀的重量，每次要將手臂高舉過肩時，也
必須靠它大力收縮才能轉動肩關節。斜方肌的另一項重要功能，是將肩胛骨穩
穩地固定在它該待的位置，這是手臂和雙手執行精細動作的基本條件。

將頭往前面或側邊彎的時候，最上方的斜方肌能幫忙支撐頭、頸部的重量；
把肩膀朝耳朵抬起，或把耳朵朝肩部靠去的時候它也會收縮。不正確的姿勢諸
如低頭垂肩的坐姿，或是習慣性讓頭部呈現前移姿勢，都會對斜方肌造成不必
要的負擔，導致激痛點形成。胸肌過於緊繃除了會對肩部持續施加拉力，造成
圓肩體態，還會迫使斜方肌必須持續對抗這股拉力。長時間下來，斜方肌不只

會過度伸展、力量漸弱，更容易因為緊繃胸肌所加諸的機械性壓力，形成衛星激痛點。緊繃的腹肌也會把軀幹往下拉，造成圓肩、頭部前移的體態。簡單來說，腹直肌的激痛點甚至可能就是導致頭痛的主因！聽起來很荒誕對吧？但確實有這個可能性。因此，如果碰到按摩斜方肌無法長久緩解頭痛的情況，請試著用按摩和伸展腹肌和胸肌來治療頭痛。

所有需要長時間把雙臂伸到前方的工作，都有可能讓斜方肌的任何一個部位產生激痛點。以坐著為例，假如手肘沒有任何支撐，斜方肌很容易就會陷入持續緊繃的狀態。為了避免這個狀況，不論你是坐在電腦或是任何辦公桌前，都請你盡可能使用有扶手的椅子，光是把手臂靠在桌上是不夠的。胸部大的女性特別容易被各種斜方肌的症狀折磨，這類因支撐胸部所造成的斜方肌激痛點很難擺脫。揹很重的後背包，或是肩上掛一個沉重的小包，都可能是導致偏頭痛一再復發，或頸部長期僵硬的根本原因。

造成斜方肌激痛點的另一個常見原因是情緒緊繃，因為它會讓你不自覺聳肩。養成每天刻意下沉肩部幾次的好習慣，可以在會看到的地方貼便利貼提醒自己。欲知更多有系統、可融入生活的放鬆方法，請見第十二章「肌肉緊繃和慢性疼痛」。

治療方式

斜方肌 1 號激痛點。明白斜方肌 1 號激痛點位在肩頸交界處是很重要的事，通常在皮膚下方就能找到它。摸到激痛點所處的緊繃帶，會有種在摸棒針

> **NOTE｜治療要點**
>
> - 為了更容易抓到上斜方肌，把手放在口袋裡或是腰帶上，此舉可鬆開斜方肌。
> - 按摩放鬆這條肌肉的時後，將頭往同一側傾斜。
> - 隔著一層衣料使用鉤形按摩杖。
> - 伸手越過身體按摩斜方肌的時候，請將手肘放在桌上。

的感覺。對大部分人來說，通常只需要稍微捏起肩頸處的一小塊組織，就能抓到這條緊繃帶。至於肌肉比較發達，或是噸位比較大的人，就必須在肩頸交界處捏起比較大塊的肌肉（粗如 magic marker 麥克筆），才能找到這個激痛點。用對側手的拇指和前兩根指頭，以揉捏的方式，按摩斜方肌（圖 4.14）。用適當的力道大力擠壓斜方肌 1 號激痛點時，或許會重現或加重太陽穴頭痛的症狀；假如有這個現象，就證明這個激痛點是造成頭痛的原因。其實每一個人都有這個激痛點，而這個激痛點折磨人的功力更是出人意料的大。萬一雙手難以操作這個按摩的技法，就請使用按摩球靠牆按摩這個部位（圖 4.15）。

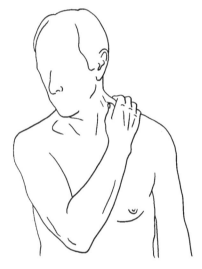

圖 4.14 用大拇指和前兩根手指按摩斜方肌 1 號激痛點。

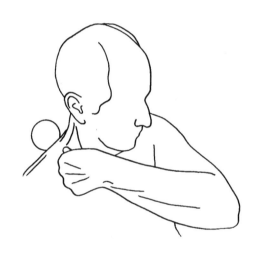

圖 4.15 運用按摩球和「支撐拇指」的手勢，將球抵在牆面或床面，按摩斜方肌 2 號激痛點。

斜方肌 2 號激痛點。這兩個激痛點（圖 4.9）也可以用對側手揉捏。大拇指一定要放在肩部頂側那一大條肌肉的前方和下方。換句話說，要先用拇指從肩部正前方頂出一大塊肌肉，大概是鎖骨上方一英吋的位置。第一個、比較靠近內側的激痛點就在這塊肌肉的正中央；但第二個，即外側的那個激痛點，則在中央靠外側約一到兩英吋的地方。請記住，內側是指靠近中線，外側是指靠身體外側。內側激痛點的位置比較深，需要捏起比斜方肌 1 號激痛點大的組織才

能找到。尋找和治療外側激痛點時，請用抓捏的方式，順著肩部向外摸索斜方肌，直到大拇指碰到鎖骨。大拇指停在這個位置，然後使力將鎖骨上方的整塊斜方肌向上、向外頂，此時會感覺拇指和另一側的手指相互捏擠著這塊肌肉。保持這樣的手感，大拇指繼續順著鎖骨向外抓捏斜方肌，一路按到鎖骨外側與斜方肌相連的地方。這裡抓捏的肌肉，觸感會比較厚實。

　　如果徒手按摩對雙手的負擔太大，請試著用按摩球抵牆，搭配「支撐拇指」、「支撐四指」等手勢或指壓工具來執行整個療程（圖 4.15）。斜方肌的所有激痛點都可以用鉤形按摩杖、S 形按摩杖、後背按摩杖或任何一款鉤形按摩杖按摩。圖 4.16 就呈現了用鉤形按摩杖按摩斜方肌 2 號激痛點的方法。要獲得最大的按壓力道和最佳的掌控度，（被按摩那側的）對側手請握在按摩杖的弓形處。此舉也能讓正在治療的肌肉得到放鬆。按摩時，整根按摩杖應呈對角橫過身體，底部朝著你對側骨盆的方向；如此一來，就不必偏斜頭部閃避按摩杖，能夠保持頭部直視前方的狀態進行療程。使用鉤形按摩杖的理想手勢，請見圖 4.21。如果沒有鉤形的按摩工具，也可以把球放在肩部上方，然後前傾靠向門框或凸出的牆角（圖 4.17）。請回顧第三章的按摩原則（請見表 3.1），以確保你真的完全明白正確執行這套按摩的方法。

　　斜方肌 3 號激痛點。靠牆抵著球體（網球大小），對改善位處下斜方肌的 3 號激痛點特別有效（圖 4.18）。注意，這麼做時，你可以朝兩個方向移動球體：一是在背部向上滾動，另一個則是朝著脊椎的方向橫向滾動。向上滾動時，球體應沿著肩胛骨的內緣一路向上，當球滾過這塊肌肉的斜邊時，或許會感覺到球體的滾動有所起伏。橫向滾動時，當球體從肩胛骨滾向背部時，你則會有種球體不斷將肌肉向前推的感覺。這個部位的激痛點多半不只一個，且通常會對稱出現在兩側肩胛骨內緣。

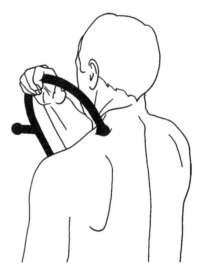

圖 4.16 用鉤形按摩杖按摩斜方肌 2 號激痛點的方法。

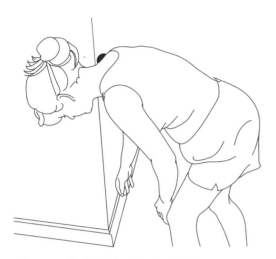

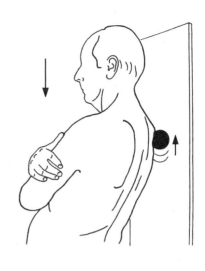

圖 4.17 靠著牆角或門框用按摩
球治療上斜方肌 2 號激痛點。

圖 4.18 靠著牆面用球體按摩下斜
方肌 3 號激痛點。

　　高彈力球這類硬質橡膠球或長曲棍球等，能提供比較深層的按壓。圖 4.19
則呈現了用鉤形按摩杖按摩斜方肌 3 號激痛點的方法。想要獲得最好的效果，
應該一天按摩斜方肌激痛點三到六次，但每次按摩，每個激痛點的推撫次數應
落在十到十二次之間。**不要老想著一舉殲滅激痛點，而是要把這套治療當成促
進血液循環的方法，藉以提升你身體的自我療癒能力。**（欲了解球體按摩的詳
細技巧，請見第八章「靠牆抵球的按摩技巧」文字框的內容。）

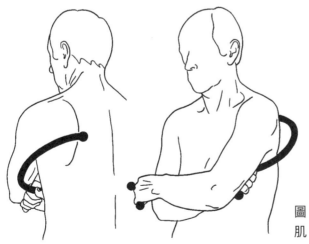

圖 4.19 用鉤形按摩杖按摩斜方
肌 3 號激痛點的方法。

◎ 提肩胛肌

提肩胛肌（levator scapulae）是另一個勤奮替人體工作的肌肉，所以每一個人的這塊肌肉或多或少都有些狀況。提肩胛肌的字根來自拉丁文，「levator」有「升降機」的意思，「scapula」則是「肩胛骨」的意思。因此從字面就能清楚得知這塊肌肉的功能：提起肩胛骨。（雖然提肩胛肌的拼法應該是「levator scapula」，但一般英文說到提肩胛肌，都會使用表示複數的「levator scapulae」。）

症狀

提肩胛肌裡的激痛點會導致肩頸交界處和上背部疼痛、僵硬（圖4.20）。假如這部位激痛點的活性夠大，它們也會對肩胛骨內緣和肩部後側造成轉移痛（圖示未呈現）。提肩胛肌激痛點是讓你倒車時，無法轉頭看向後方的原因。也有可能完全無法將頭轉向出現激痛點的那一側，甚至就連將頭轉往對側，也會感到疼痛。

成因

提肩胛肌的每一束肌肉下端，都與同側肩胛骨上方那個突出角的內緣相連，上端則與前四節頸椎的側邊相連（圖4.20）。這樣的結構讓提肩胛肌有助於抬起肩胛骨，進而達到舉肩的效果。不過，提肩胛肌的這一項功能正是讓它

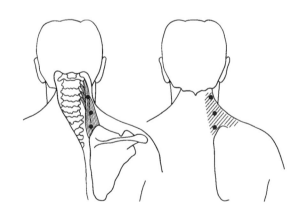

圖4.20 提肩胛肌激痛點和轉移痛模式。

出狀況的關鍵原因。如果一直因壓力或不良姿勢呈現聳肩的狀態，那提肩胛肌肯定就一直承受著莫大的壓力。

許多事情都會讓提肩胛肌出現狀況，例如在頭部沒有獲得支撐的情況下側睡、打字的時候必須轉頭看向一旁的文件、坐在冷風處，以及把電話夾在耳朵和肩膀之間。懸掛在肩頭的後背包和側背包，除了可能對斜方肌造成傷害，同樣有機會傷害到提肩胛肌；因為揹包包時，不論是提肩胛肌或斜方肌，皆必須強力收縮，以對抗背包重量對肩膀造成的向下拉力。

過度運動、情緒緊繃和扶手高度太高或太低，也都會對提肩胛肌造成壓迫。提肩胛肌是受揮鞭症候群影響的眾多肌肉之一。因車禍或是跌倒發展出的激痛點，有可能會在肌肉中默默潛伏數年，成為慢性疼痛和失能的潛在原因。

頭部前傾，懸在身體前方的時候，成雙成對的提肩胛肌就宛如拉著頭部的韁繩。因此，習慣性將頭往前傾會讓提肩胛肌受到嚴重的傷害；習慣將紙本書或電子閱讀器平放在桌面閱讀，也可能讓提肩胛肌和斜方肌承受過大的壓力，因為要保持頭部前傾的姿勢，頸部和上背部的全部肌肉必須一直呈現收縮的狀態。用其他幾本厚書把書立起來看，就不必低頭看書；或者也可以買個立書架，書店或網路上皆售有許多不同的款式。使用電子閱讀器的時候，則十分需要搭配具立架功能的保護套，它能將裝置立起，友善使用條件。經常把手機拿在胸前的高度使用也會對提肩胛肌造成耗損。定期將肩膀朝雙耳的方向抬起，再向往下拉伸，可讓這些肌肉先充分收縮，然後獲得伸展。如果你實在是放不下手機，這樣的肩部活動能降低受激痛點折磨的風險。

治療方式

最容易找到的提肩胛肌激痛點，就位在這塊肌肉與肩胛骨上端突出角相連處的正上方。要準確找到這個位置，必須先找到位在肩胛骨上端的那個突出角，即「肩胛骨上角」（superior angle）。想要用指尖感受上肩胛骨上角的活動狀況，請先把掌根放在對側鎖骨上（請見圖 5.11），接著再將手指放鬆地靠在身上。手就固定在那個位置，不要往下探向背部。現在輕鬆地前後擺動閒著

的那條手臂。做這個動作的時候，會感覺到你要找的肩胛骨上角在食指或中指下方隆起。用手是無法有效按摩這個激痛點的，因為它就在這個角的正上方。為了獲得最大的療效，請使用鉤形按摩杖、S 形按摩杖或任何一款鉤形按摩杖按摩。手指放在肩胛骨上角的位置，然後將鉤形按摩杖末端的球狀突起放那個位置的正上方。直接以按壓或小幅度推撫的方式，反覆按摩這個痠痛的激痛點。治療提肩胛肌最下方激痛點的按摩手勢請見圖 4.21，圖 4.22 則呈現了使用按摩杖的細部動作。如何使用按摩杖的文字敘述，請見前文針對斜方肌 2 號激痛點所撰寫的治療內容。

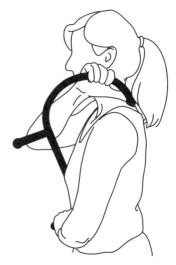

圖 4.21 用鉤形按摩杖治療上背部肌肉的手勢。

　　可惜，提肩胛肌最下方的激痛點並不是引發最多麻煩的那一個。雖然按摩這一個點有益無害，但可能無法完全消除你頸部疼痛和僵硬的狀況。位處提肩胛肌中段（中央）的激痛點，才是能徹底擺脫不適的關鍵。你可以在頸部根處，上斜方肌的正前方找到它。把對側手放在頸部前側，指尖放在頸、背交接處的正中央。用中指按壓頸根，這個激痛點就在斜方肌的正前方（抬肩的時候，會感覺到有一塊大肌肉收縮，那塊大肌肉就是斜方肌）。如果用指尖在此處撥彈，大概會感覺到一條往側頸向上延伸的緊繃肌肉。將這條繩狀的緊繃帶往頸部最下方的橫突（transverse process，即脊椎骨的側面）方向按壓。如果不清楚橫突的位置，可以先仔細摸索這個微小結構的所在位置。當你用手指在頸部摸到那些球狀的堅硬突起時，說不定會很驚訝它們竟然也是頸部骨頭的一部分。不過要摸到橫突的球狀結構並不容易，絕大多數時候，只會感受到橫突周邊的緊繃肌肉和骨頭。你可以用指尖按摩這個點。用另一隻手支撐按摩的那隻手，可以加強按摩的力道。鉤形按摩杖或 S 形按摩杖也能達到很好的按摩效果（請見圖 4.23）。如果沒有鉤形的按摩工具，可以把球放在肩部上方，然後前傾、靠向門框或凸出的牆角（圖 4.17），將球抵在身後，這樣也可以按摩到

提肩胛肌下段的激痛點。不要輕忽提肩胛肌最上段的激痛點，它位在頸側，就在胸鎖乳肌最上方的後側。「支撐四指」的手勢，或鉤形按摩杖都能有效按摩這個激痛點。

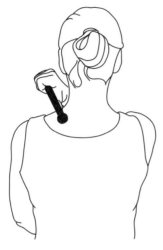 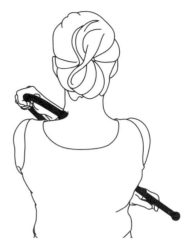

圖 4.22 用鉤形按摩杖治療提肩胛肌下段的激痛點。　　圖 4.23 用鉤形按摩杖治療提肩胛肌中段的激痛點。

頸部後側肌群

除了枕下肌外（它是一個自成一類的特別肌群），頸部後側有四層肌肉覆蓋。由外而內一層一層來看，最外層是我們已經介紹過的上斜方肌最上段，至於另外三層比較深的肌肉，我們則可以從它們源自拉丁文或希臘文的英文名稱，一窺它們的功能。

緊貼斜方肌下方的肌肉，是薄而扁平的夾肌，它們像輕薄的帶子，覆蓋在其他肌肉上。事實上，夾肌的這個特性從它的英文名稱就可略窺一二；它的英文為「splenius muscle」，而源自希臘文的「splenius」就具有「繃帶」的意涵。接著看到的是，肌如其名，幾乎與脊椎走向平行的半棘肌。在上述這些肌肉之下的則是迴旋肌和多裂肌，它們是一大群與頸椎相連、非常短的肌肉，能幫助頸部旋轉和側彎。多裂肌的英文「multifidi」，字面上的意思就是指「分

成很多個部分」。下文我們將逐一討論每一個肌肉,以及它的症狀、成因和具體的觸診方法。至於詳細的治療技巧,我們會在這個小節尾聲的「頸部後側肌群的治療方式」部分,統一說明。

◉ 頭夾肌

頭夾肌(Splenius capitis)是將頸椎與顱骨後側相連的寬大帶狀肌肉。頭夾肌呈現對角排列的肌肉,讓它們成為轉動頭部的主力。這些肌肉也會延伸到頭部後側。

症 狀

頭夾肌激痛點會對頭頂造成轉移痛(圖 4.24),是造成頭痛的常見原因。

成 因

頸部後側肌肉形成激痛點的原因,就跟斜方肌和提肩胛肌被過度使用的原因一樣。舉凡揮鞭式損傷、頭部前移姿勢、情緒緊繃或姿勢性壓力(例如必須轉頭看向一旁的文件,或坐在冷風處)等,都是最常促成頸部激痛點形成的催化劑。頭夾肌常常在車禍中受傷。拉繩索或抬太重的東西都會活化這塊肌肉裡的激痛點。

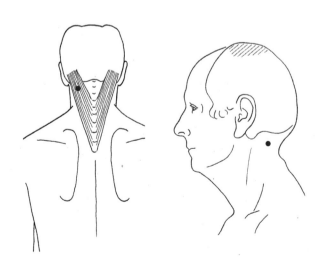

圖 4.24 頭夾肌激痛點和轉移痛模式。

　　頭部保持端正，你會在顱骨下方大約一英吋，棘突（spinous process，向前彎時，可以從背面看到脊椎一節一節突起的那些骨頭）外側一英吋的位置找到激痛點。要感受頭夾肌收縮的感覺，請把手指放在顱骨正下方，胸鎖乳突肌後方的位置（請見胸鎖乳突肌的觸診技巧）。頭轉向要治療的那一側，微微向後傾；此時另一隻手應該托著後腦勺。手沿著這條肌肉向下移動一英吋左右，再稍微朝脊椎的方向找出激痛點。至於治療頭夾肌激痛點的方法，則通通詳列在本節尾聲的「頸部後側肌群的治療方式」中。

◎ 頸夾肌

　　頸夾肌（Splenius cervicis）將上背部和頸部的脊椎骨相連在一起。它們只負責活動頸部，不會活動頭部。頸部側彎、伸展和旋轉等動作，都是由這塊肌肉負責。

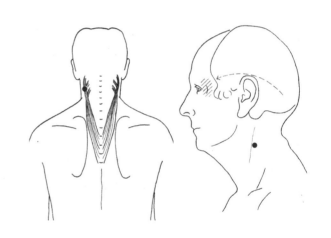

圖 4.25 頸夾肌 1 號激痛點和轉移痛模式：它的轉移痛會如一把長矛穿過頭部，直達眼睛後方。

　　頸夾肌 1 號激痛點。位在頸夾肌上段的激痛點，引發的疼痛會從顱骨底部發作，然後往前穿過頭部，直達眼睛後方（圖 4.25）。感覺就像是頭顱內側或眼睛裡面有股抽痛感。有偏頭痛的人，對這種眼睛後方抽痛的感覺肯定不陌生。這個激痛點還會讓視力模糊。

　　頸夾肌 2 號激痛點。位在頸夾肌下段的激痛點，會在肩頸交界處造成轉移

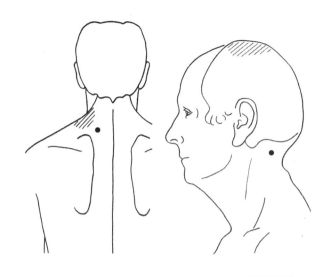

痛（圖4.26）。2號激痛點常會和提肩胛肌的激痛點一起活化。不論是頸夾肌上段或下段的激痛點，都會對頭部後側造成壓力，造成頭皮發麻的症狀。

圖 4.26 頸夾肌 2 號激痛點和轉移痛模式。

成因

頸夾肌可能因姿勢壓力形成激痛點，例如直接把頭枕在沙發扶手上，而非枕頭；拉扯過重的物品；或站在冷風處（像是坐在冷氣出風口）。頭部前移姿勢和揮鞭式損傷，也是常見的成因。

觸診技巧

頸夾肌 1 號激痛點。你會在耳朵下方，頸部左右側大約一半的地方找到這個激痛點。用手指把它往頸側按壓，大概是在第三節頸椎的側邊（圖 4.27）。

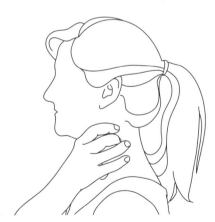

圖 4.27 用手指找出和治療頸夾激 1 號激痛點。

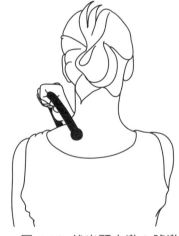

圖 4.28 找出頸夾激 2 號激痛點的位置，用鉤形按摩杖治療。

頸夾肌 2 號激痛點。這個激痛點比位在肩胛骨上角、提肩胛肌下段的激痛點還內側（或說偏向中線）。用靠牆抵球的方式或鉤形按摩杖（圖 4.28）深層按壓，讓按壓的力道穿過斜方肌和豎脊肌群，將這個激痛點壓向下方的脊椎骨。

◎ 頭半棘肌

頭半棘肌（Semispinalis capitis）將上背部和下頸部的脊椎骨與顱骨底部連結在一起。它肌肉的分段結構，讓激痛點可能出現在這條肌肉上的任何一處。

症 狀

頭半棘肌 1 號激痛點會造成太陽穴疼痛，有時候還會在頭部一半的高度、耳朵正上方的位置，形成一圈疼痛帶（圖 4.29）。

頭半棘肌 2 號激痛點會在後腦勺造成轉移痛（圖 4.30）。位在頭半棘肌和斜方肌的激痛點可能對枕大神經（greater occipital nerve）形成壓迫，它是頭部後則的感覺神經。這樣的神經擠壓，或許正是後腦勺有頭皮發麻、刺痛或燒灼感的原因。有這個問題的人，連把頭枕在枕頭上的壓力都無法忍受。因此，在你買顆新枕頭前，請先好好處理這個激痛點。

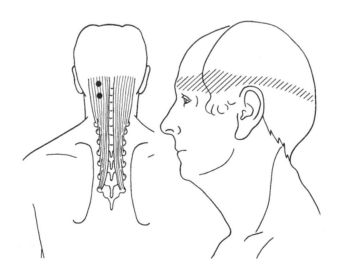

圖 4.29 頭半棘肌 1 號激痛點和轉移痛模式。

急性創傷可能是使頭半棘肌出現激痛點的原因，例如出車禍或頭撞到泳池底部。其他的原因還有：坐在桌前的閱讀姿勢不良、頭部前移姿勢，或用手撐著頭、側躺在沙發上看電視。位在斜方肌和頭夾肌的主要激痛點，亦可能在這些肌肉裡衍生出衛星激痛點。

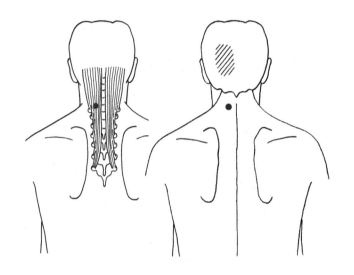

圖 4.30　頭半棘肌 2 號激痛點和轉移痛模式。

觸 診 技 巧

比較高的激痛點大概落在顱骨邊緣的上方一英吋處。第二個激痛點則大約位在顱骨下方的一英吋處。它覆蓋在枕下肌那些比較深層的激痛點上方。頭半棘肌最下端的激痛點位在頸部，距棘突外側一英吋的位置。治療的技巧請見本節最末。

◎ 多裂肌和迴旋肌

多裂肌（Multifidi）和迴旋肌（Rotatores）是最深層的頸部肌肉。這數十個微小的肌肉，以各種角度遍布每個脊椎骨之間，是頸部和頭部在執行更精巧動作的重要角色。

多裂肌和迴旋肌激痛點會在激痛點所在之處引發強烈的疼痛感，且這股疼痛通常會沿著脊椎，向上或向下蔓延好幾個脊椎骨（圖4.31）。疼痛的範圍最遠可達肩部上端和肩胛骨內緣。

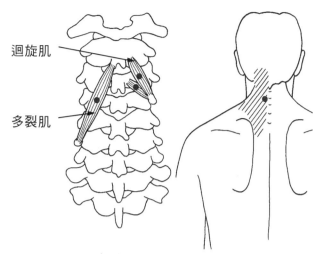

迴旋肌

多裂肌

圖 4.31　多裂肌和迴旋肌激痛點和轉移痛模式。

多裂肌和迴旋肌痛起來的時候，感覺就像是脊椎本身在痛，因此常常被錯誤解讀成椎間盤壓迫或脊椎骨關節分離（即脊椎骨半脫位〔subluxation〕）引發的疼痛。況且，就算脊椎骨真的有半脫位的狀況，或許也是這些小肌肉中的部分肌肉過度緊繃所致；某條小肌肉過於緊繃時，就有可能將其連結的脊椎骨扯離原位。按摩完這些肌肉的激痛點後，你說不定就會發現自己在接受整脊療程時，能獲得更好的成效。

多裂肌和迴旋肌激痛點有可能出現在頸部的任何位置。這些激痛點就在脊椎的旁邊，用手指往椎板溝（lamina groove，即棘突之間的小間隙）和旁邊的半棘肌按壓，就有機會感受到它們的存在。請用「支持四指」的手勢，將它們往脊椎骨的方向按摩（圖4.37和圖4.38）。假如這些激痛點的位置不好用手按壓，可以仰躺，利用球體進行按壓（圖4.36）。

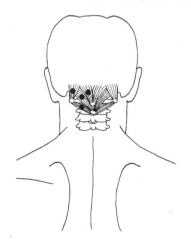

◉ 枕下肌群

枕下肌群（Suboccipital muscles）位在顱骨正下方，而「枕」就是指頭部的後側。兩側的枕下肌群各由四條小肌肉組成，它們除了相互連結，也將最上面兩節脊椎骨與顱骨連結在一起（圖4.32）。

圖 4.32　枕下肌激痛點。

　　枕下肌群激痛點引發的疼痛，會讓你有種頭部內側發疼的感覺，而且這股疼痛會從頭部後側延伸到眼睛和前額處（圖4.33）。基本上，這種感覺就像是整顆腦袋都在痛，而這個感覺也是偏頭痛時的典型感受。上側的三條枕下肌負責

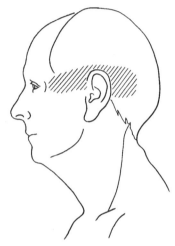

點頭和傾斜頭部的動作，如果受到激痛點的折磨，就會讓這些動作受限並導致頸部僵硬。最下面那一條枕下肌叫做「頭下斜肌」（obliquus capitis inferior），它與最上面兩節脊椎骨相連，旋轉頭部的動作大多由它執行。這一小條肌肉出現激痛點，會讓頭部旋轉的動作受到限制；而且只要一轉頭，它就會在頸側上端引發劇痛。按摩這個特別的肌肉時，最好的按摩工具就是你的指尖。

圖 4.33 **枕下肌轉移痛模式。**

　　頸部後側肌肉形成激痛點的原因，就跟斜方肌和提肩胛肌被過度使用的原

NOTE 治療要點

- 按摩頸部後側的任何一種肌肉，都使用相同的技巧。
- 可以站著或坐著按摩，但躺著按摩是比較好的選項，這樣頸部後側的肌肉才能放鬆。
- 按摩的時後，別忘了放輕鬆和呼吸。
- 定時讓手臂和雙手休息一下。學習自我治療手臂和雙手的方法，你就能讓它們遠離過度使用的傷害。

因一樣。舉凡揮鞭式損傷、頭部前移姿勢、情緒緊繃或姿勢性壓力（例如必須轉頭看向一旁的文件，或坐在冷風處）等，都是最常促成頸部激痛點形成的催化劑。

頻繁活動頭部，或讓枕下肌長期處於收縮狀態，都會快速消耗它的力量。由於情緒緊繃會導致這些肌肉收縮，所以憂慮和偏頭痛之間，或許存在著某種實質的關聯性。斜方肌激痛點也是造成偏頭痛的因素之一，因為它可能會在枕下肌和其他頸部後側的肌肉裡衍生出衛星激痛點。

觸診技巧

枕下肌是頸部最深層的肌肉。最上方的兩個激痛點會出現在顱骨底部的內側。枕下肌兩側，各四條的小肌肉把最上面兩節脊椎骨與顱骨連結在一起。注意外側的那三條小肌肉，它們在頸部兩側各形成一個三角形的結構。這個結構叫做「枕下三角」（suboccipital triangle）。在這個空間的深處，是脆弱的椎動脈，因此若深層按摩此處，少數情況下，有可能會對這些動脈造成傷害。椎動

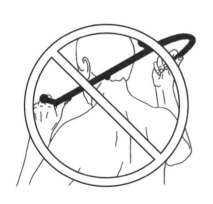

脈負責供給大腦血液。萬一受到傷害，有可能會導致中風或其他併發症。要避免這類情況，請你按摩時，謹遵下一段「頸部後側肌群的治療方式」的指示進行。

圖 4.34 請不要用鈎形按摩杖穿透力強的工具按摩顱骨底部。此舉可能會撕裂椎動脈，具體說明請見內文。

頸部後側肌群的治療方式

首先，一定要先對椎動脈做一套快速的檢測，以判斷頸部後側是否適合這套治療。這套檢測能幫助你判斷這條動脈的功能是否正常；如果不正常，在做這個檢測的時候，可能會出現頭暈、眩暈、噁心、快昏倒或視力模糊等症狀。

自我檢測椎動脈的第一件事，就是坐在有扶手的椅子上。好整以暇地坐好後，仰頭看向天花板，然後把頭整個轉向右側；做這個動作的感覺，就好像是你想看到後方天花板上的某樣東西。保持這個姿勢三十秒。一旦感覺到上述的任何一項症狀，就請立刻中止這項檢測。如果頭轉向右側時，你沒出現任何症狀，就對左側進行相同的檢測：仰頭看向天花板，然後把頭整個轉向左側。同樣維持三十秒的時間。只要你的任何一側有出現上述的症狀，就請不要對脖子做任何按摩或伸展。請盡速就醫，確認你的椎動脈是否有阻塞的狀況。

　　謹遵下列的指示，就能安全按摩頸部後側，避開按壓到椎動脈的機會。首先，用手指找到顱骨後側的底部。頭微微向後傾，用手感受顱底中線的位置，就是那個脊椎和頭部相連處。找到後，手指繼續在頸部後側摸索，找出位在顱骨下方，約一英吋左右的第一個球狀骨節。這個球狀骨節是第二塊脊椎骨的棘突。現在把你的手指探向這個骨節的左側或右側，約一至二英吋處，這個位置就是左、右椎動脈的所在之處。它們就深埋在頭半棘肌，有個叫做「枕下三角」的小空間裡。你不會在那裡摸到脈搏，因為椎動脈埋的太深了。

　　如果你把頭轉向對側，又用鉤形按摩杖（圖 4.34）或 Shemala 仿指指壓器（圖 4.35）大力按壓這個部位，有可能就會傷害到這些脆弱的血管，引發中風。頸部按摩的基本原則，就是選用廣面的東西做為按摩器具，如網球或球徑

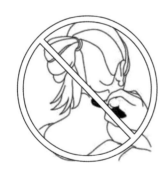

圖 4.35 請不要用 Shemala 仿指指壓器這類穿透力強的工具按摩顱骨底部。此舉可能會撕裂椎動脈，具體說明請見內文。

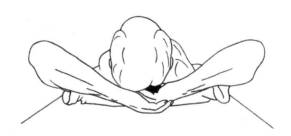

圖 4.36 仰躺，雙手置於頸部後側，用球按摩頸部。雙手並用，把球往中線的位置推。按摩另一側時，持球手換手。

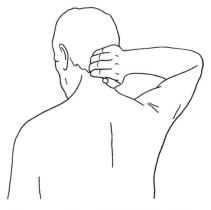

圖 4.37 第一隻手採「支持四指」手勢，擺放在欲按摩的對側後頸部上。

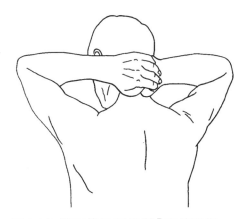

圖4.38 第二隻手同樣採「支持四指」手勢，交疊在第一隻手上。朝脊椎的方向推撫，按摩另一側時，兩手位置請互換。躺著也適用這個技巧。

六十公厘的高彈力球（圖 4.36），對顱骨下方一英吋的整個頸部進行按壓。按摩後頸下段的時候，你則可以如圖 4.37 和圖 4.38 那樣，利用球體或「支持四指」的手勢按壓。

下顎、臉部和頭部肌群

　　雖然下顎、臉部和頭部有非常多肌肉，但自我治療的時候，我們主要會從顳肌和咀嚼肌這兩個執行咀嚼動作的肌肉下手。很多下顎、臉部和頭部的疼痛，都是由這兩類肌肉的激痛點，以及那些位在斜方肌和胸鎖乳突肌的激痛點造成，就連大家耳熟能詳的顳顎關節疼痛也不例外。至於下顎、臉部和頭部的其他肌肉裡的激痛點，通常都是因這四個主要肌肉的激痛點，衍生出來的衛星激痛點。在這個前提下，主要肌肉裡的激痛點失去活性後，小肌肉的症狀或許就會自行消退。

　　促使下顎肌肉形成激痛點的原因很多，舉凡嚼口香糖、蛀牙、膿腫（abscesses）和夜間磨牙都是可能的因素。必須保持張嘴姿勢的看牙醫過程，也常常讓患者在看診後，下顎肌肉緊繃，出現激痛點。情緒緊繃、口呼吸，以

及頭部前移姿勢等因素，亦會導致下顎肌肉形成激痛點，因為它們都會讓下顎肌肉長期處於緊繃狀態。胸鎖乳突肌和斜方肌，若因揮鞭式損傷、跌倒和其他物理性拉傷形成激痛點，下顎、臉部和頭部的肌肉多半會連帶衍生出激痛點。

◎ 顳肌

顳肌（Temporalis）是一大塊覆蓋在太陽穴上方和耳朵前側的平整肌肉（圖4.39）。顳肌與下顎骨的喙狀突（coronoid process）相連，能輔助咀嚼肌將上、下顎咬合在一塊兒。跟咀嚼肌一樣，顳肌也是執行咀嚼動作的肌肉。

顳肌激痛點會導致頭部前側和兩側疼痛。雖然多半不易察覺，但顳肌激痛點也很常造成上排牙齒的敏感和疼痛，以及上側牙齦的疼痛和輕微發炎。與疼痛相比，你牙齒對冷、熱的敏感，或許為你的生活帶來更多的困擾。咀嚼或咬下一口食物時，上排牙齒或上顎處傳來的瀰漫性疼痛，很可能就是顳肌造成，牙齒或許也會有種無法好好咬合在一起的感覺。

咀嚼肌和胸鎖乳突肌的激痛點，都會促成顳肌激痛點；若在好不容易消退顳肌激痛點造成的症狀後，未好好處理這兩個部位的激痛點，那麼顳肌的激痛點很快又會恢復活性。以「支持四指」的手勢按摩顳肌（圖4.40）。在下方的插圖，我們可以看出頭部的重量是對顳肌造成壓力的原因。

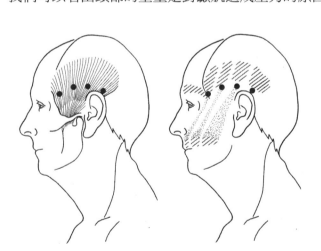

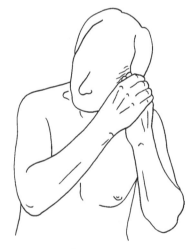

圖4.39 顳肌激痛點和轉移痛模式。　　圖4.40 用「支撐四指」手勢按摩顳肌和咀嚼肌。

◎ 咀嚼肌

咀嚼肌（Masserter）是下顎強而有力的肌肉，也是執行咬和咀嚼動作的主力肌肉。面對鏡子，你可以在咬緊牙關的時候，看到咀嚼肌在耳垂前方的位置收縮。咀嚼肌的英文「masserter」來自希臘文，本身就代表「咀嚼」的意思。咀嚼肌激痛點常會造成令人摸不著頭緒的疼痛，就算是專家，也可能想不到這些疼痛是它們造成的轉移痛。

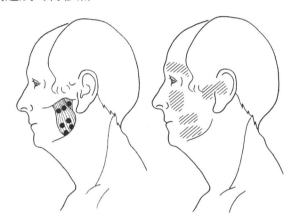

圖 4.41 咀嚼肌激痛點和轉移痛模式。

瑪莉，二十九歲，是一位在行醫上遭逢瓶頸的牙科醫師，因為她在幾位牙痛患者的口中找不到任何問題。另外，她自己本身也有下顎痛的問題，但她的牙齒非常健康。她懷疑這類疼痛是源自肌筋膜，但她自認沒有診斷或治療這方面問題的能力。在念牙醫的時候，他們曾經學過一些關於激痛點的知識，但僅僅是皮毛，並沒有花太多時間探究它們。其實瑪莉的問題早就有跡可循，因為自從她就讀牙醫後，就一直有慢性頭痛和頸痛的困擾，而這都是她整天傾身、轉頭檢視口腔的姿勢所致。她的工作壓力先是讓她的胸鎖乳突肌形成了激痛點，接著又在她的咀嚼肌衍生出次級激痛點。她的頭痛是源自她的胸鎖乳突肌，而她的下顎和牙痛則是源自她的咀嚼肌。

咀嚼肌裡的激痛點會對好幾個地方造成轉移痛（圖 4.41）。位在耳朵正前方的深層激痛點，對顳顎關節疼痛的影響特別關鍵。咀嚼肌激痛點也會增加肌

肉的緊繃感，限制下顎張開的幅度。下顎的緊繃度會連帶影響到發聲的狀況。部分歌手就表示，在放鬆咀嚼肌和其他下顎肌肉後，他們就能輕鬆地唱到最高音域。工作中常需要說話的人，可因按摩下顎、嘴巴和喉部肌肉受益良多。

上、下排牙齒的疼痛，皆可能是咀嚼肌激痛點所致。咀嚼肌激痛點也是造成牙齒對冷、熱和碰觸敏感的常見原因。對這些症狀的錯誤解讀，會導致許多不必要的牙科醫療行為，例如不必要的拔牙。

咀嚼肌激痛點也會引發臉部前側、眼睛下方和眉骨上方的疼痛，並經常被誤認為是鼻竇炎的症狀，甚至會導致鼻竇引流不佳的問題。假如你發現鼻竇藥物無法改善鼻竇疼痛的狀況，就要懷疑咀嚼肌激痛點是否才是問題所在。

咀嚼肌裡的激痛點還可能造成眼袋。它們也可能在耳朵深處造成疼痛，伴隨耳朵悶塞感和低鳴等症狀。耳朵深處那股看似摸不著又令人發狂的搔癢感，往往也與咀嚼肌激痛點有關。與那股奇癢無比的感受有關的激痛點，就位在耳垂正前方。咀嚼肌的任何一處都可能形成激痛點，所以從顴骨到下顎邊緣，你都有可能發現它們的存在。

用「支撐四指」的手勢從嘴巴外側按摩咀嚼肌，能有效改善此處的激痛點。不過，為求按摩的最大成效，你必須將你的大拇指放入口中，這樣手指才能內外夾攻的抓捏這塊肌肉（圖 4.42）。咀嚼肌的觸感很厚實、堅韌。如果你有按

NOTE 治療要點

- 按摩咀嚼肌內側時，請將拇指放進口腔，與抵著臉頰的其他手指一起抓捏這塊肌肉。
- 進行這個按摩時，可以把上下排牙齒咬在一起。
- 咬緊牙關，感受咀嚼肌在口腔收縮的感覺。然後再次放鬆，按摩咀嚼肌。你可以用這個方法按摩整個臉頰的肌肉，但一定要知道咀嚼肌的範圍在哪裡。
- 如果有人看到你在去看牙醫前做這套按摩的樣子，肯定會覺得你看起來有點呆，但你之後一定會感謝自己有這麼做。

對位置，會感覺自己大拇指的指尖摸到了喙狀突，就是那塊從下顎骨後段向上揚起，具有魚鰭狀俐落邊角的骨頭。細細摸索顴骨到下顎底部的肌肉，找出裡頭每一顆有壓痛感的結節。天天按摩它們，直到你擠壓這塊肌肉時，不再有任何疼痛的感覺。過度按摩這些肌肉有可能導致痠痛的反效果，所以操作時，請謹守第三章所提的治療指南，不要操之過急。

戒掉吃口香糖的習慣，能讓你長久擺脫下顎肌肉出現問題的可能性。另外，不咬指甲、不啃冰塊，還有不用嘴巴開封物品，通通都可以降低這方面的風險。找出可以停止你夜間磨牙的方法。訓練自己在壓力或緊繃的狀態下，不要老是習慣性的咬緊牙關。欲知更多降低習慣性肌肉緊繃的資訊，請見第十二章「肌肉緊繃和慢性疼痛」。

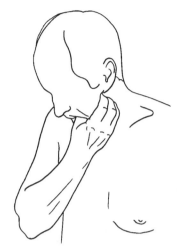

圖 4.42 用手指按摩咀嚼肌（大拇指在口腔內）。

◎ 翼狀肌

翼狀肌（Pterygoid muscle）完全隱身在下顎骨下方，一般情況下我們不太容易碰觸到它們，但它們的激痛點卻是造成顳顎關節疼痛的常見原因。翼狀肌的英文字面就反映出了它們的形狀，因為「pterygoid」源自希臘文，有「翼狀」的意思；這個英文辭根與翼手龍的英文「pterodactyl」有異曲同工之妙。

症狀

翼內肌（medial pterygoid）激痛點會造成顳顎關節和耳朵疼痛，且在張嘴咬東西的時候，這股疼痛會加劇（圖 4.43）。它還會在嘴巴後側、上顎的硬顎處和舌頭造成轉移痛，讓人出現吞嚥疼痛、嘴巴難以大開的症狀。耳朵的悶塞感也可能是翼內肌所致，因為過於緊繃的翼內肌會影響到控制耳咽管開合、位於喉嚨後方的顎帆張肌（tensor veli palatine）和耳咽管咽肌

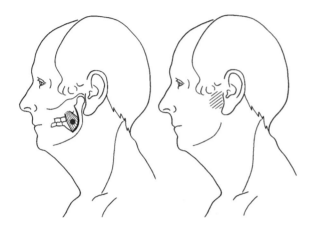

（salpingopharyngeus muscle），
迫使耳咽管無法正常張開（位於
中耳）。翼內肌與上顎骨的內外側
相連（圖示未呈現），可幫助嘴巴
閉合，這樣的結構也讓翼內肌的
問題常跟咀嚼肌脫不了關係。

圖 4.43 翼內肌激痛點和轉移痛模
式。（注意，圖示未繪出下顎骨是為
了呈現位於該骨深處的翼內肌。）

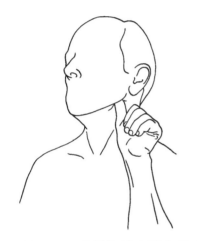

圖 4.44 用拇指按摩翼內肌（避
免朝頸部內側按壓）。

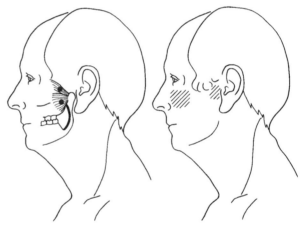

圖 4.45 翼外肌激痛點和轉移痛
模式。

　　你可以用大拇指，沿著下顎骨後側的內緣按摩翼內肌（圖 4.44）。看著
鏡子，找到下顎的那個稜角。大拇指放在下顎骨稜角處的前方一英吋左右，然
後沿著下顎骨 緣，向上按壓。不要往頸部的方向按壓，也要避免按壓到頸動
脈。咬緊牙關可讓你在下顎處感覺到翼內肌的收縮。按壓這個點可能會很不舒
服，而且就跟按壓咀嚼肌一樣，若過度按壓翼狀肌，也可能引發肌肉痠痛的反
效果，所按壓的強度請循序漸進，不要操之過急。

翼外肌（lateral pterygoid）是另一種翼狀肌，它是最常造成疼痛和顳顎關節失能的肌筋膜原因（圖4.45）。長存於翼外肌的激痛點會使翼外肌緊繃，此舉很容易將下顎的位置往前拉，造成下巴脫臼或顳顎關節脫臼等狀況。活動口部的時候，顳顎關節會發出爆裂聲或喀拉喀拉的聲響，同樣與上述原因相關，因為它們會連帶造成位於顱骨和下顎骨之間的半月狀軟骨（meniscus）易位，讓顳顎關節無法順暢活動。跟咀嚼肌一樣，翼外肌激痛點也會對臉頰造成轉移痛，產生貌似鼻竇發疼的症狀，甚至是刺激鼻竇分泌分泌物。其實許多鼻竇的毛病，根本都是翼外肌激痛點搞得鬼。

翼外肌的功能是幫助二腹肌執行打開嘴巴的動作，以及把下顎往前突出。如果只有單側的翼外肌收縮，則會使下顎往對側橫向偏移。牙齒咬合不正，即上、下排牙齒無法正常咬合，可能就是這些肌肉的激痛點所致。無法正常用鼻子呼吸，必須一直張口呼吸的人，就是有翼外肌激痛點的高風險群。至於許多被歸為過敏所致的臉部疼痛，亦可能是翼外肌在臉部前側形成的衛星激痛點所致。牙科診療過程中，需要長期保持嘴巴大開的姿勢，同樣會對下顎肌肉造成壓力，長久下來，也可能在臉部和下顎留下意想不到的慢性疼痛問題。咀嚼肌和顳肌的激痛點會促成翼外肌激痛點的形成，因為它們會迫使翼外肌必須花比較大的力氣才能打開嘴巴。

崔薇兒和賽門斯認為耳鳴與胸鎖乳突肌、咀嚼肌和翼外肌的激痛點息息相關。他們引用的研究顯示，在激痛點注射麻醉藥物普魯卡因（procaine），能徹底紓緩耳鳴的症狀；且深埋在下顎骨的翼外肌，或許就是這當中的關鍵。不過，按摩這塊肌肉倒是沒有想像中的困難。

NOTE 更多資訊

如果你需要更多緩解嘴巴、下顎或頭部疼痛的資訊，請參考「相關資源」於「肌肉放鬆解方：一窺顳顎關節問題中的遺失拼圖」（The Myofree Solution: The Missing Piece in the TMJ Puzzle）小標下列出的網站。

把同側手的食指放入口中，就能按摩到翼外肌（圖 4.46）。放入口中的食指指尖應該沿著上排牙齦和嘴皮相交的那條溝槽，一路往後探向你的上排臼齒後側一就是那個你必須用手掏出花生醬（或任何其他食物殘渣）的地方。這個常會卡花生醬的死角，大概就跟你的食指指尖一般大。盡可能把手指探入這個死角的底部，然後讓指尖往鼻子方向同時往上和往前壓，微幅地推撫這個部位。手指施力的方向要朝著你的頭頂。如果這個部位存在激痛點，按壓的時候，你可能會痛到想掉眼淚。請依照自己的狀態，調控按摩的力道。羅馬不是一天造成，想要徹底消除這些激痛點的活性，肯定需要花上一段時間。還有，你的指甲必須修的非常短，才能進行這項按摩。

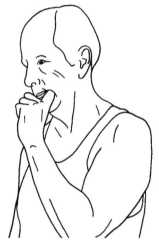

圖 4.46 將食指放入口中，從口腔內側按摩翼外肌。

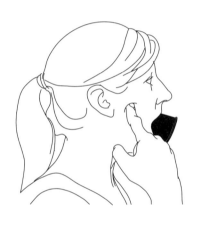

圖 4.47 撐開嘴巴，從口腔外側按摩翼外肌。

　　按摩完咀嚼肌和顳肌後，你可以用另一種方法治療翼外肌。首先，看著鏡子，找到耳朵的開口。把手指放在臉上，就是你耳道開口正前方的位置。張開嘴巴，感受下顎髁（mandibular condyle，即下顎骨上端，與顱骨相交的圓形突起）隨著口部的動作前移，此時應該會在耳朵正前方的位置摸到一個凹陷處。注意，這並不是激痛點的所在位置，請繼續詳讀下列文字。從這個位置朝鼻子的方向往前移動一英吋左右，你會找到第二個非常淺的凹陷處。翼外肌就位在這個位置的深處。找到這個點之後，就請你咬著一個紙杯的杯底或是一顆蘋果，

讓自己的嘴巴能以大約三指寬的大小張著（圖 4.47）。這個動作不但可以放鬆咀嚼肌，還可以按摩到深層的翼外肌。以你摸到的第二個凹陷為中心，然後食指朝頭頂和鼻子的方向輕輕來回按壓，整個按摩的軌跡就像是一個小小的半圓。按摩這個部位的時候，你也可以利用 Shemala 仿指指壓器或配有橡皮擦的鉛筆，加深按摩的力道、深層按摩下方的翼外肌。雖然你按摩翼外肌的模樣看起來有點滑稽，但相信我，完成這番按摩後，你會覺得自己舒服多了。當兩側下顎的激痛點都明顯改善，變得比較不痛時，就可以透過下巴後收的動作（就是將下排牙齒下壓，往耳朵的方向後收）伸展翼外肌。做完這個伸展後，你的口部肌肉會變得比較放鬆，上下排牙齒也不會咬得那麼緊。

◉ 二腹肌和下顎舌骨肌

二腹肌（Digastric muscle）的激痛點會出沒在下巴的下方和下顎稜角的後側（即胸鎖乳突肌頂端的正前方）。二腹肌的英文「digastric muscle」源自希臘文的「digastric」，有「兩個肚子」的意思。位在下顎稜角正後方的後側二腹肌激痛點，常常會對胸鎖乳突肌的頂部和耳後的乳突骨造成轉移痛（圖4.48）。位在下巴下方的前側激痛點則會對下排前側牙齒造成轉移痛，並導致該處的牙齒敏感。下顎舌骨肌（Mylohyoid muscle）也位在下巴，會對舌頭造成轉移痛（圖示未呈現）。二腹肌和下顎舌骨肌也是你吞嚥疼痛的眾多原因之

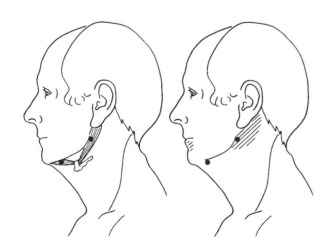

圖 4.48 二腹肌激痛點和轉移痛模式。標示在下唇下方的轉移痛範圍，是指下排牙齒會感受到的轉移痛。

一。下巴下方激痛點造成的壓痛感，常會被誤認為淋巴結腫大。這個區塊的頸部遍布淋巴結，欲瞭解更多有關淋巴結的資訊，請見第三章「需特別注意的禁忌」一節的內容。由於二腹肌的功能是張開嘴巴，所以習慣性地用口呼吸就會增加它們形成激痛點的風險。過敏者的問題多半會受二腹肌和翼外肌激痛點的影響，變得更加嚴重。因為當你無法順利用鼻子呼吸的時候，這些肌肉就必須一直處於收縮狀態以利張口呼吸。

看牙醫也有機會讓二腹肌和翼外肌形成激痛點，因為診療的過程中，你必須長時間張開嘴巴。除此之外，這些肌肉過度緊繃還可能進一步影響到你的咀嚼肌和顳肌，讓你必須花更大的力氣才有辦法合起嘴巴。有時候，下顎會有前移的狀況（譯註：即戽斗）就是這些肌肉的激痛點造成，這個現象也會導致牙齒咬合不正。按摩位在下顎稜角和耳朵之間的後側二腹肌，對改善這類狀況有所幫助（圖 4.49）。請你輕柔按摩這個部位，因為在後側二腹肌的後側，有一塊叫做「莖突」（styloid process）的骨頭，它非常細小、脆弱。至於按摩前側二腹肌時，請你將五指併攏，指尖放在下巴後方約一英吋的位置，然後朝下顎骨的方向按壓（圖 4.50）。請避開頸部的頸動脈，不要按壓有脈搏的地方。將指尖放在下巴下方的柔軟區域，則可以按摩到下顎舌骨肌。按摩這條位在下巴下方的肌肉，能放鬆緊繃的聲帶，讓你的聲音更加宏亮。

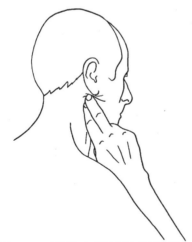 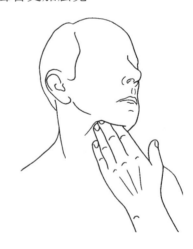

圖 4.49 用指尖輕柔按摩後側二腹肌。

圖 4.50 用指尖按摩前側二腹肌（用同側手或大拇指按壓，避開有脈搏的地方）。

◉ 頰肌

頰肌（Buccinator）位在咀嚼肌和嘴巴之間，能讓人呈現嘴角後拉的面部表情。頰肌也可以幫助你將食物吃進嘴裡，或是鼓起腮幫子。

頰肌激痛點會在上排牙齦引起疼痛，這類疼痛常被誤判為蛀牙或膿腫所致（圖4.51）。它們也會在你咀嚼和吞嚥東西的時候，引發瀰漫性的疼痛。按摩頰肌的方法跟咀嚼肌一樣，需要把拇指放入口中，以五指內外夾攻的手勢按壓（圖4.42）。

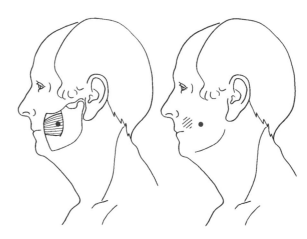

圖 4.51 頰肌激痛點和轉移痛模式。

◉ 眼輪匝肌

眼輪匝肌（Orbicularis oculi）環繞眼周，負責閉眼和瞇眼的動作。眼輪匝肌的「oculi」指「眼睛」，「orbicularis」則是指這塊肌肉以環狀的方式環繞著眼睛。

神經緊繃、眼睛疲勞、強光和視力不佳等因素，皆會迫使這塊肌肉持續收縮，誘發激痛點形成。眼輪匝肌激痛點會在眼睛上方、鼻樑和鼻側引發疼痛（圖4.52）。它們也會讓你在閱讀的時候，覺得文字在頁面跳動；甚至可能讓你不由自主地眨眼，或上眼瞼下垂。胸鎖乳突肌激痛點或許就是這些問題的核心所在，因為它們會對眼輪匝肌造成一定程度的影響。治療眼輪匝肌時，請用指尖小心按摩眼周。不過，想要得到更好的治療成效，也許還要同時按摩胸鎖乳突肌。

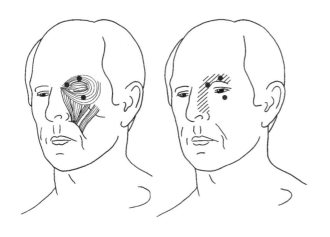

圖 4.52 眼輪匝肌激痛點和轉移痛模式。

◉ 顴骨肌和提上唇肌

顴骨肌（Zygomaticus）和提上唇肌（Levator labii）是位在頰肌和鼻子之間的肌肉，與顴骨和眼窩的邊緣相連。這些小肌肉主要是負責表達面部表情，收縮時，可將上嘴唇往上方和後方拉提。

顴骨肌和提上唇肌的激痛點可能讓眼睛下方的面部、鼻側、鼻樑或前額中央感到疼痛（圖4.53）。它們也可能引發流鼻水、打噴嚏和眼睛癢等過敏症狀，甚至還可能是造成鼻竇發疼或緊張性頭痛的主因。用指尖按摩上至眼下、下至上唇的整個區域，以推撫的方式來回深層按壓（圖4.54）；也可用抓捏的方式，按摩顴骨下方這個區塊的肌肉（圖4.55）。

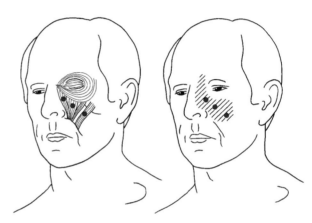

圖4.53 顴骨肌和提上唇肌激痛點和轉移痛模式。

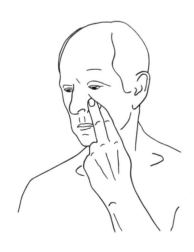

圖4.54 用指尖按摩顴骨肌和提上唇肌。

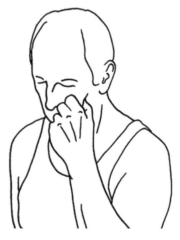

圖4.55 用拇指和其他四指抓捏顴骨肌和提上唇肌。

◎ 喉部肌肉

闊頸肌（platysma）就位在皮膚下方，是一塊很薄的肌肉，覆蓋的範圍涵蓋整個喉部，上至下巴、下至鎖骨（圖示未呈現）。闊頸肌的英文「platysma」源自希臘文，帶有「廣闊肌肉」的意涵。闊頸肌激痛點會在臉頰下側、下巴、喉部和胸部上側（圖示未呈現）引起刺痛感。斜角肌和胸鎖乳突肌的激痛點，以及常常做某些需要用到闊頸肌的誇張表情，都可能促使闊頸肌形成激痛點。用手指抓捏、按摩整個喉部，可改善闊頸肌的激痛點。

頸長肌（longus colli）位於氣管兩側，與頸椎前側相連。目前認為，它們的激痛點會引發喉嚨痛，讓你在說話或唱歌的時候感到疼痛。由於頸動脈就覆蓋在頸長肌的上方，屬於頸部前側的敏感地帶，所以治療這塊肌肉時，最好是請受過良好訓練的專業治療師協助。除此之外，所有位在頸部前側肌肉裡的激痛點，都可能因揮鞭式損傷形成。許多合格的神經肌肉治療師，都知道治療這個部位的詳細手法。到 www.IAHE.com 這個網站看看，說不定可以在上面找到方便就診的治療師。

◎ 頭皮肌肉

有一片大而薄的肌肉覆蓋了頭部的前側、頂側和後側。這片肌肉的前半段肌肉叫做額肌（frontalis），後半段叫做枕肌（occipitalis）。額肌激痛點會對前額造成轉移痛（圖示未呈現），枕肌激痛點則會對頭部兩側、後側和眼睛後方造成轉移痛（圖示未呈現）。

枕肌是讓你擺動耳朵的肌肉，同時也是額肌收縮時的根基；額肌收縮時，可以讓你做出揚眉和皺起前額的動作。焦慮和興奮的情緒，甚至是專注時習慣性皺眉的表情，都很容易過度使用這些肌肉。欲放鬆額肌和顳肌，你可以用指尖按摩它們（圖示未呈現）。

第五章

肩膀、上背部和上臂疼痛解析

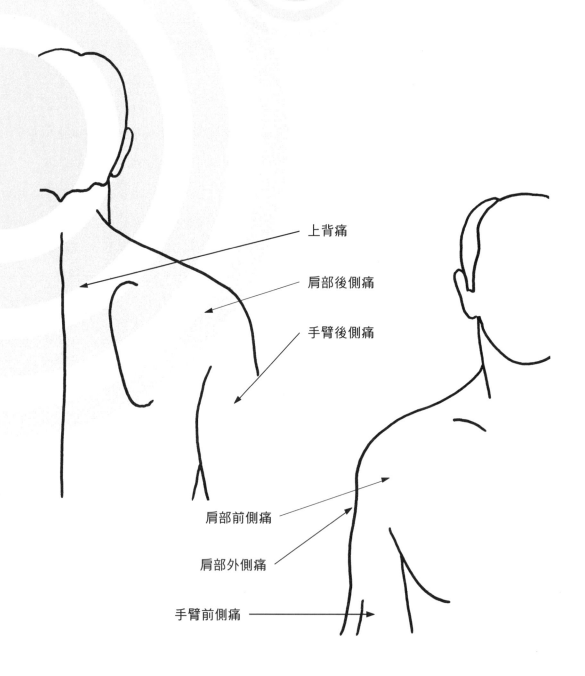

上背痛

肩部後側痛

手臂後側痛

肩部前側痛

肩部外側痛

手臂前側痛

肩膀、上背部和上臂 常見疼痛區域

　　粗體字呈現的肌肉名稱，為該部位的主要疼痛模式。字體未加粗的肌肉名稱，則是該部位比較不常見的疼痛模式或衛星激痛點位置。肌肉的排列順序是以它們造成該問題的可能性，由高到低排列。「常見疼痛症狀」也是以此原則羅列肌肉名稱。我們已經把這些介紹上傳到網路上，你可以在 www. newharbinger.com/24946 下載這些資料。欲了解更多資訊，請見本書末頁。

手臂後側
斜角肌 p.168
三頭肌 p.206
後三角肌 p.199
肩胛下肌 p.194
棘上肌 p.186
大圓肌 p.201
小圓肌 p.193
闊背肌 p.201
後上鋸肌 p.182
喙肱肌 p.203

肩部後側
後三角肌 p.199
提肩胛肌 p.136
斜角肌 p.168
棘上肌 p.186
大圓肌 p.201
小圓肌 p.193
肩胛下肌 p.194
後上鋸肌 p.182

闊背肌 p.201
三頭肌 p.206
斜方肌 p.127
淺層脊椎肌群 p.307

手臂前側
斜角肌 p.168
棘下肌 p.189
二頭肌 p.205
肱肌 p.223
三頭肌 p.206
棘上肌 p.186
前三角肌 p.199
鎖骨下肌 p.264

肩部前側
棘下肌 p.189
前三角肌 p.199
斜角肌 p.168
棘上肌 p.186
胸大肌 p.259

胸小肌 p.266
二頭肌 p.205
喙肱肌 p.203
闊背肌 p.201
鎖骨下肌 p.264

肩部外側
棘下肌 p.189
斜角肌 p.168
中三角肌 p.199
棘上肌 p.186

上背部
斜角肌 p.168
提肩胛肌 p.136
斜方肌 p.127
菱形肌 p.179
闊背肌 p.201
深層脊椎肌群 p.305
淺層脊椎肌群 p.307
後上鋸肌 p.182

棘下肌 p.189
前鋸肌 p.270
頸夾肌 p.141
棘上肌 p.186
多裂肌和迴旋肌 p.144

肩膀、上背部和上臂 常見疼痛症狀

滑囊炎

斜角肌 p.168

棘上肌 p.186

大圓肌 p.201

肩胛下肌 p.194

三角肌 p.199

二頭肌 p.205

闊背肌 p.201

胸大肌 p.259

關節輾軋聲

（crepitus）

背部

菱形肌 p.179

肩部

棘上肌 p.186

二頭肌 p.205

五十肩

（adhesive capsulitis，即沾黏性肩關節囊炎）

肩胛下肌 p.194

棘下肌 p.189

棘上肌 p.186

胸大肌 p.259

前鋸肌 p.270

闊背肌 p.201

菱形肌 p.179

三角肌 p.199

夾擠症候群

（impingement syndrome）

棘上肌 p.189

前三角肌 p.199

肩胛下肌 p.194

二頭肌 p.205

肌皮神經擠壓

（musculocutaneous nerve entrapment）

喙肱肌 p.203

活動疼痛或僵硬呼吸

後上鋸肌 p.182

前鋸肌 p.270

斜角肌 p.168

胸小肌 p.266

闊背肌 p.201

操縱無動力方向盤

大圓肌 p.201

手臂側舉

棘上肌 p.186

肩胛下肌 p.194

三角肌 p.199

手平舉至肩，向後伸

菱形肌 p.179

胸小肌 p.266

手向後伸

棘上肌 p.186

棘下肌 p.189

胸小肌 p.266

喙肱肌 p.203

手向下伸

菱形肌 p.179

抬手後伸

大圓肌 p.201

抬手前伸

闊背肌 p.201

大圓肌 p.201

棘上肌 p.186

胸小肌 p.266

手肘置於桌面

大圓肌 p.201

側睡

棘下肌 p.189

闊背肌 p.201

轉臂掌心朝上

肩胛下肌 p.194

活動範圍降低

外展動作

（abduction，

肢體向外伸展）

三角肌 p.199

肩胛下肌 p.194

胸大肌 p.259

胸小肌 p.266

大圓肌 p.201

三頭肌 p.206

棘上肌 p.186

內收動作

（adduction，肢體

朝身體方向靠近）

棘下肌 p.189

棘上肌 p.186

伸展上手臂

三角肌 p.199

棘下肌 p.189

胸小肌 p.266

棘上肌 p.186

二頭肌 p.205

向外旋轉

肩胛下肌 p.194

棘下肌 p.189

胸大肌 p.259

胸小肌 p.266

屈曲上臂

三角肌 p.199

胸小肌 p.266

棘上肌 p.186

棘下肌 p.189

二頭肌 p.205

大圓肌 p.201

闊背肌 p.201

胸小肌 p.266

向內旋轉

棘下肌 p.189

小圓肌 p.193

肩胛下肌 p.194

向上旋轉

（手臂從 90 度平

舉，轉為高舉過

頭的動作）

棘上肌 p.186

三角肌 p.199

肩胛下肌 p.194

前鋸肌 p.270

喙肱肌 p.203

二頭肌 p.205

心神不寧

斜角肌 p.168

肩部有壓痛感

棘下肌 p.189

肩胛下肌 p.194

二頭肌 p.205

肌腱炎或

關節炎

棘上肌 p.186

肩胛下肌 p.194

三角肌 p.199

二頭肌 p.205

棘下肌 p.189

大圓肌 p.201

胸大肌 p.259

胸廓出口症候群

斜角肌 p.168

胸小肌 p.266

鎖骨下肌 p.264

假性胸廓出口症

候群

胸大肌 p.259

闊背肌 p.201

肩胛下肌 p.194

大圓肌 p.201

無力

肩部

三角肌 p.199

棘下肌 p.189

手臂

二頭肌 p.205

斜角肌 p.168

肩膀、上背部和上臂 疼痛區域示意圖

我們已經把這些介紹上傳到網路上，你可以在 www.newharbinger. com/24946 下載這些資料。欲了解更多資訊，請見本書末頁。

※ 對任何一條肌肉展開治療行動前，請詳閱其治療方針。

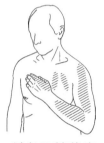

斜角肌轉移痛模式，正視圖。p.170

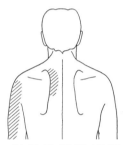

斜角肌轉移痛模式，後視圖。p.170

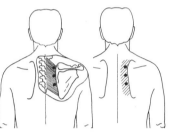

菱形肌激痛點和轉移痛模式。 p.180

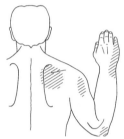

後上鋸肌轉移痛模式。p.183

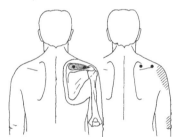

棘上肌激痛點和轉移痛模式。p.186

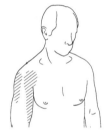

棘下肌激痛點和轉移痛模式。p.190

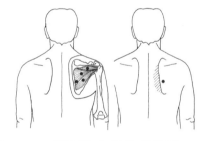

棘下肌內緣激痛點和轉移痛模式。p.191

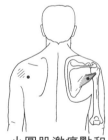

小圓肌激痛點和轉移痛模式。p.193

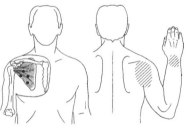

肩胛下肌激痛點和轉移痛模式。p.195

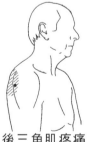

後三角肌疼痛模式。p.199

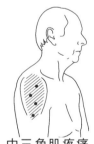

中三角肌疼痛模式。p.199

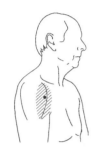

前三角肌疼痛模
式。p.199

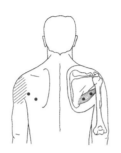

大圓肌激痛點和轉
移痛模式。p.202

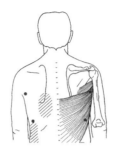

闊背肌激痛點和轉
移痛模式。p.202

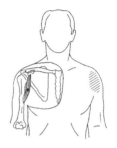

喙肱肌激痛點和前側
轉移痛模式。p.204

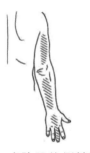

喙肱肌後側轉移
痛模式。p.204

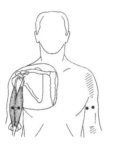

二頭肌激痛點和轉
移痛模式。p.205

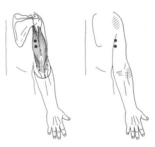

三頭肌 1 號激痛點和
轉移痛模式。p.206

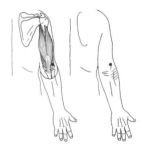

三頭肌 2 號激痛點和
轉移痛模式。p.206

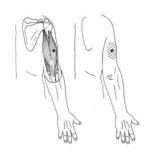

三頭肌 3 號激痛點和
轉移痛模式。p.207

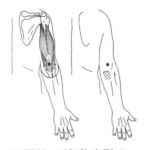

三頭肌 4 號激痛點和
轉移痛模式。p.208

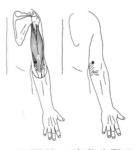

三頭肌 5 號激痛點和
轉移痛模式。p.208

肩膀、上背部和上臂疼痛

因出現激痛點，對肩膀、上臂和上背部造成疼痛的肌肉，可分為五大類，分別是：斜角肌、肩胛骨懸吊肌群、旋轉肌群（rotator cuff muscle）、上臂肌群和脊椎肌群。

雖然斜角肌是頸部肌肉，但它們的激痛點卻會在上背部、肩膀和上臂引發不可思議的疼痛，也會對前臂和手部造成明顯疼痛和其他症狀。正因為如此，在排除這些部位的狀況時，一定要先從斜角肌下手。

肩胛骨懸吊肌群有菱形肌、提肩胛肌和斜方肌。它們的工作就是將肩胛骨懸吊在脊骨兩側，並根據手臂和手部的活動狀態，調整肩胛骨的位置。它們的激痛點主要會對上背部和頸部造成轉移痛，只有一小部分會對肩膀造成轉移痛。斜方肌和提肩胛肌這兩種肌肉，我們已經在第四章討論過。

四大旋轉肌群是棘上肌、棘下肌、小圓肌和肩胛下肌。它們把肩胛骨與肱骨（上臂骨）的上端連結在一起，還把肩膀關節的各個結構兜在一起，讓手臂能順暢轉動。旋轉肌群的激痛點主要會引發肩膀疼痛，並讓肩關節喀拉喀拉作響，降低肩膀的活動度。它們是肩關節退化的間接因素，並可能對肩部造成嚴重的損傷，例如旋轉肌群撕裂傷，或是肩關節脫臼等。

活動上臂的肌肉有三角肌、大圓肌、闊背肌、喙肱肌、二頭肌和三頭肌；這當中，只有最後三種肌肉是手臂的一部分。這些肌肉的激痛點除了會在肩部、背部和上臂引發疼痛，還會對前臂、手部和手指造成轉移痛和其他症狀。

脊椎肌群，顧名思義，就是與脊椎骨相連的肌肉，它們沒有直接和肩部相連。儘管它們是造成上背部疼痛的常見原因，但我們會到第八章的時候，再將它們與位在中、下背部的同性質肌肉一併討論。

◎ 斜角肌

斜角肌（Scalene）是一組由三條（有時候是四條）小肌肉組成的頸部肌群，頸部兩側各有一組。斜角肌的英文「scalene」源自希臘文，有「不規則」的

意思。構成斜角肌的三條小肌肉全都不等長，就跟不等邊三角形的邊長一樣。不僅如此，每一條斜角肌的小肌肉還會分好幾個岔，與數個脊椎骨相連，而這一點，也是讓整組斜角肌的肌肉纖維全都不等長的原因。斜角肌可以在許多位置形成數個激痛點。下列個案分享就紀錄了斜角肌可能引發的各種疑難雜症，而且這每一個個案的問題，在當事人自行施作激痛點按摩後就化解了。

貝琪，三十二歲，在發生追撞車禍前，她一直在郵局工作。這只是一場追撞到她車屁股的小車禍，但它卻在她的右頸留下了間歇性不自主痙攣的後遺症，幾乎任何一點小小的壓力都會引發這股痙攣。一旦痙攣發作，她通常都要花好幾天的時間才能復原。這段期間，她也無法工作。

孫洪，三十一歲，芭蕾舞者，上背部的左肩胛骨內緣一直有股無法消散的疼痛感。繞過肩膀，用手指按摩這個位置，能讓他比較舒服，但此舉並不能中止這股疼痛。他已經被這股疼痛折磨了好幾年。

艾咪，十七歲，曾經是個認真學習大提琴的學生，但在肩部、手臂和雙手出現無力、發麻的狀況後，就不再彈奏大提琴。她的父母認為，她會出現這樣的狀況，大概是跟她在泳池發生的意外有關，那個時候她可能傷到了脖子。可是他們為艾咪做了價值數千美元的醫學檢測，也檢查不出個所以然。

康妮，四十九歲，陶藝家，肩部和整隻右手臂都在痛。早上會痛得特別厲害，晚上她也常常被痛醒。其他時候，她的前臂和雙手大多處於隱隱發麻的狀態，雙手也經常有發脹的感覺。她擔心自己會因此無法繼續工作，萬一這個狀況變得更糟，她說不定連自理生活都有困難。

症 狀

斜角肌激痛點會廣泛在身體多處，如胸部、上背部、肩部、手臂和雙手，引發疼痛、麻木和其他異常的感受（圖 5.1、圖 5.2 和圖 5.3）。有時候也會造成頸部後側疼痛（圖示未呈現）。斜角肌裡的任何一個激痛點，都可能對這些

部位造成轉移痛，不過它們影響的部位還是有些規則可循。例如，位在中斜角肌、後斜角肌下段的激痛點，比較常引發胸痛。位在前斜方肌上段和整個中斜角肌的激痛點，則多半會在肩膀、上臂、前臂、大拇指和食指引發疼痛。只有少數人擁有第四條斜角肌，當它出現激痛點時，會在上臂、前臂背側、手腕和五指（尤其是大拇指）引發疼痛。

很少人會想到斜角肌是造成自己不適的罪魁禍首，因為它們幾乎完全隱身在胸鎖乳突肌之下（圖5.4）。再者，斜角肌出現激痛點的時候，它們本身幾乎不會有任何疼痛的感覺，因為它們把疼痛都轉移到了其他部位。傳統治療師無法成功改善患者的問題，通常都是沒有考量到斜角肌激痛點這個重要的特性。斜角肌也可能在造成轉移痛的部位衍生出衛星激痛點，這一點很常讓斜角肌激痛點成了引發胸部、上背部、肩膀、手臂和手部疼痛的根源。

斜角肌產生的症狀很容易被誤診。譬如，斜角肌激痛點引發的上背部疼痛，幾乎都會被誤判為菱形肌的問題；斜角肌激痛點的典型症狀肩頸痙攣，會被當作神經性痙攣處理；斜角肌對胸部造成的轉移痛，會被誤認為心絞痛；斜角肌對肩部造成的轉移痛，常被誤貼上滑囊炎或肌腱炎的標籤；斜角肌對上臂前、後側造成的轉移痛，會被誤認為肌肉拉傷治療；斜角肌在肩膀、手臂和手

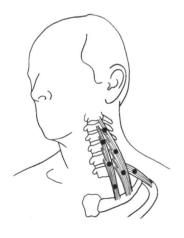

圖 5.1 斜角肌激痛點。

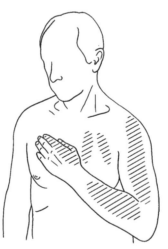

圖 5.2 斜角肌轉移痛模式，正視圖。

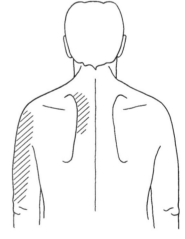

圖 5.3 斜角肌轉移痛模式，後視圖。

部造成的轉移痛，還可能讓神經專科醫師推斷，你是因脊椎骨退化或椎間盤塌陷，壓迫到了頸部的神經根所致。斜角肌也會降低你將頭傾向兩側的能力。

　　一旦激痛點縮短了斜角肌的長度，第一根肋骨多半就會被縮短的斜角肌往鎖骨的方向拉。此舉會壓迫到這個區域行經手臂的血管和神經，形成了所謂的神經血管性擠壓（neurovascular entrapment）。受阻的血流和紊亂的神經衝動會使手臂出現疼痛、腫脹和燒灼感，並使手部的小指側出現麻木和刺痛的感覺。這些因神經和血管受到壓迫所引起的綜合性症狀，在醫學上有個叫做「胸廓出口症候群」（thoracic outlet syndrome）的專有名詞，不過臨床上，它倒是經常被誤診為腕隧道症候群。斜角肌誘發的前臂和雙手無力，常會意外滑落手中的物品，但就診時，這個症狀很可能會被歸咎於神經方面的缺陷。截肢手臂或手部後，有些人會產生無法解釋的「幻肢痛」，也有可能是斜角肌激痛點所致。

　　其實也難怪這些症狀的成因會被誤判，因為斜角肌激痛點所引起的症狀，不僅分布範圍廣泛，就連種類都相當多元。幸好，明白這一切的問題可能都出自於頸部斜角肌的問題後，要解決它們就不是什麼難事。

成　因

　　斜角肌與頸椎兩側和最上面兩根肋骨相連。雖然它們能穩定頸部，輔助頸部執行前彎、側彎和旋轉等動作，但它們的主要工作是在你吸氣時，抬起你胸部兩側最上面的兩根肋骨。也就是說，每一次吸氣時或多或少都會用到它們；在劇烈活動、打噴嚏和咳嗽的期間，更是會讓它們大力收縮。

　　不用腹式呼吸，習慣用胸式呼吸的方式呼吸，會對斜角肌造成莫大的負擔。就連單純因緊張所導致的過度換氣，也會對斜角肌造成壓迫。容易情緒緊繃的人，應該都會在斜角肌找到有壓痛感的激痛點。會影響呼吸功能的氣喘和肺氣腫等疾病，還有肺炎、支氣管炎、過敏或普通感冒引起的劇烈咳嗽，都可能是促成斜角肌激痛點的原因。除了疾病，以吹奏方式表演的管樂器，也是使斜角肌出狀況的常見原因。

就連過度從事許多日常活動，都會讓斜角肌出狀況。好比說，用電腦辦公或開車這類要長時間把手臂伸到身前的活動，就會對斜角肌造成很大的壓力。拉、抬和搬運重物，也可能傷害到斜角肌。揹很重的後背包，對斜角肌的壓迫特別大，而此舉也會對其他幾個本來就不是用來揹東西的肌肉造成很大的負擔，例如斜方肌、胸小肌和胸鎖乳突肌等。在這些肌肉當中，斜角肌是最常在運動活動中被操過頭的肌肉；同時，它們也很可能在其他肌肉裡形成難治型的衛星激痛點。

可想而知，跌倒或車禍造成的頭部劇烈晃動，也會使斜角肌形成激痛點。揮鞭式損傷會嚴重影響到絕大多數的頸部肌肉，但這類損傷所引發的疼痛，往往都沒受到妥善的治療。如果車禍後，你的上背部、肩膀、雙臂和雙手一直有原因不明的神經性症狀，多半就要檢查一下斜角肌的狀態。

斜角肌能穩住頭部的重量，而任何會破壞這個平衡狀態的因素，皆會對斜角肌造成額外的負擔。因此，在治療斜角肌的激痛點時，最好也調整一下自己的姿勢，改掉會讓頭部偏離重心的不良姿勢。如果你常常呈現垂肩低頭或頭部前移姿勢，激痛點一定會持續在這些肌肉裡作亂。

治療方式

治療頸部前側的時候必須相當謹慎，並對淋巴結、動脈和神經有一定的概念。展開治療前，請務必先詳閱第三章「找出激痛點與自我療癒」的內容，尤其是「需特別注意的禁忌」一節，囊括了淋巴結的資訊。位在頸部下段的前斜角肌和中斜角肌之間，有臂神經叢（brachial plexus nerve）和鎖骨下動脈（subclavian artery）經過。請不要過度按壓這個部位，剛開始治療的頻率不要超過一天三次；若用一到十分來表達疼痛程度，請不要讓你的疼痛程度超過五分。治療過程中，可能會對神經造成刺激，引發神經炎。切記，按摩時一定要避開鎖骨附近的鎖骨下動脈，並詳閱前文胸鎖乳突肌的內容，了解頸動脈的位置。頸部前側的位置非常重要，能正確且自信地執行這套按摩技巧，會讓你的餘生都受惠。接下來，就請你遵循下文的說明，找到斜角肌的位置，用正確的方法按摩它。

按摩存在激痛點的斜角肌，會讓你感受到一股不尋常的緊繃感。所以，在按摩的過程中，該怎樣判斷自己有沒有按壓到神經呢？坦白說，按摩的時候或多或少都會按壓到神經，因為人體的全身上下到處都有神經。不管現在是坐著或站著，你的重量也會壓在某些部位的神經上。正常情況下，神經通常不會有什麼強烈的感受，除非該處出了什麼問題，像是神經受到肌肉和骨頭擠壓。如果按壓到一條受到肌肉和骨頭嚴重擠壓的神經，這條神經的疼痛感立刻就會從零分升到十分。也就是說，按壓到受擠壓的神經時，疼痛感沒有什麼中間值，不管怎樣調整按摩的力道都無法感到舒坦。萬一頸部有這種情況，請避免自行按摩這個部位，並尋求醫師、整脊師或物理治療師的幫助。椎間盤突出也可能造成這種狀況。至於擠壓程度比較沒那麼嚴重的神經，受到刺激時，會出現麻木和刺痛的感覺，且這股感覺會沿著整條神經路徑一路向下，延伸到手部之類的部位。按摩能改善神經受到壓迫的情況。

能不能成功找到和治療斜角肌，取決於你是否夠了解它們和胸鎖乳突肌的關係（圖 5.4）。前斜角肌（最前方的斜角肌）幾乎完全隱藏在胸鎖乳突肌和頸椎之間。中斜角肌位在前斜角肌的後方，比較靠近頸側，且下半段沒有被胸鎖乳突肌擋住。後斜角肌就位在鎖骨上方和斜方肌前緣下方那個凹陷的三角地帶，以幾乎呈水平的狀態，橫躺在中斜角肌後方。第四條斜角肌是垂直走向的小斜角肌（scalenus minimus），位在前斜角肌下半段的後方。並不是每一個人都有小斜角肌，它是人類個體之間的正常變異。不過，就算你有小斜角肌，你恐怕也無法分辨出前斜角肌和小斜角肌之間的差異。

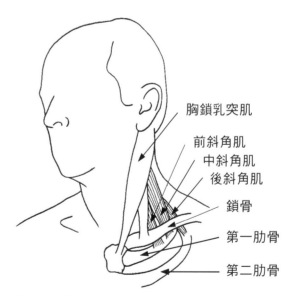

圖 5.4 位在胸鎖乳突肌後方的前斜角肌、中斜角肌和後斜角肌。

斜角肌緊密依附在頸部的骨頭上，除非你短促地重複呼吸好幾次，感受到斜角肌的收縮，否則你可能摸不太出來它們是肌肉組織；你可以用這個技巧，確認自己有沒有摸到斜角肌。**按摩斜角肌的時候，請將它們往它們後方的脊椎骨按壓。頸部前側的肌肉只能用手指按摩。**

按摩前斜角肌時，你必須將手指放在頸椎和胸鎖乳突肌之間。尋找胸鎖乳突肌的方式，請見第四章介紹胸鎖乳突肌的段落。按摩前斜角肌時，請你先用對側手抓起胸鎖乳突肌，就像是你要按摩它一樣。然後放開你的拇指，用另外四指將胸鎖乳突肌往氣管的方向拉二英吋。這個拉提胸鎖乳突肌的動作，是為了讓你的指尖盡可能靠近頸椎。此刻你的手勢，能讓你的指尖將前斜角肌往脊柱的方向壓（圖 5.5）。頭轉向對側，也可以達到將胸鎖乳突肌拉開的效果。治療完畢後，請將你的頭稍微往你治療的那一側傾斜，好放鬆你的頸部。

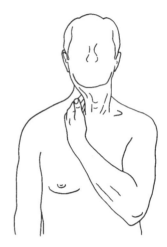

圖 5.5 按摩前斜角肌。將胸鎖乳突肌穩穩地往氣管的方向拉開。

正常情況下，這些動作都不會讓你感到疼痛，只有在碰到激痛點的時候才會感受到劇烈的壓痛感。謹記「有點痛，又不會太痛」的按摩原則，以此拿捏你的按摩力道。換句話說，最好的按摩力道雖然會讓你有種壓痛感，但這陣壓痛痛應該也會帶給你一股正面、歡愉的感受。按壓斜角肌激痛點可能還會引發一股詭異的疼痛，令人不由自主地想縮起身子閃躲：這種感覺就像是按壓到神經（請見下文）。同一時間，或許還會感受到轉移痛或其他症狀因按壓重現或加重，這一點能更清楚證實你的問題是屬於肌筋膜疼痛。

按摩前斜角肌的時候，你的指尖應該要往頸側的方向推撫，且推撫的過程中，你指下的頸部肌膚應該會隨著你的動作移動。往頸側推撫約半英吋左右，即可放鬆指尖的力道，重新把你的手指放到胸鎖乳突肌後方，反覆進行上述的推撫動作。從下顎下方到鎖骨上方，你都必須沿著胸鎖乳突肌的後緣，按照上述的步驟按摩一番。過程中，你可能會發現前斜角肌裡最有壓痛感的激痛點，

就位在胸鎖乳突肌與鎖骨相連的位置後方（圖5.6）。如果這個激痛點非常頑強，你可能就要從許多不同的角度按壓它，才能得到最好的治療效果。為了找出胸鎖乳突肌的最下段，請你把頭轉向對側。把你的手指放在鎖骨上方，胸鎖乳突肌外側的位置。頭轉正，接著用手指按壓鎖骨後方；先是朝腳的方向按，然後再朝下背部的方向按，最後朝上背部的方向按。請每一個角度都按壓數次。按壓的時候，請你稍微往上或往兩側挪動手指的位置，以避免直接按壓在鎖骨下動脈上。謹記這個基本原則：絕對不要按摩有脈搏的地方。將指甲修剪到與指尖齊平的長度，會讓你的整個按摩過程比較舒服。

按摩中斜角肌時，你也要先找到胸鎖乳突肌。找到並捏住胸鎖乳突肌後，鬆開你的大拇指，其他四指則緊貼胸鎖乳突肌的後緣。開始從耳下，將指尖朝頸側的方向壓入。你會感覺指尖摸到堅硬突起的骨節，它們是脊椎骨兩側的橫突。這成排的橫突，就像是你頸部的一道分界。如果你的指尖在這排骨節的後方，你就會按摩到後側的頸部肌肉；在這排骨節的前方，你就會按摩到中斜角肌（圖5.7）。要確認你是否有壓在中斜角肌上，你可以又短又快的反覆呼吸幾次，這個動作會讓它們收縮。在頸側這裡，請用之前推撫前斜角肌的方式，探尋中斜角肌的激痛點。也就是沿著這條肌肉，小幅度推撫從耳下到鎖骨中間的區塊。過程中，你或許會發現你的斜角肌裡，存在著好幾處有強烈壓痛感的地方。每一個斜角肌激痛點，在每一回的療程中，只需來回推撫十次。每天可進行三到六回療程。

按摩後斜角肌時，將中指放在斜

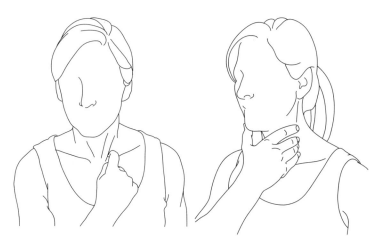

圖5.6 按摩前斜角肌。深深按壓胸鎖乳突肌與鎖骨相連的位置。

圖5.7 按摩中斜角肌。按摩胸鎖乳突肌後方的位置。

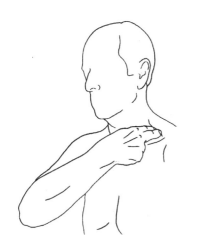

圖 5.8 按摩後斜角肌。往下按壓斜方肌與鎖骨相連的位置。

方肌前緣下方，靠近它與鎖骨相連的位置（圖 5.8）。手指下壓，順著鎖骨，往你脖子的方向推撫一英吋左右。推撫的過程中，指下的肌膚應該隨著你的動作移動；至於你推撫時，指下摸到的骨頭，就是你第一肋骨的上緣。不要輕忽後斜角肌，就算其他斜角肌都沒有激痛點，它還是有可能存在著激痛點。

所有肌肉中，就屬按摩斜角肌的效益最大。請務必要詳閱第三章「找出激痛點與自我療癒」，努力精通這些肌肉的自我療法，一定會讓你得到很好的回報，因為許多上半身的肌筋膜問題可能都與斜角肌有關。每一個人都應該知道要如何治療這些肌肉。

肩胛骨周遭

每個肩胛骨都與十七條肌肉相連。如果你對肩胛骨夠瞭解，找得到它的幾個骨骼標記（bony landmark，圖 5.9 和圖 5.10），那麼尋找和按摩這些肌肉的過程就會變得更加輕鬆。以下是圖 5.9 和圖 5.10 各點的簡要說明：

A. 肩胛骨上角（最上端）

B. 肩胛骨內側緣（內緣）

C. 肩胛骨外側緣（外緣）

D. 肩胛骨下角（最下端）

E. 肩峰（肩胛骨外側的端點）

F. 喙狀突（從肩膀的前側突出）

G. 肱骨頭和肩臼（即所謂的「杵臼關節」）

H. 肩胛棘（scapular spine，肩胛骨上的一道脊狀突起）

I. 肱骨（上臂骨頭）

J. 鎖骨

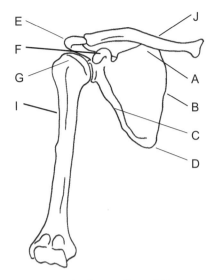

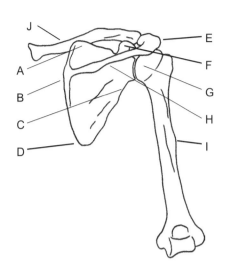

圖 5.9 右肩骨頭的正視圖。　　　　　　　圖 5.10 右肩骨頭的後視圖。

　　掌根緊「貼」鎖骨，準備用指尖感受位在肩胛骨上方的肩胛骨上角（Ａ）（圖 5.11）。輕鬆地前後擺動手臂，在你做這個動作的時候，會感覺到你要找的肩胛骨上角，就在你的食指或中指下方來回移動。這是定位棘上肌（四大旋轉肌群之一）和上背部提肩胛肌的重要標的。

　　肩胛骨最顯眼的骨骼標記就是肩胛棘（Ｈ）。在身形纖細的人身上，你可以很清楚地看見它從皮膚下方突起。肩胛棘的根部，就在肩胛骨上角背側的下方一英吋左右。你可以看看自己摸不摸得到這塊骨頭，並感受一下這塊脊狀突起是以怎樣的

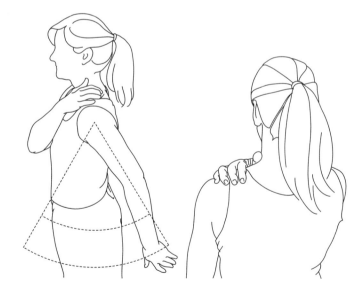

圖 5.11 藉由前後擺盪手臂的動作，找出肩胛骨上角的位置。對側手的掌根必須緊「貼」鎖骨。　　圖 5.12 找出肩胛棘的位置。

走向橫過肩胛骨（圖5.12）。有些人的肩胛棘是以近乎水平的角度橫過肩胛骨，有些人的肩胛棘則會以向上傾斜的角度橫過。

現在我們來找找肩峰（E），它是肩部後側頂端一塊扁平的板狀骨頭，摸起來沒有很明顯的稜角。在你手臂下方的腋窩後緣，你應該能夠感覺到肩胛骨的外側緣（C）（圖5.13）；在找尋大圓肌、闊背肌、小圓肌和肩胛下肌時，這是一個重要標的。

順著外側緣往下摸，你會摸到位在肩胛骨最下端的肩胛骨下角（D）。要明顯感覺到它的存在，你可以將手臂前後擺動，肩胛骨下角就會在你的指下來回移動（圖5.14）。如果你的活動幅度沒有因肩痛或胸痛受限，請試著以環抱自己的姿勢，去摸整個肩胛骨內緣的輪廓（B）（圖5.15）。假如執行上有困難，你也可以將手繞過肩部上方，用指尖去感受一下內側緣上段的輪廓。

最後，我們要找的是喙狀突（F）。喙狀突是肩胛骨的一部分，呈鉤狀朝身體前側突出，緊貼於皮膚之下（圖5.16）；摸起來就像是一顆依在肩膀前側、肱骨頭旁邊的彈珠。要確認你摸到的是不是喙狀突，請將你的整隻手臂往內側和外側旋轉，這個動作會讓你感覺到肱骨在喙狀突旁邊活動。摸索肩部的這個骨骼標記時，請小心行經它下方的神經和血管。花一點時間去辨認肩胛骨的不同部位，這有助你理解我們之後要討論到的各條肌肉，同時，這些知識最終也會增進你成功治療自身激痛點的能力。

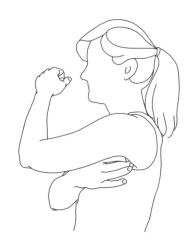

圖5.13 找出肩胛骨外側緣的位置。

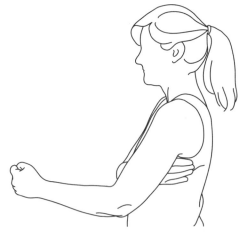

圖5.14 找出肩胛骨下角的位置。

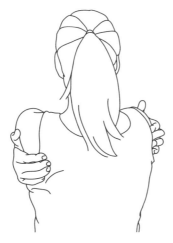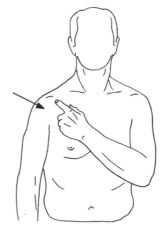

圖 5.15 找出肩胛骨內側緣
的位置。

圖 5.16 手摸喙狀突。箭頭
所指之處是肱骨頭。

上背部肌群

如果你是用解剖學的角度看待問題，就可以輕鬆依照邏輯將肌群分類。你
需要做的唯一一件事就是，決定每一個肌群的疆界。然而，假如你想用引發轉
移痛的激痛點來分類肌群，這一切可就完全不一樣了。這就是為什麼某些上背
部肌群會被分類到本書其他章節的原因。只有三種上背部的肌肉，引發的症狀
主要集中在它們所在的位置，分別是大菱形肌、小菱形肌和後上鋸肌。至於其
他位在脊椎上半段，確實會引發上背部疼痛的肌群，我們則會留到第八章，與
下背部和臀部疼痛一起討論，因為它們就是那些肌肉的延伸。

◎ 菱形肌

菱形肌（Rhomboid）與上背部的多節脊椎骨，還有肩胛骨的內緣相連。小
菱形肌的位置比較高，與大菱形肌算是兩塊獨立的肌肉，不過，兩者的差異無
法單憑觸摸的方式分辨。菱形肌的功能是將肩胛骨往脊柱方向移動、輔助肩胛
骨上抬的動作，以及將筆直、高舉過頭的手臂降至與肩等高的平舉狀態。

菱形肌激痛點會在肩胛骨內緣引發持續性的疼痛，而且這股疼痛在休息狀

態的時候可能會格外明顯（圖 5.17）。這個位置的疼痛，也可能來自後上鋸肌。後上鋸肌位於菱形肌下方，中斜方肌則覆蓋在它們之上。這三層肌肉都可能出現激痛點。其他會在肩胛骨內緣引發轉移痛的肌肉還有，斜角肌、棘下肌、闊背肌、前鋸肌和提肩胛肌。棘肌（第八章會討論到）也會引發相同程度的疼痛，但疼痛的位置會比較接近脊椎。

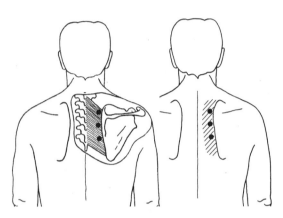

圖 5.17 菱形肌激痛點和轉移痛模式。

在治療這些肌肉之前，請務必先確認你斜角肌激痛點的狀態。斜角肌是最常造成肩胛骨內緣疼痛的根源。如果你沒有先了解斜角肌的狀態，就去按摩菱形肌或這裡所列出的其他肌肉，當下你或許會覺得比較舒服，但實際上，你可能只是在浪費時間，做些治標不治本的白工。假如你活動肩膀的時候，會發出明顯的喀拉喀拉聲響，也許就表示你的問題和菱形肌有關。

為了避免過度使用菱形肌，最好不要過度從事任何需要持續或反覆抬起肩膀的活動。像軍人那樣過度抬頭挺胸的姿勢，就會對菱形肌造成壓力，因為要保持肩膀往後拉的姿勢，菱形肌就必須一直處於收縮狀態。丟球或是划船等運動也有可能把菱形肌操過頭。前面我們說過，情緒緊繃造成的不自覺聳肩會刺激許多肌肉形成激痛點，這當中也包括菱形肌。如果你想知道更多有效化解習慣性肌肉緊繃的方法，請見第十二章〈肌肉緊繃和慢性疼痛〉。

還有一個會使菱形肌出狀況的原因，那就是胸肌過度緊繃。雖然這個情況可能永遠也不會發生在你身上，但這正是柯蒂斯所面臨的處境。

柯蒂斯是從新英格蘭來的房屋建築承包商，已經有超過五年的時間，都深受上背部的慢性疼痛所苦。這段期間，他前前後後向二十三名醫師和物理治療

師求助過。他們全都說，他的上背部疼痛是菱形肌所致。他接受過伸展菱形肌、超音波和各種冷、熱療法，甚至還為了充分休息，停工一年。但最後，他發現他或許還是重返工作崗位會比較好，因為就算停工他的背還是一樣痛。

後來抱著死馬當活馬醫的心態，柯蒂斯嘗試了按摩療法。治療師請他仰躺在按摩床上，這樣他才可以按摩他的胸肌。柯蒂斯覺得很荒謬，因為他是背痛，不是胸痛。治療師解釋，他之所以會背痛，是胸肌長久過度緊繃，對菱形肌和中斜方肌造成壓力。年輕時，柯蒂斯曾花了不少時間鍛鍊他身體前側的肌肉，胸肌當然也囊括其中。即便那已經是數十年前的事，但這些肌肉依舊呈現收縮、緊繃的狀態。治療師建議柯蒂斯去買本《激痛點按摩法》，這樣他就能在每週回診接受專業治療之餘，也每天自我治療胸肌和斜角肌。就這樣，柯蒂斯有九成五％的疼痛都在一個月內消失了。再搭配強化上背部肌群和伸展胸肌的運動，柯蒂斯很快就將身體調整回平衡的狀態，再也不受疼痛所苦。現在的他可說是無痛一身輕。

激痛點會讓胸肌持續呈現收縮、變短的狀態，導致肩胛骨被它們往前拉。這個現象多半是菱形肌和胸肌之間的肌力和長度不平衡所致。為了對抗胸肌的拉力，菱形肌只好拉長自己的長度，而這個過度的伸展，就會促使激痛點形成。

緊繃胸肌的拉力會讓肩胛骨突出背部，呈現圓肩的不良體態。因此，在沒有先處理胸肌激痛點的情況下，恐怕會很難矯正這類體態，或改善菱形肌的狀態。再者，在菱形肌已經被胸肌拉扯的很無力時，又試著去伸展菱形肌，只會更加刺激它們的激痛點，讓疼痛的狀況變得更加雪上加霜。

請排除斜角肌和胸肌激痛點的問題後再治療菱形肌。鉤形按摩杖能讓你輕鬆、有效率地按摩菱形肌，但靠牆抵著網球還是比較好上手的按摩手法。高彈力球或長曲棍球能對激痛點施加更大的壓力，甚至在操作上也比較好掌控。菱形肌激痛點很容易和下斜方肌激痛點混淆，因為下斜方肌也可能因長期圓肩的體態過度伸展，形成激痛點。

◎ 後上鋸肌

　　雖然後上鋸肌（Serratus posterior superior）跟菱形肌一樣與脊椎相連，肌肉的走向也一樣，但後上鋸肌並沒有與肩胛骨相連，而是穿過肩胛骨下方，與上側的幾根肋骨相連（圖 5.18）。後上鋸肌會在吸氣的時候，抬高肋骨，幫助肺部充飽空氣。後上鋸肌的英文是「serratus posterior superior」，「serratus」有「鋸齒狀」的意思，形容了它連續與多根肋骨相連的外觀；「superior」則指出它是位處最上端的鋸肌。

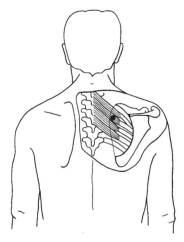

圖 5.18 後上鋸肌激痛點。

　　後上鋸肌引發疼痛的範圍非常廣泛（圖 5.19），而且與許多其他肌肉的轉移痛位置重疊。位於肩胛骨下方的深層疼痛是最典型的症狀。吸氣時的劇痛也是後上鋸肌有激痛點的徵兆。肩部後側、手肘，以及手腕和手部的小指側也可能感到疼痛。小指發疼是後上鋸肌激痛點的正字標記。有時候，疼痛或許會出現在上手臂和前臂背側，甚至會出現在胸部（圖示未呈現）。

　　運動期間的劇烈呼吸、因緊張所導致的過度換氣，或習慣性的胸式呼吸，都有可能在這些肌肉裡造成激痛點。會影響呼吸功能的呼吸道疾病，如氣喘、支氣管炎、肺炎、肺氣腫和吸菸引起的咳嗽（smoker's cough）等，更會特別加重後上鋸肌的負擔。

　　由於後上鋸肌大多隱藏在肩胛骨下方，所以正常情況下，我們無法碰到它的激痛點。圖 5.18 就清楚說明了它有很大一部分都位在肩胛骨之下的事實。所幸，讓這塊肌肉從肩胛骨下方露出並非難事；我們只要把手搭向對側的肩膀，就可以輕鬆將肩胛骨從後上鋸肌上方移開。靠牆抵著一顆網球、六十公厘的高彈力球或長曲棍球，都可以充分按摩這塊肌肉，前提是，你必須將手搭在對側的肩上（圖 5.20）。這個激痛點就位在肩胛骨上角的下方，緊鄰肩胛骨的位置。

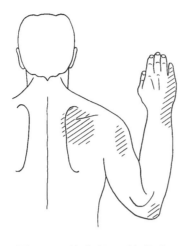
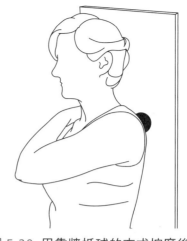

圖 5.19 後上鋸肌轉移痛
模式。

圖 5.20 用靠牆抵球的方式按摩後
上鋸肌（手搭在對側的肩膀上）。

肩部肌肉

　　說到人類能靠雙手執行的事情，可真是包山又包海，族繁不及備載，尤其是在運動和藝術的領域。隨著當代科技的快速蓬勃發展，人類的雙手和十指更是每天都要以精巧的動作，操作各種新穎的裝置。但你可能沒注意到，雙手要執行這些多樣化的活動，其實都要仰賴肩膀關節的力量，和其靈活活動的能力。

　　也就是說，手臂要做出各種不一樣的動作，需要所有肌肉非常精密的相互合作。兩側肩膀的運作各受二十四條肌肉操控，這當中也涵蓋了位處頸部兩側的斜角肌。緊繃的斜角肌會壓迫到支持肩膀、手臂和雙手正常運作的神經和血管。肩膀出狀況是一段可預測的過程。一旦肩部的其中一條肌肉因為激痛點力量變弱或失去功能，其他相關的肌肉就必須付出更多的努力來彌補它的缺陷。在這個額外負擔的壓迫下，它們會像骨牌一般一一倒下，因為激痛點會一一找上這些肌肉，最終這個部位的所有肌肉都會被它們攻陷。

　　肩膀出狀況後，簡單的日常瑣事都會成為不可能的任務。你不再能自己抓背、梳頭，或者是把架子上的那盒麥穀片拿下來。如果有什麼東西需要用到兩隻手，還必須用能正常活動的那條手臂，把出狀況的那條手臂抬到定點。你甚

至有可能無法伸手將安全帶橫過身體，繫上。持續的疼痛會讓你夜不成眠，把工作變得一團亂。等到肩膀的狀況徹底成形，這個問題就會持續好幾個月，有時候還會長達數年。

碰到治療師對肩部不夠了解，沒有徹底治療負責肩關節活動的那些肌肉時，肩部問題確實可能給人非常大的挫敗感。激痛點所引發的疼痛和衍生的關節機能障礙，可以持續好幾年。有些人在一些活動的限制下，能幸運的不再受疼痛所苦，不過這些限制通常也會大幅侷限了他們的活動範圍。在其他的情況下，疼痛則會持續糾纏患者好幾年，而珍妮就屬於這類患者。

珍妮，四十五歲，自從差一點從公司的樓梯摔下，但及時用雙手抓住扶手穩住自己後，她的雙肩就一直發疼。她看了好幾位醫師，他們都只給了她兩個選擇：注射可體松或開刀找出病兆；但這兩種方法都不是她想要的。她去做了兩套不見成效的物理治療療程，後來又開始每個月都去找專業按摩師按摩一次。這個「令人心情愉悅」的按摩雖然讓她感到放鬆，卻不太能緩解她肩部的慢性疼痛。她就這麼與她肩部的疼痛共同生活了十五年。直到有一次在自我治療疼痛的課程中，珍妮發現了她旋轉肌群裡的激痛點，她的狀況才出現了轉機。相較於她先前接受過的任何治療，她在這門課程中學到的按摩技巧，大大減緩了她肩部疼痛的狀況。她花了好幾週的時間，才擺脫了她肩部肌肉裡的所有激痛點，但這一切都是值得的；最終她的肩膀不僅不再疼痛，還能不受限制的自由活動。

肩部病症的診斷焦點，多半都集中在肩關節上，像是：關節炎、滑囊炎、肌腱炎、旋轉肌群損傷，以及沾黏性肩關節囊炎等。沾黏性肩關節囊炎就是醫師針對「五十肩症候群」這類症狀，所使用的眾多診斷名詞之一。這個沾黏的物質，原本是一群由纖維蛋白組成的膠體，但隨著時間的演進，這些膠體先是會變成結構更為穩固的膠原蛋白，最後又會變成疤痕組織。通常這個過程都發生在組織受傷或手術之後。雖然肩關節確實有可能出現沾黏的狀況，但要沾黏

到肩關節完全無法活動的程度，大多需要歷時好幾個月或好幾年，有些人甚至一輩子都不會達到這種程度。不過就算肩關節有沾黏的狀況，在專業徒手治療師緩慢、溫和、無痛的治療下，這些沾黏也有機會漸漸化解。有些整骨推拿師也會用專業的按摩技法，溫和伸展肩關節內側的深層筋膜；可是在接受這類技法前，你肩部的肌肉必須先經過充分的按摩，將裡頭的激痛點徹底鬆開。你可以自行鬆開這些激痛點，過程中，你除了能明顯提升肩膀的活動幅度，大幅降低疼痛感，還能夠降低沾黏性肩關節囊炎真的找上門的可能性。擁有健康的杵臼關節才能讓雙手不受限制的執行各種動作，這一件事的重要性很好理解。因為肩膀要做出動作，肱骨頭能在肩臼裡活動是必備條件，話雖如此，但肩胛骨對肩膀活動的重要性可不遑多讓。肩胛骨就像是起重機的平台，而手臂就相當於起重機的吊臂。如果說肩關節是讓手臂這個吊臂以最大幅度旋轉、活動的轉軸，那麼沒有韌帶牽制的肩胛骨，就是可以隨著手臂的活動狀態，隨意在背部游移，好讓吊臂保持平衡的起重機平台。要讓肩胛骨擁有這樣彈性的活動能力和力量，人體必須在軀幹的前、後側精心安排二十四條強而有力的肌肉，來駕馭和控制肩胛骨。**與肩部息息相關的二十四條肌肉中，有十七條與肩胛骨相連**。這些肌肉對肩部的結構和活動狀態都具有影響力。就如同成串的骨牌，一旦當中有哪一條肌肉的狀態嚴重失衡，許多肌肉就會接連受到影響。

四大旋轉肌群是最常造成肩痛、上臂活動幅度降低，以及肩關節喀拉喀拉作響的原因。旋轉肌群（rotator cuff）是由覆蓋在肩胛骨內、外兩側，四塊極其重要的肌肉與其相連的肌腱構成。肌腱（tendon）是肌肉末端的堅韌纖維，能將肌肉固定在骨頭上。肌腱出狀況的時候，問題很可能都是出在它所應對的那條肌肉裡。

如果你能夠自行控管這些肌肉的激痛點狀況，或許就能避免掉許多為了肩部問題去做的推拿、類固醇注射和復健等治療。鍛鍊和伸展肩部肌肉，雖然是改善肩部問題最常使用的物理治療方式，但在旋轉肌群僵硬和缺乏彈性的情況下，這些方法的成效往往令人失望。說到治療肩痛最安全也最直接和最有效的方法，其實就是按摩這些肌肉的特定激痛點。即便是嚴重到必須靠手術去矯治

的肩部結構問題，按摩旋轉肌群激痛點的動作，同樣能在消除術後疼痛方面發揮強大的功效。（請務必詳閱第三章〈找出激痛點與自我療癒〉，學習執行這套按摩的方法。）

◉ 棘上肌

棘上肌（Supraspinatus）位在肩胛骨上端，該肌肉的內側端藏身在肩胛棘上方的棘上窩中（圖 5.21）；外側端則行經肩峰下方，與肱骨頭頂部的外側相連。這樣的連結方式，有助棘上肌抬升手臂，因為這能讓它發揮很大的槓桿力量；另外，它也能讓這條肌肉協同其他旋轉肌一起穩固肩關節。

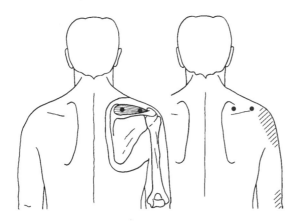

圖 5.21 **棘上肌激痛點和轉移痛模式。**

肩膀外側疼痛會讓你很想要花點力氣去按摩一下三角肌。按摩三角肌不是什麼難事，按摩的過程不但會讓你覺得很放鬆，甚至還有可能減輕你的疼痛感，可是，如果這股疼痛是來自棘上肌，按摩三角肌並不能解決你肩痛的問題。除此之外，棘上肌激痛點也可能是某些無法解釋的問題的核心所在。

艾瑞克，五十五歲，滑雪的時候不小心摔了一大跤。十八個月後，他仍感覺得到這場意外在他左肩外側和左手肘留下的後遺症。每次他舉起手臂，都會感受到一陣撕心裂肺的疼痛。有的時候，他就連把手垂在身側，走過房間，肩膀也會隱隱作痛。原本他週末都會去彈彈鋼琴，賺點外快，但此刻彈鋼琴這件事也成了一場痛苦的磨難。艾瑞克的醫師為他做過許多檢測，但依舊不確定他

到底是哪裡出了狀況。後來艾瑞克一位博學多聞的友人，在他左肩胛骨的棘上肌發現一個一碰就很痛的地方，而且一壓這個點，就會讓他手肘和肩膀的疼痛再現。於是，這位友人告訴艾瑞克自行按摩這塊肌肉的方法。在他自己的努力下，這個折磨了他一年半的疼痛，終於在三週內徹底消失了。

症狀

棘上肌激痛點所引發的疼痛，多半會讓患者在靜止的狀態下，就能感覺到肩膀外側的深處隱隱作痛（圖 5.21）。有時候，這股疼痛還會蔓延到上臂和前臂的外側，直達腕部（圖示未呈現）。甚至就連你要把手臂舉起來的那一刻，你都會感受到一陣疼痛襲來。將你的手高舉過頭幾乎是不可能的事，所以洗頭或梳頭都會變成你生活中的難題。這些困難和疼痛常常會被誤診為滑囊炎的症狀。

有時你可能會感覺或聽到肩關節發出喀拉喀拉或霹靂啪啦的聲響，這種情況多半是棘上肌激痛點所造成。棘上肌一直呈現非常緊繃的狀態時，肱骨頭就無法順暢地在肩臼裡滑動。一旦中止了棘上肌激痛點的活性，那些狀況就會消失。

棘上肌也是造成肘部外側疼痛，即所謂的「網球肘」的眾多原因之一。雖然網球肘常常會被冠上關節炎、肌腱炎或發炎之類的籠統診斷名稱，但很多時候，網球肘其實就只是肌筋膜激痛點所引發的轉移痛，透過按摩即可得到非常好的治療成效。三頭肌或前臂肌群裡的激痛點，是最常造成網球肘的原因；或許就是因為這樣，所以離肘部甚遠、也沒那麼常造成網球肘的棘上肌激痛點，才經常在診斷過程中被輕忽。

成因

棘上肌通常是在某次超出負荷的體能活動中，一次性的受到傷害，像是移動體積龐大的沙發，或搬運重物（如行李箱或成箱的物品）等。在做這些負重動作的時候，棘上肌必須出很大的力量，才能避免肩關節因拉力脫臼；如果你是以雙臂向下打直的姿勢，提著行李箱之類的東西，更會對棘上肌造成莫大的

負擔。迫使棘上肌重複性使力的動作，譬如長時間將手臂高舉過頭做事，或懸著手肘敲打電腦鍵盤，也會耗盡棘上肌的力量。假如你的棘上肌已經有問題了，就連走路擺動雙臂的這個簡單動作，或許都會對它造成無法承受的壓力。跌倒也可能觸發棘上肌形成激痛點。另外，不受牽繩牽制、常扯著主人到處跑的大型犬，同樣可能是棘上肌形成激痛點的原因。

治療方式

你會在肩胛骨上端找到棘上肌，它就緊鄰肩部上側那一大塊斜方肌的後方。在此之前，請你回顧一下前文「肩胛骨」一節的內容，找出肩胛骨上角和肩胛棘這兩個骨骼標記。如果你的手有放對位置，你的指尖應該會碰到肩胛棘的上緣，掌根則會在鎖骨上。要驗證你是否真的摸到了棘上肌，可以將手臂往前舉起，並略向兩側擺動。你一開始移動手臂的時候，應該就會感受到這塊肌肉在你的指下收縮、隆起。如果沒有，就請你將手指稍微往外移一些。

棘上肌的激痛點會出現在兩個位置（圖 5.21）。一個位在棘上肌的肌腹，也就是肩胛骨上角的正下方。這一個激痛點很容易和提肩胛肌的激痛點混淆，所以觸診時請仔細判別。如果按摩能讓你感到「非常」舒服，那麼你指下摸到的激痛點很可能是位在提肩胛肌上。第二個激痛點與第一個激痛點大概相距二英吋遠，靠近棘上肌行經肩峰（肩胛骨外側的端點）下方的位置；肩胛棘和鎖骨以 V 形交會的結構內側，就是這個激痛點的所在之處。這個激痛點就跟瘀傷一樣，可能會有很強烈的壓痛感。請好好拿捏你按壓的力道，盡可能讓自己在放鬆、不齜牙咧嘴的情況下，完成整個按摩的過程。

手指的靈敏度雖有助於找到棘上肌激痛點的位置，卻不太適合用它來按摩此處，鉤形按摩杖或 S 形按摩杖是比較好的按摩器具（圖 5.22）。因此按摩時，請你先用手指找到位在肩胛骨上角和肩胛棘之間的激痛點，然後再小心地將按摩杖的球狀突起放在上頭，施力按壓。不管你使用哪一種按摩杖按壓，將你的對側手握在按摩杖的弓形處，才能讓按摩杖的槓桿作用力發揮到極致，按壓到這塊深層的肌肉。

由此可知，如果想要徹底解決棘上肌的問題，一定需要一些輔助。有必要的話，你也可以坐著，請另一個人站在你身後，用「雙手大拇指對頂」（paired thumbs）、「支撐四指」手勢或按摩錐等方式，替你按壓棘上肌。

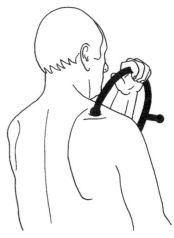

圖 5.22 用鉤形按摩杖按摩棘上肌（對側手請握在弓形處）。

◎ 棘下肌

棘下肌（Infraspinatus）幾乎覆蓋了肩胛棘下方的整個肩胛骨（圖 5.23）。棘下肌的英文「infraspinatus」所代表的意思，就是「脊狀處下方」。棘下肌的外側端與肱骨頭的後側相連，這賦予它將手臂向外轉動的能力，所以你才可以在投球和準備用網球拍正手擊球的時候，做出手臂向後拉的動作。沒有這個向外旋轉的能力，手臂就無法舉到肩膀以上的高度。棘下肌也是確保肱骨頭能順暢在肩臼中滑動的主力肌肉。

棘下肌是全身最常受到磨難的肌肉之一。這條肌肉所造成的苦痛，甚至能夠終結運動員的職業生涯，金就是這樣的一個例子。

金是一位三十二歲的專業網球教練，她的雙肩從她小時候接觸網球以來，就一直處於疼痛狀態。醫師診斷金有旋轉肌群肌腱炎，她注射過很多類固醇，每週也幾乎都會去做物理治療。儘管如此，疼痛還是如影隨形地糾纏她，大部分時間她還是無法上場比賽。最近她很擔心幾位年輕學員的狀況，他們的肩膀也出現與她相似的疼痛感。「我要他們不畏傷痛堅持到底，因為我們在他們這個年紀的時候，也被灌輸這樣的觀念。」她說。「雖然我很害怕最終他們會跟我一樣，徹底失去當網球選手的身體條件，但我實在不知道自己能為他們做些什麼。他們都非常想上場比賽。」後來有位按摩治療師教了金一套靠牆抵著網球自行按摩肩膀的方法，讓她的肩膀從十四歲後，首次感受到無痛一身輕的暢快感。獲得這項按摩技巧最讓她開心的部分，就是她可以把它傳承給她的學生，幫助他們繼續朝選手之路前行。

矛盾的是，棘下肌激痛點雖然位處肩部後側，但它們卻是造成肩部前側疼痛最常見的原因（圖5.24）。這種疼痛通常有種發自關節深處的感覺，有時候還會稍微往下延伸到二頭肌。棘下肌激痛點對前三角肌和肱骨頭的隆間溝（bicipital groove）造成的強烈壓痛感，也可能會讓這些症狀被誤診為二頭肌肌腱炎（bicipital tendinitis）。疼痛也可能落在肩膀外側的位置。有時，緊鄰肩膀內緣的棘下肌激痛點（圖5.25）會對頸部後側和肩胛骨旁的上背部造成轉移痛，甚至會一路向下延伸到上臂和前臂，直達整個手部內側（大拇指那一側）。一旦轉移痛延到前臂，手部和手指伸肌形成衛星激痛點的風險就會變高，加重手部的疼痛和其他症狀。棘下肌激痛點也可能造成「多汗症」（hyperhidrosis），讓出現轉移痛的部位，甚至是雙手有盜汗的現象。

棘下肌激痛點的其他症狀，還包括：肩膀和手臂無力和僵硬，這會導致你的肩膀和手臂很容易疲勞；向內和向外旋轉手臂的幅度受限，讓手臂很難任意朝各個方向活動。由於旋轉手臂是將手向後伸的必備條件，所以一旦棘下肌出了狀況，把手伸到背後的動作就成了不可能的任務。譬如，穿上或脫下外套會讓你費盡千辛萬苦；如果你是女生，恐怕還會無法自己扣上或解開胸罩。另

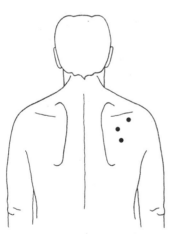 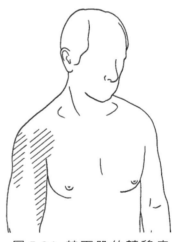

圖5.23 造成肩痛的棘下肌激痛點。　　圖5.24 棘下肌的轉移痛模式。

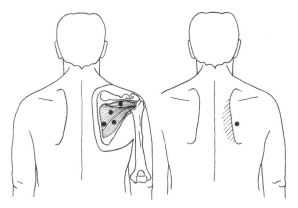

圖 5.25 棘下肌內緣激痛點和其轉移痛模式。

外，往棘下肌出狀況的那一側側躺，你的肩膀多半會疼痛難耐；可別以為躺另一側就會比較好，因為手臂的重量同樣會拉扯到你的棘下肌。甚至就連抬手梳頭或是刷牙之類的簡單日常舉動，也可能讓你感到痛苦萬分。

屬於內旋肌群的肩胛下肌和胸大肌，也可能在棘下肌和小圓肌引爆狀況。萬一肩胛下肌和胸大肌有變短、緊繃和激痛點的問題，那麼棘下肌和小圓肌就會被它們過度伸展，並在長期抵抗這股拉力的過程中形成激痛點。棘下肌或許跟你身上的許多轉移痛有關，但是如果你沒有消除其拮抗肌的激痛點和變短的問題，就永遠也無法解決棘下肌所引發的各種症狀。總之，在你開始做任何一種伸展運動前，都一定要先中止該處激痛點的活性。

許多肩部肌肉都有可能被激痛點找上，而且很快就會讓你的手臂出現無法動彈的狀況。因這些肌肉僵硬所引發的肩部活動能力僵化，會讓你的醫師認為你有關節沾黏的狀況，或者說有沾黏性肩關節囊炎的問題；通常遇到這種狀況，醫師都會建議患者動手術治療。然而，這個俗稱為「五十肩」的病症，其實對激痛點按摩的接受度非常高，只要針對旋轉肌群和其他相關肌肉裡的激痛點進行按壓，大多都可獲得很好的成效。

成　因

需要長期將手臂高舉過頭，或是伸向前方的工作，都會過度操勞棘下肌，因為它們必須持續收縮，才能讓手臂一直保持在抬起的狀態。反覆將手伸向背後的動作，也可能讓棘下肌變短、充滿激痛點。意外、跌倒和許多運動，都有機會讓棘下肌的負荷超載。開車時，把手放在方向盤的最上端，會持續對棘下

肌和棘上肌造成壓力，因為它們必須一起收縮，才能讓手臂一直抬著。

　　基於相同的原因，在手肘毫無支撐的情況下，長時間敲打電腦鍵盤，同樣很容易耗盡棘下肌和棘上肌的力量。另外，滑鼠放的太遠，必須長期伸長手臂操作它，也可能是讓你該側肩膀長期疼痛的原因；因為這需要上手臂反覆做出外旋的姿勢，此舉會讓棘下肌和小圓肌不斷呈現收縮的狀態。棘下肌的功能就是將手臂向外旋轉，所以只要是與這個動作有關的活動，都有可能造成棘下肌的負擔。仔細檢視你的日常活動，從中找出其他導致你過度使用棘下肌的習慣，如此一來，你才能設法消除，或是盡可能降低這些持續性因素對棘下肌的壓迫。

治療方式

　　位於肩胛骨外側的棘下肌是一塊可輕鬆自行按摩的肌肉。要確認你是否找對位置，可以將手臂向外旋轉，你應該會感受到它在你的指下收縮和隆起（圖5.26）。鉤形按摩杖和S形按摩杖都能對棘下肌發揮非常好的按摩效果。不過，有時候你或許會更喜歡靠牆抵著網球、高彈力球或長曲棍球按摩的感覺（圖5.27）。如果你選擇靠牆抵球的按摩方式，請把球放在肩胛棘下方，然後把你的身體轉45度角，讓你的肩胛骨靠著牆面。假如你是用背部平貼牆面的姿勢

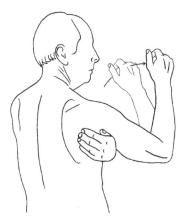

圖 5.26 找出棘下肌單獨收縮的位置。箭頭標示了手臂向外旋轉的方向，這個動作跟招手搭便車的手勢一樣。

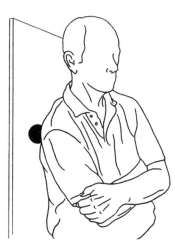

圖 5.27 靠牆用球按摩棘下肌。

按摩棘下肌，就會按不到對的點。搜尋位在肩胛棘正下方的兩個激痛點。然後用手指感受這塊肌肉與肩胛骨外緣平行的邊緣。在這束指狀肌肉的中央，你會找到那個引發你肩部前側疼痛的激痛點。每一回的療程請推撫每一個激痛點十到十二次，一天數回。欲知更多按摩說明，請見第三章「找出激痛點與自我療癒」。

棘下肌是一個特別鬼鬼祟祟的肌肉，因為棘下肌本身很少會發疼。你會發現自己老是在搓揉肩膀前側或外側，卻沒想到那些部位的疼痛常常是棘下肌激痛點所造成。除非你有按壓棘下肌，否則你永遠都不會知道它才是罪魁禍首。

在考量到激痛點的問題之前，請你謹慎鍛鍊和伸展棘下肌或任何其他的肩部肌肉。棘下肌的激痛點非常容易受到刺激，讓伸展產生反效果。有些治療師或許會主張有肩部無力和僵硬狀況的人，必須鍛鍊肩部肌肉，但實際上，這些症狀都是出現激痛點的肌肉想要保護自己所做出的反應。只要你消除了激痛點的活性，肌肉的力量很快就會回來。鍛鍊和伸展當然能幫助你恢復活動幅度，但這一切都必須在激痛點消失後才成立。

◎ 小圓肌

小圓肌（Teres minor）就位在肩胛骨棘下肌的下方，同樣與肱骨頭的後側相連（圖5.28），能輔助棘下肌執行將手臂向外旋轉的動作。

不過，小圓肌的疼痛模式和棘下肌非常不同；它引發疼痛的位置主要會在肩膀後側，就是它與肱骨相連的那一小塊區域。一般來說，在解決其他肩部肌肉造成的更嚴重問題前，小圓肌激痛點引發的疼痛可能都不太會被注意到。

小圓肌激痛點也有可能是無名指和小指有惱人刺痛感或發麻的原因。要注意的是，類似的

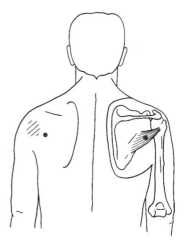

圖 5.28 小圓肌激痛點和轉移痛模式。

手指發麻狀況也可能是胸小肌的激痛點所致。另一方面，假如這兩隻手指只有痛沒有麻，就要懷疑造成這個症狀的原因是不是闊背肌激痛點。

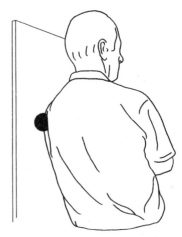

圖 5.29 靠牆用球按摩小圓肌。

小圓肌激痛點可以在肩胛骨外緣的上側找到。欲知如何找到肩胛骨外側緣的詳細方法，請見前文「肩胛骨」一節的內容。就跟確認棘下肌的動作一樣（圖 5.26），把手臂向外旋轉時，在動作快結束之際，你應該會感覺到這塊肌肉從肩胛骨的外緣隆起。你大概會在與腋窩相距一英吋左右的肩胛骨外側緣，找到小圓肌的激痛點。按摩棘下肌的技巧也可以套用在小圓肌上。網球、高彈力球或長曲棍球都是按摩小圓肌的最佳工具：靠牆抵著球體，將它緩慢地在小圓肌上來回滾動（圖 5.29）。

萬一中止小圓肌激痛點的活性後，你肩部後側的疼痛還持續存在，請參閱本章的「常見疼痛區域」，了解是否有其他肌肉出了狀況，因為不少別的肌肉也會在相同的部位引發轉移痛。你或許會發現，關照胸大肌和胸小肌的狀況也很重要，中止它們激痛點的活性，再好好伸展它們，能讓你離擺脫肩部後側疼痛的目標更進一步。

◉ 肩胛下肌

肩胛下肌（Subscapularis）是位於肩胛骨前側，非常有強而有力的肌肉（圖 5.30）。從立體結構來看，這塊肌肉就像是三明治般夾在肩胛骨和肋骨之間。（圖示移除了肋骨，讓你能直接看到身體後側的狀況。）這塊與肱骨頭相連的肌肉讓手臂能向內旋轉，做出把東西放在後方口袋之類的動作。這個連結也能穩固肩關節的結構，讓肱骨頭保持在肩臼的中心位置。

看到肩胛下肌的位置，你一定會以為深埋在肩胛骨前側的肩胛下肌既摸不到，也無法治療。然而，出乎意料的是，其實只要用對方法，還是有望觸及這

塊肌肉。這是個好消息，因為造成肩痛的核心問題常常就出在肩胛下肌。尤其是五十肩問題的人，知道治療肩胛下肌激痛點的方法，有可能是恢復肩部功能的關鍵；缺乏這份知識，說不定就要花很長的時間才能康復。

　　伯尼，四十八歲，他的左肩已經痛了好幾個月。從他在某場暴風雨過後，不小心在撿拾斷枝的時候被絆倒開始，這個問題就一直糾纏著他。他的肩膀時時刻刻都在痛，夜裡總會一再將他痛醒。他甚至連手都不敢抬，對每天早上要面對的穿衣動作更是滿懷恐懼。他討厭看醫師，但這個問題並沒有任何好轉的跡象。伯尼的妻子送了一張按摩禮券給他，令她意外的是，他竟然願意去按摩。治療師在他手臂下方找到了一個有強烈壓痛感的部位，然後告訴他要怎樣自行按摩這個點的方法。接受治療師的按摩後，他肩部的狀況馬上就改善了，這激起了他繼續自我按摩的動力。自行按摩三個月後，有人關心他肩部的狀況，他才突然意識到，他的肩痛已經消失了好一陣子。為了確定肩膀真的不會痛了，他還把手臂整個向上舉起。「我已經忘了自己有肩痛的毛病了。」他說，「這陣子我甚至完全沒有再想到這件事。」

　　露斯肩上的狀況以另一種截然不同的方式呈現。學習班卓琴是露斯一生的夢想，六十七歲那一年，她決定放手追夢。但就在上完第一堂課後，她馬上就發現，每當她坐下來練琴，左肩後側都會發疼。就連伸出手臂，握住琴頸的動作，都會觸發疼痛的感覺。幸好，她的老師知道一些激痛點的觀念，因為他自己本身也曾有這方面的問題。他告訴露絲，彈奏班卓琴、吉他或小提琴的左手手勢，必須讓左臂一直大幅度向外旋轉。這個動作會使肩胛下肌持續處於拉長狀態，如果練琴的時間過長，肌肉的強度和彈性又不夠，就會

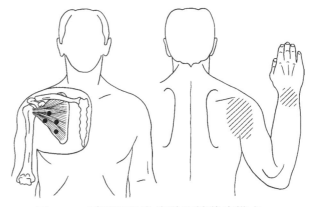

圖 5.30 肩胛下肌激痛點和轉移痛模式。

對肩胛下肌造成極大的壓力。「然後激痛點就會找上妳。」他告訴她。在他教了露絲自行按摩肩胛下肌的方法後，只要她沒有過度練習，都能在不受肩痛所苦的情況下繼續彈奏班卓琴。

症狀

肩胛下肌激痛點的主要症狀是，肩部後側的深處會有強烈的疼痛感（圖5.30）。它們不時還會引發手腕後側疼痛的症狀，所以這也算是肩胛下肌激痛點的徵兆。有時候這個肩痛會向下延伸到上臂後側（圖示未呈現）。你的肩膀前側或許也會有強烈的壓痛感，因為過於緊繃的肩胛下肌會不斷拉扯它與肱骨頭相連的地方。

要讓肩關節順暢、自在地活動，四大旋轉肌群的拉力必須處在一個和諧穩定的狀態。肩胛下肌的肌力若因激痛點變弱，就會破壞這個狀態，讓棘上肌在失去阻力的情況下，將肱骨頭向上拉置肩峰的位置。假如你活動肩膀時會發出喀拉喀拉的聲響，很可能就表示你的肩胛下肌或棘上肌裡有激痛點。

激痛點也會讓肩胛下肌的肌肉無法拉長，降低肩膀活動的範圍，限制手臂旋轉的能力。這會讓你很難做出將手高舉過頭、橫過身體，或是舉手摸背的動作。這類因肩胛下肌激痛點造成的失能性疼痛和僵硬，常會被誤認為滑囊炎、關節炎、二頭肌肌腱炎、旋轉肌群損傷和沾黏性肩關節囊炎等病症所引發的症狀。

成因

肩部肌肉在沒有防備的情況下，突然負荷過多的壓力（例如摔倒），特別容易讓肩胛下肌受到傷害。如果你是年長、過重或健康狀況不佳的人，你的肩膀會更容易因這類意外受到傷害。手臂骨折，養傷期間，肩部長時間無法活動，是促成肩胛下肌激痛點的另一個常見原因；無法活動手臂的中風患者，也常因相同的原因形成肩胛下肌激痛點。旋轉肌群若有撕裂傷，不論是受傷當下，或是康復後，都有機會讓肩胛下肌出現激痛點。肩膀脫臼也可能讓激痛點找上肩

肩胛下肌。

　　不當過度鍛鍊自己或從事超乎你肌力負荷的體育活動，常常會讓肩胛下肌形成激痛點。反覆將孩子高舉過頭，再將她擺盪到你雙腿之間的舉動，就屬於這類會活化肩胛下肌激痛點的行為。另外，健身控、游泳者、網球選手或投球者，全都是會過度使用肩胛下肌的高風險族群。其實，那些因慢性肩痛不得不提前退役的投手，如果能對肩胛下肌和其他的肩部肌群進行激痛點按摩法，很可能還是可以重返投手板，再現英姿。

治療方式

　　摸到肩胛下肌最簡單的方法，就是坐著，將有問題的那條手臂置於雙腿之間（圖5.31），前額靠在鋪有毛巾或軟墊的桌面上。這個姿勢能放鬆肩部的肌肉，將肩胛骨往前帶，如果你還能將雙腿之間的手臂鬆鬆地往下沉，更能增加你之後按壓肩胛下肌的深度。指腹緊貼肋骨，指尖深深往肋骨和腋窩之間的縫隙推進。如果推進的過程中，你的掌心和手指都有緊貼肋骨，那麼你的指尖就會剛好壓進肩胛下肌。接下來，你就要在這個位處肋骨和腋窩後側肌肉之間的區域，搜尋深埋在這個部位、有微妙壓痛感的位置。你不必揉捏或擠壓這塊肌肉，只需要用指尖在腋窩的深處探尋。尋找肩胛下肌最上方的激痛點時，請你將探尋的範圍鎖定在腋窩上方，主攻肩關節的部位。找到激痛點後，指尖請先朝天花板的方向緩慢來回推撫它，然後再將指尖朝外，抵著肩胛骨按壓它。順著整條肌肉方向一路向下找尋和治療激痛點。從上到下，你大概要摸索四到五英吋的距離。肩胛下肌的激痛點也會出現在肩胛骨底端附近，所以觸診請你務必特別留意，不要漏掉了肩胛骨下角周邊的激痛點。

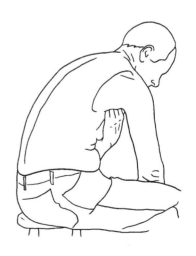

圖 5.31 按摩肩胛下肌時，該側手臂請垂放在雙腿之間。

也可以試著用大拇指執行上述的按摩方式，說不定你會比較喜歡大拇指按壓的感受。等到你對這門技巧較為熟練後，就可以將你要治療的那隻手肘放在膝蓋上，這個姿勢可以讓你更深入的按壓肩胛下肌。按摩期間，請你時不時放鬆一下接受治療的那隻手，因為按壓期間，它一定會為了抵抗這股按壓的力道，不由自主地呈現緊繃狀態。保持你雙手向下的姿勢，讓它鬆鬆地垂在你的兩腿之間。假如你不確定自己摸到的是不是肩胛下肌，可藉由大力內旋手臂的動作確認該肌肉有無收縮；內旋手臂時，你的手肘應該會外旋，且肩胛下肌會收縮。我在第一章提過，我父親治好了他自己的五十肩，而這套按摩技巧就是他當時採取的主要療法。雖然他五十肩的問題還涉及許多其他肌肉，但整體來說問題的核心就是在肩胛下肌。每次對肩胛下肌激痛點推撫十到十二下，一天數回。如果晚上被痛醒，就替自己按摩一回；它應該能暫時減緩你的疼痛，讓你重新入睡。不要過度治療，否則恐怕會招致腋下疼痛的反效果。

持之以恆地每天按摩這個部位，直到你再也找不到激痛點為止。這套按摩可以立即大幅緩解疼痛的程度，但要徹底中止激痛點的活性，大概需要長達六週的時間。尋找和治療已經在此處存在數月或是數年之久的激痛點，一定要格外謹慎，因為它們通常有柔軟的觸感，容易與分布在此處的淋巴結混淆。雖然在找尋肩胛下肌激痛點的過程中，你很可能根本摸不出分布在這裡的淋巴結，但凡事總有例外，萬一你在此處摸到了一顆比花豆還大的堅硬腫塊，且數天未消，最好就去看個醫師檢查一下。欲瞭解更多有關淋巴結的資訊，請見第三章「需特別注意的禁忌」一節的內容。另外，如果你有留指甲的習慣，肯定很快就會發現，你指尖那些長長的指甲會讓你無法有效自我治療肩胛下肌。指甲剪掉了還會再長回來，所以為了有效治療肩胛下肌，請你暫時戒掉留指甲的習慣。

不過，對許多肌力不好或胸部太大的人來說，要自己執行這套按摩技巧還是有點難度。這個時候往往就需要有個性格溫和、盡責的夥伴從旁鼎力相助。如果你要幫別人按摩肩胛下肌，按摩之前，請先對自己演練一下這套按摩技巧，這會讓你更能同理對方的感受。萬一找不到能幫助你的夥伴，就到 www.bodytools.com 這個網站買一個仿指指壓器。這一款簡單、平價的按摩器具，

是一對外形古怪的橡膠手指，其中比較小的那一根仿指，就是按摩肩胛下肌的神兵利器。

◎ 三角肌

三角肌（Deltoid）如果平攤在桌上，就跟「Δ」（delta）這個希臘字母的形狀相似，呈三角形。至於在人體上的三角肌，則如一頂帽子般，完整環繞著肩膀。雖然嚴格來說，三角肌是單一肌肉，但它有很多個頭，或說區塊，一般會分為三個類別討論，分別是位處肩膀前、後和外側的前三角肌（anterior deltoid）、後三角肌（posterior deltoid）和中三角肌（middle deltoid）。也因為這樣，三角肌在英文裡常常會以複數表示。

三角肌的上端與鎖骨、肩胛棘和肩峰相連，下端則與肱骨頭的中段相連。與棘上肌的相互合作下，三角肌能讓手臂朝任何一個方向舉起—前、後和兩側皆可。

症狀

三角肌激痛點不太會產生轉移痛，所以疼痛多半只會出現在激痛點所在或鄰近位置（圖 5.32、圖 5.33、圖 5.34 和圖 5.35）。三角肌因本身問題所引發

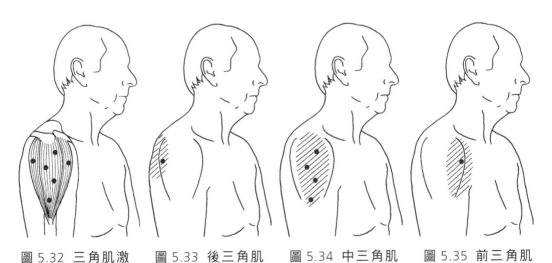

圖 5.32 三角肌激痛點。　　圖 5.33 後三角肌疼痛模式。　　圖 5.34 中三角肌疼痛模式。　　圖 5.35 前三角肌疼痛模式。

的疼痛主要是會在活動手臂的時候出現，手臂沒動的時候就不會痛。然而，如果三角肌是因為其他部位的問題感到疼痛，那麼這股疼痛就會持續存在，或者是受其他肌肉的活動狀態牽制。諸如吃飯、手臂平舉，或是將手向後伸到後座等會活動到手臂的動作，都會讓三角肌疼痛。

三角肌的任何一個部位出現激痛點，都會削弱肩膀的功能，並降低它抬起手臂的力量。換句話說，你運動和工作的表現可能都會因此大幅下降。醫療從業人員若沒有肌筋膜的觀念，多半會把這些因三角肌激痛點引發的疼痛，歸咎於關節炎、滑囊炎或旋轉肌群肌腱炎。

三角肌激痛點經常在斜角肌、胸大肌或旋轉肌群衍生衛星激痛點，而這些衛星激痛點全部都會對三角肌所在之處產生轉移痛—肩部前側、後側和外側。欲了解有哪些肌肉會對三角肌所在之處產生轉移痛，請見本章的「常見疼痛區域」。

成因

需要常常強力屈曲肩關節的運動，會讓三角肌承受過大的壓力，尤其是游泳、滑雪、舉重和球類運動。在職場上，必須長時間持重物，或是需要反覆將手向上、向外或向後伸的工作型態，也會過度使用三角肌。不論是替人按摩的專業按摩師，或是自行按摩的普通人，他們的三角肌都可能因執行按摩的動作工作量超載。抱嬰兒或幼兒也是很常過度使用三角肌和其他肩部肌肉的原因。就連皮下注射的打針，都可能促成三角肌激痛點形成。

為了降低重複性使力對三角肌造成的負擔，請檢視你工作的狀態，從中找出可以改善的地方。譬如，使用放置過高的電腦鍵盤，會對三角肌造成比較大的負擔。符合人體工學的打字姿勢，要將鍵盤擺放在與手肘齊高的位置，且肘部要有靠的地方，所以請你盡量選擇有扶手的座椅。

要記住，你提或抬重物的時候，三角肌必須花很大的力氣才能避免手臂被拉離肩臼。任何會猛力扭轉、擠壓或拉扯手臂的意外或跌倒事故，也很可能會傷害到三角肌。由此可知，因撞擊受過傷的肩膀，其三角肌出現激痛點的風險都不低。

　　徒手按摩三角肌反而會對三角肌造成無謂的負擔。運用網球、高彈力球或長曲棍球，靠牆抵在三角肌上按摩才是比較好的做法。按摩時，身體與牆面保持一個角度，才能讓你將球體任意滾過前、中、後任一條三角肌上方。

　　請注意，前、後三角肌的激痛點只會出現在它們肌肉的中段；至於中三角肌，由於肌肉纖維的排列方向複雜（圖2.11），所以整條中三角肌（上至肩峰，下至它與上臂中段相連之處）都有可能出現激痛點。其實大部分的三角肌激痛點都分布在中三角肌，因為它是三角肌中面積最大、工作量也最大的一個區塊。斜倚牆面，如熨燙衣服般，將球體由上至下的來回滾動，充分按壓三角肌的每一吋肌肉。

上臂肌群

　　健身者非常重視自己上臂肌肉的狀態，但其他人通常都不太會注意到它們。一旦上臂肌肉出了狀況，那些需要用到它們的工作或娛樂活動，可能就會對它們的肌力和耐力造成負擔。不論在你手中的是一個嬰兒、一袋雜貨，或是一件沉重的工具，你的上臂肌肉都必須承擔這些東西的重量。有時候，上臂肌肉甚至需要支撐整個身體的重量。就連在椅子上坐下和起身，或是上、下汽車之類的簡單動作，都可能讓上臂肌肉出現激痛點，體重過重的人在這方面的風險更是特別高。

◎ 大圓肌和闊背肌

　　大圓肌（Teres major）和闊背肌（Latissimus dorsi）在腋窩後側匯聚，之後又繞到上臂骨前側，依附在上臂骨頂端附近（圖5.36和圖5.37）。它們收縮時，可以讓手臂下拉、朝胸部內收，並讓手肘轉向身體。在後三角肌的輔助下，它們也可以將手臂向後伸。闊背肌屬於下背部肌肉，但因為它可活動上

臂，還會造成中、上背部疼痛，所以我們才會在本章介紹它。

大圓肌有激痛點的話，你把手肘放在桌面上，或伸手要拿前方櫃子裡的東西時，就會感覺你的後三角肌傳來一陣劇痛（圖5.36）。假

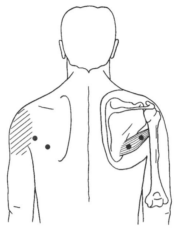

圖 5.36 大圓肌激痛點和轉移痛模式。

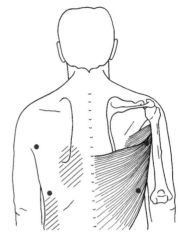

圖 5.37 闊背肌激痛點和轉移痛模式。

如活化的是緊鄰大圓肌的闊背肌激痛點，那麼相同的動作就會引發以肩胛骨下角為中心的中背部疼痛（圖5.37）；位在闊背肌下段的激痛點則會對下腹部兩側造成轉移痛。闊背肌激痛點的活化程度非常高時，這股轉移痛甚至會蔓延到整個手臂內側，直至手掌尺側（即小指那側），以及無名指和小指（圖示未呈現）。不管是在大圓肌或闊背肌裡的激痛點，都會限制手臂執行向上和向前伸的能力；以伸手拿櫥櫃高處物品的動作為例，它們就會讓你無法完全將手臂向上伸直。闊背肌的疼痛還可能在晚上發作，使你夜不成眠。

如果你已經知道大圓肌和闊背肌對手臂強力下拉這個動作有多重要，就不難想像怎樣的活動會把它們操過頭。諸如體操、網球、游泳、划船、劈柴、投球或丟球等活動，都可能是讓大圓肌和闊背肌出狀況的原因。在進行任何需要靠手臂撐起身體重量的運動時，都請你量力而為。從事需要將手往前伸或高舉過頭的工作時，請小心不要因這些動作過度伸展或過度使用這些肌肉。闊背肌裡的激痛點遲遲無法治癒，亦有可能是內衣肩帶過緊所致。

用五指抓捏腋窩下方的那一片肌肉，能有效找到你大圓肌和闊背肌的激痛點（圖5.38）。仔細感受這兩塊肌肉之間的溝槽，闊背肌比較靠近體表，在此處摸起來的寬度大概只有兩、三指寬。揉捏的按摩方式對闊背肌激痛點的效果最好。往腋窩下方抓的時候，要抓大把一點，才能同時掌握到大圓肌的位置。你

或許會覺得你所抓到
的這些組織只不過是
一團脂肪，但如果你
在抓捏這塊肌肉時，
同時猛力將上臂拉到
身後，將會明顯感受
到這些肌肉的收縮。
這個地方竟然有這麼
多肌肉，實在是令人
驚訝。你可以用鉤形

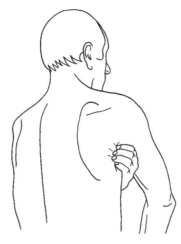

圖 5.38 用手指按摩大圓肌和闊背肌。

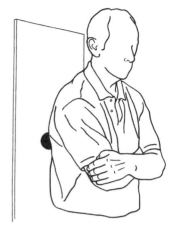

圖 5.39 靠牆抵球按摩闊背肌下段的激痛點。

按摩杖按壓大圓肌激痛點，也可以採取靠牆抵著球體的方式，用網球、高彈力球或長曲棍球按壓它們。將手伸到手臂下方，球放在肩胛骨外側緣約一半的位置，然後靠向牆面（圖 5.39）。將球往肩胛骨下角的位置滾動，你可以在那裡找到大圓肌 2 號激痛點。圖 5.39 呈現了靠牆抵球按摩闊背肌下段激痛點的方法。

◎ 喙肱肌

　　喙肱肌（Coracobrachialis）位在上臂內側，二頭肌和三頭肌之間。這塊肌肉的大小通常比食指寬一些，長度則大概是食指的兩倍長。喙肱肌的最上端與喙狀突相連，喙狀突就是從肩部前側突出的那一小塊肩胛骨（圖 5.16）。喙肱肌收縮時，能將手臂拉向身體，讓它們緊貼身體兩側。

　　喙肱肌激痛點會對前三角肌、三頭肌、前臂背側和手背造成轉移痛（圖 5.40 和圖 5.41）。激痛點的活性越大，疼痛分布的範圍就會越廣；在最嚴重的情況下，這股疼痛甚至可能蔓延到中指的末端。不過，在你中止其他位在肩部和上臂部、症狀比較明顯的激痛點前，你恐怕都不會察覺到這股疼痛其實與喙肱肌有關。喙肱肌激痛點會讓你很難做出將手臂放在身後，或將它高舉過頭的動作。因激痛點縮短、緊繃的喙肱肌也會擠壓到手臂的神經，讓二頭肌、前臂

和手部出現麻木感。

伏地挺身、攀岩、吊索攀爬、游泳、丟球、高爾夫球和網球等活動，皆有可能對這條肌肉造成壓迫。任何需要反覆將東西向下拉的工作，也有機會對喙肱肌造成壓力。另外，抬舉重物時，若是採取手臂前伸、掌心朝上的姿勢，請務必小心，以免傷到喙肱肌。

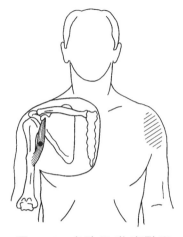

圖 5.40 喙肱肌激痛點和前側轉移痛模式。

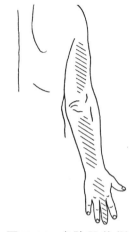

圖 5.41 喙肱肌後側轉移痛模式。

要找到喙肱肌的位置，請盡可能將你的大拇指壓在肱骨內側的最頂端（圖 5.42）。先藉由彎曲手肘的動作讓二頭肌收縮，再把你的手肘緊貼身側，讓位處二頭肌後側的喙肱肌收縮。喙肱肌並沒有想像中容易找到，所以有必要的話，請你重複這個動作數次。你會在上臂靠近骨頭的地方找到喙肱肌激痛點。找到後，請你用大拇指輕柔地上、下推撫它們。喙肱肌後方有重要的神經和血管經過，所以按摩時要特別注意，不要按到肌肉以外的地方。

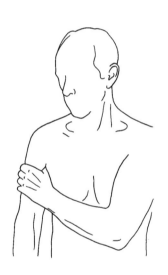

圖 5.42 用大拇指按摩喙肱肌。

NOTE　製作治療清單

要治療的肌肉太多，不知從何下手？你可以列出一份清單，挑出症狀最嚴重的前三名肌肉，先從它們下手。以一天三回的頻率，持續治療它們一週。一週結束後，再增加另外三種最需要治療的肌肉，以此類推。

◉ 二頭肌

　　二頭肌（Biceps）有兩個頭，一個頭與喙狀突相連，位在喙肱肌旁邊；另一個頭與肩胛骨上方的肩臼相連（圖5.43），能輔助舉手的動作。二頭肌的下端則與前臂的骨頭相連，所以二頭肌收縮時，可以彎曲手肘，並幫助手掌做出掌心朝上的動作。

　　二頭肌另一個非常重要的功能，就是讓手臂穩固地待在肩臼裡。雖然許多肌肉都有穩固肩關節的作用，但是如果沒有二頭肌，你在抬舉任何東西的時候，一定都會面臨肩關節脫臼的窘境。

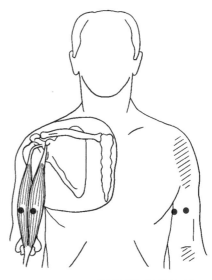

圖5.43　二頭肌激痛點和轉移痛模式。

　　二頭肌激痛點引發的疼痛主要會分布在肩膀前側和手肘內側（圖5.43），不太會出現在二頭肌身上。二頭肌有激痛點時，你或許還會有手臂無力，以及難以掌心朝下將手臂伸直的問題。有時候你肩膀後側的棘上肌區塊，也會因為二頭肌激痛點隱隱作痛（圖示未呈現）。二頭肌對肩膀造成的轉移痛有可能被誤診為肌腱炎或滑囊炎。

　　棘上肌和鎖骨下肌對二頭肌造成的轉移痛，是引發二頭肌激痛點的其中一項潛在因素。其他造成二頭肌激痛點的常見因素還有過度運動、掌心朝上抬舉重物（如嬰兒或幼童），以及從事需要大量屈肘的肌力鍛鍊活動（如引體向上）。職場上，某些重複性使力動作同樣會不斷耗損二頭肌的力量、引發疼痛，例如長時間使用螺絲起子拆卸或組裝物件，或是反覆轉動不滑順的門把等。從事任何二頭肌必須持續保持在收縮狀態的活動，都要特別照顧二頭肌的狀態。以右撇子的小提琴手為例，演奏時，他左手的二頭肌就必須一直處於極度收縮狀態，才能讓他的手指穩穩地在指板上舞動。小提琴手右側的二頭肌也常常因拉琴的動作形成激痛點，因為它必須持續收縮和拉長才能操控琴弓的方向。手

部向兩側伸，肱骨頭上的肌腱會劈啪作響，也可能是二頭肌激痛點所致。

不論是二頭肌的哪一個頭，它們的中段都有機會出現激痛點。你可以用「支撐拇指」的手勢或握拳的指關節深層按摩（圖5.44）二頭肌，也可以用靠牆抵球的方式按摩它。不要被肩膀前側的轉移痛蒙蔽了，要擺脫這股疼痛，你要按摩的多半是其他肌肉，而非肩膀前側。想知道有哪些肌肉會對肩膀前側造成轉移痛，請參閱本章的「常見疼痛區域」；請注意二頭肌的序列排在比較後面，這表示它造成這方面問題的可能性相對較低。

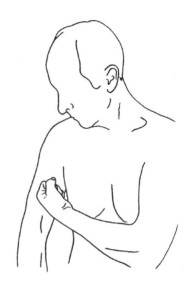

圖5.44 用指關節按摩二頭肌。

◎ **三頭肌**

三頭肌（Triceps）是一塊長而寬、擁有三條分支，或說三個頭的肌肉。這條肌肉與尺骨（前臂的兩根骨頭之一）相連的結構，能發揮很大的槓桿力量，

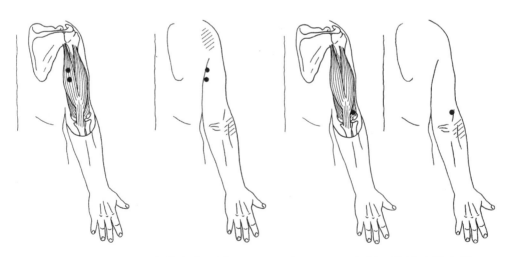

圖5.45 三頭肌1號激痛點和轉移痛模式。

圖5.46 三頭肌2號激痛點和轉移痛模式。

幫助手肘打直：這個功能完全由三頭肌負責。與肩胛骨相連的三頭肌長頭，則能穩固手臂在肩臼中的位置。三頭肌的激痛點會出現在五個不同的位置，並引發五種不同的轉移痛模式。

三頭肌 1 號激痛點會在肩膀後側和手肘外側引發疼痛（圖 5.45）。狀況嚴重的時候，轉移痛的範圍還會擴及上斜方肌和頸部根部（圖示未呈現）。雖然這些位在三頭肌內側的激痛點，是最常見的三頭肌激痛點，但它們的位置卻很容易成為治療時的漏網之魚。

三頭肌 2 號激痛點非常靠近手肘，由於肘部的肌肉相對較薄，所以它們也很容易被忽略掉。它是造成肘部外側疼痛，也就是「肱骨外上髁炎」或俗稱「網球肘」的諸多原因之一（圖 5.46）。有時候三頭肌 2 號激痛點造成的疼痛，還會蔓延到前臂背側。

三頭肌 3 號激痛點位在外側頭，會在上臂後側引發局部性疼痛（圖 5.47）。這個位置的激痛點特別需要注意，因為它會讓三頭肌的外側頭持續處於緊繃狀態，此舉將壓迫到橈神經（radial nerve），導致大拇指那一側的前臂和手部麻木。橈神經會經過這個位置，所以在按摩這個點的時候，你可能會有點敏感，請讓自己保持放鬆。

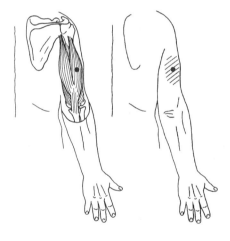

圖 5.47 三頭肌 3 號激痛點和轉移痛模式。

三頭肌 4 號激痛點會使你的肘部對碰觸特別敏感（圖 5.48），讓你無法忍受把手肘放在桌面或是座椅扶手上的刺激。所幸，透過抓捏或按壓，即可快速改善這個激痛點所帶來的不適。

三頭肌 5 號激痛點會在肘部內側引發疼痛，有時候還會造成前臂內側疼痛（圖 5.49）。這個位置的肘部疼痛有時會被叫做「高爾夫球肘」，或「肱骨內上髁炎」（medial epicondylitis）。

若活化的程度夠高，某些三頭肌激痛點還會對無名指和小指造成轉移痛。

除此之外，前臂背側和三頭肌本身，都有可能因任何一個位置的三頭肌激痛點感受到帶有壓迫感的疼痛。三頭肌激痛點會削弱肘部的力量，限制手肘彎曲和伸直的能力。在未考量到三頭肌激痛點的前提下，它們在肘部造成的轉移痛，常常被說成是關節炎、肌腱炎、肌腱變性或滑囊炎等病症的症狀。

過度運動或職場上的重複性使力動作，都可能讓三頭肌產生激痛點，尤其是大力、反覆的推舉動作。單純長時間使力拿著某個有點重量的東西，也會讓激痛點找上三頭肌。有時候甚至連闊背肌或後上鋸肌的激痛點，都會出乎意料地在三頭肌衍生出衛星激痛點。

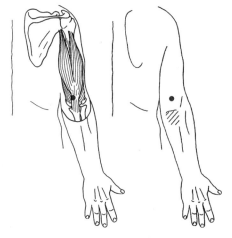

圖5.48 三頭肌4號激痛點和轉移痛模式。

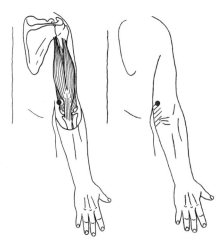

圖5.49 三頭肌5號激痛點和轉移痛模式。

按摩三頭肌最有效、便捷的方法，就是手握網球支撐手部，用指關節去按壓三頭肌（圖5.50）。堅硬、穩固的桌面可以讓這套按摩技巧發揮最好的成效，舉凡書桌、餐桌、檔案

圖 5.50 用指關節和球體按摩三頭肌。

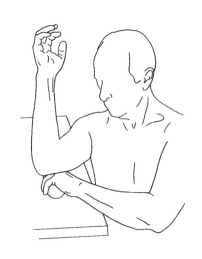

櫃，甚至是舊式直立式鋼琴的頂蓋，都可作為你按摩手肘的平面。這套按摩技巧也可應用在胸部或膝蓋處。靠球抵球是按摩三頭肌的另一個好方法，而且它對外側三頭肌的按摩效果特別好（圖 5.51）。

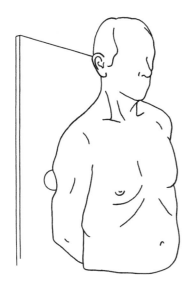

圖 5.51 用靠牆抵球的方式按摩三頭肌。雙手交握，屈肘。

第六章
肘部、前臂和手部疼痛解析

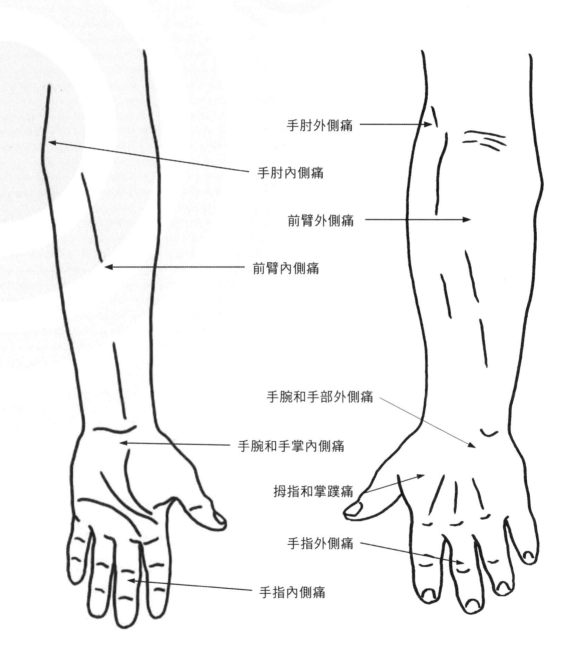

手肘外側痛

手肘內側痛

前臂外側痛

前臂內側痛

手腕和手部外側痛

手腕和手掌內側痛

拇指和掌蹼痛

手指外側痛

手指內側痛

肘部、前臂和手部 常見疼痛區域

　　粗體字呈現的肌肉名稱，為該部位的主要疼痛模式。字體未加粗的肌肉名稱，則是該部位比較不常見的疼痛模式或衛星激痛點位置。肌肉的排列順序是以它們造成該問題的可能性，由高到低排列。「常見疼痛症狀」也是以此原則羅列肌肉名稱。我們已經把這些介紹上傳到網路上，你可以在 www.newharbinger.com/24946 下載這些資料。欲了解更多資訊，請見本書末頁。

手肘內側
三頭肌 p.206
胸大肌 p.259
外展拇短肌 p.245
胸小肌 p.266
前鋸肌 p.270
後上鋸肌 p.182

手指內側（掌側）
屈指肌 p.149
骨間肌 p.248
三頭肌 p.206
闊背肌 p.201
前鋸肌 p.270
外展小指肌 p.248
旋前方肌 p.242
鎖骨下肌 p.264

前臂內側
旋前方肌 p.242
掌長肌 p.240

旋前圓肌 p.242
前鋸肌 p.270
三頭肌 p.206
闊背肌 p.201
胸大肌 p.259
胸小肌 p.266
後上鋸肌 p.182

手腕和手掌內側
橈側腕屈肌 p.237
尺側腕屈肌 p.239
對掌拇肌 p.245
掌長肌 p.240
旋前圓肌 p.242
旋前方肌 p.242
外展拇短肌 p.245
外展拇長 p.236
胸大肌 p.259
胸小肌 p.266
闊背肌 p.201
前鋸肌 p.270

手指外側（背側）
伸指肌 p.233
骨間肌 p.248
斜角肌 p.168
外展小指肌 p.248
外展拇長肌 p.236
三頭肌 p.206
胸小肌 p.266
闊背肌 p.201
鎖骨下肌 p.264

前臂外側
肱橈肌 p.227
三頭肌 p.206
斜角肌 p.168
伸肌 p.225
棘下肌 p.189
大圓肌 p.201
喙肱肌 p.203
棘上肌 p.186
鎖骨下肌 p264

手肘外側
伸肌 p.225
旋後肌 p.226
肱橈肌 p.227
三頭肌 p.206
棘上肌 p.186
肘肌 p.233

手腕和手部外側
伸肌 p.225
外展拇長肌 p.236
外展拇短肌 p.245
肩胛下肌 p.194
喙肱肌 p.203
斜角肌 p.168
闊背肌 p.201
後上鋸肌 p.182
第一背側骨間肌 p.249

肘部、前臂和手部　常見疼痛症狀

拇指和掌蹼

旋後肌 p.226

斜角肌 p.168

肱肌 p.223

棘下肌 p.189

橈側伸腕長肌 p.226

肱橈肌 p.227

外展拇短肌 p.259

對掌拇肌 p.245

內收拇肌 p.247

鎖骨下肌 p.264

第一背側骨間肌 p.249

屈拇長肌 p.243

關節炎

伸指肌 p.233

骨間肌 p.248

腕隧道症候群

前臂正中神經擠壓

旋前圓肌 p.242

橈側屈腕肌 p.237

假性腕隧道症候群

肱肌 p.223

屈指肌 p.240

斜角肌 p.168

掌長肌 p.240

對掌拇肌 p.245

內收拇肌 p.247

肱橈肌 p.227

橈側伸腕長肌 p.226

橈側伸腕短肌 p.229

肩胛下肌 p.194

肘隧道症候群

前臂尺神經擠壓

尺側屈腕肌 p.239

屈指肌 p.240

手部尺神經擠壓

對掌小指肌 p.239

狄魁文氏狹窄性肌腱滑膜炎

外展拇長肌 p.236

橈側伸腕長肌 p.226

橈側伸腕短肌 p.229

肱橈肌 p.227

掌長肌 p.240

執行精細動作有困難或會疼痛

魚際肌（即拇指肌群）p.245

小魚際肌（即小指肌群）p.248

骨間肌 p.248

手指僵硬、壓痛或無力

伸指肌 p.233

伸食指肌 p.233

屈指肌 p.233

骨間肌 p.248

小魚際肌 p.248

高爾夫球肘

（即「肱骨內上髁炎」）

三頭肌 p.206

胸大肌 p.259

前臂屈肌 p.481

外展拇短肌 p.259

抓握動作

（握手、轉動球狀門把、使用螺絲起子等手持器具）

不穩定

斜角肌 p.168

橈側伸腕長肌 p.226

伸指肌 p.233

旋後肌 p.226

無力

肱橈肌 p.227

橈側伸腕長肌 p.226

橈側伸腕短肌 p.229

伸指肌 p.233

疼痛

橈側伸腕長肌 p.226

伸指肌 p.233

旋後肌 p.226

屈指肌 p.240

橈側屈腕肌 p.237

尺側屈肌 p.239

骨間肌 p.248

手部腫脹

斜角肌 p.168

希伯登氏結節

骨間肌 p.248

內收拇肌 p.247

外展小指肌 p.248

麻木和刺痛感

前臂

三頭肌 3 號激痛點
p.207

胸小肌 p.266

後上鋸肌 p.182

中指和無名指
（食指或小指偶爾也會）

旋前圓肌 p.242

屈指肌 p.240

小指、無名指和中指

斜角肌 p.168

胸小肌 p.266

後上鋸肌 p.182

三頭肌 3 號激痛點
p.207

小圓肌 p.193

尺側屈腕肌 p.239

屈指肌 p.240

大拇指和食指

橈側伸腕短肌 p.229

肱肌 p.223

旋後肌 p.226

橈神經擠壓

三頭肌 3 號激痛點
p.207

橈側伸腕短肌 p.229

旋後肌 p.226

肱肌 p.223

壓痛感

肘部

三頭肌 p.206

肱橈肌 p.227

旋後肌 p.240

手掌（刺痛感）

掌長肌 p.240

大拇指（和掌蹼）

肱肌 p.223

斜角肌 p.168

旋後肌 p.226

肱橈肌 p.227

橈側伸腕長肌 p.226

腕部

橈側屈腕肌 p.237

尺側屈肌 p.239

網球肘
（即「肱骨外上髁
炎」）

旋後肌 p.226

肱橈肌 p.227

橈側伸腕長肌 p.226

伸指肌 p.233

三頭肌 p.206

肘肌 p.233

二頭肌 p.205

肱肌 p.223

胸廓出口症候群

斜角肌 p.168

胸小肌 p.266

鎖骨下肌 p.264

假性胸廓出口症候群

胸大肌 p.259

闊背肌 p.201

肩胛下肌 p.194

大圓肌 p.201

板機指
（不包含大拇指）

手部和手指屈肌群
的肌腱 p.225

大拇指板機指

屈拇短肌 p.245

無力
（也可參照「抓握動
作」的內容）

手臂

二頭肌 p.205

斜角肌 p.168

手部

斜角肌 p.168

三頭肌 p.206

橈側伸腕短肌 p.229

我們已經把這些介紹上傳到網路上，你可以在 www.newharbinger.com/24946 下載這些資料。欲了解更多資訊，請見本書末頁。

※ 對任何一條肌肉展開治療行動前，請詳閱其治療方針。

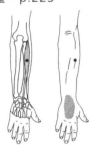
肱肌激痛點和轉移痛模式。內側的兩個激痛點有可能使橈神經受到擠壓。p.223

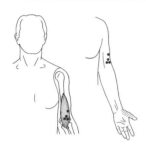
橈側伸腕長肌激痛點和轉移痛模式。此圖所示的轉移痛位在前臂和手背外側。p.226

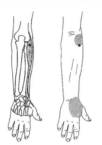
肱橈肌激痛點和轉移痛模式。p.228

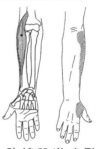
旋後肌激痛點和轉移痛模式。p.228

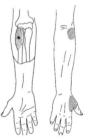

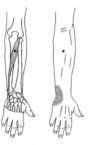
橈側伸腕短肌激痛點和轉移痛模式。p.230

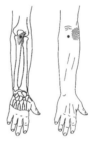
尺側伸腕肌激痛點和轉移痛模式。p.231

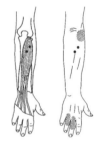
肘肌激痛點和轉移痛模式。p.233

伸指肌激痛點和轉移痛模式。p.234

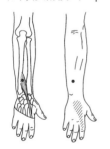
伸食指肌激痛點和轉移痛模式。p.234

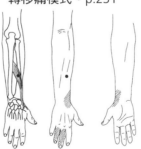
外展拇長肌示意激痛點和轉移痛模式。p.236

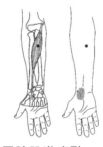
橈側屈腕肌激痛點和轉移痛模式。p.238

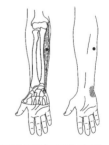
尺側屈腕肌激痛點和轉移痛模式。p.239

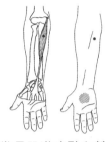

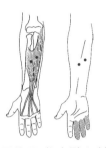

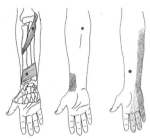

掌長肌激痛點和轉
移痛模式。p.240

屈指肌激痛點和轉
移痛模式。p.241

旋前圓肌和旋前方肌
激痛點，旋前圓肌轉
移痛模式和旋前方肌
轉移痛模式。p.242

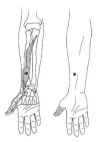

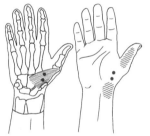

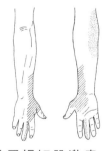

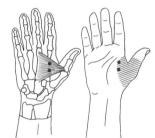

屈拇長肌激痛點
和轉移痛模式。
p.243

對掌拇肌激痛點
和轉移痛模式。
p.245

外展拇短肌激痛
點和轉移痛模式。
p.246

內收拇肌激痛點
和轉移痛模式。
p.247

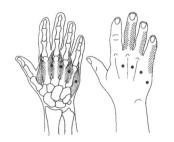

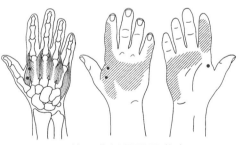

背側骨間肌激痛點和轉移痛模
式。此圖也囊括了外展小指肌
激痛點和轉移痛模式。p.249

第一背側骨間肌激痛
點和轉移痛模式。
p.249

肘部、前臂和手部疼痛

　　肘部、前臂、腕部、手部和手指的肌筋膜症狀極為常見。除了疼痛之外，激痛點還會在這些部位引發麻木、刺痛、燒灼、腫脹、過度敏感、無力和關節僵硬等症狀。當好幾個症狀同時發生在你身上時，它們就會讓你意外滑落手中的物品。

　　假如執業人員沒有激痛點的觀念，很可能會把這些症狀誤判為上髁炎、關節炎、滑囊炎、肌腱炎、肌腱變性、網球肘、腕隧道症候群、狄魁文氏狹窄性肌腱滑膜囊炎或神經方面的缺損所引起的不適。雖然這當中其實有不少症狀都是源自頸部、胸部、上背部或肩部的問題，但傳統醫學在治療前臂和手部症狀時，多半都只會針對有症狀的部位進行局部治療。由於出現症狀的部位並非是病灶所在之處，所以這樣的治療原則基本上是治標不治本；也就是說，不管是用磁石、護腕支架、壓力帶、電療或是超音波等方式治療不適處，頂多也只能暫時舒緩症狀。再者，因為藥物無法改善激痛點的狀態，只能掩蓋它們所引發的症狀，所以任何止痛藥所帶來的幫助都僅是曇花一現。

　　腕隧道症候群和肱骨外上髁炎（網球肘），是特別受到激痛點按摩法關注的兩種常見診斷。當你的症狀被貼上其中一個標籤時，傳統的治療帶給你的，或許就只有無謂的折磨和花費，以及令人大失所望的成效。即便是接受了手術、注射可體松和物理治療，症狀可能還是不會有所改善，有時候甚至還會變得更糟。假如能一開始就先採取激痛點按摩法治療這些症狀，往往就不必再去做那些比較極端的醫療處置。

腕隧道症候群和胸廓出口症候群

　　莉比，四十歲，長期受肩部、手臂和雙手疼痛所苦。另外，她的手指還有僵硬和腫脹的狀況。她午休時間走路去吃飯的路上，雙手都會脹得很不舒服，讓她常常不得不高舉雙手舒緩這股腫脹感。她的醫師一直強烈建議，她應該在

情況還沒更嚴重前，盡快做個腕隧道手術。他不知道這個手術對她肩部疼痛的問題有沒有幫助，但他認為值得一試。莉比的內心舉棋不定，她覺得自己被逼到了絕境，再也無計可施，只能放手一搏。

後來，在她朋友的建議下，她決定在手術之前，先試試激痛點按摩法。按摩馬上就減輕了她肩部和手臂的疼痛，還有她雙手麻木和腫脹的狀況。接受三回的按摩療程和一些指導後，她已經能夠靠自己的力量完成這套按摩。不到六週的時間，她大部分的症狀都消失了。現在她就只有在使用電腦工作整天後，會覺得前臂和雙手有點痛，但她可以靠之前學過的按摩技巧把這股不適感降到最低。

莉比認為，雖然她的所有症狀都會因她保險公司的工作加重，但追根究柢，她的這些問題應該都是源自她三年前的那場車禍，因為那場車禍對她造成了揮鞭式損傷。她的斜角肌在那場意外後形成了好幾個激痛點，而這些激痛點不僅在她身上引發了許多症狀，也讓她狀況本來就不好的前臂和雙手肌肉，變得更容易因它們自己的激痛點感到不適。

雙手出現疼痛、發麻、刺痛、僵硬、燒灼或腫脹等狀況時，多半都會毫不遲疑地被當作腕隧道症候群或周邊神經病變（peripheral neuropathy）處理。如果治療腕隧道的手段非侵入性、能快速改善症狀、無副作用又便宜，那麼倒還沒什麼問題。然而，事實並非如此，就算是最簡單的醫療處置，往往都免不了要挨刀。比起不明究裡的直接切除症狀出現的地方，你不覺得找出問題的根源比較合理嗎？位在斜角肌、肱肌、前臂和雙手的激痛點可能會引發跟腕隧道相仿的症狀。很多時候，肌筋膜激痛點就是造成這一切症狀的唯一原因；當然，有時候它也可能和其他的狀況並存。症狀嚴重的話，就表示你頸部、上背部、胸部、手臂和雙手的肌肉，有可能同時有好幾個地方都出了狀況。找出問題，盡可能用最不具侵入性的方式治療它，是最重要的事。還有一件事也很重要，那就是你必須排除一開始造成這個問題的持續性因素。欲瞭解更多這方面的資訊，請見第二章「激痛點界的釘子戶」一節的內容。

「腕隧道」顧名思義，位在手腕，是由腕骨、韌帶和其他將它們連結在一起的纖維組織構成。正中神經（median nerve）和好幾條肌腱都會經過腕隧道，通往手指和手部。一旦這個通道因組織腫脹，或其他原因受阻，正中神經和肌腱就會受到壓迫。儘管雙手發麻和刺痛確實是神經受到壓迫所致（這也是腕隧道症候群最好辨認的症狀），但神經卻不一定是在腕隧道受到壓迫，因為還有一個位置也常會壓迫到神經，那就是胸廓出口。胸廓出口位在鎖骨後方，神經和血管會行經該處進出手臂。血液和淋巴液從手臂回流的路徑受阻，常常就是導致手腕和手部腫脹，並進一步引發腕隧道症狀的原因。發生這種情況時，腕隧道手術或許能釋放腕部的壓力，讓手部的症狀得到一定程度的改善，卻無法真正治癒病灶。要徹底排除這個狀況，治療的焦點應該放在胸廓出口，而非腕隧道。

頸部前側的斜角肌因激痛點變短時，會讓胸廓出口的空間變小。緊繃的斜角肌會把第一肋骨往鎖骨的方向拉，擠壓行經兩者之間的血管和神經。這些神經承受的壓力，大多就是造成雙手和手指發麻和刺痛的原因。胸小肌、三頭肌、肱肌和某些前臂肌肉也有可能壓迫到行經此處的神經，導致前臂和雙手發麻。如果神經同時有好幾個地方受到壓迫，就叫做「雙重」（double）或「多重壓迫症候群」（multiple crush syndrome）。周邊神經病變這樣的診斷對你的問題沒有什麼幫助，它只不過是用一種比較新奇的說法，來表示你雙手或雙腳發麻的狀況，是神經受到壓迫所致。

用本章開頭的「常見疼痛症狀」來幫助你追蹤造成你肘部、前臂和雙手麻木、疼痛、燒灼，或出現其他感覺的可能原因。記住一個大原則，就是在處理你腕隧道症候群的症狀時，一定要先從斜角肌下手。它們常常就是問題的根源，引發了接下來一連串的不適。只要對斜角肌稍加關注，你可能馬上就可以改善你肩部、手臂和手部的許多症狀。要注意的的是，雙手和手指發麻，也可能是後上鋸肌、前鋸肌、小圓肌、胸小肌、三頭肌、喙肱肌、肱肌、旋後肌、橈側伸腕短肌、尺側屈腕肌、屈指肌和旋前圓肌等肌肉裡的激痛點所致。

網球肘（肱骨外上髁炎）

　　傳統醫學都用肌腱炎解釋網球肘的那些症狀─換句話說，他們認為你的症狀，都是你肘部的肌腱因為受傷或過度使用，產生了細微的撕裂傷造成。就跟所有的「炎症」一樣，肌腱炎也會有發炎該有的症狀：局部性的紅、種、熱、痛，有時候還會使患部無法運作。肌腱炎是個很常見的診斷，但除非你的身體曾受過什麼明顯的傷，否則它不見得是正確的診斷。就有研究顯示，被診斷為肌腱炎的患者，他們的肌腱其實沒有發炎的現象。因此，後來醫學針對這種「沒有發炎，但骨頭和肌肉相連之處發疼」的情況，重新命名為「肌腱變性」。如果這股疼痛侷限在特定的部位，很可能就是肌肉正在拉扯肌腱，或是肌肉要轉變為肌腱的地方。請記得，肌肉才是負責收縮的組織，而非肌腱，但許多治療卻都把治療的重點放在表現出症狀的肌腱上。其實，比較好的治療方式，應該是把治療的重心放在緊繃的肌肉上，因為唯有讓這些收縮的肌肉放鬆、恢復原來的長度，才能真正消除它對特定部位肌腱造成的壓力；治療激痛點和按摩整塊肌肉，都能達到這樣的效果。欲瞭解更多相關訊息，請見第三章「治療特定部位拉傷和疼痛的方法」一節內容。如果這股疼痛分布的範圍既深沉又廣泛，則表示你身上的激痛點可能已經在其他部位引發了轉移痛。不論是面對局部或廣泛性的疼痛，中止激痛點的活性，並恢復肌肉放鬆時的正常長度，皆可有效改善疼痛。等到處理好肌肉和激痛點的問題後，你就可以安排伸展肌肉的運動，進一步舒展先前因激痛點緊繃、縮短的肌肉；並針對其肌力較弱，曾被過度拉長的拮抗肌安排一些鍛鍊、強化肌力的運動，這些都可以避免疼痛復發。假如還沒處理好激痛點的問題，就急著做伸展和強化的運動，不僅可能延遲復原的時間，還有可能讓情況變得更糟。崔薇兒和賽門斯認為，最常讓肘部疼痛和無力的原因是前臂肌肉的激痛點，不是肌腱炎。有時候其他肌肉也會造成這方面的問題，相關資訊請見本章的「常見疼痛區域」和「疼痛區域示意圖」。

　　相較於肘部外側疼痛，肘部內側疼痛比較少見，後者即俗稱的「高爾夫球肘」（肱骨內上髁炎）。雖然肘部內側疼痛有個高爾夫球肘的俗稱，但有這個

症狀的人多半沒有打高爾夫球，而是過度鍛鍊或工作時過度使用某些肌肉才招來這類疼痛。仔細看本章開頭的「常見疼痛區域」，你就會發現造成手肘內側和外側疼痛的肌肉截然不同。另外，不論是處理哪一種肘痛，你都要記住一個觀念，即：造成此處疼痛的肌肉可能不只一條。

不傷害前臂和手部肌肉的按摩方式

擺脫前臂和雙手疼痛等症狀的方法，或許超乎預期地容易。話雖如此，但萬一在進行激痛點按摩時，運用雙手的方式不夠聰明，症狀說不定會變得更為嚴重。按摩激痛點時，請你務必要特別考量到手勢是否符合「人體工學」，這樣才能讓雙手在不受到傷害的情況下有效進行按摩。

另一方面，按摩前臂和雙手時，假如能充分了解每一個肌肉的功能和位置，還能讓按摩的成效更加事半功倍。熟悉前臂和雙手的骨頭結構有助了解這些肌肉的位置，因為你可以利用它們的骨骼標記定位出各個肌肉的位置。

◉ 人體工學

如果你只是一知半解地徒手去按摩手部的肌肉，那麼就算你按到手軟，可能也得不到多大的成效。舉例來說，你或許不曉得，用手抓捏按摩，有多消耗你雙手和前臂的力量（圖 6.1）。這是因為，這個動作會動用到所有的前臂肌肉，所以你越賣力地抓捏，這些肌肉就會越用力地收縮。負責操控雙手和手指動作的前臂肌肉，工作量本來就比其他部位的肌肉還大，這樣的舉動無疑是讓它們的工作量更為繁重。

遺憾的是，伸手抓捏痠痛處是我們的本能，所以大家都會不假思索地做出這個舉動。原則

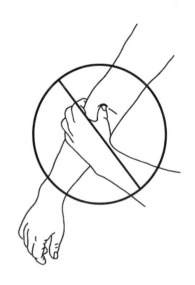

圖 6.1 用球按摩前臂，會比用手按摩來得輕鬆、有效率。

上，在能用其他按摩器具代勞的情況下，你最好都不要直接用雙手按摩肌肉。（把你雙手的力氣用在只能用手指抓捏、按摩的肌肉，像是咀嚼肌或是胸鎖乳突肌。）

你會注意到本書有許多按摩的技巧，都會讓大拇指或另外四根手指打直，再用另一隻手的力量去輔助按摩的力道。「支撐拇指」和「支撐四指」的手勢，都能夠大幅降低前臂肌肉的負擔（圖 3.2 和圖 3.3）。將拇指或另外四根手指以近乎垂直的角度推撫過肌膚，能讓你把按摩的力量集中在指尖上；推撫時，請把你的整個前臂想成一根長長的按摩棒，用肩膀和全身的力量去帶動推撫的動作，就能使前臂和手部肌肉在按摩的過程中，保持在相對放鬆的狀態。不過要享受這些實用按摩技巧帶來的省力效果，你可能要先犧牲一下你留指甲的嗜好，因為長長的指甲會讓你無法落實這些技巧。

按摩前臂和手部最省力的方式非「靠牆抵球」莫屬，網球、直徑六十公厘的高彈力橡膠球或長曲棍球都是你按摩的好幫手。在本章，我會詳細介紹如何輕鬆執行這些技巧的眉眉角角。譬如，對某些人來說，把球抵在桌面或許會比牆面來得舒服和好上手些。在這個世代，絕大多數人每天難免都會因使用電腦、打電動和滑手機等活動，過度使用手臂和雙手肌肉，所以擁有自行治療它們的能力是很重要的一件事。花點時間讓自己熟練這套運用小球按摩的技巧，絕對是一門值得的投資。

◉ 骨骼標記

能不能順利找到並按摩手部的特定肌肉，取決於能不能找到它附近的骨頭。骨頭末端突起的骨節，更是尋找肌肉時，格外有用的骨骼標記。你越了解這些骨骼標記的位置，就越能準確定位出激痛點的位置。

前臂只有兩根骨頭，即橈骨（radius）和尺骨（ulna）。圖 6.2 是兩種不同手勢的右臂。尺骨上端就是熟悉的手肘；沿著前臂下側輪廓鮮明的骨脊，是尺骨的骨幹（shaft）；腕部小指側的那一個骨節是尺骨的下端（這種結構叫做「莖突」）；腕部大拇指側的那一塊厚實骨頭則是橈骨的下端；你翻掌的時候，

橈骨下端會以尺骨下端為中心，180 度翻轉。做做看這個動作，你會發現尺骨本身並不會因為翻掌的動作轉動。橈骨和尺骨平行時，手部是處於「旋後」（supination）狀態；橈骨和尺骨相交時，手部則處於「旋前」（pronation）狀態。說得白話、好記一點，旋後就是掌心朝上（例如用手把湯送進嘴裡的動作）；旋前則相反，是掌心朝下。

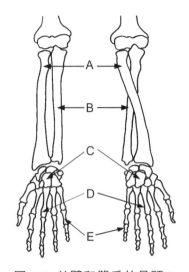

圖 6.2 前臂和雙手的骨頭：（A）橈骨、（B）尺骨、（C）腕骨、（D）掌骨和（E）指骨。左側手是掌心朝上（旋後），右側手是掌心朝下（旋前）。

橈骨的上端，或者說「頭」，就位在肘部。翻掌的時候，橈骨頭會在它的關節囊裡旋轉，而且你感覺得到這個旋轉的動作。找到你肘部外側的兩個骨節，它們之間大約相距一英吋。兩個骨節上各放一根手指，比較靠近手掌的那一個骨節就是橈骨頭。正、反翻掌數次，你會感覺到它隨著你的動作翻轉。請注意，你另一根手指摸著的那一個骨節並不會隨著動作活動；它就是肱骨外上髁（lateral epicondyle）。那根骨頭在手肘內側突出的另一個骨節，則是肱骨內上髁（medial epicondyle）。上髁是肱骨（上臂骨頭）下端的膨大處。

腕部的八小塊骨頭就是所謂的「腕骨」（carpals）。腕骨賦予了手部的活動性，讓它能朝任何方向活動。腕骨的絕佳靈活度，也讓它具備避震器的作用，能藉由分散受力的面積，保護腕部。

與腕部相連的五根手部骨頭叫做「掌骨」。掌骨的英文是「metacarpals」，「meta」有「之後」的意思，「carpals」則是腕骨，所以從字面上就可得知掌骨「緊鄰腕骨」。在這些掌骨之間的小肌肉叫做「骨間肌」（interosseous）和蚓狀肌（lumbrical muscle）。這些肌肉裡的激痛點是造成某些手指和關節疼痛的病灶。

手指的骨頭叫做指骨（phalanges）。大拇指只有兩根指骨，其他四指則各

有三根。手指沒有肌肉，只有大量的肌腱，前臂和手部的肌肉都是透過這些肌腱，遠端操控它們的動作。

探索你的前臂和雙手，感受這些各具特色的骨頭，試著在腦海中構築它們在皮膚下的排列方式。你心中對這些骨頭的排列越有畫面，你對該處肌肉的位置也會越有概念。

◉ 肱肌

肱肌（Brachialis）是肘部的力量擔當。屈肘抬舉物品的動作，就需要收縮肱肌，老實說，它默默做了許多被歸功於二頭肌的工作。雖然肱骨屬於上臂肌肉，但因為它引發的症狀會表現在手部，所以才會放到本章介紹。

肱肌位於二頭肌下方，覆蓋在上臂骨（肱骨）下半段的前側（圖6.3）。肱肌的上端附著在肱骨外側中段，就在三角肌與肱骨相連處的下方。肱肌的另一端則與前臂的尺骨相連。

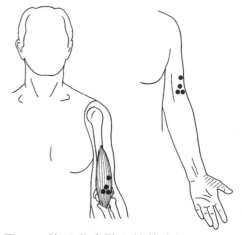

圖 6.3 肱肌激痛點和轉移痛模式。內側的兩個激痛點有可能使橈神經受到擠壓。

症 狀

肱肌激痛點會讓手肘難以伸直，且主要會在大拇指根部和手背引發轉移痛或壓痛感。有時候可能也會在肩部前側，或肘部內側下方引發疼痛（圖示未呈現）。你可能會覺得上臂外側、靠近肘部處，有壓迫性的疼痛感或緊繃或。行經肱肌的橈神經受到壓迫時，會使大拇指和前臂背側出現刺痛或發麻感。

就如本章「常見疼痛區域」和「疼痛區域示意圖」所示，許多肌肉都會引發

大拇指疼痛，但在排除狀況時，把肱肌和斜角肌當作首要嫌疑犯是最明智的選擇。大拇指痛就想按大拇指是人之常情，但請記住，如果疼痛是從別處引發，那麼這樣的舉動就只是在浪費時間。

成 因

提著大包小包的購物袋、抱著嬰兒或幼童到處走，或是把包包掛在前臂都會過度使用肱肌。工作時，長時間拿著沉重的物品，或是反覆執行會用到肘部的動作，會對肱肌造成負擔。生活中，做太多引體向上或是其他需要屈肘的鍛鍊或活動，則可能加重肱肌激痛點的活化程度。這塊肌肉也可能因彈小提琴和吉他出狀況。

整天把手舉在前方，敲打電腦鍵盤的動作，需要雙臂的肱肌持續保持在收縮的狀態。使用智慧型手機或傳送簡訊的動作，除了會讓肱肌和肱橈肌處於收縮、緊繃的狀態，還會對許多操控手指的肌肉造成重複性勞損。甚至就連長時間手持電話通話的動作，都可能對屈肘的肌肉造成壓力。

雙簧管、單簧管和薩克斯風之類的管樂手，右手大拇指常常會有慢性疼痛和麻木的困擾，因為它們必須長時間支撐樂器的重量。雖然從表象來看，好像是感覺到疼痛的大拇指有問題，但實際上，真正有問題的卻是肱肌，因為演奏樂器時它必須一直保持在收縮的狀態。除了頻繁對激痛點按摩，管樂手還應該把握能放下樂器的每一個機會，將手臂自然垂放於身側，才能讓肱肌適時得到伸展和放鬆。

治 療 方 式

你可以在二頭肌外緣的下方、肘部內側的上方，找到肱肌激痛點（圖6.3）。為了按壓到更深層的激痛點，請將二頭肌往旁邊推，以靠牆抵球的方式，沿著肱骨按摩肱肌激痛點（圖6.4）。請注意，按摩時，手臂要放鬆下垂，靠著大腿才能得到最好的按摩效果。圖6.3所示的兩個內側激痛點，有可能會使橈神經受到擠壓。用球按摩二頭肌，可能也可以改善肱肌中段的激痛點。你

可能還會發現，要徹底排除肱肌的問題，也必須同時治療喙肱肌、橈側伸腕長肌和橈側伸腕短肌等肌肉。

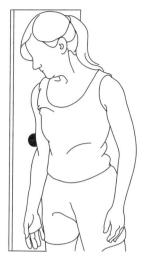

圖 6.4 用靠牆抵球的方式按摩肱肌。

手部和手指的伸肌

伸肌（extensor muscle）位在手臂的外側，即有手毛的那一側。它們的上端與肱骨外上髁相連，肱骨外上髁是外側手肘最上端的突出骨節（請見前文「骨骼標記」一節的內容）。然後，長長的肌腱就會將它們與手部和手指的各種骨頭連結在一起。伸肌能讓手攤平，以及伸直或翹起手指。你用手抓取某樣東西時，伸肌必須保持收縮，你的手腕才不會因為手指屈肌的力量往內彎（屈肌位在手臂內側，即沒有手毛的那一側）。也就是說，要完成強而有力的抓握動作，屈肌和伸肌一定要同時使力。你做的每一件事幾乎都會用到伸肌。音樂家的伸肌非常容易因重複性使力受傷，因為他們的手指會連續彈奏好幾個鐘頭的樂器。

沛里，二十三歲，是主修薩克斯風的研究生，每次練習和演奏的時候，雙手和腕部總會疼痛難耐。他一直在為即將到來的獨奏會做準備，卻覺得自己的手指越來越笨拙，彈奏的成果也每下愈況。所幸，後來有人告訴他如何按摩前臂，在那之後的一年中，沛里第一次能夠在無痛的狀態下享受演奏。演奏前、後的按摩，可以有效防堵那些疼痛再找上門。

伸肌裡的激痛點會在肘部外側，以及前臂、腕部、手掌和手指的背側引發疼痛。它們也會造成手部無力、手指僵硬和關節有壓痛感的症狀。另外，大拇指和食指發麻、刺痛和活動不協調等症狀，同樣是伸肌激痛點對手部和手指造成的影響。一旦手部和手指的伸肌出了狀況，你就會比就容易意外滑落手中的物品。

假如你的伸肌長時間過勞，剛開始對它們採取激痛點按摩時，你可能會覺得非常痛。這個時候請盡可能拿捏自己按摩的力道，讓自己處於「有點痛，又不會太痛」的狀態；不要期望能夠馬上看到成果，你應該把治療的重點放在可以持之以恆上。治療伸肌激痛點是場長期抗戰，所以能成功駕馭它們可說是人生中的一大成就。

◉ 橈側伸腕長肌、肱橈肌和旋後肌

橈側伸腕長肌（Extensor carpi radialis longus）與肱骨外上髁和食指的掌骨根部相連（圖6.5）。這條肌肉和它肌腱的長度，皆與橈骨的全長齊長。它的工作是讓手腕朝大拇指那一側彎；丟擲飛盤的腕部動作，就是體現這個動作的完美範例。這一條長長的伸肌也有助我們做出手掌向後彎，以及屈肘的動作；從事打字或彈鋼琴等活動時，我們的手部都會呈現這樣的姿勢。假如沒有這條肌肉和手部的其他兩條伸肌，把手臂往前伸的時候，你的手掌就只能軟趴趴的從手腕垂下。

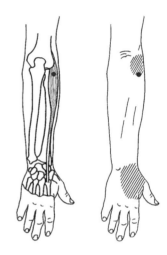

圖 6.5 橈側伸腕長肌激痛點和轉移痛模式。此圖所示的轉移痛位在前臂和手背外側。

橈側伸腕長肌激痛點是造成網球肘的常見原因。它們也會在前臂外側、腕部後側和手背引發燒灼的疼痛感。有時候這類疼痛能靠穿戴貼身的彈性護腕減緩，一般認為彈性護腕會有這樣的功效，是因為它施加的壓力干擾了疼痛信號的傳遞路徑。在你無法停下手邊工作的時候，此舉算是一個很好的權宜之計，但若要徹底解決這方面的問題，你還是要想辦法中止激痛點的活性。

會讓手部重複使力的活動都會對橈側伸腕長肌造成壓力，譬如網球、高爾夫球、打字、演奏樂器或揉麵糰等。演奏小提琴的時候，你屈肘的那一隻手臂有可能因為過度使用伸肌，出現網球肘的症狀。管弦樂指揮家舞動指揮棒的那隻手，還有熱愛投擲飛盤的玩家，也會因為不斷彎折手腕，出現手肘疼痛的狀

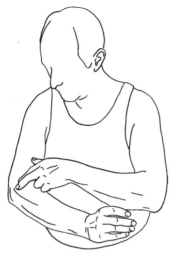

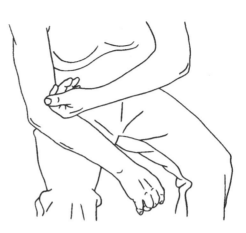

圖 6.6 透過能單獨收縮橈側伸腕長肌的動作，找出它的位置。

圖 6.7 手輕輕握拳，用指關節按摩環繞橈骨頭的三條肌肉（橈側伸腕長肌、旋後肌和肱橈肌）。

況。總之，任何大量活動手腕的動作，都很容易讓前臂的肌肉精疲力竭。

請你檢視自己在工作時，有哪些舉動可能過度使用橈側伸腕長肌。任何需要持續收縮橈側伸腕長肌，以維持雙手姿勢的活動，都是過勞橈側伸腕長肌的可疑份子，譬如長時間使用電腦鍵盤。

你可以在前臂會長手毛那一側的上端，找到橈側伸腕長肌的激痛點。當然，在找出激痛點前，你必須先找出橈側伸腕長肌的位置。手指放在前臂的那個區塊，然後把你的手腕如圖 6.6 那樣，往大拇指那一側彎，你就會感覺到這塊肌肉因收縮隆起。接著你就能在手肘上方皺褶，大約向下和向外一英吋處，找到激痛點。手臂向下垂，以靠牆抵球（網球、直徑六十公釐的高彈力球或長曲棍球）的方式按摩該處，大概是治療這條肌肉最簡便的方法（圖 6.8）。治療橈側伸腕長肌、肱橈肌（Brachioradialis）和旋後肌（Supinator）的詳細步驟請見下文。如果你有關節局

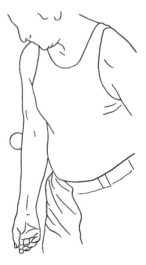

圖 6.8 用靠牆抵球的方式按摩橈側伸腕長肌。

部疼痛的問題，請參閱第
三章的「治療特定部位拉
傷和疼痛」一節的內容。

　　橈骨頭周邊還有另外
兩條肌肉需要照顧到。
它們分別是位處橈側伸
腕長肌旁邊的肱橈肌（圖
6.9），以及位在橈側伸腕
長肌和肱橈肌下方的旋後
肌（圖6.10）。這三種肌

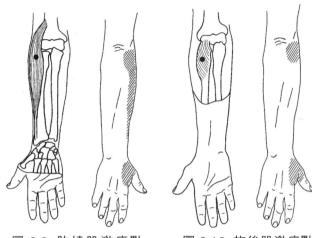

圖 6.9 肱橈肌激痛點　　　圖 6.10 旋後肌激痛點
和轉移痛模式。　　　　　和轉移痛模式。

肉不只出現激痛點的位置相近，就連引發轉移痛和壓痛感的模式也相似，都分
布在手肘外側和大拇指和食指之間的手背。肱橈肌能輔助屈肘的動作，也會在
前臂引發深層的疼痛感。屈肘對抗外力的動作可以讓你找到肱橈肌的位置。你
會在手肘屈肌（及前臂沒長毛髮那一側）的下方感覺到這塊肌肉因收縮隆起。
肱橈肌的激痛點大約就在肘內下方的兩英吋處。

　　旋後肌能讓手心朝上，是最常在肱骨外上髁引發轉移痛的原因。有旋後肌
激痛點的人，不論是靜止不動或搬運重物的時候，都可能疼痛難耐。任何強力
後旋手腕的動作，都會激活旋後肌的激痛點，尤其是手肘打直的狀態下。譬
如，操作網球拍或螺絲起子的姿勢不正確，或用力扭轉某個卡住的物品（例如
門把或瓶蓋）等。牽繩遛狗的時候，狗狗不斷爆衝，也可能讓旋後肌的症狀找
上你，且症狀多半會表現在肘部。將公事包扔到桌面、握手、擦黑板或掃地等
動作，都有機會引發疼痛。在激痛點的惡勢力下，旋後肌還可能會擠壓到橈神
經，讓靠大拇指那一側的手出現發麻的狀況。觸診旋後肌時，請先將肱橈肌往
外撥，然後抵著橈骨深深往下按壓。旋後肌的激痛點大概就位在手肘下方皺褶
的下方一英吋處。

　　按摩前臂最簡便、有效的工具，就是網球大小的橡膠球，靠著牆壁就可以
執行。理想狀態下，球體的直徑應落在六十公厘或二點五英吋，但稍微大一點

點也無妨。玩具店、寵物店或網路商店都是你購得這類工具的管道。有些人甚至會偏愛質地比較堅硬的長曲棍球。如果你無法固定橡膠球的位置，或是你覺得高密度的橡膠球對你來說太過刺激，那麼就請你選用 High Bounce Pinky 這一款高密度發泡球（它的質地比橡膠製的高彈力球稍軟，但又比網球硬）或是網球等質地較軟的球體，然後將它裝到長襪裡使用。將球裝入長襪後，你就能夠抓著球體上方的襪筒，操控球體的方向。雖然這需要多花你一點力氣，但絕對能讓你得到滿意的效果！橡膠球是靠牆抵球最理想的球體，因為它們的摩擦力夠大，可以抓住牆面。

靠牆抵球按摩時，請你的手臂放鬆、向下垂放，把球放在肘部下方的伸肌上，即你長有毛髮的那一側手臂。大拇指微微轉向牆面，找出橈側伸腕長肌激痛點的位置，大概在肘關節下方一英吋處。為此處每一個有壓痛感的位置推撫十到十二下，再將球移往下一個部位。要治療下一個部位的激痛點，你必須整個人往牆面靠進一步，並加大你手掌旋轉的幅度，讓掌心完全面向牆面。把球滾到你的屈肌上，即沒有長毛髮的那一側手臂。肱橈肌的激痛點大概就位在肘部內側皺褶下方兩英吋處。這個姿勢或許也能讓你按壓到深埋肱橈肌下方的旋後肌，旋後肌的激痛點大概在皺褶下方一英吋處；此時你要善用同側髖部的力量，將手臂進一步往牆面壓。不過，並非人人都適合靠牆抵球這門技巧，有些人可能會覺得這樣的按摩強度太大。萬一你覺得靠牆抵球的按摩方式讓你不太舒服，可以試試直接拿著比較小的橡膠球，按摩這些肌肉。手持球體按摩前臂的激痛點時，請將你受治療那側手的手肘放在膝蓋上。直徑三十五公釐或二十四公釐的高彈力球，是你手持球體按摩的最佳大小，就跟糖果機裡頭的球型糖果大小差不多。

◎ 橈側伸腕短肌

橈側伸腕短肌（Extensor carpi radialis brevis）與肱骨外上髁和中指的掌骨根部相連（圖 6.11）。雖然它被叫做「短伸肌」，卻是一條不太短小的肌肉，其長度橫跨了整個橈骨背側。

橈側伸腕短肌會在手腕背側、手背和手肘外側引發疼痛，也可能讓前臂背側感到緊繃、燒灼或疼痛（圖示未呈現）。有時候因激痛點而緊繃的橈側伸腕短肌，會壓迫到橈神經，讓前臂和手腕的背側，以及手背出現麻木和刺痛的感覺。另外，在橈神經受到擠壓的情況下，手部的活動能力也可能變差。

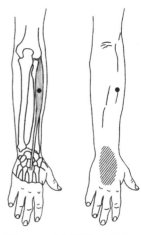

圖 6.11　橈側伸腕短肌激痛點和轉移痛模式。

任何需要雙手大力抓握的活動，都會耗盡橈側伸腕短肌的力量。就連敲打電腦鍵盤的動作都可能讓橈側伸腕短肌過勞，因為它必須一直處於收縮狀態，才能讓你把雙手懸在鍵盤上打字。有些人可能以為把手腕靠在鍵盤的護腕墊上打字，就能減輕橈側伸腕短肌的負擔，但事實卻非如此：把腕部靠在護腕墊上的動作，通常只能支撐到前臂的重量，不太會支撐到手部的重量。

想利用護腕墊減輕橈側伸腕短肌的負擔，或許你要調整一下使用方式。試試在每個飛快打字的空檔，將雙手轉為掌心相對，並將掌側擱放在護腕墊上。這個小小的動作，可以讓所有的手部伸肌休息片刻，降低你打一整天字後雙手發疼的程度。養成習慣，使用電腦的期間，盡可能多多這樣反轉雙手。想要改善你整體的姿勢，以及胸部、上背部、雙臂和肩部的緊繃狀態，你也可以養成不時把雙手放在大腿上的習慣，以降低伸肌持續收縮的機會。

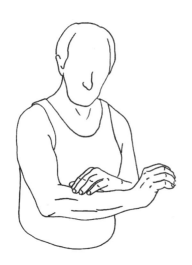

順著橈骨的骨幹按壓，你可以在肘部下方約三到四英吋的位置，找到橈側伸腕短肌的激痛點。要找出橈側伸腕短肌的位置，請你如圖 6.12 那樣，把手指放在前臂，然後把手腕往後彎，你

圖 6.12　透過能單獨收縮橈側伸腕短肌的動作，找出它的位置。

就會感覺到這塊肌肉因收縮隆起。你可以用「支撐拇指」的手勢，甚至是對側手的手肘按摩此處的激痛點，但如果可以，你最好還是採取靠牆抵球的按摩方式，因為它的成效最好。抵著網球大小的球體按摩時，前臂與上臂之間應呈直角，掌心朝上、大拇指那一側朝牆面（圖6.13）。身體靠著抵著球體的手臂，緩慢、反覆地滾過這個部位的激痛點。按壓橈側伸腕短肌激痛點的感覺，有點像按壓瘀青的感覺，所以按摩時請注意自己的力道，不要下手過重。球體移動的方向應該是沿著前臂，朝著肘部深層推撫。

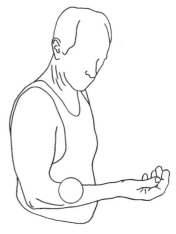

圖 6.13 用靠牆抵球的方式按摩橈側伸腕短肌。利用身體的重量對手臂施加壓力。

現在有許多人覺得護腕能有效減輕伸肌的壓力，因為它能讓先前因激痛點失能的伸肌恢復部分功能。但其實，護腕固定腕關節的壓力很容易讓伸肌僵硬。長期配戴下來，恐怕只會讓伸肌的問題越來越嚴重。如果你有正確的人體工學概念，就會知道你需要的不是護腕，而是調整你的工作習慣，還有學習自我治療伸肌激痛點的方法—它們才是解決伸肌問題的根本之道。

◎ 尺側伸腕肌

尺側伸腕肌（Extensor carpi ulnaris）與肱骨外上髁和小指的掌骨根部相連（圖6.14）。尺側伸腕肌和尺側屈腕肌激痛點，是最常造成腕部和手部尺側（即小指那側）疼痛的原因。這種痛就好像扭傷了手腕。

請注意，不論是桌上型或筆記型電腦，用一般鍵盤打字時手腕通常都會朝尺側轉，這表示你的這條尺側伸肌必須一直收縮，才能保持這個姿勢。符合人體工學的鍵盤，因為按鍵排列的角度經過設計，能讓

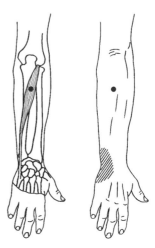

圖 6.14 尺側伸腕肌激痛點和轉移痛模式。

使用者的手腕在相對筆直的狀態下打字，所以自然就大幅降低了這條尺側伸肌的負擔。

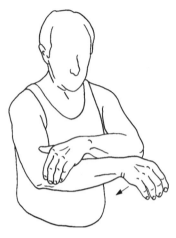

圖6.15 透過能單獨收縮尺側伸腕肌的動作，找出它的位置。

我們在操作很多工具的時候，都必須讓手腕朝尺側的方向轉。因此，這條尺側伸肌通常會因為長期的鍛鍊變得非常強壯，話雖如此，但它也跟每一條肌肉一樣，有可能被操過頭，出現狀況。手腕的尺側疼痛就是一個警訊，這是尺側伸腕肌在告訴你，你應該改變一下雙手的姿勢，讓它們有一點喘息的空間。

順著尺骨按壓，你可以在前臂外側、肘部下方約二到三英吋的位置，找到尺側伸腕肌的激痛點。要找出尺側伸腕肌的位置，請你把手指放在前臂外側，然後把手腕往小指的方向彎，你就會感覺到這塊肌肉因收縮隆起（圖6.15）。你可以用「靠牆抵球」的方式按摩尺側伸腕肌（圖6.16）。按摩這條肌肉時，你的手臂可以自然向下垂放，也可以如圖示那般，將前臂平舉；但不論你選擇如何擺放手臂，你的掌心都應該朝下，大拇指那一側也應該遠離牆面。運用身體的重量對手臂施加壓力，讓球體緩慢、反覆地往肘部的方向推撫。

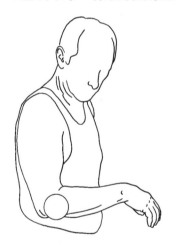

圖6.16 用靠牆抵球的方式按摩尺側伸腕肌。

NOTE 單獨收縮某條肌肉

你可以利用單獨收縮某條肌肉的動作，找出書中任何一條肌肉的位置。手摸著那條肌肉，做出能單獨收縮該肌肉的動作，如果你有找對位置，就能感受到它在你的指下變緊和活動。

◎ 肘肌

肘肌（Anconeus）就在尺側伸腕肌旁邊，是手肘上的一塊小肌肉（圖6.17）。肘肌與尺骨和肱骨外上髁相連，跟三頭肌一起執行將手肘打直的動作。肘肌激痛點會在肱骨外上髁引發疼痛，並可能進一步促成網球肘。

你可以在手肘和肱骨外上髁之間的柔軟區塊找到肘肌。要確認你是否找對位置，可以將手掌用力旋前（即掌心轉為朝下），如果你有找對位置，就會感覺到它在你的指下收縮（圖6.18）。

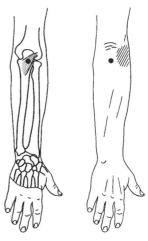

圖 6.17 肘肌激痛點和轉移痛模式。

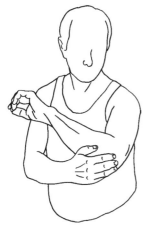

圖 6.18 透過能單獨收縮肘肌的動作，找出它的位置。

NOTE　靠牆抵球按摩

「靠牆抵球」的按摩手法，能讓你自行治療所有的前臂和手部肌肉。你可以依照自己需要治療的部位，整合出一套專屬你的按摩路徑。一日數回，花個幾分鐘來舒緩這些肌肉所引發的疼痛（每回至多15到20分鐘）。

◎ 伸指肌和伸食指肌

伸指肌（Extensor digitorum）與肱骨外上髁和手指的骨頭（不含大拇指）相連（圖6.19），它的工作是伸直或伸展中指、無名指和小指。由於這條肌肉跟四指之間有各自獨立的肌腱，所以它可以選擇性地操控這些手指。雖然伸指肌也有跟食指相連，但它並非操控食指的主力肌肉，伸食指肌（Extensor indicis）才是（圖6.20）。

伸指肌裡的激痛點是造成手指僵硬的主因。它們也會在手肘外側（網球肘），以及中指和無名指的第二指關節引發疼痛。那股出現在你指關節的轉移痛，常會被誤判為關節炎造成的疼痛。除了上述部位，有時候伸指肌激痛點還會在前臂背側和腕部內側引發疼痛（圖示未呈現）。手指有壓痛感和無力也可能是伸指肌激痛點所造成的症狀。伸食指肌激痛點則會在腕部和食指的背側，以及手背引發疼痛。

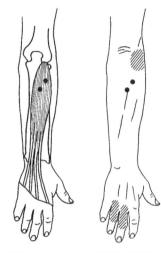

圖 6.19 伸指肌激痛點和轉移痛模式。

當你握拳，或用力抓取某樣東西的時候，要有手指伸肌的幫助，才能讓手腕不會隨著屈指的動作彎曲。換句話說，你越大力的抓握某樣物品，你的手指伸肌就必須越用力的收縮。舉凡握手或使用螺絲起子等活動，都有可能讓伸指肌因重複抓握或扭轉的手部動作過勞。重複活動不同的手指，就可能讓這塊肌肉的不同區塊過勞。

打字的時候，就算是在手指沒有敲打鍵盤的空檔，伸指肌都必須保持在一定程度的收縮狀態，才能讓手指懸在鍵盤上。也就是說，打字的姿勢，會讓手指的伸肌不太能放鬆，因為它要持續保持在緊繃的狀態待命。操作滑鼠也會造成相同的問

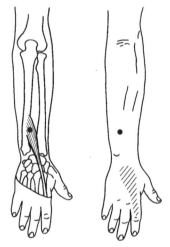

圖 6.20 伸食指肌激痛點和轉移痛模式。

題，不論你是用哪一根手指點擊滑鼠鍵。如果你待在電腦前的時間很多，那麼你前臂背側那股沉重的緊繃感，很可能就是伸指肌裡的激痛點造成。要避免這種情況，使用電腦的期間，請盡量常讓你的掌側靠在桌面上休息，或是將雙手置於大腿上。請把上述這兩個動作當作你打字空檔的預備姿勢，一開始你或許需要分神提醒自己，但一旦養成習慣後，你就會發現這類小動作根本不會妨礙到你工作的流暢度，還能小兵立大功的保護這些很容易受到傷害的肌肉。不

過，在你好好去處理激痛點的問題前，請不要
奢望那些症狀能光憑這類小動作就獲得大幅的
改善。

　　你可以在前臂的外側（即長手毛的那一
側），肘部下方約二到三英吋處找到伸指肌。個
別抬起中指、無名指和小指的動作，能讓你感
受到這塊肌肉的不同部位收縮（圖6.21）。你
抬起食指的時候，則能在腕部外側的骨節上方
約二英吋處，感受到伸食指肌收縮（圖6.22）。

　　用靠牆抵球的方式按摩伸指肌，手背與牆
面平行，前臂保持水平（圖6.23）。順著這條

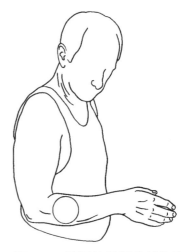

圖6.21 透過能單獨收縮伸指
肌的動作，找出它的位置。

肌肉，讓球體緩慢從前臂中段往肘部滾動，利用你身體的重量控制手臂壓向球
體的力道。要按摩伸食指肌的時候，請將原本與牆面平行的手掌旋前（即掌心
朝下）。不過由於伸食指肌位在橈骨和尺骨之間，所以你或許需要用「支撐拇
指」的手勢才能充分按壓到這條肌肉。

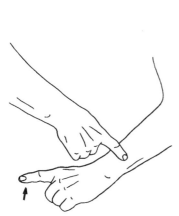

圖6.22 透過能單獨收縮
伸食指肌的動作，找出它
的位置。

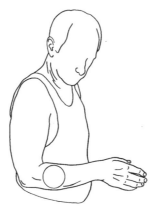

圖6.23 用靠牆抵球的方
式按摩伸指肌。讓球體反
覆朝肘部的方向推撫。

　　切記，「一天數
回」是治療激痛點最
好的模式；每回的治療
時間不必長，就算只
有一、兩分鐘也無妨。
在可能引發疼痛的活
動前、後做一回按摩，
也能有效防堵疼痛找
上你的機會。

◎ 大拇指的伸肌和外展肌

為了讓大拇指擁有比較大的力量，大拇指由數條前臂肌肉操控。外展拇長肌（abductor pollicis longus，「pollicis」在拉丁文是「大拇指」的意思）能讓原本與四指相對的大拇指向外伸展，做出宛如讓手偶張開嘴巴的動作。不過由於它也能讓大拇指往側邊伸，所以它也有「大拇指的伸肌」這樣的稱號。伸拇短肌（extensor pollicis brevis）除了會參與前述那兩個動作，還能讓大拇指與掌部相連的掌指關節（metacarpophalangeal joint）「打直」。至於伸拇長肌（extensor pollicis longus）則能讓大拇指所有的關節都伸直，是唯一一條能活動到第一節大拇指的肌肉。這三條肌肉收縮時，也都會讓手腕往橈側偏移，或者說往大拇指那一側彎。做些能個別收縮這三條肌肉的動作，你會在手臂後側，大概手腕上方三到四英吋處，感覺到它們隨著你的動作收縮。任何會過度使用大拇指的活動，都會讓激痛點找上這些肌肉，使用手持行動裝置（如手機、平板等）就是其中一例。

當前文獻只有記載外展拇長肌激痛點的轉移痛模式，且它的疼痛模式和狄魁文氏狹窄性肌腱滑膜囊炎（de Quervain's stenosing tenosynovitis，譯注：俗稱「媽媽手」）非常相似；故如果經檢查後，沒發現你疼痛的地方有任何發炎或神經性的問題，就應該考慮到外展拇長肌激痛點這個因素。它會你大拇指那一側的手腕，以及中指和無名指的背側感到疼痛（圖6.24）。用靠牆抵球的方式治療外展拇長肌激和其他兩條肌肉的激痛點時，請選用直徑六十公厘或四十五公厘的橡膠球。手球的大小也適合按摩這三條肌肉，但對有些人來說，它的質地或許太過柔軟。

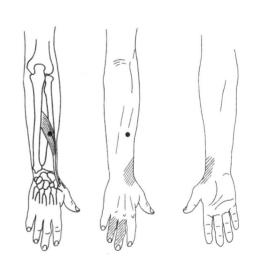

圖6.24 外展拇長肌示意激痛點和轉移痛模式。

手部和手指的屈肌

手部和手指的屈肌位處前臂內側，絕大多數都與肱骨內上髁相連，即手肘內側那一個突出的骨節。它們的工作是讓手往腕部內側彎、把手拱成杯狀，以及把手指往掌心蜷曲。

屈肌裡的激痛點會在多處引發疼痛，範圍遍及前臂、手腕、手部和手指等處的內側。另一方面，由於手臂內側有三層厚實的肌肉，所以與手臂後側相比，要個別找出並按摩它們的激痛點，難度就會稍微高一些。

按摩前臂內側的肌肉，很適合選用直徑三十五公厘或四十五公厘的小橡膠球，你可以將它抵在桌面仔細按壓需要治療的部位（圖6.27）。你可以在扭蛋機，或藥局的玩具區找到差不多這個大小的球體。你也可以用靠牆抵球的方式按摩前臂內側的肌肉。靠牆按摩時，請你背對牆面，把手臂和球體放在身後；要將球壓入牆面時，另一隻手請扶住要治療的那隻手，這樣能讓你比較好操控球體滾動的方向和按壓的力道（圖6.28）。不過，由於用這個姿勢按摩屈肌，你很難分辨自己到底按到了哪一條肌肉，所以你可以把球從手腕一路往肱骨內上髁滾過去；如果滾一次不夠的話，你可以用另一隻手把球放回手腕的位置，依你的需求再照剛剛的路徑多滾動幾次。除了球體，有些人發現利用門框或是突出的牆角按摩，也能達到同樣、甚至更好的治療效果。利用門框或牆角按摩時，手臂請保持向下伸直、掌心朝牆的姿勢。可運用髖部的力量，加重手臂壓向牆面的力道。

◎ 橈側屈腕肌

橈側屈腕肌（Flexor carpi radialis）與肘部的肱骨內上髁和食指的掌骨相連（圖6.25）。橈側屈腕肌和尺側屈腕肌共同負責將手往內彎的動作。

橈側屈腕肌激痛點會在靠近大拇指根部的手腕內側引發疼痛，且這股疼痛常被誤當成手腕扭傷處理。另外，那塊在掌心、大拇指下方的球狀肌群，其激痛點也會在這個部位引發疼痛。

雙手過度執行抓握、扭轉和拉扯等動作時，就會讓手部屈肌過勞，而抓握滑雪杖或小型的手持器具都會讓雙手大量執行這些動作。睡覺時，手腕過度向內彎曲，也很容易讓屈肌出現激痛點，因為這會讓屈肌長期處於收縮狀態。

橈側屈腕肌行經前臂內側的中央，你可以在手肘下方約三英吋處找到它的肌腹。把手掌向內彎的時候，你會感覺到這塊肌肉在你指下收縮（圖6.26）。如圖6.27所示，你可以靠著桌面，用直徑小於六十公厘的球體，按摩手臂內側的任何屈肌。將手臂置於身後，靠牆抵球的按摩方式，則

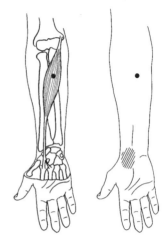

圖6.25 橈側屈腕肌激痛點和轉移痛模式。

可以讓你更深層的按壓這塊肌肉（圖6.28）。把球放在肘部下方約二到三英吋處，然後將球沿著前臂往肘部的方向滾動。要將球壓入牆面時，另一隻手請扶住要治療的那隻手，這樣能讓你比較好操控球體滾動的方向和按壓的力道。圖6.28中，要按摩的是左手臂。右手在扶住左手時，可稍微轉動左臂肌肉，這個動作可以讓球體更穩定地順著前臂滾動。

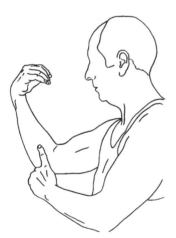

圖6.26 透過能單獨收縮橈側屈腕肌的動作，找出它的位置。

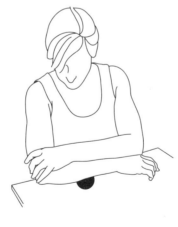

圖6.27 靠著桌面，用球按摩位處前臂內側的屈肌。

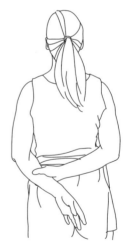

圖6.28 靠著牆面，用球按摩前臂屈肌的姿勢。

◉ 尺側屈腕肌

尺側屈腕肌（Flexor carpi ulnaris）與肱骨內上髁和掌根一個叫做「豌豆骨」（pisiform bone）的小球狀骨頭相連。這條肌肉能幫助手腕做出往內彎的動作，也能幫助尺側伸腕肌將手腕往尺側（即小指那側）彎。

尺側屈腕肌激痛點會在手腕的尺側引發疼痛（圖6.29）。要注意的是，會在手腕尺側引發疼痛的肌肉可不只尺側屈腕肌，尺側伸腕肌也會；它們有可能個別，或是一起造成此處疼痛。尺側9 腕肌激痛點也可能在掌根或手肘內側引發疼痛（圖示未呈現）。這條肌肉過於緊繃時，有可能

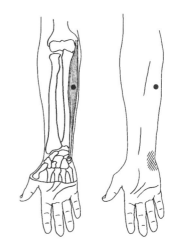

圖6.29 尺側屈腕肌激痛點和轉移痛模式。

會壓迫到尺神經（ulnar nerve），讓你出現抓握力變弱，還有無名指和小指灼熱或發麻的感覺（圖示未呈現）。這個狀況有時候會被稱為「肘隧道症候群」（cubital tunnel syndrome）。屈指肌和對掌小指肌（opponens digiti minimi）過於緊繃時，也可能擠壓到這條神經。

要找到這條肌肉，你可以把手掌往小拇指那側彎，它會隨著這個動作單獨收縮（圖6.30）。「支撐拇指」的手勢和「靠牆抵球」的按摩方式，都可以充分按摩這條緊鄰尺骨骨幹內側的肌肉。雖然尺側屈腕肌裡的激痛點可能不只一個，但位在前臂中段位置的尺側屈腕肌激痛點，對你造成的負面影響會最為顯著。

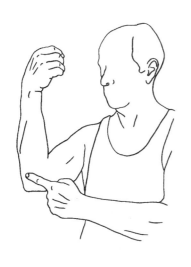

圖6.30 透過能單獨收縮尺側屈腕肌的動作，找出它的位置。

◉ 掌長肌

掌長肌（Palmaris longus）與肱骨內上髁和掌心大部分的肌腱相連；它收縮時，可讓手拱成杯狀、或協助手腕彎曲。

掌長肌的激痛點會在掌心引發燒灼或刺痛的感覺（圖 6.31）。如果你的掌長肌有激痛點，在使用會對掌心造成壓力的工具時，你大概會覺得非常痛苦。另外，掌長肌激痛點也可能在手臂內側的下半段引發疼痛（圖示未呈現）。這條肌肉的激痛點不會造成手指疼痛的症狀，但與「掌腱膜攣縮症」（Dupuytren's contracture）倒是頗

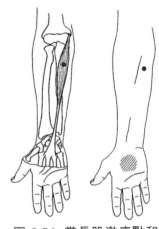

圖 6.31 掌長肌激痛點和轉移痛模式。

有關聯。「掌腱膜攣縮症」是種無名指和小指無法伸直、會一直往掌心攣縮的病症。

掌長肌是一條細長的肌肉，位在前臂內側，就在橈側屈腕肌和尺側屈腕肌之間，但比較偏向尺側。要找到掌長肌的肌腹，你可以把五指的指尖緊密地聚攏在一起，這條肌肉會隨著這個動作單獨收縮（圖 6.32）。從前臂中段到手肘內側凸出的骨節（肱骨內上髁），都是掌肌激痛點出沒的範圍，而按摩它們的技巧就跟其他屈肌相同。

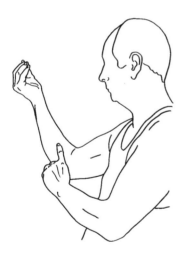

圖 6.32 透過能單獨收縮掌長肌的動作，找出它的位置。

◉ 屈指肌

屈指肌（Flexor digitorum）有兩個部分：一為屈指深肌（flexor digitorum profundis），一為屈指淺肌（flexor digitorum superficialis）。這兩種肌肉上下交疊，構成了前臂內側的第二層和第三層肌肉。屈指肌下端的肌腱與手指

（不含大拇指）的骨頭相連（圖6.33）；上端則與前臂的尺骨和橈骨，以及肱骨內上髁相連。

屈指肌的激痛點會在手指內側引發劇烈的疼痛。當屈指肌或尺側屈腕肌擠壓到尺神經，造成手部疼痛、發麻、燒灼、過度敏感和無力時，我們通常會把這些症狀歸類為「肘隧道症候群」。正中神經也有可能受到屈指肌和旋前圓肌擠壓，導致中指和無名指出現發麻和刺痛感。手指會不由自主地抽搐，也有可能是屈指肌的激痛點造成。

使用需要大量執行抓握動作的工具或運動器材（像是網球拍、高爾夫球桿或船槳等），是讓激痛點找上屈指肌的主因。舉凡緊握方向盤長途駕駛、從事必須長期使用剪刀的工作，或是演奏要頻繁用到手指力量的樂器，都可能促成屈指肌激痛點的生成。

由於這兩層屈指肌的肌腹交疊在一起，又不是最靠近體表的前臂內側肌肉，所以你很難藉由特定的動作，感受到它們收縮，進而找出它們的確切位置。因此，在尋找屈指肌的激痛點時，請你把觸診的範圍鎖定在前臂內側的上半段，它的壓痛感應該會出現在比較深層的位置。按摩屈指肌時，你可採取前述將手臂放在身後的靠牆抵球按摩方式，廣泛、深層地按壓剛剛觸診的那個區塊（圖6.28）。

「板機指」這種會讓手指伸不直的病症，有時候就能透過深層按壓指關節（掌心與手指相交的那個關節），獲得改善。任何一根手指都可能出現板機指的狀況，就連大拇指也不例外。板機指也可能是屈肌的肌腱卡在腱鞘裡所致，根據崔薇兒和賽門斯的說法，這種情況只需注射一劑普魯卡因就能「迅速且永久」的消除手指無法伸直的狀況。

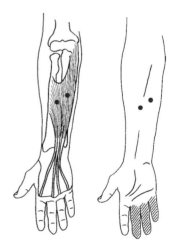

圖6.33 屈指肌激痛點和轉移痛模式。

◉ 旋前圓肌和旋前方肌

旋前圓肌（Pronator teres）的上端與尺骨頂端和肱骨內上髁相連，下端則斜斜地橫越前臂內側，與橈骨的中段相連（圖6.34）。另一條旋前肌，旋前方肌（Pronator quadratus），則是在腕部把橈骨和尺骨連結在一起。旋前肌的功能是讓橈骨繞著尺骨旋轉，使你做出掌心向下的動作，而這個動作即是所謂的「旋前」。相反的，掌心向上的動作，就叫做「旋後」。（「旋後」這個動作是由旋後肌和二頭肌負責。）

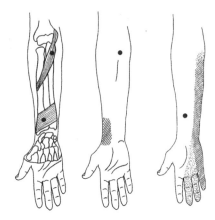

圖6.34 旋前圓肌和旋前方肌激痛點，旋前圓肌轉移痛模式和旋前方肌轉移痛模式（按摩這些肌肉的時候，請避免用力按壓橈動脈和正中神經）。

旋前圓肌的激痛點會在大拇指那一側的手腕，引發大面積的疼痛。這股疼痛也可能蔓延到拇指的根部，並向上延伸到前臂內側（圖示未呈現）。有激痛點的旋前圓肌還可能擠壓到正中神經，讓中指和無名指有發麻的感覺，且這個症狀常會被錯誤地歸咎到腕隧道症候群或旋前圓肌症候群（pronator teres syndrome）身上。至於旋前方肌激痛點則會在手部和手臂的小指側引發疼痛，並一路向上蔓延到肱骨內上髁的位置；除了小指會感到疼痛，有時候，你也會覺得中指和無名指同時發疼。基本上，它們轉移痛的模式，就跟尺神經和正中神經這兩條感覺神經傳遞信號的模式相似。

任何需要用力、重複執行旋前動作的運動或工作，都會讓旋前肌群過勞，促成激痛點形成。打網球就是其中一個例子，如果你要手腕的力量正手擊出上旋球，你的手就必須大力旋前。使用螺絲起子的時候，右撇子的人是鬆開螺絲會大力收縮旋前肌群；左撇子的人則相反，是轉緊螺絲才會大力收縮旋前肌群。用一般鍵盤打字時，雙手都會長時間處於旋前姿勢。

要找出旋前圓肌的位置，請將手掌旋前：不只是把手掌轉向下方，還要

轉到底，盡可能讓掌
心朝下。做這個動作
的時候，你會在肘部
內側的下方，感覺到
這塊肌肉因收縮隆起
（圖 6.35）。要找出
旋前方肌的位置，請
你做出跟剛剛一樣的
旋前動作，但把手指
放在平常量脈搏的位
置，就會感受到它的

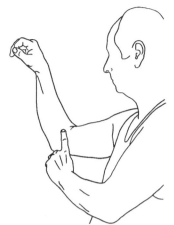

圖 6.35 透過能單獨收縮
旋前圓肌的動作，找出它
的位置。

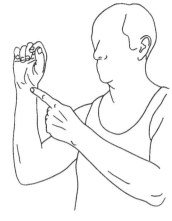

圖 6.36 透過能單獨收縮
旋前方肌的動作，找出它
的位置。

肌腹隨動作收縮（圖 6.36）。這兩條肌肉都可以用「支撐拇指」的手勢按摩。
不過，旋前圓肌還可以用「靠桌抵球」（圖 6.27），或「靠牆抵球」（雙手需
置於身後）的方式按摩（圖 6.28）。

◎ 屈拇長肌

　　屈拇長肌（Flexor pollicis longus）這條體積
和力量都出人意料強大的肌肉，有很大一部分都
附著在橈骨上，幾乎要把整根橈骨都覆蓋住；而它
的下端，則與第一節大拇指的根部相連（掌心那一
側）（圖 6.37）。屈拇長肌收縮時，可以讓第一節
大拇指往掌心彎，這是用力抓握物品的必備條件。

　　屈拇長肌激痛點會在大拇指末端的指節引發
疼痛和壓痛感。它們會讓你在寫字的時候，覺得
握筆的手怪怪的、卡卡的或是使不太上力，即便
你的手根本沒有任何疼痛的感覺，也有可能如
此。它們會讓你大拇指末端的關節動不了、卡卡

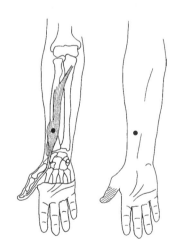

圖 6.37 屈拇長肌激痛點
和轉移痛模式。

的，或是在彎曲的時候發出爆裂聲。許多手機使用者的屈拇長肌都會有激痛點，因為傳訊息和滑手機的動作會讓這條肌肉長期處於收縮狀態。

要找出屈拇長肌的位置，請你使勁握拳，大拇指用力壓著中指。做這個動作的時候，你會在前臂內側的橈側（大拇指側），從手腕算起約三分之一處，感受到這塊肌肉隨動作收縮（圖6.38）。按摩屈拇長肌，你可採取前述將手臂放在身後的靠牆抵球按摩方式，讓網球大小的球體順著橈骨按壓。由於屈拇長肌的肌肉纖維並非等長，所以它有可能沿著橈骨形成數個激痛點。

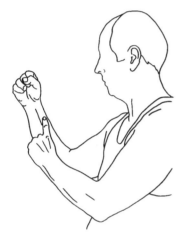

圖6.38 透過能單獨收縮屈拇長肌的動作，找出它的位置。

NOTE 靠牆抵球按摩

詳閱第三章「找出激痛點與自我療癒」。如果你上班的時候，不好意思在公眾場合用「靠牆抵球」的方式按摩需要治療的部位，可以到廁所，抵著隔間的牆面做。我想，不會有人問你在廁所裡做些什麼。

手部肌肉

當手有發疼、發麻和其他症狀時，基本上我們最先想到的大概就只有以下三個可能原因：關節炎、肌腱炎和腕隧道症候群。可是，在你還沒有確認自己有沒有激痛點前，千萬不要妄下定論。用激痛點的觀點解決手部症狀時，請你一定要先從遠處看，從前臂、上臂或其他更遠的部位下手，最後才回過頭來檢視手部的激痛點。因為那些部位的激痛點，往往就是你手部問題的根源，一旦你中止了它們的活性，你手部的症狀多半也會隨之消失。務必善用本章開頭的「常見疼痛區域」，它能讓你有組織的搜尋激痛點。排除了其他部位在手部引發的症狀後，剩下還沒消失的手部症狀就很好釐清病根，治療的方式也很簡單。

手部有十九條肌肉，還有許多操控手部的肌肉源自前臂。其中，四條最大的肌肉負責操控大拇指，三條大小中等的肌肉負責操控小指，一條肌肉能讓手掌拱成杯狀，而位在掌心的那四條細小肌肉（蚓狀肌）則能幫助手指彎曲和伸直。剩下那七條肌肉，通通都是位在掌骨之間的骨間肌，它們可以讓五指分開和併攏。手指本身並沒有任何肌肉，在那裡你只會找到肌腱。

◉ 魚際肌

手部四條負責操控大拇指的短小肌肉，其中三條構成了「魚際肌」（Thenar muscles），也就是那塊在掌心、大拇指下方的球狀肌群。屈拇短肌（flexor pollicis brevis）和外展拇短肌（abductor pollicis brevis）就覆蓋在對掌拇肌（opponens pollicis）上，而且這三種肌肉的激痛點位置非常相近，都位在魚際肌最厚實的那個部位。

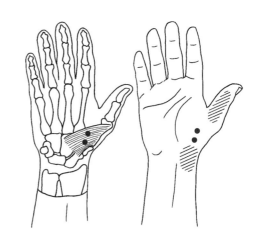

圖 6.39 **對掌拇肌激痛點和轉移痛模式。**

雖然至今眾人還不清楚屈拇短肌的轉移痛模式為何，但有人認為，屈拇短肌裡的某個激痛點就是造成大拇指出現板機指的原因。這三條肌肉的兩端都附著在相同的部位，一端與大拇指骨相連，另一端與腕骨和掌骨相連（圖 6.39）。對掌拇肌和屈拇短肌能讓大拇指橫過手掌，往小指方向活動。外掌拇短肌能讓大拇指遠離另外四指，往手部前側活動；如果用操控布偶的動作來做說明的話，外展拇肌就是讓布偶打開嘴巴的那條肌肉（內收拇肌則可讓布偶的嘴巴閉上）。

對掌拇肌激痛點除了會在內側手腕的橈側引發疼痛，讓你有種扭傷手腕的感覺，也會在手部的大拇指側引發疼痛。另外，對掌拇肌的激痛點還會讓你的鉗狀抓握能力（pincer grip）變差，使你無法靈活的用五指指尖抓捏東西。因此，有了對掌拇肌激痛點後，你可能就會難以執行書寫和其他精細的手部動作。外展拇短肌激痛點會在大拇指和食指之間的手掌前、後引發疼痛，並可能蔓延

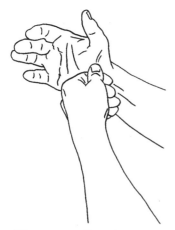

圖 6.40 用「支撐拇指」的手勢按摩對掌拇肌。

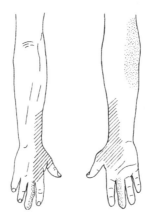

圖 6.41 外展拇短肌轉移痛模式。

到中指外側；也可能在前臂下段三分之一處的橈側（即大拇指側）引發比較大面積的疼痛。有時候，它們也會讓你覺得肱骨內上髁痛痛的（圖 6.41）。

除草、針線活兒、書寫、彈奏樂器、雕刻創作和許多工藝活動都有機會過度使用大拇指，讓激痛點找上這三條肌肉。大量使用手機傳訊息的打字動作，更是促成這些肌肉出現激痛點的高風險舉動。許多按摩治療師的大拇指也會因為過度使用出現職業傷害，甚至不得不因此放棄這門專業，另謀出路。

順著掌心、大拇指根部鼓起的那塊球狀肌肉搜尋激痛點，那裡通常會有好幾個激痛點。按摩這個部位最安全又最有效的方式，就是靠著桌面或是牆面，用小顆的硬質橡膠球來回在此處滾動。圖 6.42 是靠牆按摩時，最好按摩到這個部位的姿勢。球體請選用二十四公厘或三十五公厘的高彈力球。二十四公厘的球體比五美分硬幣略大一些，三十五公厘的球體則跟二十五美

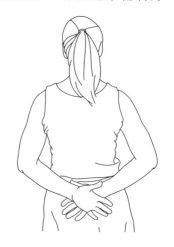

圖 6.42 靠著牆面，用 24 公厘或三十五公厘球體按摩手部的姿勢。

NOTE｜鼓勵自己

這套療程最困難的地方，就是這個部位不太好自行按摩。所以每次替自己按摩完這個部位後，別忘了給自己一個鼓勵。

分硬幣差不多大。鉛筆屁股的橡皮擦也是很棒的按摩小工具（圖 6.49）。情況緊急的時候，你可以先用「支持拇指」的手勢按摩這個部位（圖 6.40）。

◎ 內收拇肌

內收拇肌（Adductor pollicis）是大拇指的第四條肌肉。它與第一和第三掌骨相連，是構成掌心的一部分肌肉（圖 6.43）。內收拇肌的工作，就是讓你的大拇指往手的方向收攏。讓手偶閉起嘴巴的動作，或是大拇指在掌心前側，拇指往手掌收攏等動作，都需要用到內收拇肌。要驗證它的位置，請你把一根手指放在對側手的內

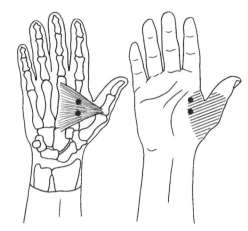

圖 6.43 內收拇肌激痛點和轉移痛模式。

收拇肌上，然後把大拇指用力靠向食指底部，你就會感覺到它隨著你的動作收縮。另外，這個動作也會讓你比較清楚它在大拇指抓握功能裡扮演的角色。

內收拇肌激痛點主要會在大拇指的根部引發疼痛，鮮少會造成掌心疼痛。不過請你別忘了，除了內收拇肌，這兩個部位的疼痛也可能是斜角肌、肱肌、橈側伸腕長肌、旋後肌、喙肱肌和外展拇短肌等肌肉所引發。

內收拇肌這塊肌肉的激痛點可以用抓捏式的按摩改善。如果想省點力，你也可以找顆小型的橡膠球，用「靠桌抵球」，或「靠牆抵球」（雙手需置於身後）的方式按摩這個部位。

> **NOTE** 找出合適的按摩力道
>
> 若用一到十分來表達疼痛程度，五分就是最適合你的按摩力道。它應該會讓你有一種「有點痛，又不會太痛」的痛感；能讓你在不適之餘，享有一定程度的放鬆。一旦疼痛程度來到「六分」，你就會開始出現齜牙咧嘴的反應。

◉ 小魚際肌

前面我們說到，手部有三條大小中等的肌肉負責操控小指；它們構成了「小魚際肌」（Hypothenar muscles），也就是那塊在掌側、小指下方的肌群。這三條肌肉分別是外展小指肌（abductor digiti minimi manus）、屈小指肌（flexor digiti minimi manus）和對掌小指肌（opponens digiti minimi）。外展小指肌能讓小指朝遠離手部的方向，向外伸；屈小指肌能讓整根小指往手腕的方向彎；對掌小指肌則能讓小指橫過掌心，讓它的指尖與大拇指相碰。目前我們還不清楚這些肌肉的轉移痛模式，但你會發現，按壓這個部位有壓痛感的點，會讓你覺得很舒服。選用二十四公釐或三十五公釐的球體，用「靠桌抵球」，或「靠牆抵球」（雙手需置於身後）的方式按摩這些肌肉（圖6.42）。請稍微轉動一下手掌的角度，讓你小拇指那一側的掌心能緊貼球體；按摩時，請用另一隻手扶住要治療那隻手的手腕，這樣能讓你比較好操控球體滾動的方向和按壓的力道。

別忘了，除了組成小魚際肌的肌肉，還有許多其他肌肉也會在無名指和小指引發疼痛，像是後上鋸肌、前鋸肌、闊背肌、胸大肌、胸小肌、尺側伸腕肌、尺側屈腕肌和三頭肌等。這兩根手指和手部尺側發麻的症狀，也有可能是尺側屈腕肌、屈指肌、胸小肌、三頭肌、小圓肌和斜角肌所引發。

◉ 骨間肌

骨間肌（Interosseous muscles）填滿了四個掌骨之間的間隙（圖6.44）。仔細看，這些小肌肉佔據了整隻手近一半的面積，而且都分布在最靠近手指的地方。掌根的部分則由腕骨填滿。手部共有兩組骨間肌，一組在手背，一組在掌心。位在手背的背側骨間肌（dorsal interosseous）有四條，它們能讓食指和無名指遠離中指，並讓中指往左右兩側活動。位在掌心的掌側骨間肌（palmar interosseous）有三條，它們能將食指、無名指和小指往中指的方向移動，讓手指靠攏在一起。在執行抓握動作和許多精巧的手部動作時，我們都少不了這

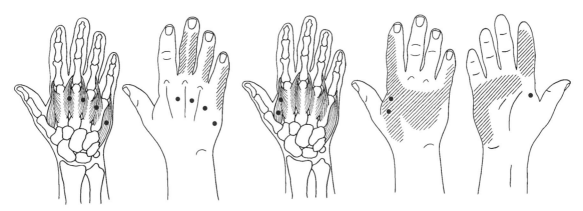

圖 6.44 背側骨間肌激痛點和轉移
痛模式。此圖也囊括了外展小指
肌激痛點和轉移痛模式。

圖 6.45 第一背側骨間肌激痛點和轉
移痛模式。

七條骨間肌。

　　骨間肌激痛點會在手指側邊和下方，以及最
後一節指關節引發疼痛，並讓手指僵硬、無力和
活動起來卡卡的。掌骨之間也有指神經，一旦骨
間肌過於緊繃壓迫到它們，手指就會出現發麻的
症狀。指神經是負責手指的感覺神經。

　　體積最大、發展最成熟的第一背側骨間肌，
填補了大拇指和食指之間大部分的間隙（圖
6.45）。第一背側骨間肌的激痛點造成轉移痛的
範圍比較大，手掌、小指、手背和整根食指的表

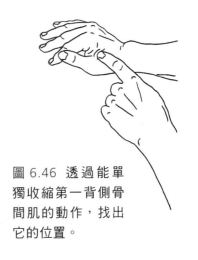

圖 6.46 透過能單
獨收縮第一背側骨
間肌的動作，找出
它的位置。

層都是它可能引發疼痛的部位。第一背側骨間肌的激痛點也常常會讓手部的整
個尺側（小指側）有股深沉的痛感。要找出第一背側骨間肌的位置，你可以把
食指用力壓向大拇指，就會看到和摸到它隨著你的動作隆起（圖 6.46）。

　　如果拿筆寫字的時候，中指下方和最後一節指節會痛，可能就是第二背側
骨間肌有激痛點。第二背側骨間肌就位在食指和中指的掌骨之間，能讓中指抵
著拇指，握住筆桿。長時間寫字或做一些精細動作會出現手指痙攣的狀況，通
常都是手部肌肉的激痛點造成；大拇指的短小肌肉和第一背側骨間肌是最常見

的肇因，但其他手部肌肉也可能與這方面的問題有關。

有人認為，在手背最後一節指節隆起的希伯登氏結節（Heberden's nodes），就是過度使用骨間肌產生的激痛點所致。在中間那一節指關節隆起的則叫做「布夏氏結節」（Bouchard's nodes）。不管是哪一種結節，只要對骨間肌採取行動的時機夠早，它們結節的大小都有機會因激痛點按摩法徹底消退。就算採取行動的時間不夠早，結節的型態已大致成形，也有機會讓它們的體積變小一些。這些骨間肌激痛點對指節施加的壓力，除了可能促成上述結節的生成，也可能促成關節炎的發展。

演奏鋼琴、小提琴或吉他的人，為了讓自己的雙手可以彈奏到更廣的音域，常常必須將自己的手指張到極限，但這個舉動特別容易過度使用骨間肌。需要手指反覆、強力做出抓取動作的工作或運動，很有可能也會對這些小肌肉造成過大的負擔。

使用電腦滑鼠會同時對第一背側和第一掌側的骨間肌造成很大的負擔，如果你都是用食指點擊滑鼠鍵的話。使用滑鼠也很容易把伸食指肌和部分的伸指肌操過頭，因為你要按下滑鼠鍵之前，通常都會將食指抬起，此舉就會用到這兩條肌肉。如果你還把滑鼠放得離鍵盤很遠，那麼你的棘下肌、小圓肌、斜方肌、菱形肌和前三角肌很可能都會有激痛點，因為這樣的擺放位置，會讓你的手臂持續處在向外旋轉和往前彎屈的狀態。解決滑鼠問題最好的辦法，大概就是買一個內建觸控板滑鼠的人體工學鍵盤。

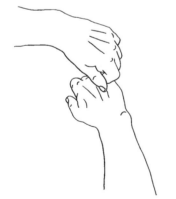

圖 6.47 用「支撐拇指」的手勢按摩背側骨間肌。

你可以用「支撐拇指」的手勢按摩骨間肌（圖6.47）。假如想要更深層的按壓這些肌肉，又不想增加你手指的負擔，可以善用橡皮擦和彈簧夾。圖6.48 和圖 6.49 用了兩款不同的橡皮擦做示範，一個是長方體的大塊橡皮擦，另一個則是鉛筆屁股後頭的橡皮擦；只要把它們用彈簧夾夾住，就成了你按摩骨間肌的最佳小道具。圖中所示的這款塑膠彈簧夾，價格很親民，也很好買到，幾乎每一間五金

百貨商店都有賣。

　　按摩厚實的第一背側骨間肌時，請用「支撐拇指」的手勢，抵著掌骨按壓這塊肌肉（圖6.50）。這個手勢就有點像是你握咖啡杯的動作。不論你是用「支撐拇指」的手勢，或是用橡皮擦按摩骨間肌，把你要治療的那隻手放在大腿上，能讓你得到最好的按摩效果。緩慢而仔細地搜尋這塊肌肉的激痛點，你可能會在此處找到不只一個激痛點。骨間肌的問題可能不太容易徹底根治，除了它們不太容易按摩外，你的許多活動也都會讓它們不斷處於壓力之下。因此，倘若你想要徹底根治骨間肌的問題，請認真思考要怎樣調整你使用雙手的方式，唯有如此，這些特別的肌肉才有辦法好好喘口氣。

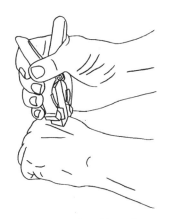

圖6.48 用橡皮擦按摩骨間肌。

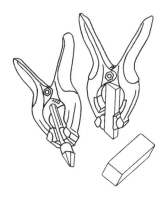

圖6.49 用橡皮擦和彈簧夾自製按摩骨間肌的小道具。

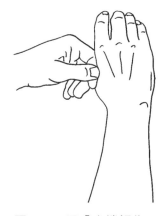

圖6.50 用「支撐拇指」的手勢按摩第一背側骨間肌。按摩時，請抵著食指的掌骨按壓。

第七章
胸部、腹部和生殖器疼痛解析

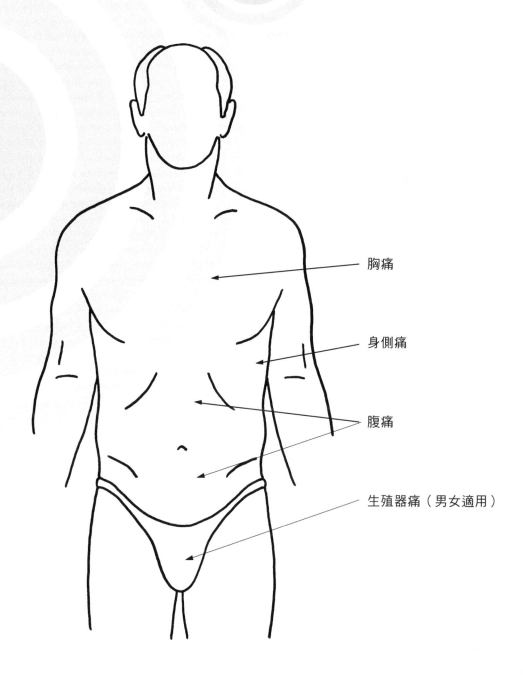

胸痛

身側痛

腹痛

生殖器痛（男女適用）

胸部、腹部和生殖器疼痛　常見疼痛區域

　　粗體字呈現的肌肉名稱，為該部位的主要疼痛模式。字體未加粗的肌肉名稱，則是該部位比較不常見的疼痛模式或衛星激痛點位置。肌肉的排列順序是以它們造成該問題的可能性，由高到低排列。「常見疼痛症狀」也是以此原則羅列肌肉名稱。我們已經把這些介紹上傳到網路上，你可以在 www.newharbinger.com/24946 下載這些資料。欲了解更多資訊，請見本書末頁。

腹部	胸部	生殖器	身側
腹直肌 p.275	**胸大肌** p.259	**骨盆底肌群** p.290	**前鋸肌** p.270
腹斜肌 p.275	**胸小肌** p.266	**腹斜肌** p.275	**腹斜肌** p.275
髂肋肌 p.307	**斜角肌** p.168	**內收大肌** p.369	**肋間肌** p.273
深層脊椎肌群 p.303	**胸鎖乳突肌** p.119	**腹直肌** p.275	闊背肌 p.201
腰方肌 p.313	**胸骨肌** p.265	臀大肌 p.318	**橫膈肌** p.273
	肋間肌 p.273	梨狀肌 p.329	
	髂肋肌 p.307	腰大肌 p.283	
	鎖骨下肌 p.264		
	腹斜肌 p.275		
	橫膈肌 p.273		

打嗝

腹斜肌 p.275

膀胱痛或頻尿

內收大肌 p.369

腹斜肌 p.275

梨狀肌
（和其他深層外旋肌
〔deep lateral rotators〕）
p.329

骨盆底肌群 p.290

**胸部或乳頭
過於敏感**

胸大肌 p.259

前鋸肌 p.270

心律不整

胸大肌 p.259

**心臟缺血或
心絞痛（假性）**

胸大肌 p.259

胸小肌 p.266

胸骨肌 p.265

淺層脊椎肌群 p.303

髂肋肌 p.307

**慢性骨盆痛、
婦科痛或經痛**

腹斜肌 p.275

腹直肌 p.275

內收大肌 p.369

骨盆底肌群 p.290

梨狀肌／深層旋轉肌
p.329

腰大肌／髂肌 p.283

**尾骨痛或
有壓痛感**

臀大肌 p.318

多裂肌 p.144

骨盆底肌群
（提肛門肌、尾骨肌、
肛括約肌和閉孔內肌）
p.290

腹絞痛

腹直肌 p.275

肋骨軟骨炎

胸大肌 p.259

前鋸肌 p.270

肋間肌 p.273

橫膈肌 p.273

腹斜肌 p.275

腹直肌 p.275

**頭部前移姿勢
（低頭垂肩）**

腹直肌 p.275

腹斜肌 p.275

胸大肌 p.259

胸小肌 p.266

胸骨肌 p.265

胸鎖乳突肌 p.119

斜角肌 p.168

胃灼熱

上腹斜肌 p.275

腹直肌 p.275

陽痿

梨狀肌 p.329

骨盆底肌群
（球海綿體肌）
p.290

消化不良

腹直肌 p.275

噁心

腹直肌 p.275

**因動作產生的
疼痛感或不適**

彎身和舉物

腹直肌 p.275

排便

骨盆底肌群
（肛括約肌）
p.290

射精

骨盆底肌群
（球海綿體肌）
p.290

仰面平躺

骨盆底肌群
（提肛門肌）
p.290

手往後伸

胸大肌 p.259

胸小肌 p.266

從椅子上起身

淺層脊椎肌群 p.303

側彎

腹斜肌 p.275

淺層脊椎肌群 p.303

坐

骨盆底肌群
（提肛門肌和尾骨肌）
p.290

扭轉身體

肋間肌 p.273

呼吸、咳嗽、打噴嚏時伴隨疼痛，或呼吸困難

斜角肌 p.168

前鋸肌 p.270

胸小肌 p.266

胸大肌 p.259

橫膈肌 p.273

肋間肌 p.273

腹斜肌 p.275

腹直肌 p.275

闊背肌 p.201

陰莖痛

腹直肌 p.275

骨盆底肌群
（坐骨海綿體肌和
球海綿體肌）
p.290

會陰

梨狀肌 p.329

骨盆底肌群
（提肛門肌、球海綿
體肌和坐骨海綿體肌）
p.290

假性闌尾炎

腹直肌 p.275

直腸疼痛和鼓脹感

內收大肌 p.369

骨盆底肌群
（提肛門肌、閉孔內
肌和肛括約肌）
p.290

梨狀肌 p.329

陰囊痛

腰方肌 p.313

腰大肌／髂肌
p.283

骨盆底肌群
（球海綿體肌）
p.290

睪丸痛

腹斜肌 p.275

骨盆底肌群
（球海綿體肌和坐骨
海綿體肌）
p.290

腰方肌 p.313

頻尿或尿急

腹斜肌 p.275

尿失禁

骨盆底肌群 p.290

尿液滯留

腹斜肌 p.275

尿道括約肌痙攣

腹直肌 p.275

陰道痛或外陰痛

腹斜肌 p.275

內收大肌 p.369

骨盆底肌群
（提肛門肌、球海綿體
肌、坐骨海綿體肌和閉孔
內肌）
p.290

嘔吐

腹斜肌 p.275

腹直肌 p.275

胸部、腹部和生殖器疼痛 疼痛區域示意圖

我們已經把這些介紹上傳到網路上，你可以在 www.newharbinger.com/24946 下載這些資料。欲了解更多資訊，請見本書末頁。

※ 對任何一條肌肉展開治療行動前，請詳閱其治療方針。

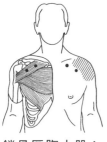

鎖骨區胸大肌：激痛點和轉移痛模式。p.260

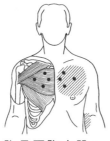

胸骨區胸大肌：激痛點和轉移痛模式。p.260

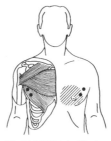

肋骨區胸大肌：激痛點和轉移痛模式。p.260

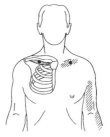

鎖骨下肌激痛點和轉移痛模式。p.265

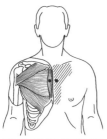

胸骨肌激痛點和轉移痛模式。p.265

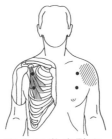

胸小肌激痛點和轉移痛模式。p.267

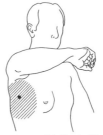

前鋸肌轉移痛模式（胸肋疼痛）。p.271

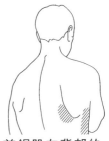

前鋸肌在背部的轉移痛模式。p.271

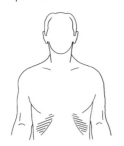

橫膈肌轉移痛模式。激痛點潛藏在最下面那對肋骨的後方。p.273

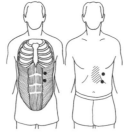

上腹部激痛點和內臟性轉移痛模式。p.278

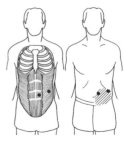

中腹部激痛點和內臟性轉移痛模式。p.278

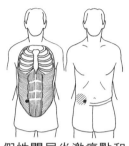

假性闌尾炎激痛點和
轉移痛模式。p.278

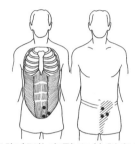

下腹部激痛點和其對鼠蹊
部和生殖器官的轉移痛模
式（男女適用）。p.278

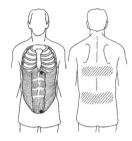

腹部激痛點和其對背部
的轉移痛模式。p.279

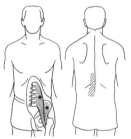

腰大肌和髂肌激痛
點，以及其對背部的
轉移痛模式。p.285

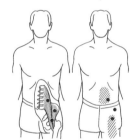

腰大肌和髂肌激痛點，以及
其對腹部、鼠蹊部和大腿的
轉移痛模式。p.285

胸部、腹部和生殖器疼痛

　　胸部和腹部肌肉激痛點所引發的症狀，被錯誤診斷或治療的機會可能會比身體的其他部位還大。由於治療胸、腹激痛點的方法很簡單，所以這樣頻繁誤判的現象格外令人感到遺憾。許多病灶在胸、腹肌肉，但症狀表現在胸部、背部、身體兩側、胃部、肩部、手臂和手部等部位的問題，其實都能因激痛點按摩法得到妥善的治療。

　　胸部肌肉裡的激痛點會改變正常體態，讓呼吸變得又淺又短促。因這些激痛點所引發的壓痛感、疼痛和呼吸困難，經常被誤認成裂孔疝氣（hiatal hernia）或肺部疾病的症狀。胸肌激痛點有可能在胸部、肩部、手臂和背部引發疼痛，也可能引發心律不整和假性心痛的症狀。它們可能是形成駝背體態的原因，而它們對頸部和上背部肌肉的間接影響，也可能促成頭痛、下顎痛和其他出現在頭部、面部和頸部的症狀。它們在手指和手部造成的麻木感，有可能會被誤診為腕隧道症候群。

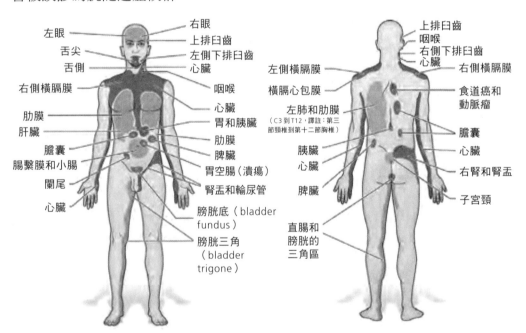

圖 7.1 內臟器官引發的轉移痛模式：（A）身體前側和（B）身體背側。此圖改編自 Rothstein, Roy, and Wolf 1998。

腹部肌肉裡的激痛點可能會造成腹部疼痛、背部疼痛、火燒心、經痛、假性闌尾炎、腹瀉、噁心、膀胱括約肌痙攣、便祕，甚至是比較罕見的噴射式嘔吐（projectile vomiting）。就像內臟器官可以促使肌肉形成激痛點一樣，激痛點也能引發類似食道、腎臟、膀胱、大腸、膽囊或心臟等內臟生病時的症狀。小嬰兒的腹絞痛，以及孩童和成年人的胃痛，甚至是較大的孩童會尿床，都有可能是腹部激痛點所致。

下腹部和骨盆底激痛點引發的筋膜疼痛，常常會在腹股溝、直腸、卵巢、子宮、陰道、陰莖和睪丸等部位表現，讓當事人蒙受不必要的擔心和不適。男性因骨盆底激痛點出現攝護腺症狀和陽痿的案例並不罕見。有些男女在性交時會感到疼痛，可能也是出於相同的原因。

如圖 7.1 所示，許多器官都會引發轉移痛，並在其他部位的肌筋膜形成衛星激痛點。癌症也會產生類似激痛點的轉移痛模式。因此，針對症狀接受檢查，及時排除任何疾病的可能性非常重要。如果情況看起來不太對勁，不論你是症狀一直反覆發作，或是疼痛的程度非常嚴重，它們都是你的身體在跟你說：「趕快關心我！」請你盡快就醫，排除所有可能的危險狀況。假如醫師沒有發現任何狀況，那麼恭喜你，因為你的問題可能就只是肌肉疼痛！肌肉疼痛不會要了你的命。雖然現代奉行西醫的醫師很擅長透過治療疾病延長我們的壽命，但他們卻不太擅長判斷和處理肌肉疼痛的問題。在接下來的各個段落中，你會找到在沒有檢測出任何病症的情況下，你能怎樣替自己按摩的建議。倘若這些症狀都是因肌筋膜激痛點而起，按摩或許就能讓你自行化解掉它們。

◎ 胸大肌

胸大肌（Pectoralis major）是男性和女性乳房的肌肉部分。胸大肌的英文「pectoralis」是由「pectus」演化而來，在拉丁文是「胸部」的意思；「major」則表示它是四種胸肌中，體積最大的一種。

胸大肌激痛點除了會在胸部和肩部前側引發疼痛，這股疼痛也可能向下轉移到手臂和手肘的內側（圖7.2、圖7.3和圖7.4）、手部的尺側（小拇指那一側），甚至直達無名指和小指（圖示未呈現）。胸大肌激痛點引發的症狀有可能被誤貼上「胸廓出口症候群」的標籤。由於胸大肌是塊複雜的肌肉，分成了好幾個區塊，所以它的激痛點到底會在哪裡引發疼痛，端看激痛點落在胸大肌的哪一個位置。如果激痛點落在胸大肌外側、腋窩前方的位置，就會造成乳房疼痛和乳頭過於敏感（圖7.4）；落在胸大肌下緣則可能造成心律不整（圖7.5）。你大概會覺得，會影響到心臟的激痛點應該位在左側，因為它比較靠近心臟，但是會造成心律不整的那一個激痛點，卻偏偏出現在右側。有時候，

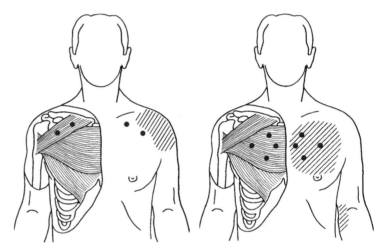

圖7.2 鎖骨區胸大肌：激痛點和轉移痛模式。

圖7.3 胸骨區胸大肌：激痛點和轉移痛模式。

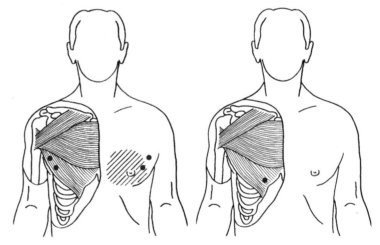

圖7.4 肋骨區胸大肌：激痛點和轉移痛模式。

圖7.5 會引發心律不整的胸大肌激痛點。

胸大肌和其他胸肌的激痛點，甚至會引起猶如心肌梗塞那般令人膽戰心驚的疼痛感。不過，由於真正的心臟疾病也可能促發胸肌形成激痛點，所以在判斷胸痛的病灶時，一定要格外謹慎。有些心臟疾病的患者，在病癒後很長一段時間，仍會有嚴重胸痛的症狀，但其實這股疼痛並非來自心臟，而是來自胸部的肌肉。

安娜，七十三歲，為了緩解她中背部慢性疼痛的問題，她每天都要綁一台TENS 器（專門用來治療神經性疼痛的裝置）在身上；但她不知道，自己的不適其實都是胸肌激痛點造成。這台裝置無法戴著睡覺，所以每晚她都必須服用止痛藥才能入睡。她甚至不能站直，因為激痛點讓她的胸肌緊繃到無法做出把肩膀往後挺的動作。進行第一次按摩後，她終於可以不吃止痛藥就入睡，這可是多年來的頭一遭。雖然她一點都不享受按摩胸肌的過程（因為它們的壓痛感還是很強烈），但每次按完胸肌後背都會比較舒服。

胸肌激痛點所造成的緊繃，會將肩膀一直往前拉，此舉不但會讓肩膀很難向後挺，更會不斷對上背部肌肉造成壓力。圓肩的姿勢也會讓頭部和頸部持續呈現前傾的狀態，增加激痛點在胸鎖乳突肌、斜角肌和頸部後側出沒的機會。由此可知，許多出現在這些肌肉上的症狀，其實都是胸大肌間接造成。胸大肌過於緊繃對肩膀和上背部造成的過量負荷，可能會逐步限制手臂的活動幅度，因為它們有可能會在前三角肌、喙肱肌、菱形肌和中斜方肌形成次級激痛點；而活動受限的手臂又可能進一步促成肩胛下肌、闊背肌和前鋸肌激痛點的形成。最後，棘下肌、大圓肌和後三角肌都會因為長期的過度伸展出現所謂的拮抗肌激痛點，讓這一連串的骨牌效應以五十肩做結。胸肌激痛點所導致的圓肩姿勢還可能衍生出許多意想不到的影響，例如慢性背痛、椎間盤突出、神經擠壓、下顎問題、呼吸問題、慢性疲勞、頸部疼痛和頭痛等。

不幸的是，就算你有意要矯正體態，但在尚未找出和中止那些導致胸肌過於緊繃的特定激痛點前通常都無法如願。在沒有中止這些激痛點的活性的情況下一味伸展這些敏感的肌肉，恐怕只會讓症狀越來越嚴重。要等到這些激痛點

消失後，才適合進行伸展和矯正體態的訓練，並有機會從中受益。

成 因

胸大肌分為三個不同的區塊。鎖骨區（上）胸大肌與鎖骨相連，胸骨區（中）胸大肌與胸骨相連，而肋骨區（下）胸大肌則與肋骨和腹肌相連。不過這三個區塊的另一端都往同一個方向匯聚，與肱骨前側相連。這樣的連結方式讓胸大肌能將手臂往內旋轉，並將它們橫過胸前。除此之外，上部的胸大肌還能幫助你做出舉臂的動作，下部的胸大肌則能輔助手臂和肩膀下沉的動作。在許多劇烈活動和工作中，胸大肌都會因為過度賣力或反覆執行這些動作被操過頭。

背負沉重的背包是讓胸部、腹部、上背部和頸部肌肉出現激痛點的可能原因，有時候甚至是唯一的原因。揹上背包的時候，仔細感受這些肌肉的緊繃程度，就會明白為什麼背太重會造成它們的負擔。因此在治療這些肌肉的激痛點時，請務必要好好思考該怎樣減輕負重的重量，或者是調整揹包包的方式。

治 療 方 式

男性的胸大肌就位在肌膚下方，所以很好觸診和按壓激痛點。不過女性就只有上半部的胸大肌能這樣輕易診治，下半部的胸大肌因為位處乳房組織之下，所以要找出或治療這個部位的激痛點，你必須施加更大的壓力，或是盡可能將乳房組織撥到一旁。

胸大肌的激痛點主要分布在四個區域，可以根據疼痛模式判斷它們位在哪一個區域。鎖骨區的激痛點會在肩部前側引發疼痛（圖 7.2）。胸骨區的激痛點會在手臂內側和手肘內側引發疼痛（圖 7.3），也會在胸大肌本身的中心位置引發疼痛。如果激痛點位在肋骨區靠近腋窩前方的厚實下緣，則會引發乳房疼痛和敏感的症狀（圖 7.4）。

會讓心臟出現輕度心律不整的激痛點，則位在肋骨之間，大概就在胸骨末端右側的兩英吋處（圖 7.5）。按壓這個激痛點會有明顯的疼痛感，但如果心律不整確實是這個激痛點造成的，按壓此點後症狀馬上就會消失。請用指尖按

壓這個會引發心律不整的胸大肌激痛點。雖然胸骨左側也可能存在激痛點，但左側的激痛點並不會引發心律不整，或任何特別的疼痛模式。萬一你有肺氣腫的問題，必須一直非常用力的吐氣，恐怕就很難徹底擺脫這個激痛點。

你可以靠著凸出的牆角，抵著網球或直徑六十公厘的高彈力球按摩整個胸部，此舉放鬆胸肌的效果非常好（圖7.6）。如果找不到凸出的牆角，門框也是個不錯的選擇，與面向整片平坦的牆面相比，它們都能讓你更舒服的按摩這個部位。有些人則喜歡用鉤形按摩杖按摩這個部位，不想用工具的話，「支撐四指」的手勢也能達到很好的按摩效果（圖7.7）。要避免手指因按摩過勞，請善用支撐手的力

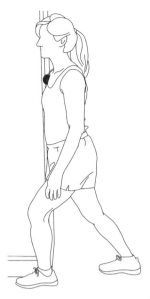

圖7.6 靠著凸出的牆角或門框，抵球按摩胸大肌和胸小肌（避開喙狀突下方二英吋的區塊）。

量，以它為按摩的主力，帶著手指緩慢、反覆地推撫胸肌。按摩胸大肌外緣，那個會引發心律不整、非常特別的激痛點時，則必須採取大拇指和其他四指相對的手勢，抓捏這個區塊（圖7.8）。為了避開重大血管、神經和淋巴結，請不

要將肌肉往喙狀突下方二英吋處的肋骨按壓。欲找到喙狀突的位置，請見第五章「肩胛骨」一節的內容。

不要讓豐滿的乳房成為按摩胸大肌的阻礙。通常，大胸部的女性都知道胸前的重量和上

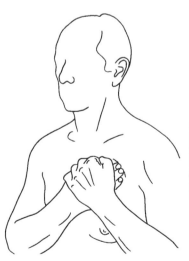

圖7.7 用「支持四指」的手勢按摩胸大肌。

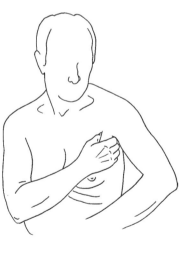

圖7.8 按摩胸大肌外緣的手勢。

背部疼痛息息相關，但卻很少人知道，乳房重量也會對胸肌造成很大的負擔。

乳房本身或周邊發疼，會引起許多女性的強烈不安和恐懼，因為她們會很自然地把這股疼痛和乳癌聯想在一起。為了讓婦女熟悉乳房組織的正常狀態，及早發現可疑的乳房腫瘤，政府的健保機構已大力推廣定期做乳房自我檢查的觀念一段時間。儘管如此，醫師和其他密切關注婦女健康問題的專業人士卻認為，絕大多數的女性都不會做乳房自我檢查，一方面是因為她們害怕自己真的摸到了什麼，另一方面則是她們根本搞不清楚自己到底要找些什麼。

這一點非常可惜，因為乳房自我檢查是了解乳房狀態的好時機，它不僅能讓你學會辨別乳房正常和異常腫塊的方法，有時候還可以摸到胸肌裡的腫塊狀激痛點。大多數時候，乳房的疼痛都只是胸部肌肉的激痛點在作怪。也就是說，如果能落實乳房自我檢查，並留意可能的激痛點問題，乳房自我檢查非但不會增加女性的恐懼，還應該會減輕對這方面的擔憂。有熟悉肌筋膜疼痛和乳房構造的醫師和或護理人員從旁輔助，是執行乳房自我檢查的一大助力。

◉ 鎖骨下肌

鎖骨下肌（Subclavius）就位在鎖骨下方。它們的兩端分別與鎖骨中段和第一肋骨的末端（靠近肋骨與胸骨相連之處）相連。鎖骨下肌除了可讓鎖骨往下和往前活動，還可以將第一肋骨往上拉。因習慣養成的圓肩體態、使用懸臂吊帶，或側睡的睡姿都可能讓這些肌肉出現激痛點。

如你所見，鎖骨下肌的體積並不大，相較之下，它引發轉移痛的範圍就有點不成比例的大（圖 7.9）。鎖骨下肌激痛點會在鎖骨正下方引發疼痛，有會在二頭肌和前臂的橈側（大拇指那一側）引發疼痛。有時候，它們還會在手部的大拇指側、大拇指，以及食指和中指引發疼痛（圖示未呈現）。因激痛點緊繃、變短的鎖骨下肌會對鎖骨造成壓力，讓它不斷往第一肋骨靠去，擠壓到位於兩者之間的鎖骨下靜脈和動脈，進而導致手臂和手部的血液循環受阻。鎖骨下肌和胸大肌激痛點造成的症狀，可能會類似胸廓出口症候群的症狀。

鎖骨下肌的激痛點並不好找。坐在桌子旁邊的時候，請先把前臂平放在前

方的桌面，然後身體往前傾，此時，對側手的指尖應該會感覺到鎖骨隨著這個動作遠離第一肋骨。仔細摸索鎖骨中段，激痛點就在那個位置，按壓到那一個點的時候，你會感受到一股細微的壓痛感從深處傳出。用指尖按摩它。按壓時，請避開鎖骨外側下方的區塊，因為那裡有許多重要的血管、神經和淋巴結。

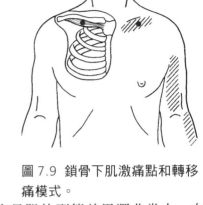

圖 7.9 鎖骨下肌激痛點和轉移痛模式。

◎ 胸骨肌

　　胸骨肌（Sternalis）沒有明顯的功能，而且大概只有百分之五的人有這條肌肉。另外，胸骨肌的型態差異還非常大。有的人的胸骨肌只有長單側，有的人則會長雙側；雙側都有胸骨肌的人，其胸骨通常會被包覆在胸骨肌之下。這塊肌肉之所以叫胸骨肌，就是因為它依附在胸骨旁邊。

　　胸骨肌激痛點會在胸部中心引發很強烈的疼痛感（圖 7.10）。有時候胸骨肌激痛點也會在胸部和肩部前側，甚至是上手臂內側引發比較輕度的疼痛感（圖示未呈現）。假如激痛點出現在胸骨肌上段、靠近胸鎖乳突肌下端的位置，可能就會導致乾咳之類的症狀。

　　胸骨肌會出現激痛點，可能多多少少與胸大肌和胸鎖乳突肌的激痛點有關。胸骨肌激痛點也有可能是你在心肌梗塞或揮鞭式損傷後，疼痛感久久不消的原因。用「支撐四指」的手勢，順著整根胸骨的兩側摸索，就可找出胸骨肌激痛點的所在位置。

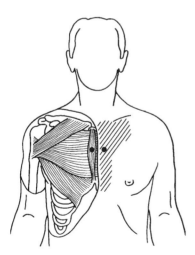

圖 7.10 胸骨肌示意激痛點和轉移痛模式。

◎ 胸小肌

胸小肌（Pectoralis minor）雖然完全隱藏在胸大肌之下，但其肌肉的走向和肌肉依附的位置卻和胸大肌大不相同。基本上，胸小肌算是短小精幹的肌肉，儘管它的體積不算大，但卻是一條非常厚實，擁有強大力量的肌肉。胸小肌的上端與喙狀突相連，喙狀突是肩胛骨的一小部分，會從肩部的前側突出（圖 5.9）。把手臂放在自己的大腿上，你就能在鎖骨外側、靠近肱骨頭的下方，摸到一個球狀的硬骨，而這個緊貼皮膚的彈珠狀骨節，就是喙狀突（圖 5.16）。

胸小肌的另一端則分成至少三個區塊，各自與乳房下方的肋骨中心一對一相連。胸小肌主要的功能是將喙狀突向下拉，固定肩胛骨的位置，讓手臂穩定做出各種動作。次要的功能則是在大力呼吸時（例如劇烈運動、咳嗽或打噴嚏時），將肋骨提起，增加胸腔擴張的幅度；倘若你的胸小肌存在激痛點，那麼大力呼吸的舉動可能就會感到疼痛。

胸小肌激痛點引發的症狀和胸大肌激痛點很相似，但誠如亞倫的案例所示，胸小肌引發的問題其實相當好解決。

亞倫，五十二歲，是一間汽車公司的執行長，自從十年前在一場排球比賽「操」壞了他的左肩後，他的左肩前側就老是反覆發疼。絕大多數時候，他的手指也處於發麻狀態。「唉，我已經試遍了所有的方法，做了超多的物理治療，但這一切還是沒有好轉。」為了強化肩膀的肌力，亞倫還常去 YMCA 的泳池游泳。不過到目前為止，他所做的所有努力，都只是讓情況越來越糟。激痛點按摩治療師發現亞倫的斜角肌和胸小肌都有活化的激痛點，而且左側的壓痛感比右側強烈許多。同時，他肩膀前側疼痛和手部發麻的症狀，也會因治療師按壓他左側的胸小肌加劇。他簡直不敢相信這些折磨他多年的問題，竟然都是胸小肌造成，而且化解的方法還很簡單。治療師只有幫他按摩這麼一次，後來他都是按照治療師的指導自行按摩，結果不到三週的時間，他長期肩痛和雙手發麻的狀況就消失無蹤了。

症 狀

胸小肌的轉移痛模式跟鎖骨區胸大肌幾乎一模一樣，主要會在肩部前側引發疼痛（圖 7.11）。有時候疼痛還會蔓延到整個胸部和前臂內側、手肘內側、手部尺側，以及中指、無名指和小指等處（圖示未呈現）。就跟胸部其他肌肉的激痛點引發的症狀一樣，出現在這些部位的疼痛可能會被誤當成心臟疾病的徵兆。

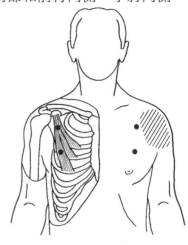

圖 7.11 胸小肌激痛點和轉移痛模式（避免用力按壓喙狀突和上端激痛點之間的區塊）。

因激痛點過於緊繃的胸小肌，常常會壓迫到腋動脈（axillary artery）和臂神經叢。由於它們是手臂重要的神經血管路徑，所以這樣不僅會限制了手臂和手部的血流，甚至就連腕部的脈搏都會因此變得很弱。不過，手部和手指腫脹可不是胸小肌激痛點引發的症狀，而是緊繃的斜角肌壓迫到腋靜脈造成；腋靜脈有行經斜角肌下方，但沒行經胸小肌下方。

除此之外，因為胸小肌過於緊繃，擠壓到臂神經叢引發的前臂、手部或手指發麻等症狀，也可能被誤診為腕隧道症候群。對於這種因胸小肌引發的壓迫症狀，「胸小肌擠壓症候群」會是比較合適的診斷。如果你對斜角肌引發的症狀還有印象的話，就會知道斜角肌也會造成類似的麻木感和錯誤診斷。斜角肌常常會在胸部引發疼痛，且疼痛的位置剛好就在胸小肌，這可能也是胸小肌出現激痛點的其中一個原因。如果神經同時有好幾個地方受到壓迫，可能就會被診斷為「多重」或「雙重擠壓症候群」。不論你是屬於兩者中的哪一種神經壓迫症候群，激痛點按摩都能有效治療它們。

胸小肌過於緊繃所導致的圓肩體態，會對下斜方肌造成很大的壓力，並在中背部引發疼痛。欲了解更多相關的資訊，請見第二章「活化激痛點和潛伏激痛點」一節的內容。胸小肌過於緊繃還可能將肩胛骨往前拉，使肩胛骨突出背部。假如下斜方肌的肌力也因為激痛點變差，無法與胸小肌的拉力相抗衡，這

種「翼狀肩」的怪異體態甚至會更加嚴重。胸小肌太緊繃也會限制肩胛骨在胸腔壁上的活動情況，所以你說不定會很難做出將手高舉過頭，或者是伸到身後的動作。如果你想要做一些針對胸小肌的伸展動作，一定要審慎評估自己的狀況，因為在尚未解決激痛點的問題前，這些伸展動作會對胸小肌與骨頭相連的脆弱端點造成很大的壓力。

成　因

　　過度換氣、胸式呼吸或是長期咳嗽，都會讓胸小肌的負擔嚴重超載。胸小肌也可能因揮鞭式損傷過度伸展，發展出激痛點。沉重包包的背帶萬一壓迫到血管，影響到胸小肌的血液循環，也會促成激痛點形成。需要反覆、強力向下活動手臂的運動或工作，不但會用盡這些肌肉的力量，還會增加激痛點找上它們的機會。另外，就跟胸大肌一樣，習慣性的低頭、圓肩和頭部前移姿勢，也可能讓胸小肌萌發激痛點，而且這類激痛點大多很難纏。

　　如果胸小肌的問題老是反覆發作，請好好檢視自己的生活，看看是不是有什麼日常習慣或情況讓這些激痛點打死不退。比方說，在高壓的情況下可能會不自覺地屏住呼吸、過度換氣，或用胸部淺淺地呼吸，沒有用腹部呼吸。呼吸的時候，仔細觀察鏡中的身影。如果你是胸式呼吸，會看到肩膀隨著呼吸起伏；此舉會讓你的斜方肌、斜角肌、胸小肌、胸鎖乳突肌和鋸肌承受非常大的負擔，因為它們必須努力提起肋骨，增加胸腔擴張的幅度。理想情況下，腹部才是你每次吸氣應該要擴張的部位，不是上胸部。駝背也會讓胸部的肌肉一直處在緊繃的狀態。

　　會讓斜角肌出狀況的舉重，同樣會讓胸小肌出狀況。長時間把雙手伸到身前，或高舉過頭，也會造成同樣的後果。請常常檢視這兩個肌肉有無激痛點，只要它們會因碰觸產生壓痛感，就表示有激痛點潛伏其中。

你可以用以下方式找出胸小肌的位置，如果你有摸對地方，就會感受到它隨著動作隆起。要在不收縮胸大肌的前提下，單獨收縮胸小肌，你必須將手放在身後，然後抵著牆面或椅背向後推。做這個動作的時候，請把你的另一隻手放在胸部上（此時你的動作就像是要宣誓效忠般），然後你的指尖就會在對的位置上感受到胸小肌收縮（圖 7.12）。

由於胸小肌分成多頭，每頭的肌肉纖維長度又各異，所以你可能會找到不只一個激痛點。用「支撐四指」的手勢按摩胸小肌時，請把

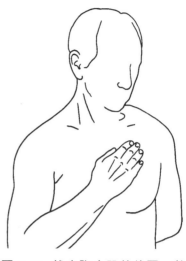

圖 7.12 找出胸小肌的位置。放在身後的那隻手，請抵著牆面。

胸小肌對側手的指尖放在激痛點上，同側手當作支撐手，輔助按摩的力道；然後以喙狀突為起點，將手沿著胸部的對角線向下拉，非常緩慢、深層地推撫胸小肌（圖 7.7）。胸小肌下端的激痛點就位在胸腔壁的曲面上（這個點既非在身側，也不算在身體的正前方），按摩時，請盡量將胸大肌拉開，往乳房中心的上方和外側肋骨按壓。從下端激痛點出發，朝喙狀突的方向往上約二英吋處，就是胸小肌上端激痛點的位置。這個激痛點位在胸大肌下方，所以按壓時，你的力道必須要能穿透胸大肌，才能按壓到它。請避免用力按壓喙狀突下方二英吋的區塊，以免傷到此處的重要血管、神經和淋巴結。你也可以採取一些更符合人體工學的按摩方式，減輕雙手的負擔。譬如，靠著牆面、突出的牆角或門框，抵著網球或直徑六十公厘的高彈力球按摩（圖 7.6），或是買一個按摩錐，抑或是以「支撐指關節」的手勢按摩，通通都可以減輕手指的工作量。

◉ 前鋸肌

雖然前鋸肌（Serratus anterior）位在手臂下方，但其實它是肩膀的肌肉。這條肌肉與你的肋骨和肩胛骨內緣相連，能旋轉肩胛骨，讓肩臼往上轉，才能做出上舉手臂的動作。如果肩胛骨無法這樣活動，也不可能把手臂高舉過頭。在需要吸進比平常更多的空氣時，前鋸肌也能幫助你增加肋骨擴張的幅度。不過，如果你是像茱蒂這樣習慣用胸部，而非腹部呼吸的人，恐怕就會把前鋸肌操過頭。

茱蒂，二十七歲，是位社工，壓力大的時候，她的身體兩側都會很痛，痛到她幾乎無法呼吸。偏偏她的工作，每天都必須面臨龐大的壓力。「痛起來的時候，我大概只能吸進肺活量一成的空氣。我不能爬樓梯，不能吸進足夠的空氣，而且我對這一切一點辦法都沒有。這就像是有一條金屬帶捆綁著我，讓我無法好好的深吸一口氣。萬一這個時候我突然咳嗽或打噴嚏，真的是會痛到腿軟，直接跪倒在地。」後來治療師在茱蒂的前鋸肌找到有強烈壓痛感的潛伏激痛點，並告訴她能怎樣用指尖按摩這個部位，舒緩身體兩側的疼痛感。在這套按摩的幫助下，她終於能暫時擺脫劇痛幾個小時。但要徹底預防這種情況再度發生，還是必須從生活習慣下手。因此除了按摩，她還同時學習了腹式呼吸的技巧，藉此放鬆身心，端正體態。

症 狀

前鋸肌激痛點通常會在身體兩側，以及肩胛骨下端的中背部引發疼痛（圖7.13、圖7.14和圖7.15）。有時候，疼痛還會蔓延到手臂和前臂內側，還有手部的小指側（圖示未呈現）。在沒有肌筋膜的概念下，這樣的疼痛模式有可能會被視為肺部疾病或心肌梗塞的徵兆。

如果你的前鋸肌有激痛點，那麼深呼吸的時候一定會痛，也無法好好吐氣。

由於這個時候腹式呼吸也會刺激道前鋸肌的激痛點，引發疼痛，所以為了避免疼痛，你大概也只敢用胸式呼吸的方式淺淺的吸吐空氣。有跑過步的人，對「胸肋疼痛」應該都不陌生，事實上，前鋸肌激痛點可能就是引發這類疼痛的原因。另外，橫膈肌和肋間肌的激痛點也可能引發這類疼痛。要特別留意的是，這個部位的肌肉若出現疼痛或痙攣的現象，也有可能是帶狀皰疹準備爆發的初期症狀。帶狀皰疹與激痛點不同之處在於，它還會讓該處出現發紅、起疹和極度敏感等症狀。前鋸肌也可能在乳房引發轉移痛，讓乳房有壓痛感。緊繃的前鋸肌還會讓你很難把手伸到身後，或是將肩膀往後挺。常被視為心肌梗塞前兆的疼痛，也可能因前鋸肌激痛點加劇。

基本上，肺氣腫並不是讓前鋸肌出現激痛點的原因，可是當前鋸肌因為其他的原因出現了激痛點，它們就會讓肺氣腫的患者更加難受，更難排出肺裡的氣體。前鋸肌出狀況時，也會對斜角肌、胸鎖乳突肌和後鋸肌施加額外的壓力，因為這三條肌肉都可以增加呼吸的強度。此舉不只會導致頭痛、下顎痛、頭暈和手麻等症狀接二連三地冒出，還會讓人做出一大堆的錯誤診斷。

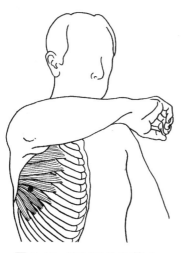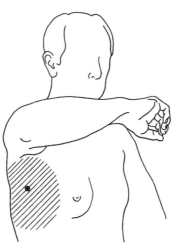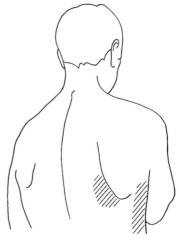

圖 7.13 前鋸肌位在第六肋骨上的主要激痛點。這條肌肉上的任何一個分支都有可能出現激痛點。

圖 7.14 前鋸肌轉移痛模式（胸肋疼痛）。

圖 7.15 前鋸肌在背部的轉移痛模式。

在從事劇烈運動等需要快速獲取更多空氣的活動時，前鋸肌能藉由拉提肋骨，增加胸腔擴張的幅度。因此，做高強度的運動，很容易對這些肌肉造成過大的負擔，尤其是本身體能就不太好的人。也就是說，運動時會出現「胸肋疼痛」的人，多半都是把運動當娛樂、只在週末奮力運動的人，那些訓練有素的專業運動員反而不容易出現這種狀況。由於前鋸肌參與了非常多的手部和肩部動作，所以它特別因為網球、游泳、跑步、引體向上、伏地挺身、舉重，以及馬鞍或吊環等體操運動被操過頭。

前鋸肌激動點會因有劇烈咳嗽症狀的呼吸道疾病活化，在身體兩側和背部引發疼痛，這會讓你以為自己的病情正在往胸膜炎或肺炎發展。

你可以在身側最凸出的那根肋骨摸到前鋸肌的激痛點，這根肋骨大概距離腋下一個手掌的寬度。基本上，這個位置的激痛點會有十分強烈的壓痛感。如果你的激痛點剛好又非常活化，更是會一點都不想去摸這個點，因為一碰到它就會痛到不行。幸好，你不需要太用力按壓這個點，就能達到治療的效果。只是心中要有個概念，除了剛剛所說的那個位置，與這條肌肉每個分支相連的九根肋骨，都有可能存在激痛點。萬一你胸肋疼痛的狀況遲遲沒有因按摩前鋸肌完全消失，就要考慮是否還有其他部位的激痛點沒有處理到。徹底檢查你手臂下方的整個肋骨區塊，還有腋窩，看看有沒有其他地方有壓痛感。另外，與最下方肋骨相連的腹斜肌，其激痛點也會在身側引發疼痛。

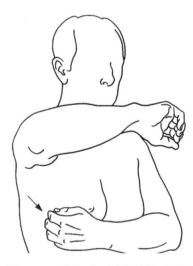

圖 7.16 用指尖或網球按摩前鋸肌。圖示將手臂舉起，只是為了讓你看清楚按摩的位置，你在按摩時，手臂自然垂放即可。

你可以用指尖深層推撫前鋸肌（圖 7.16），也可以試著用「靠牆抵球」的方法按壓這塊肌肉，不過對大多數人來說，後者的按摩強度可能會有點太過強烈。或者也可以採取折衷的作法，用手拿著球，輕緩地用球推撫激痛點。將手臂內收，夾住拿著球的手，可以幫助你加重按壓的力道。

假如想要從源頭避開前鋸肌激痛點這個麻煩，就請正視情緒壓力會導致習慣性肌肉緊繃的事實，因為它是促成前鋸肌激痛點的一大因素。留意自己的呼吸狀態，看看你有沒有不自覺憋氣或是胸式呼吸之類的壞習慣。欲知更多降低習慣性肌肉緊繃的資訊，請見第十二章「肌肉緊繃和慢性疼痛」。

◉ 橫膈肌和肋間肌

有很多肌肉無法用按摩的方式治療，因為它們位在我們無法觸及的人體深處。胸腔內部就有不少這樣的肌肉。好在，那些引發肌筋膜問題的胸部肌肉，都分布在胸腔外部，而橫膈肌（Diaphragm muscle）和肋間肌（Intercostal muscle）則位處胸腔的邊界。肋間肌，顧名思義，就是在肋骨之間的肌肉，可以用指尖按摩。至於橫膈肌，雖然能摸到的面積不大，但還是可以在前側肋骨的下方摸到它的邊緣。礙於這些重要肌肉的位置，我們能摸到的面積其實相當有限，但就算如此，也足以讓我們對它們展開許多有用的作為。

症 狀

肋間肌激痛點通常都只會在激痛點周邊引發疼痛，不過有時候它們也會在身體前側、距離激痛點不遠處，引發轉移痛。這股疼痛可能會非常強烈，讓你無法轉身或舉起手臂。橫膈肌激痛點則會在橫膈肌與最下面那對肋骨相連之處的

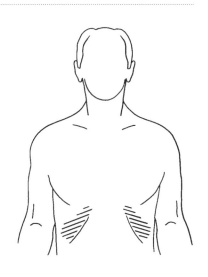

圖 7.17 橫膈肌轉移痛模式。激痛點潛藏在最下面那對肋骨的後方。

後方，也就是前側肋骨的下方引發疼痛（圖 7.17）。一般來說，疼痛都是在呼氣的時候湧現。另外，不論是橫膈肌或肋間肌激痛點，或許都會讓你出現「胸肋疼痛」或呼息短促等，與前鋸肌激痛點相同的症狀。

與肋骨有關的肌筋膜疼痛可能會被誤診為「肋軟骨炎」（costochondritis）或肋骨發炎。也有可能會被說成是肋骨裂了、潰瘍或是膽囊問題的症狀。然而，治療上述病症的方法，都不太可能解決激痛點造成的問題。

成因

橫膈肌是體內一層薄薄的肌肉，與最下面那一圈肋骨的內側相連，將胸腔和腹腔裡的器官整個隔了開來。休息狀態時，橫膈肌呈圓頂型，拱向下胸部。一吸氣，橫膈肌就會收縮，往下拉、攤平，在胸腔創造出一個真空狀態，讓肺臟膨大；吐氣時，橫膈肌則會重回放鬆狀態。劇烈呼吸時，你的肋間肌會在吐氣時收縮，幫助你排出肺中的氣體。想要正確吸進空氣，你必須讓腹部的器官讓出一個空間，才能讓橫膈肌往下降。假如你為了美觀，時時刻刻都讓腹部保持平坦，恐怕就會限制了這套自然呼吸機制的運作。

焦慮、胸式呼吸和運動時的劇烈呼吸，都會對橫膈肌和肋間肌造成很大的負擔，促成激痛點形成。另外，直接性的創傷、胸部手術或是長期咳嗽，有機會讓激痛點找上肋間肌。任何會讓你呼吸困難的狀況，則都有可能讓激痛點找上橫膈肌。

治療方式

跟前鋸肌一樣，肋間肌激痛點也可以因輕柔的按壓受惠。這一點很棒，因為如果它們的狀況很糟，你也無法承受太大的按壓力道。用指尖在肋骨之間摸索，找出有壓痛感的地方。治療肋間肌激痛點的時候，你或許要先花幾天的時間少量多次的按壓它們，才能慢慢習慣按壓帶來的刺激，享受按壓的過程。

治療橫膈肌的激痛點時，請將手指放在前側肋骨的底端，指尖緊扣肋骨下緣，盡可能往肋骨內緣深層推撫（圖 7.18）。這個動作很快就會耗盡你手和手

指的力氣，所以請你以少量多次的方式按摩它。收腹、將肺裡的空氣徹底吐出，能讓你更輕鬆的按壓到橫膈肌的激痛點；這個動作也有助橫膈肌伸展，能和按摩發揮相輔相成的功效。除了上述的動作，你還可以搭配坐著、上身前傾，或是仰躺、屈膝抱胸的姿勢，讓按壓橫膈肌的力道更為深層。雖然你只能按摩到橫膈肌周邊的激痛點，按不到它圓頂狀的區塊，但它還是能有效改善這塊肌肉整體的緊繃度。請注意，深呼吸也是一種會過度收縮橫膈肌的行為，所以非必要的話，治療期間請避免從事激烈的運動。

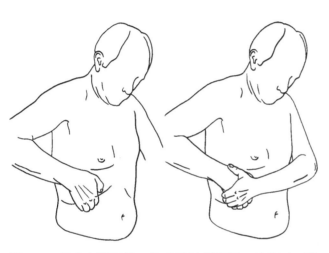

圖 7.18 用「支撐四指」的手勢按橫膈肌。按摩時，請將指尖緊扣肋骨下緣，盡可能往肋骨內緣深層推撫。欲讓按壓橫膈肌的力道更為深層，可採取上身前傾的坐姿按摩。

垂肩低頭或頭部前移姿勢都會讓橫膈肌和肋間肌出現狀況。可是，別忘了在矯正姿勢之前，一定要先想辦法中止腹部和胸部等肌肉的激痛點活性，否則不良的體態恐怕很難徹底根除。最後，為了所有的呼吸肌肉好，請學著用肚子呼吸，不要用胸部呼吸；並戒掉所有會促成慢性咳嗽的壞習慣，例如抽菸。

◉ 腹部肌群

腹部肌群（Abdominal muscles）覆蓋了腹部的正面和側面，可細分成多種肌肉。位處中央、肌肉紋理呈垂直走向的是腹直肌（rectus abdominis），它的上、下兩端分別與下側肋骨和恥骨相連。位於腹部兩側的是腹斜肌（abdominal obliques），與肋骨、腹部腱膜（abdominal aponeurosis，覆蓋在腹直肌上的筋膜）、腹股溝韌帶（inguinal ligament，將骨盆前側和恥骨連結在一起的韌帶）、骨盆頂部和胸腰筋膜（thoracolumbar fascia，覆蓋在脊柱肌肉上的筋

膜）相連。腹斜肌由三層肌肉組成，每一層肌肉的纖維走向都不同，分別叫做外斜肌（external oblique）、內斜肌（internal oblique）和腹橫肌（transverse abdominis）。

腹部肌群是一群能讓軀幹做出前彎、扭轉和側彎動作的肌肉。上半身向後傾倒的時候，它們能如韁繩一般拉住軀幹。在從事各種活動的期間，腹肌能穩定脊椎和支撐身體。不論是正常或用力呼吸，它們都能幫助你將肺裡的空氣排出。有趣的是，它們輔助呼吸的這個動作，也會同步刺激腹部大靜脈的收、放，提升腿部血液回流到心臟的效率。腹部肌群還為內臟器官打造了一個穩固的容身之處，並且能在你分娩、嘔吐、排尿和排便時，提供進行這些生理反應所需的壓力。自然產的婦女，如果在分娩過程中用力過猛，產後可能就會出現一肚子的激痛點。

腹部肌群的激痛點不只會在腹部、身側和背部引發疼痛，還會在腹腔的內臟或男、女的生殖器官造成轉移痛。由於腹部激痛點的症狀實在是太五花八門，又常常十分間接地影響到其他部位，所以崔薇兒和賽門斯說它們「非常容易造成誤診」。

布魯斯，六十九歲，目前仍在從事五金工作。他的腹部左側劇烈疼痛，而且感覺最下方的肋骨就是痛源所在。這股疼痛是在六週前出現，當時他做了一套從未做過的健腹運動，希望能藉此改善自己慢性背痛的問題。他穿了一件彈性的護腰帶，整個人駝背的非常厲害，再加上圓肩和和骨盆前傾的不良體態，從側面看，他的身形就像是一個大大的字母 C。

換衣服的時候，他的肋骨會痛得更厲害，尤其是抬腳穿褲子的動作。醫師認為布魯斯是肋軟骨炎，也就是肋骨發炎。「我們不清楚是什麼原因造成，」醫師說，「但現在我們能做的，就是讓身體自己治癒它。我們會給你有效的止痛藥，幫助你挺過這段過程。」然而，止痛藥並沒有對布魯斯產生太大的幫助，他的肋骨和背依舊疼痛，駝背的體態也沒有任何改善。後來，他找上了按摩治療師，希望能得到一些有用的幫助。治療師在布魯斯的腹部找到了好幾個有強

烈壓痛感的激痛點，而且大部分都位在與肋骨相連之處。按摩他的腹部後，不只他肋骨的疼痛減緩了，就連背部的疼痛也改善了。回家後，他繼續按照治療師的指導天天自行按摩，兩週後，他就說自己能站的比較直，肋骨的疼痛也完全消失了。雖然他的背痛尚未徹底消失，但狀況也因腹部按摩好轉了很多。現在就算沒有穿護腰帶，他也能好好走路了。

症 狀

腹部激痛點會在腹部內、外兩側引發疼痛。通常，腹痛和其他的腹部症狀都會被當成內臟出狀況處理，不過，這常常是誤診。在沒有考量到肌筋膜疼痛的條件下，許多人都會因此動了不必要的腹腔手術。很多時候，醫師其實都能藉由其他的症狀理出你身上真正的病因。欲了解有那些常見的症狀能輔助診斷，請見文字框的內容。有激痛點概念的醫師能對腹部症狀下更準確的診斷，也能給予它們更有效的治療；有時候，激痛點甚至就是造成這所有症狀的唯一原因。

NOTE　內臟問題導致的疼痛

以下五種情況你必須特別留意，因為這意味你身上的疼痛可能是內臟問題所致：

1. 不管怎樣變換姿勢或從事什麼活動，疼痛都持續存在。
2. 活動不會對疼痛處造成壓力的部位時，疼痛感卻加劇。例如：肩痛的狀況會在走路時加劇。
3. 飯後、大小便期間、咳嗽或深呼吸的時候，疼痛感加劇。
4. 疼痛伴隨著消化道症狀，如消化不良、噁心、嘔吐、腹瀉、便秘或直腸出血。
5. 出現諸如發燒、盜汗、皮膚發白、頭暈、疲倦或體重莫名減輕等症狀。不過請注意，激痛點也是有可能造成噁心、頭暈和疲倦等症狀，而且激痛點和內臟性轉移痛同時並存也是很常見的事情。

激痛點所造成的上腹部疼痛（圖7.19）可能會引發類似火燒心、胃食道逆流、食道炎、裂孔疝氣、膽結石、胃癌、消化性潰瘍、心臟病或消化不良的不適感覺。極少數的情況下，這些位於上腹部的激痛點也可能引發噁心、噴射式嘔吐和食欲不振的症狀。

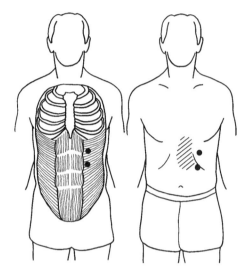

圖 7.19 上腹部激痛點和內臟性轉移痛模式。

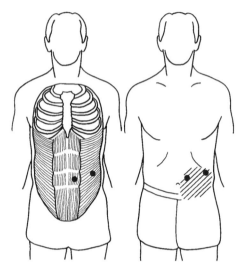

圖 7.20 中腹部激痛點和內臟性轉移痛模式。

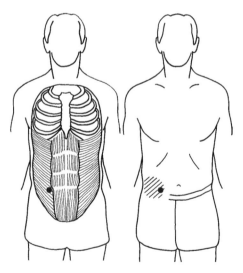

圖 7.21 假性闌尾炎激痛點和轉移痛模式。

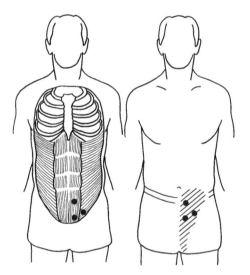

圖 7.22 下腹部激痛點和其對鼠蹊部和生殖器官的轉移痛模式（男女適用）。

中腹部激痛點（圖 7.20）可能是腹絞痛、胃痙攣和慢性腹瀉等原因促成。如果激痛點剛好出現在腹部右側的闌尾位置，很可能就會引起非常像闌尾炎的症狀（圖 7.21）。不過，假如體溫沒有上升，闌尾炎的血液檢測結果又呈陰性，就要好好檢查附近的腹壁，看看有沒有激痛點存在。出現在腹斜肌與腰胸筋膜（覆蓋在脊柱肌肉上的筋膜）相連之處的激痛點，可能會讓人不斷打嗝，甚至是噴射式嘔吐。這一點就位在肋骨下方，與脊椎相距約三到四英吋的位置。

下腹部激痛點會讓你以為自己有腹股溝疝氣（圖 7.22）。它們還可能導致膀胱痙攣，影響排尿狀況；有些人會因此排尿困難，也有些人會因此小便失禁。年紀比較大的孩童，會出現惱人的尿床狀況，可能是下腹部肌肉的激痛點造成。成年人會突然失禁，則可能是腹部和骨盆底的激痛點造成。

下腹部激痛點也可能對生殖器造成轉移痛，引發很多不必要的麻煩。大部分女性會有長期經痛、卵巢痛、子宮痛或陰道痛的問題，可能都是下腹部激痛點造成。這些出現在下腹部和骨盆底的激痛點，也可能在男性的陰莖和睪丸引發劇痛。有好幾條肌肉都會在骨盆內引發慢性疼痛，詳情請見本章開頭的「常見疼痛區域」和「常見疼痛症狀」。

腹部肌肉本身的疼痛也有可能是激痛點造成。不過，這類轉移痛不太好追蹤。比方說，只出現在單側的腹部激痛點，它的症狀卻可能同時出現在兩側，甚至是腹部的另一個區塊。從腹部肌肉轉移到背部的疼痛也很常見，其轉移痛的範圍很廣，會呈橫向帶狀分布在背部（圖 7.23）。假如深呼吸這個動作會加劇你背痛的狀況，就表示腹部可能存在激痛點。

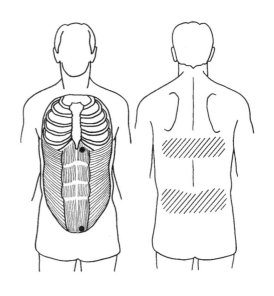

圖 7.23 腹部激痛點和其對背部的轉移痛模式。

肌筋膜症狀會隨著活動、站著或坐著等動作變嚴重，且不會因為進食或排泄等活動出現變化。腹部激痛點造成的不適會讓人更容易養成胸式呼吸和駝背的壞習慣，而這些舉動都會使腹部肌肉一直處於收縮狀態，讓激痛點更難消失。

成 因

過度於激烈的運動或是工作，都會促發腹部激痛點的形成。眾所皆知，軟趴趴的肚子如果一下子做了太多的仰臥起坐，或是抬腿鍛鍊，就會惹出一大堆麻煩。坐姿轉體的姿勢、久坐、慢性咳嗽和情緒壓力等，都有可能誘發腹部的激痛點。背太重的包包同樣會讓腹部承受過大的壓力。疲勞也是一項因素。如果你結束一天的辛勞後，有種「腰快斷了」的感覺，可以對腹部做些激痛點按摩，它能大幅改善這種狀況。

腹肌的激痛點有可能是因為內在疾病而產生，而且可能是疾病痊癒後疼痛持續存在的原因。動完腹部手術後，若疼痛過了很長一段時間都沒有退，就要懷疑腹部是否因手術形成了激痛點。對肌筋膜系統而言，疤痕組織可能是一個非常大的麻煩。在疤痕組織中形成的激痛點會以許多不同的形式引發疼痛，並造成不小的痛苦。幸好，傷口癒合後，只要有醫師的批准，你還是可以用按摩成功化解疤痕所帶來的不適。即便是年代非常久遠的舊疤，也能因按摩受惠。

大部分人的腹肌都有潛伏激痛點，但在檢查之前，他們可能都不會想到這件事。當然，想要杜絕後患，首要任務就是處理掉已經存在的問題。為了做到

NOTE　腹肌群激痛點檢測法

有一個簡單的檢測方法，可以看出你的症狀是否與腹部肌群有關。仰躺，找出你覺得不舒服的地方——可以是一個激痛點，也可以是出現轉移痛的某個部位——然後，在按壓這個有壓痛感的地方時，請同時將雙腿抬離床面。如果疼痛感降低了，就表示這股不適是來自內臟；如果疼痛感不變或增加了，則表示是腹肌造成疼痛。萬一實在是抬不起雙腳，可以改成將頭和肩抬離床面。

這一點，你必須先熟悉自己肚子的狀況。花點時間檢查這個容易出狀況的部位，找出潛伏激痛點，並中止它們的活性。

治 療 方 式

讓我們把腹部分為上、中、下三個區域來討論。治療上腹部的激痛點時，應該以手指深層推撫，但其支撐手的擺放方式與之前的「支撐四指」手勢不一樣（圖 7.24）。沿著肋骨摸索，從中心往身體兩側按壓。激痛點可能會出現在肋骨的表面、下緣，或它們的正下方。請記住，腹部的兩側都有可能出現激痛點。值得一提的是，即便你只是右側或左側腹部有一個小小的激痛點，它都有機會在你的上背部引發一大片的疼痛帶。在按

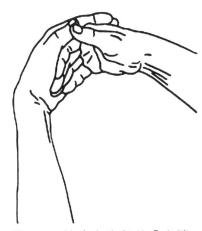

圖 7.24 按摩上腹部的「支撐四指」手勢。

摩上背部的時候，你一定會在豎脊肌發現有壓痛感的地方，但它們多半不是這個問題的根源。坐著、站著或躺著都能按摩這個部位。

下腹部的激痛點都分布在繫腰帶下方的腹部。以「支撐四指」的手勢按摩下腹部（圖 7.25）；把肌肉往下推，一路推向恥骨的頂部和髖骨。沿著骨頭摸索，從中間往兩側按壓。按摩下腹部的時候，你最好躺著。你將在恥骨的上緣，找到位在腹直肌下段，會在下背部引發大面積橫向疼痛帶的激痛點。由上而下，將肌肉壓向恥骨的頂部。請你要有個心理準備，這些激痛點幾乎就跟瘀青一樣，對感覺非常敏感。

珍奈特・崔薇兒認為，女性在經期之間定期（有需要的話，可天天）按摩下腹部，能有效減緩她們經期不適的問題。只需要在睡前和一早起床時撥出個幾分鐘進行按摩，一旦養成習慣，花不了多少時間和力氣。

中腹部激痛點應該用手指背靠背的手勢按摩（圖 7.26）。這個手勢能充分按摩到腹部的任何一個區塊，但仰躺的姿勢，能讓它發揮最大的功效。請注

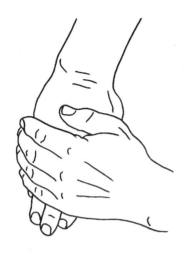

圖 7.25 按摩下腹部的「支撐四指」手勢。

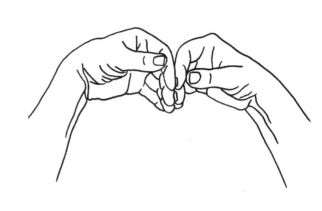

圖 7.26 按摩中腹部的「手指背靠背」手勢。兩手的中指和無名指是按摩的主力，請盡可能將它們對齊併攏。

意，用這個手勢按摩時，兩手的中指和無名指是按摩的主力，請盡可能將它們對齊併攏。這可以讓它們的力量集中在一起，更輕鬆地完成按摩的工作。

按摩腹部的時候，一定要善用支撐手的力量，才能避免手指因按摩過勞。要用最安全，又最有效率的方式按摩，必須把指甲修剪到與指尖齊平的長度，用指尖，而非指腹，按摩激痛點。請隔著一、兩件衣服按摩，以免皮膚因摩擦受傷。單一方向的緩慢、深層推撫腹部，讓指下的肌膚隨著手指的動作推移。

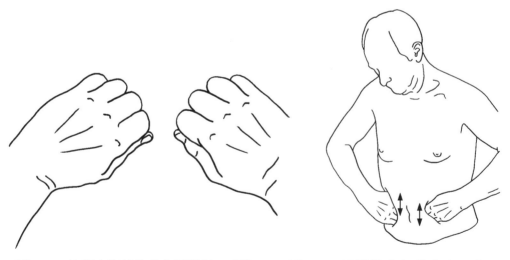

圖 7.27 按摩中腹部的「支撐拇指」手勢。

圖 7.28 用推揉腹部的方式按摩中腹部。雙手朝反方向，一上一下的移動。

在腹部中段和兩側的激痛點也可以用「支撐拇指」的手勢推揉（圖7.27）。這個按摩方式站著或躺著都可以做。雙手朝反方向，一上一下的移動，擠壓兩手之間的結節（圖7.28）。為了充分按壓中腹部的每一個激痛點，請你的雙手交替朝垂直和水平的方向移動，地毯式的按摩此處。普通的胃痛問題，常常能因這套「推揉腹部」的手法大幅改善。動作夠輕柔的話，這套按摩手法也能有效舒緩嬰兒腹絞痛的狀況。年紀比較大的孩童，則可以依據你的示範，自行按摩。按完特定的激痛點後，請以順時針畫大圓的方式，推撫整個腹部，這可以促進腸胃蠕動，確保你大腸裡的「黃金」在朝正確的方向移動。

◉ 腰大肌

腰大肌（Psoas）正確來說應該要叫做「髂腰肌」（iliopasoas），因為它與位在髖部前側的髂肌（iliacus）緊密相連，算是這一大條肌肉的一個分支。你的腰大肌深埋在腹肌和腸道後面，是核心肌群的一部分。

腰大肌與脊椎骨的椎體相連，從最後一根肋骨的位置，一路向下延伸到骨盆。在腹股溝的位置，筋膜會將腰大肌和髂肌連結在一塊兒，然後讓它們一起與下方股骨（大腿骨）頂端的內側凸出骨節相連。這個凸出的骨節叫做「小轉子」（lesser trochanter）。髂肌的上端則是與骨盆的內側相連。

腰大肌的主要功能是屈曲骨盆——也就是把大腿往腹部抬，或是在走路或跑步時讓大腿往前伸。除了抬腳的動作，腰大肌在抬起上半身的反向運動中，也扮演很重要的角色；要從躺著的姿勢坐起，就必須借助腰大肌的力量將上半身抬起。如果這些肌肉又短又緊，就會影響到腰椎和薦髂關節的機能，引發各種下背痛問題。

腰大肌激痛點是造成下背痛和大腿痛的常見因素。它們也可能是造成婦科症狀的原因。雖然腰大肌看起來好像很難按壓到，但其實非常好按摩。如果按摩學校有教授這門自我治療腰大肌的按摩技巧，就能讓以下這位女性和她服務的對象，免受很多不必要的痛苦。

唐恩，三十九歲，不僅是個按摩治療師，還擁有自己的按摩診所，聘僱了好幾位治療師。她也有開設有氧課程，天天帶著學員做大量的運動，其中也包括了高活動強度的爬梯機課程。讓她大感煩惱的是，這些運動雖然是她維持健康的支柱，卻也常常會讓她的下背部疼痛。走路的時候，她的髖部也會有疼痛和僵硬的感覺。她向一個朋友說出她心中的憂慮，這個朋友也是一個治療師。「我知道這是典型的重複性勞損，但我不可能放棄有氧運動。因為如果我不刻意保持自己的身材，整個人就會像吹氣球一樣發胖。我做了很多伸展運動，但似乎一點用都沒有。」

按摩期間，唐恩的朋友發現，她的腰大肌跟石頭一樣硬（過往的爬梯機運動對她的腰大肌造成很大的負擔），而且對觸碰相當敏感。事實上，只要一按壓這些激痛點，平常困擾她的那些疼痛就會再現。於是，這位朋友教了她一套自行按摩腰大肌的技巧。幾天之內，她下背部和髖部的疼痛就消失了。現在她碰到有相關問題的顧客，也能立刻用這套方法幫助他們。

症狀

腰大肌激痛點會在同側身體的下背部引發疼痛（圖 7.29）。一般來說，腰大肌激痛點的轉移痛都是呈垂直分布，不過要是兩側的腰大肌同時都出了狀況，你可能就無法那麼明顯地感受出它垂直分布的特性。激痛點的狀況很糟時，背痛的範圍可能會從肩胛骨下側，蔓延到臀部上側的區塊。站著會加重疼痛的程度。仰臥起坐會變成不可能的任務，你可能也會很難從椅子上起身。腰大肌的問題若太嚴重，你恐怕還會無法做出起身和行走的動作，只能靠著雙手和膝蓋來勉強執行這些動作。

如圖 7.29 所示，髂腰肌的另一個分支——髂肌——上也有一個激痛點，而這個髂肌激痛點也會在背部引發相同的疼痛模式。至於靠近髂腰肌下端的那一個激痛點，則會在鼠蹊部、陰囊和大腿上部引發轉移痛（圖 7.30）。這個部位的第四個激痛點可能會出現在腰小肌（psoas minor），大概只有半數的人有

這條肌肉。這條小肌肉位在腰大肌前方，差不多就在肚臍的位置；但用摸的，你可能分辨不出兩者的差異。在這些區塊裡的任何一個激痛點，都可能在腹部和生殖器引發轉移痛，不分男女。

腰小肌過於緊繃時，會使骨盆後傾，導致下背部的曲線消失。腰大肌則相反，站立時，若腰大肌過於緊繃會將脊椎往前拉，讓下背部出現誇張的曲線。髂肌的長度如果因激痛點縮短，會使骨盆前傾，讓人覺得好像刻意挺出屁股。骨盆傾斜的狀況有可能只發生在單側，如果是這樣，就會對薦髂關節造成額外的壓力，引發劇烈的疼痛，並大幅降低患者的活動力。只有一側的肌肉過於緊繃時，中段的脊椎多半會一直被拉往該側，這可能也是造成脊椎側彎的一大原因。腰大肌激痛點對脊椎的影響可說是非常巨大。許多找不出病因的椎間盤和脊椎問題，說不定都是腰大肌造成，因為緊繃的腰大肌會持續對腰部的椎間盤

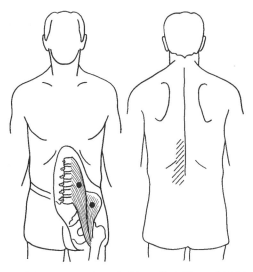

圖 7.29 腰大肌和髂肌激痛點，以及其對背部的轉移痛模式。

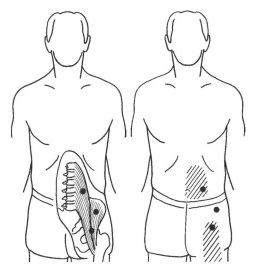

圖 7.30 腰大肌和髂肌激痛點，以及其對腹部、鼠蹊部和大腿的轉移痛模式。

施加壓力，這或許正是造成這類問題的癥結所在。

駝背或身體習慣歪向某側，可能都表示腰大肌有激痛點。它們可能會讓你跛腳，或是走路外八。假如你除了下背痛，早上醒來還有髖部或鼠蹊部僵硬，以及無法站直的狀況，十之八九就是腰大肌出現了激痛點。如果你覺得某一側的

髖部好像比另一側凸出，請檢查一下髖部內側的髂肌，看看它有沒有激痛點。

把腿往後伸的動作，需要拉長腰大肌和髂肌。這就是為什麼，激痛點找上這些肌肉時，會讓走路變成一件難事的原因。腰大肌收縮時，也能輔助雙腿向外旋轉，所以如果你的腰大肌很緊繃，你走路的姿勢就會呈外八。順帶一提，這個將腿向外旋轉，或稱「外旋」（external rotation）的動作，主要是由幾個臀部的肌肉負責。

成因

跌倒、劇烈跑步、登山，或是任何會過度使用軀幹中段肌肉的運動，通通都可能讓腰大肌受傷。仰臥起坐、抬腿鍛鍊或其他鍛鍊腹肌的運動，也有機會對原本就有激痛點問題的腰大肌，帶來災難性的影響。然而，如果你是以避免促發激痛點為前提，謹慎的進行鍛鍊腹肌的運動，那麼這類運動倒是對腰大肌和腹肌大有幫助。

久坐，尤其是將膝蓋抬起的坐姿，對腰肌和髂肌的壓力特別大，因為這個姿勢會讓這兩條肌肉持續處於收縮狀態。汽車坐椅也會為這些肌肉帶來很多麻煩。卡車駕駛或需要開車長途通勤的人，可能都會因為這些髖部屈肌長期收縮，出現激痛點和下背痛的問題。不正確的姿勢又是造成腰大肌負擔的另一個原因。筆直、平衡的姿勢，不需要身體的任何一條肌肉或肌群特別出力來維持它。可是，萬一你有習慣性駝背、身體斜向某側、低頭垂肩或其他不良的體態，你身體的某部分肌肉就必須一直保持收縮狀態，好避免你因這些失衡的姿勢跌倒。

髂肌緊繃所造成的不良體態也很容易讓頸部和背部的肌肉過勞，因為它們必須持續收縮，才能讓你的頭和眼睛保持在適當的高度。換句話說，任何因為這個原因承擔額外壓力的肌肉，之後都會出現激痛點。然後就像骨牌效應一般，這些因髂腰肌激痛點形成激痛點的肌肉，又會促成身體其他肌肉出現激痛點；最後就會發現自己的身體到處都是激痛點。

　　腰大肌的主要幾個激痛點都位在腹部深處，大概是在距腹部兩側二英吋，肚臍下方一英吋的位置。首先用一隻手，在身體前側找到叫做「髂骨前上棘」（anterior superior iliac spine，ASIS）的髖部骨頭，這塊骨頭剛好就在褲子前側口袋的位置。接著，再用另一隻手找出肚臍的位置。找出這兩個標的物後，就可以在兩點中間的位置，找到主要的腰大肌激痛點（圖 7.31）。按摩這個部位時，請採取圖 7.26 的「手指背靠背」手勢。

　　按摩腰大肌時，請先仰躺、屈膝，然後把膝蓋往欲按摩那側腰大肌的對側倒放。在膝蓋下墊一個厚枕頭，能讓你更輕鬆的保持在這個姿勢。這個將膝蓋倒往一側的姿勢，會把你的髖部抬高，讓腸子稍微移開（圖 7.32）；如此一來，就可以更容易按壓到腹部單側的所有肌肉。如果背部會因這個姿勢發疼，就不要把膝蓋倒放，只要以仰躺、雙膝下方墊枕頭的姿勢進行按摩即可。

　　要確認手指有按在腰大肌上，你可以把頭抬起來一下，這個動作會讓位處腹部中央的腹直肌收縮。你的手指應該會剛好落在腹直肌的外緣。把指尖深深往脊椎的方向壓入，找出一條與腹直肌平行的圓形條狀堅實肌肉。緊繃的腰大肌摸起來的觸感，就像是一條細長的義大利臘腸或波蘭燻腸。不過沒受到激痛點荼毒的腰大肌觸感很柔軟，你可能就找不太到它。你可以把膝蓋稍微帶往對

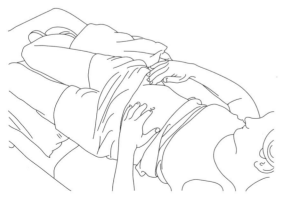

圖 7.31 按摩腰大肌前，請先找到「髂骨前上棘」這塊髖骨和肚臍的位置。

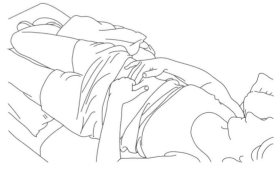

圖 7.32 以「手指背靠背」的方式按摩腰大肌。

側的肩膀，藉由這個屈曲髖部的動作，感受腰大肌的收縮。如果做這個抬膝動作的時候，你能自己或請其他人用手幫你壓一下大腿，會更明顯感受到這條肌肉的收縮狀況。

假如在按摩左側腰大肌時，感受到降主動脈的強烈脈搏，只需把指尖往遠離身體中線的方向，移動一英吋即可。這條主動脈是身體最大的動脈，直接由心臟分支出來。通常它的位置會比兩側腰大肌，更靠近身體中線，因此大可在不干擾這條主動脈的情況下，安全地按摩腰大肌。然而，**如果同時在左、右兩側都摸到無法避開的脈搏，或者摸到一個帶有脈搏的腫塊，就請立刻停止按摩，去看醫師。因為這或許是主動脈瘤，或降主動脈腫脹等致命狀況。**

觸碰腰大肌的時候，你就能感受到激痛點對它造成的強烈壓痛感。情況很糟糕的話，就算是很輕柔的按摩可能都不舒服，但是千萬別這樣就打退堂鼓。你是按摩自己腰大肌的最佳人選，因為只有你能充分依照自身疼痛的強弱調整按摩力道。以少量多次的方式，慢慢讓自己適應剛開始按摩帶來的不適。即便按摩的力道不大也無妨，再怎麼樣有按總比沒按好。

倘若能先以橫過腰大肌的方式推撫它（就是從腰大肌的兩側橫向來回按摩），你對腰大肌的形狀和位置就會更有概念。等到搞清楚它到底在哪裡，就可以用縱向的方式按摩這條肌肉。縱向按摩時，每下推撫的距離不要太長，盡

NOTE 治療要點

在上半身和肩部下方墊顆枕頭，或幾條摺疊的毛巾，可以增加手臂向下伸的幅度，讓你更好按壓到下腹部的肌肉。

怎樣分辨疼痛是來自肌肉，或是內臟器官？

躺下時，手按著有壓痛感的地方，然後利用把腳微微抬離床面的動作，收縮腹部肌肉。如果此時按壓的那一個點因為這個動作不痛了，就表示該處的疼痛是來自內臟器官或腸子。相反的，如果疼痛感沒有改變或是變更強烈了，就表示該處的疼痛是肌肉造成。

可能控制在一英吋的幅度，讓手指緩緩推動指下的肌膚。以「手指背靠背」的手勢，一路往頭部的方向按摩。從鼠蹊部到最下面那對肋骨的正下方，都是可能找到腰大肌激痛點的範圍；出現在肚臍和髖部骨頭中間的激痛點，壓痛感會最為強烈。

同樣身為髂腰肌一部分的髂肌，其重要性可能並不亞於腰大肌。找尋髂肌的激痛點時，請以「支撐四指」的手勢，將這塊肌肉壓向前側骨盆骨的內側。要確認你的手指有沒有按在髂肌上，

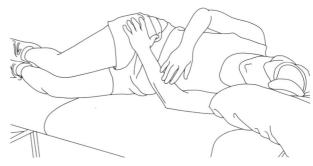

圖 7.33 用對側手的大拇指按摩髂肌。

你可以把腳抬起來，這個動作會讓你感覺到髂肌在指下收縮。有些人也喜歡側躺，用對側手的大拇指按摩這塊肌肉（圖 7.33）。找到任何一個激痛點時，都請你以小幅度的推撫緩緩按摩它。

這條肌肉與大腿上部相連處的附近如果出現壓痛感，通常不必特別在意，因為一旦你解決了靠近肚臍的主要激痛點，那股壓痛感多半會自動消失。萬一這個激痛點真的需要治療，請你躺下，在腹股溝（腿與身體相連之處）下方約一英吋的地方找出這個激痛點，它有一點靠近你的大腿內側。你甚至有可能要一路向下摸索到股骨頂端的位置，才會找到這個激痛點。按摩的時候，請務必避開股動脈；如果你有感受到脈搏，就請把指尖稍微往外移。

放鬆腰大肌後，請接著找出腰方肌、股直肌、闊筋膜張、恥骨肌、臀肌和膕旁肌群的激痛點。我們會在第八章和第九章詳細介紹這些肌肉。

要預防腰大肌出問題，請你注意自己的姿勢。避免長時間坐著。長途駕駛或必須整天坐著工作的人，應該常常站起來，到處走動走動，讓他們的腰大肌和其他髖部屈肌有機會伸展一下。需要長期久坐的人，常常無法做到這一點。中止激痛點的活性後，弓箭步就是對腰大肌很棒的伸展動作。讓按摩和伸展這條肌肉成為你生活的一部分。拱膝的胎兒睡姿，會使腰大肌整夜都處在收縮狀

態。訓練自己把腿伸直睡覺。睡覺時，在膝蓋下方墊枕頭，也會讓這些肌肉裡的激痛點很難消失。請先中止這些激痛點的活性，然後再試著用方式改掉這些老習慣。

在尚未處理腹部的所有激痛點之前，請不要嘗試強化軀幹中段的肌肉。過度鍛鍊和過度收縮髂腰肌，尤其是在它們已經有問題的狀態下，只會讓它們的情況更糟。只有在合適的時機點對肌肉進行鍛鍊和伸展，才能讓它們為肌肉帶來正面的幫助，而這個合適的時機點，就是「激痛點消失之後」。

◉ 骨盆底肌群

假如把腹腔想像成一個長條的圓柱體，那麼這個圓柱體的頂部會是橫膈膜，側面是最深那一層的腹斜肌，底部則是骨盆底。骨盆底肌群（Pelvic floor muscles）負責許多工作，例如控制大小便、支撐膀胱和子宮、穩定脊椎、性功能和呼吸等。這是身體非常複雜的一個區塊，至今眾文獻作者對這些肌肉的具體名稱和描述仍存有不少分歧。整體來說，骨盆底肌群可粗分為兩大類，即：淺層肌肉和深層肌肉。淺層肌肉又叫做「泌尿生殖器膈膜」（urogenital diaphragm），它囊括了最外層的骨盆底肌群和會陰肌（perineum，肛門和陰道或陰莖之間的軟組織區塊）；深層肌肉又稱「骨盆膈膜」（pelvic diaphragm）。

泌尿生殖器膈膜的最外層是由「球海綿體肌」（bulbospongiosus）和「坐骨海綿體肌」（ischiocavernosus）組成，它們主要是負責性功能。在女性，球海綿體肌會環繞在陰道口，與陰蒂和肛門周邊的組織相連；它收縮時，會讓陰道收縮，並讓陰蒂勃起。女性的坐骨海綿體肌也叫「豎陰蒂肌」（erector clitoris），雖未與陰蒂表面相連，但覆蓋了整個陰蒂。在男性，球海綿體肌會從後側覆蓋會陰，並從前側環繞陰莖的根部。男性的坐骨海綿體肌也叫「豎陰莖肌」，覆蓋了會陰最外側至陰莖的區塊。會陰肌是由附近肌肉的肌肉纖維構成，包括直腸肌和肛括約肌（sphincter ani）、提肛門肌（levator ani）、球海綿體肌和坐骨海綿體肌等。

骨盆隔膜主要是由一群統稱為提肛門肌的肌肉組成，這群肌肉可分為兩大類。始於恥骨前側，以 U 形環繞尿道、陰道和直腸的肌肉叫做「恥骨內臟肌」（pubovisceral muscle）。恥骨內臟肌的後方和外側是「髂尾肌」（iliococcygeal），它被覆蓋在會陰和泌尿生殖器膈膜的筋膜固定在骨盆內側的兩側。不分男、女，提肛門肌都扮演支撐骨盆器官，以及輔助肛門和尿道括約肌運作的角色；不過對女性來說，它還具有收縮陰道的功能。骨盆膈膜最後側的部分是由「尾骨肌」（coccygeus）構成，這條肌肉與薦骨（sacrum）、尾骨（coccyx）和骨盆相連。尾骨肌除了能支撐骨盆器官，還能把尾骨往前拉，並穩定和轉動薦髂關節。

還有一些肌肉也被視為骨盆內壁的肌肉，那就是閉孔內肌（obturator internus）和梨狀肌（piriformis）。不分男、女，我們的股骨大轉子和骨盆骨內側，都是由閉孔內肌連結。閉孔內肌能在大腿伸展時，往兩側轉動大腿（也就是說，你腿打直時，它能讓你做出將腿往外轉動的動作）；也能在大腿屈曲時，外展髖部（即你坐著的時候，它能讓你將腿朝遠離中線的方向移動）。我們的股骨大轉子和薦骨前側則是由梨狀肌連結。梨狀肌不僅能輔助大腿往外旋轉和外展髖部的動作，也能讓骨盆朝對側旋轉。

症狀

骨盆底肌群的激痛點會在很多地方引發疼痛，包括陰道、外陰、陰莖、睪丸、會陰、膀胱、尿道、下背部、肛門、直腸、薦骨、尾骨和大腿後上方等部位。除了激痛點的問題，肌肉張力不足（hypotonic，即不結實）或過大（hypertonic，即緊繃）都可能促成尿失禁。直腸部位或攝護腺有墜脹感或沉重感，也都是常見的症狀。對女性來說，骨盆底肌群激痛點有可能是造成經痛和性交痛的原因；對男性來說，它們則可能是造成攝護腺問題、射精疼痛和陽痿的原因。骨盆底肌群激痛點引發的症狀，常被診斷為提肛門肌症候群（levator ani syndrome）、非細菌性間質性膀胱炎、外陰前庭炎、性交疼痛、尾骨痛、外陰痛、暫時性肛門痛（proctalgia fugax），以及骨盆底張力性肌痛症（pelvic floor tension myalgia）。

　　但假如你真有這方面的問題，也不必先入為主地認為骨盆底激痛點就是問題的禍根。事實上，骨盆底肌群的這些激痛點，很可能都是其他外部肌肉造成的衛星激痛點。腹斜肌、腹直肌、內收大肌、梨狀肌、臀中肌、臀大肌和腰大肌，或許都是需要優先治療的對象。倘若中止了這些激痛點的活性，也恢復了這些肌肉的活動幅度後，你的症狀還是沒消失，就要先從骨盆底肌群外部的肌肉下手，看看它們有沒有激痛點，然後再去檢查其內部的肌肉。簡而言之，要長久的解決這類問題，由外而內的治療可能是致勝關鍵。

　　泌尿生殖器膈膜最外層的兩個肌肉，球海綿體肌和坐骨海綿體肌，出現激痛點時，都有可能在會陰、陰道、陰莖、睪丸和陰囊引發疼痛。球海綿體肌激痛點還可能造成性交時陰道疼痛、射精疼痛和陽痿。比較深層的骨盆底肌肉，提肛門肌，則可能在陰道、會陰、直腸、肛門、薦骨和尾骨引發疼痛。直腸有墜脹感或應力性尿失禁（stress urinary incontinence）也是可能出現的症狀。坐著、平躺和排便的時候，都會讓人覺得很痛苦。肛門括約肌的肌肉也可能跟直腸和尾骨的症狀有關。緊繃的尾骨肌會把尾骨和薦骨拉離原位，導致下背部、髖部、薦髂關節和尾骨疼痛。受訓過的整骨醫師、整脊師、物理治療師和某些按摩治療師，都可以把薦髂關節「喬」回原位，但是這一步，可能要等到激痛點治療告一段落，再執行會比較恰當。尾骨痛有可能是臀大肌或多裂肌的激痛點造成。閉孔內肌激痛點不只可能導致直腸出現疼痛和墜脹感，還會造成尾骨和陰道疼痛。梨狀肌同樣有機會讓直腸出現疼痛和墜脹感，而且還可能導致陽痿和會陰疼痛。

成　因

　　跌倒、車禍、骨盆手術、子宮切除、懷孕、情緒緊繃和分娩等，都是讓骨盆底肌群出現激痛點的可能原因。會促發骨盆底激痛點的其他病症則有慢性骨盆感染、子宮內膜炎、骨盆內囊腫（intrapelvic cysts）、肌瘤，手術疤痕和痔瘡。

　　在沒有顧及整體肌肉的協調性，過於著重用各種強化核心的運動來增強骨

盆底肌的做法，恐怕會適得其反。骨科醫師里昂・柴托（Leon Chaitow）在《骨盆底悖論》（The Pelvic Floor Paradox）一文中提到了這方面的見解，描述了運動女性（從事舞蹈、體操等運動）與慢性骨盆疼痛之間的關聯性。他發現很多這類病人都有做皮拉提斯的習慣，也有很多人誤以為她們的應力性尿失禁是骨盆底肌群無力造成，所以叮囑她們要做凱格爾運動（Kegel exercises，即「骨盆底肌群運動」）來改善狀況，然而，情況往往恰恰相反。過於緊繃的骨盆底肌群，有可能會因為突然收縮又放鬆此處肌肉的活動更大力收縮，進而引發失禁的狀況。打噴嚏、咳嗽、大笑和使力等，都屬於這種會瞬間收縮骨盆底肌群的活動，也是最常讓人出現應力性尿失禁的時刻。這個問題或許可以透過按摩徹底改善。激烈的性行為或性行為造成的創傷，也可能讓骨盆內側的肌肉出現激痛點；這些激痛點特別容易影響到生殖器的表現和功能。

習慣渾身軟趴趴的坐在椅子裡，把一屁股的重量全都壓在脊椎末端上，也會增加骨盆底肌肉出狀況的風險，因為許多與尾骨下端相連的肌肉，都會因這股壓力變得過於緊繃。不論是兒童還是大人，都有可能因這個不良的習慣性坐姿，在骨盆處引發疼痛。請避免這樣的坐姿，也許你可以在屁股下墊一捲毛巾，這可以強迫你把坐姿的重心往前移，讓身體的重量落在名為「坐骨粗隆」（ischial tuberosity）的坐骨上。

舉重對這些肌肉也是一大威脅。眾所皆知，舉重是造成痔瘡的原因之一。這股力量也會對骨盆底肌肉造成壓力，並可能成為激痛點找上它們的主要原因。學習好的舉重技巧，運用腿部的力量舉起重物，且避免在使力時憋氣。舉重和做其他劇烈運動的時候，若能善用良好呼吸技巧和刻意放鬆骨盆底肌肉，必能讓骨盆底肌群避開很多不必要的壓力。欲知更多與放鬆肌肉有關的資訊，請見第十二章「肌肉緊繃和慢性疼痛」。

治療方式

在治療骨盆底肌群之前，請先全面治療「症狀」一節所列出的所有其他可能肌肉。治療極度敏感的外部筋膜和淺層骨盆肌群時，你可以隔著一條乾淨、

乾燥的衛生棉條，輕柔、緩慢地按摩和伸展它們。等剛開始按壓的燒灼感降低後，你就能慢慢加重按摩的力度和深度，直到該部位過於敏感和疼痛的感覺徹底消失。這個目標恐怕無法一次到位，畢竟引發這些症狀的組織本來就不太活動，所以你可能要自行治療好幾回才能達到這個效果。下一步是坐在可充氣的球體上，按摩比較深層的骨盆膈膜肌肉，球體可選用健身球或瑜珈和皮拉提斯常用到的彈力球。坐在椅子或地板上都無妨，剛開始先用七到九英吋的球體，然後再依你的狀況把球體的大小降到 5 英吋。等到你不會再因這樣的按摩感到疼痛後，就可以把球體換成 High Bounce Pinky 這類高密度發泡球，或是網球。最後，你或許只需要用四十五公厘的橡膠球或網球大小的狗狗橡膠玩具，就能按摩這裡的肌肉。

請循序漸進，不要操之過急。以會陰處（肛門和生殖器之間的區塊）為起點，讓自己慢慢去適應球體帶來的壓力。用幾分鐘的時間放鬆骨盆底肌群，切記，過程中你應該只會有不舒服的感覺，但不會到痛的程度。接下來，用手臂稍微撐著身體的重量，緩慢轉移身體在球體上的重心，由左至右，從前到後，緩緩搜尋整個骨盆底哪裡有壓痛感。請務必注意，不要把全身的重心直接重壓在尾骨上，因為它本來就不是用來承重的骨頭。每一個有壓痛感的地方都小小的按摩一下，時間不要持續超過一分鐘。欲知更多按摩說明，請見第三章「找出激痛點與自我療癒」。

等手摸得到的肌肉都沒有激痛點了，可能就需要往內去搜尋其他的激痛點。不過，在探尋這些位處身體內部的激痛點前，最好先徵詢醫師或婦科醫師的意見，確認你的身體真的適合做這類的治療。坐在馬桶上，或蹲在鋪有地毯的地面，是你最好將手伸進肛門或陰道按摩這些肌肉的姿勢。除了手指，專為這些部位設計的個人用品，或「擴張器」這類藥局有販售的醫療器具，都可作為你治療此處激痛點的按摩工具。臀部向下壓的動作能放鬆肛門括約肌，讓你比較好插入潤滑過、戴著手套的手指或器具。

尋找激痛點的時候，請往前、往兩側和往後方的尾骨按壓。或者，你可能也可以用抓捏組織的方式尋找激痛點，大拇指在陰道或肛門內，其他四指在外。

痔瘡或激痛點都會讓這個治療的過程有點痛苦，但你做出的每一分努力都能讓它往更好的方向邁進。請耐住性子，輕柔、持之以恆的做下去。隨著激痛點的狀況越來改善，這個按摩做起來也會越來越輕鬆。此時此刻，在治療過身體的其他部位後，你應該能夠辨認出肌筋膜激痛點所帶來的那股微妙壓痛感。如果你按下某個有壓痛感的激痛點時，症狀會重現，就表示你找到了問題的根源。

治療骨盆內、比較深層的肌肉時，你會需要幫助，也或許你會想找個經驗豐富的專家。如果不找專家，一位膽大、心細的靈巧夥伴大概能幫你不少忙；假如這個人還有自我治療肌筋膜問題的經驗，對這類問題已經有點概念，對你的幫助更是會特別大。

懷孕晚期可能不太適合按摩骨盆底肌群，即便是外側的肌肉也一樣；如果真的有這方面的問題，請向你的產科醫師或助產士尋求幫助。部分女性發現，在孕前或懷孕前期清除掉骨盆底肌群的激痛點能帶來很多好處。但就算如此，產後還是可能再度引發這個部位的肌筋膜疼痛。因此，等到醫師說你可以恢復正常的性生活時，就可以開始自我治療這些肌肉。

崔維爾和賽門斯一九九二年出版的《肌筋膜疼痛與機能障礙》下冊，有詳細說明按摩骨盆內、深層肌肉的方法。有一門針對慢性骨盆疼痛的物理治療，就是以崔薇兒等人的技巧為鑽研範本。接受過這方面訓練的優秀治療師，都可以幫助你治療骨盆底肌群內、外側的激痛點。多數時候，內側的激痛點都是外側肌肉導致的衛星激痛點。如果你需要按摩內側激痛點，就表示其他方法都無法改善你的問題。你可以自行治療骨盆底肌群，若需要更多的協助，請見本書尾聲處的「相關資源」，該章節有主治慢性骨盆疼痛醫師的資訊。

NOTE 自我治療紀錄

記下你做過的嘗試和得到的進展，對你非常有幫助。每一個人都會忘了自己一開始的狀態有多糟，有了這份紀錄，你就能不時回顧自己的足跡，並對自己的進步感到寬慰。

第八章

中背部、下背部和臀部疼痛解析

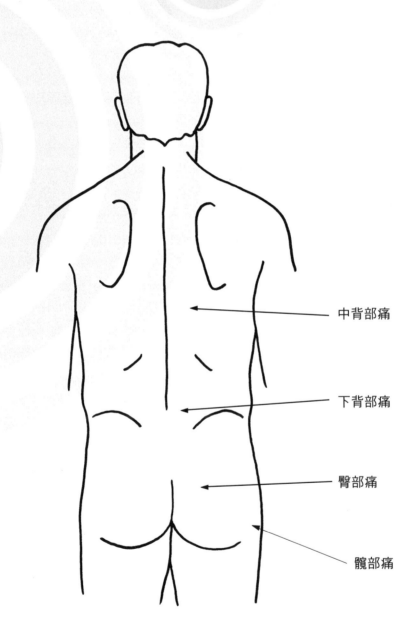

中背部痛

下背部痛

臀部痛

髖部痛

中背部、下背部和臀部疼痛　常見疼痛區域

　　粗體字呈現的肌肉名稱，為該部位的主要疼痛模式。字體未加粗的肌肉名稱，則是該部位比較不常見的疼痛模式或衛星激痛點位置。肌肉的排列順序是以它們造成該問題的可能性，由高到低排列。「常見疼痛症狀」也是以此原則羅列肌肉名稱。我們已經把這些介紹上傳到網路上，你可以在 www.newharbinger.com/24946 下載這些資料。欲了解更多資訊，請見本書末頁。

臀部
臀中肌 p.321
腰方肌 p.313
臀大肌 p.318
淺層脊椎肌群 p.307
半腱肌 p.377
半膜肌 p.377
梨狀肌 p.329
臀小肌 p.326
腹直肌 p.275
比目魚肌 p.417

尾骨
骨盆底肌群
（提肛門肌、尾骨肌）
p.290
臀大肌 p.318
深層脊椎肌群 p.303

髖部
臀小肌 p.326
股外側肌 p.358
梨狀肌 p.329
腰方肌 p.313
闊筋膜張肌 p.460
內收長肌和內收短肌
p.366
臀大肌 p.318
股直肌 p.350

下背部
臀中肌 p.321
腰大肌／髂肌 p.283
深層脊椎肌群 p.303
淺層脊椎肌群 p.307
腰方肌 p.313
臀大肌 p.318
腹直肌 p.275
比目魚肌 p.417
骨盆底肌群 p.290

中背部
淺層脊椎肌群 p.307
深層脊椎肌群 p.303
後下鋸肌 p.312
腹直肌 p.275
肋間肌 p.273
闊背肌 p.273
前鋸肌 p.201

薦骨
骨盆底肌群 p.290
臀中肌 p.321
腰方肌 p.313
臀大肌 p.318
深層脊椎肌群 p.303
腹直肌 p.275
比目魚肌 p.417

長短腿
（後天活動造成，
非先天結構所致）

骨盆前傾

髂肌 p.283

闊筋膜張肌 p.460

股直肌 p.350

臀中肌 p.321

內收長肌 p.366

骨盆上移

腰方肌 p.313

淺層脊椎肌群
p.307

骨盆後傾

半膜肌 p.377

半腱肌 p.377

股二頭肌 p.375

腹直肌 p.375

內收大肌 p.369

**因動作產生的
疼痛感或不適**

咳嗽或打噴嚏

腹直肌 p.275

腰方肌 p.313

後下鋸肌 p.312

匍匐前進

腰方肌 p.313

腰大肌 / 髂肌
p.283

前彎

淺層脊椎肌群
p.307

腰方肌 p.313

深層脊椎肌群
p.303

下樓梯或走下坡

比目魚肌 p.417

上樓梯或走上坡

淺層脊椎肌群
p.307

臀大肌 p.318

腰方肌 p.313

對碰觸過於敏感

淺層脊椎肌群
p.307

抬舉物品

腰方肌 p.313

仰躺

臀中肌 p.321

側躺

腰方肌 p.313

臀小肌 p.326

臀中肌 p.321

梨狀肌 p.329

**從低矮的椅子或
汽車座位起身**

淺層脊椎肌群 p.307

臀小肌 p.326

臀大肌 p.318

腰方肌 p.313

腰大肌 / 髂肌 p.283

梨狀肌 p.329

半膜肌 p.377

半腱肌 p.377

側彎

腰方肌 p.313

淺層脊椎肌群 p.307

腹斜肌 p.275

深層脊椎肌群 p.303

坐

腰方肌 p.313

梨狀肌 p.329

臀大肌 p.318

臀中肌 p.321

半膜肌 p.377

半腱肌 p.377

骨盆底肌群 p.290

骨盆內側肌肉 p.291

仰臥起坐

腰大肌 / 髂肌 p.283

站

腰大肌 / 髂肌 p.283

腰方肌 p.313

臀小肌 p.326

梨狀肌 p.329

站姿前傾

腰方肌 p.313

淺層脊椎肌群 p.307

背部過分下凹
（腰部曲線過大）

腰大肌 p.283

游泳

臀大肌 p.318

在床上翻身

腰方肌 p.313

臀小肌 p.326

扭轉身體（轉身）

腰方肌 p.313

淺層脊椎肌群 p.307

深層脊椎肌群 p.303

久坐或久臥起身時

腰大肌 / 髂肌
p.283

走路

腰方肌 p.313

臀中肌 p.321

臀小肌 p.326

梨狀肌 p.329

腰大肌 / 髂肌 p.283

薦髂關節機能失調

臀小肌 p.326

淺層脊椎肌群 p.307

腰方肌 p.313

骨盆底肌群（尾骨肌）
p.291

臀中肌 p.321

梨狀肌 p.329

腰大肌 / 髂肌 p.283

坐骨神經痛

梨狀肌 p.329

臀小肌 p.326

股外側肌 p.358

腰方肌 p.313

半膜肌 p.377

半腱肌 p.377

壓痛感

背部

淺層脊椎肌群 p.307

臀部

臀大肌 p.318

臀中肌 p.321

臀小肌 p.326

股骨大轉子 p.291

腰方肌 p.313

骨盆（上緣）

臀中肌 p.321

薦髂關節 p.292

腰方肌 p.313

薦骨 p.291

臀中肌 p.321

中背部、下背部和臀部疼痛 | 疼痛區域示意圖

我們已經把這些介紹上傳到網路上，你可以在 www.newharbinger. com/24946 下載這些資料。欲了解更多資訊，請見本書末頁。

※ 對任何一條肌肉展開治療行動前，請詳閱其治療方針。

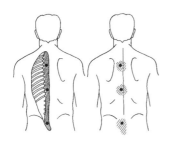

深層脊椎肌群激痛點和轉移痛模式示意圖。脊椎沿線的任何地方都可能出現激痛點和疼痛感。p.303

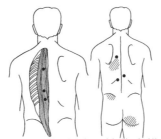

最長肌激痛點和轉移痛模式。身體兩側皆可能出現圖中的三個激痛點。p.308

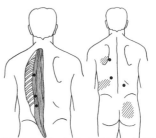

髂肋肌激痛點和轉移痛模式。身體兩側皆可能出現圖中的三個激痛點。p.308

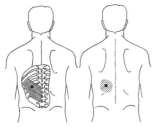

後下鋸肌激痛點和轉移痛模式。p.312

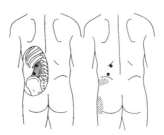

腰方肌外側激痛點和轉移痛模式。p.314

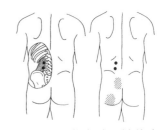

腰方肌內側激痛點和轉移痛模式。這些激痛點都潛藏在淺層脊椎肌群下方。p.314

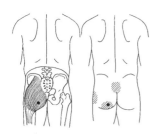

臀大肌 1 號激痛點和轉移痛模式。p.319

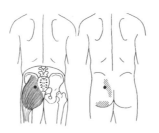

臀大肌 2 號激痛點和轉移痛模式。p.319

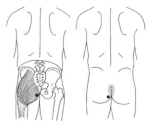

臀大肌 3 號激痛點和轉移痛模式。p.319

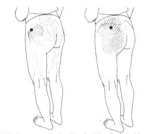

臀中肌 1 號激痛點和轉移
痛模式。p.322

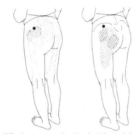

臀中肌 2 號激痛點和轉移
痛模式。p.322

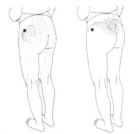

臀中肌 3 號激痛點和轉移
痛模式。p.322

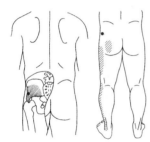

臀小肌 1 號激痛點和轉移
痛模式。p.327

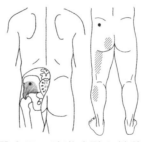

臀小肌 2 號激痛點和轉移
痛模式。p.327

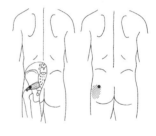

梨狀肌 1 號激痛點和轉移
痛模式。p.330

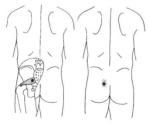

梨狀肌 2 號激痛點和轉移
痛模式。p.330

中背部、下背部和臀部疼痛

解決背痛的方法或許比你想像中的簡單。許多人都會擔心自己的背痛是神經受到擠壓、椎間盤破裂或關節炎造成，不過這當中有不少人的問題其實都是（或至少有部分原因）來自肌肉中的肌筋膜激痛點。就算背痛真的是脊柱出狀況所致，肌筋膜激痛點往往也是引發疼痛的一大主因。事實上，說激痛點是許多脊椎問題的病根是有原因的，因為許多肌肉會呈現緊繃狀態，都是激痛點造成。緊繃、變短的肌肉會讓脊椎骨錯位，導致神經和椎間盤受到壓迫。在了解背痛的原因時，應該要優先考量到激痛點，因為激痛點按摩法是非侵入性、副作用少又可以自行操作的治療手段。

眾人對背痛成因的意見會如此分歧，是因為背痛經常和轉移痛有關。這一點尤其符合下背痛的狀況。如果在尋找下背痛的原因時，只把搜尋的範圍鎖定在下背部，說不定永遠都找不到病灶。出人意料的是，臀部肌肉裡的激痛點常常就是造成下背痛的病根；而且這個現象是雙向的，也就是說，下背痛的激痛點也常常會在臀部和髖部引發疼痛。另外，腹部和腰大肌的激痛點也可能在背部引發疼痛，但這個部分很容易被忽略，就算是熟知激痛點概念的人，也常會沒注意到兩者的關聯。總之，在處理背部和臀部疼痛的問題時，你一定要記住一個簡單的原則，那就是：**問題不見得是出在會痛的地方！**

除此之外，造成背痛的原因通常不只一個，疼痛部位上方和下方的激痛點，亦可能是引發疼痛的因素之一，而這一點更會增添擺脫背痛的難度。由此可知，排除狀況的技巧，正是成功自我治療背部和臀部疼痛的關鍵。本章的「常見疼痛症狀」和「常見疼痛區域」會是助你逐一釐清這些狀況的重要依據。

薦髂關節機能失調（sacroiliac joint dysfunction）有可能是許多肌肉造成，也有可能促成許多肌肉形成衛星激痛點，這些肌肉有：腰大肌、髂肌、腰方肌、臀大肌、臀中肌和淺層脊椎肌群。薦骨與骨盆骨交會處的疼痛，有可能是突然出現，也可能是越來越痛。同時涵蓋彎身和扭身動作的舉動，都可能讓薦髂關節錯位，例如剷雪、從低矮的椅子起身，或是彎腰後又側身去撿地上的

東西等。薦髂關節深處的疼痛感，很可能只是激痛點的問題。如果疼痛感很強烈，還會影響到它正常的功能，你可以先按摩上述的那些肌肉。假如一、兩天後，狀況還是沒改善，就請你去找整脊師或整骨醫師，請他幫你把薦骨復位。

要預防背部出狀況，你可以做一些強化腹部或核心肌肉的運動，這樣你彎身、扭身和活動的時候，背部肌肉就不用獨自承擔全部的工作。但千萬要記住，你鍛鍊軀幹中段的肌肉之前，一定要徹底掌控腹部激痛點的狀況，否則你只會讓自己原本的問題更加嚴重。欲了解更多能降低你其他疼痛因素的方法，請見第二章「激痛點的成因」和「激痛點界的釘子戶」的內容。

◉ 深層脊椎肌群

與脊椎相連的肌肉非常多，這讓脊椎周邊的肌肉分布非常複雜，但基本上，我們可以把它們分為「外層」和「內層」兩大類來討論。外層是「淺層脊椎肌群」（Superficial spinal muscles）它們是與脊椎走向平行的長條肌肉；內層是「深層脊椎肌群」（Deep spinal muscles），它們是與脊椎走行呈對角線排列的短小肌肉，能操控每一塊脊椎骨（圖8.1）。

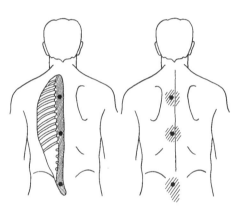

圖 8.1 深層脊椎肌群激痛點和轉移痛模式示意圖。脊椎沿線的任何地方都可能出現激痛點和疼痛感。

深層脊椎肌群囊括了半棘肌（semispinalis）、多裂肌、迴旋肌和提肋肌（levator costae）。除了提肋肌是一群將脊椎骨與肋骨相連的肌肉，其他三種肌肉全都是依序將每塊脊椎骨相連在一起（圖8.2）。這些肌肉排列的角度，讓它們能

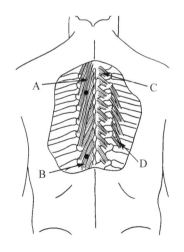

圖 8.2 （A）半棘肌、（B）多裂肌、（C）迴旋肌和（D）提肋肌。

完美的輔助我們做出扭轉和側彎脊椎的動作。所有的深層脊椎肌群都一起收縮時，能幫助我們伸展脊椎，做出彎腰之後要重新站直之類的動作。

症狀

如圖 8.1 所示，深層脊椎肌群激痛點造成的疼痛，感覺可能就像是脊椎本身在痛的深層疼痛。覆蓋在脊椎底部薦骨上的輕薄多裂肌，如果出現激痛點，會在下背部引起劇痛。大部分的激痛點都會引發轉移痛，所以這算是少數幾個會直接在原位造成疼痛的激痛點。這是因為，這些對角排列的小肌肉，很容易將一個或多個脊椎骨往中線的某一側拉。一旦脊椎骨沒有正正地堆疊在一起，就會對神經造成壓迫，讓神經發送出它們自己的疼痛信號，進而加劇肌肉的疼痛感。

請注意，圖示只繪出了具代表性的激痛點，脊椎沿線上下、脊椎骨兩側其實都有可能出現這些激痛點。這種疼痛總是會在同樣的位置出現。深層脊椎肌群和它們的相關脊椎骨出狀況，可能會嚴重影響你的行動，讓你無法做出任何涵蓋彎身和扭身的動作—往前、往後或兩側都不行。一般來說，你的背會硬的像塊板子，很難轉動身體。

下背部的深層脊椎肌肉激痛點有可能會在腹部和臀部造成轉移痛，也可能在你的尾骨引發強烈的壓痛感；後者的狀況，醫學上通常稱作「尾骨痛」（coccygodynia）。整脊療法並不會特別去處理肌肉的問題，但它可以把易位的脊椎骨馬上「喬」回原位。不過，如果是直接利用深層按摩中止激痛點的活性，你可能會感覺到脊椎骨突然自行彈回原位。整脊照護和按摩療法常常能發揮相輔相成的功效。你很可能會發現，在搭配激痛點按摩的情況下，整脊的成效可以持續比較久。

極度緊繃的深層脊椎肌群可能會擠壓到要離開脊椎的神經根。椎間盤破裂也會擠壓到神經，導致一種叫做「神經根病變」（radiculopathy）的病症；這種病會造成神經系統缺損，引發肌肉麻木、肌腱反射降低，以及伴隨肌肉萎縮的肌肉無力等症狀。不管是哪一種情況，受到擠壓的運動神經都會促使它神經路

徑下游的肌肉形成激痛點。這些衛星激痛點會有非常強烈的壓痛感，幾乎碰不得，對治療的反應也不太好。那麼你要怎麼知道，脊椎的緊繃肌肉到底是不是問題的根源呢？如果是深層脊椎肌群擠壓到神經，該肌肉會呈現緊繃又一碰就痛的狀態。有幾種療法可以全面改善這些症狀。但萬一問題是出自脊椎本身，激痛點按摩就起不了什麼作用。倘若醫師能非常了解背痛的肌筋膜概念，就可以省去很多不必要的背部手術。

很多背痛都會被歸咎於骨關節炎，尤其是看 X 光畫面下診斷的時候。問題是，醫師並不會對關節炎這個診斷再做出任何深入的探討，他唯一會給你的處置就是止痛藥（但如果激痛點才是病根所在，這樣的處置根本不理想）。慢性背痛的問題其實多半能靠激痛點按摩法化解，即便是在真的存在關節炎的情況下。事實上，骨關節炎不見得會引發疼痛，但活化的激痛點一定會。

成因

瓦萊莉，二十六歲，沉迷於她的新電腦，這讓她的中背部劇烈疼痛（脊椎左側）。這股疼痛久久不退，而且在她活動的時候，還會變得更痛。僅有睡覺可以暫時趕走她的疼痛。

經過更深入的了解，才發現電腦並非讓瓦萊莉背痛的原因。她表示，她都會側坐在電腦前，然後扭身敲打鍵盤。因為這樣她的貓就可以窩在她的大腿上，不會為了吸引她的注意力，不時搗亂打斷她使用電腦的興致。連續好幾個小時保持在這種扭轉身體的姿勢，會讓她的深層脊椎肌群一直處在收縮狀態，這些肌肉當然也一定會因過勞出現激痛點。後來，瓦萊莉靠著鉤形按摩杖擺脫了激痛點。她也改掉了她側坐在電腦前面的習慣。她說她的貓很不高興，但還沒不高興到要離家出走的地步。

像瓦萊莉在新電腦前那樣，持續讓身體處在任何扭轉或是不平衡的姿勢，都會為你招來麻煩；但除了這個顯而易見的原因，還有許多比較不起眼的原因也會引發背痛。腹肌無力會讓背部承受不必要的負擔，而且它們或許會因為這

樣的代價工作過勞。這就是為什麼，不常做園藝工作，或是陪孩子玩騎馬打仗的遊戲，會讓你腰痠背痛的原因。深層脊椎肌群的每條肌肉都很小，特別容易因為突然負重、重複性動作，或不協調的活動方式受傷。如果你一開始就有發冷、疲倦或是狀態不好等情況，更會將它們置於更危險的處境。

有趣的是，除了躺平之外，深層脊椎肌群唯一能放鬆的時刻，就是你抬頭挺胸站好，讓全身重量平均分配在脊柱所有受力面的時候。不論是坐著或站著，低頭垂肩的姿勢都會對深層脊椎肌群造成很大的負擔。當你習慣性以圓肩、駝背和頭部前移的姿勢或站或坐時，這些小小的肌肉就必須一直保持在收縮的狀態。持續按摩你身體前側的緊繃肌肉，也有助你保持良好體態；過於緊繃的腹肌、胸肌和頸部前側肌肉，常常會把你的身體往前和往下拉，促成不良體態。

治療方式

深層脊椎肌群的激痛點非常靠近脊椎（圖8.1和圖8.2），你會在脊椎兩側的椎板溝找到這些激痛點。在脊椎和其兩側呈垂直走向、丘狀隆起的長條肌肉之間，摸到的淺淺溝槽就是椎板溝。這些丘狀的長條肌肉是淺層脊椎肌群，我們會在下一個段落詳細討論。不過現在你可以先把目光移到圖8.4和圖8.5，稍微看一下它們長什麼樣子。你會發現兩側的肉丘，都分別由三條平行、分段的肌肉組成，最內側、最薄的那一條肌肉覆蓋了深層脊椎肌群。第二條肌肉又覆蓋在它們之上，而且在脊椎的下半段開始變寬。

整體來說，網球、高彈力球、或長曲棍球，都是靠牆按摩背部的好工具，但對深層脊椎肌群來說，除非你躺在球上，否則這些球體恐怕會因為體積太大、穿透力不足，按壓不到它們。如果你是在床上做這套按摩，請在球下面放一大本平裝書，以避免球體整個陷入床墊；或者，你也可以直接躺在地板上做這套按摩。靠牆抵球的按摩方式雖然能給你比較彈性的操縱空間，但按摩深層脊椎肌群的時候，你要用的球體可能要比網球更小、更硬，才有辦法讓按摩的力道穿透到它們的位置。用直徑三十五公厘的高彈力橡膠球，深層按摩脊椎旁邊的

肌肉，能得到很好的效果。直徑三十五公厘的球體比高爾夫球小一點，是按摩足底的最佳工具。玩具店或是網路商店都找得到這種大小的球體。

靠牆抵球按摩的時候，請沿著脊椎旁邊上、下滾動球體。有時候，稍微改變滾動的方向，從脊椎側邊小幅度地橫向來回滾動，也能得到不錯的效果。按摩深層脊椎肌群就是將球體從脊椎向外輕柔按壓，但不會按到脊椎兩側突起的厚厚淺層脊椎肌群。有些人會覺得鉤形按摩杖和 S 形按摩杖比較有效。不過，用球按摩的話，你可能要仰躺在上面，然後藉由控制它抵住你身下床面的力道，得到你需要的穿透力。你可以用任何方向推撫它們，找出最符合你人體工學、最省力的按摩方式。**欲知更多按摩激痛點的資訊，請見第三章〈找出激痛點與自我療癒〉。**

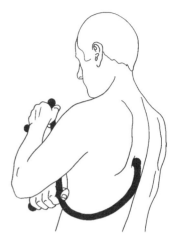

圖 8.3 用鉤形按摩杖按摩深層脊椎肌群（或靠牆用直徑三十五公厘的高彈力球按摩）。

◉ 淺層脊椎肌群

脊椎的兩側都各有三條長條狀的淺層肌肉，分別是：最長肌（longissimus）、髂肋肌（iliocostalis）和棘肌（spinalis）（圖8.4和圖8.5）。它們組成行經肩胛骨和脊椎之間，向下延伸的垂直走向、分段長條肌群。它們在下背部比較厚，在往上、靠近肩胛骨的地方就越薄。「淺層」這個詞告訴你，它們很接近體表，覆蓋在深層脊椎肌群上面。它們也叫做豎脊肌（erector spinae），或豎脊肌群。

最長肌的上端與肋骨和脊椎骨橫突（脊椎骨側面的小小突起）相連。這是一塊你摸得出來的龐大肌肉帶，與脊椎相距約半到一英吋。髂肋肌通常是一大片比較平坦的肌肉，與脊椎相距約二到三英吋。髂肋肌的上端只跟肋骨相連，但它和最長肌的下端都和薦骨（脊椎末端的寬大骨頭）相連。至於緊鄰脊椎的棘肌，則是兩端與脊椎骨相連，只分布在中背部。

淺層脊椎肌肉能伸展脊椎（讓你從彎身的動作拉直身體，向後伸展）和側彎軀幹。它們能幫助吐氣、排便、咳嗽和打噴嚏。你前彎或側彎的時候，它們還可以透過離心收縮（肌肉在收縮狀態下，同時拉長）成為拉住身體的韁繩。它們是保持身體挺直和平衡的一分子。跟深層脊椎肌群一樣，當你站著，身體的重心完全落在中心點的時候，就能讓這些淺層脊椎肌群大大放鬆。

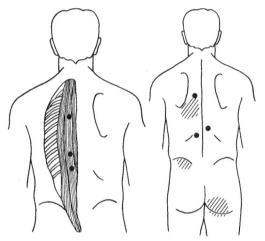 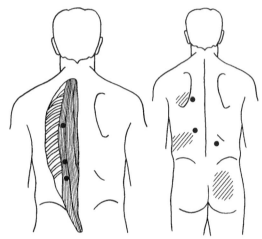

圖 8.4 **最長肌激痛點和轉移痛模式。**身體兩側皆可能出現圖中的三個激痛點。　圖 8.5 **髂肋肌激痛點和轉移痛模式。**身體兩側皆可能出現圖中的三個激痛點。

症狀

除了疼痛之外，激痛點還會讓淺層脊椎肌群的總長因緊繃變短。淺層脊椎肌群有六個會引發六種不同轉移痛模式的激痛點。當然，這些肌肉的上、下也可能出現極度敏感的結節，不過研究人員還沒找出這些點引發疼痛的模式。雖然目前已知這六個激痛點可能是淺層脊椎肌群出狀況的主因，但背痛的時候，直接針對整個淺層脊椎肌群展開治療，往往也能獲得很好的成效。力克的故事就是背部問題會如何遭到誤判的實例。

力克，三十四歲，是個渾身肌肉、孔武有力的鐵路巡線工人，但從他的整個背（顱骨底部到尾骨）都又痛又緊。甚至就連睡覺，他都感覺得到這股疼痛。

他照過電腦斷層、核磁共振造影和 X 光，還多次給兩位不同的整脊師看診，但狀況都沒什麼改善，也沒找出什麼明確的問題。這段期間，醫師還囑咐他要做特定的鍛鍊和伸展。「我一直在做伸展，」他說，「但一點幫助都沒有。我的背硬到我覺得自己像個老先生，每動一下都是煎熬。」

力克的淺層脊椎肌群就像木樁一樣硬梆梆，兩側都有好幾個地方有激痛點。激痛點按摩法給了他很大幫助。用網球靠牆自行按摩一個月後，他背痛的問題幾乎都消失了。他很快就感覺到自己的肌肉已經放鬆到一個程度，能開始體會到那些特定伸展運動對他的幫助。

相較於深層脊椎肌群，淺層脊椎肌群激痛點引發的疼痛通常較為廣泛。深層脊椎肌群會在緊鄰激痛點的地方引發疼痛。你可以在距離脊椎一、兩英吋的地方，找到最長肌和棘肌的激痛點；基本上，它們會往下在下背部和臀部引發疼痛（圖 8.4）。髂肋肌激痛點位在距離脊椎三英吋的地方，會往上或往下，甚至是稍微往兩側引發疼痛（圖 8.5）。出現在最下方肋骨那個區塊的激痛點，不論是位在哪一條肌肉上，都會在下方的臀部引發疼痛。其中，最長肌出現在最下方肋骨正上方的那個激痛點，常常就是造成髂骨稜（iliac crest，髖部骨頭）頂部強烈疼痛的原因，也是造成下背痛的主要原因之一。這個激痛點兩側都可能出現，但圖 8.4 只有繪出左側下方的激痛點。

髂肋肌的疼痛也可能投射到身體前側或內臟，讓人誤以為是心絞痛、胸膜炎、闌尾炎或其他內臟疾病引發的疼痛。淺層脊椎肌群任何一個激痛點引發的疼痛，都可能被錯誤解讀成腎結石、腫瘤、肋骨發炎、韌帶撕裂或椎間盤問題的症狀。如果你真的有上述這些比較嚴重的病症，激痛點按摩法就只能短暫舒緩你的症狀。

腹肌有可能是促成淺層脊椎肌群緊繃的源頭。**度過漫長、充滿壓力的一天後，你會有種腰快斷了的感覺，可能是因為你緊繃的腹肌不斷將身體往前和往下拉，長時間過度伸展了背部肌肉。**腹直肌的激痛點也會在中背部和下背部引發疼痛，導致整個背部疲勞和疼痛（圖 7.23）。因此按摩背部和腹部可能都能

緩解你的疼痛。欲了解更多有關腹部肌肉的資訊，請見第七章。

甚至連小腿比目魚肌的激痛點都可能是造成下背痛的源頭。實際上，比目魚肌能讓下背部一直處在一種類似痙攣的強烈收縮狀態。你或許也知道雙足的問題有可能引發背痛。有關比目魚肌和摩頓氏足的討論，請見第十章。

背部僵硬或緊繃是背部肌肉有潛伏激痛點的徵兆，即便此時你還沒任何疼痛的感覺。你應該認真看待潛伏激痛點，因為它們是你快出狀況的指標。這個時候，只要稍微再增加一點點的壓力，可能就會讓潛伏激痛點迅速轉變成活化激痛點。造成單邊背部肌肉持續收縮的激痛點，可能會導致脊椎側彎。因激痛點持續緊繃的肌肉也可能將薦髂關節拉離原位，讓骨盆一直呈現扭曲或歪斜的狀態。一旦緊繃的淺層脊椎肌群擠壓到感覺神經，背部的皮膚或許就會變得非常敏感，或是有幾處出現發麻的狀況。

成因

撿起某一個對你來說太重的東西，是造成淺層脊椎肌群形成激痛點的主因。如果你撿東西的動作還很突然，或是沒有讓身體保持在直立和穩定的狀態，會格外容易導致淺層脊椎肌群形成激痛點。一邊側彎，一邊進行費力的活動，也是特別容易傷害到淺層脊椎肌群的舉動。比方說，用側彎的姿勢舉起東西，會讓所有的重量都落在半側的背上，讓該側的背部承受雙重的壓力。因此，不論是在工作或玩樂，都請你考量到平均分配全身重量的問題，這樣的小動作對你有益無害。

揮鞭式損傷是另一個常造成淺層脊椎肌群緊繃的因素。長時間不活動或保持某個姿勢太久，也可能在這些肌肉產生激痛點。工作上的重複性動作肯定會惹出麻煩，因為它會讓你的肌肉沒有休息片刻的機會。

治療方式

按摩淺層脊椎肌群最好的方法就是直接靠牆抵著網球按摩。如果你想要讓按摩有更大的穿透力，可以選用長曲棍球或六十公厘的硬質橡膠高彈力球，它

們的抓牆力也很好（像網球就比較滑）。你可以把球放在長襪裡，這樣你就有一個提把可以控制球的位置（圖 8.6）。這種按摩方式可以同時按摩到其他幾個背部肌肉，像是下斜方肌、闊背肌、提肩胛肌、菱形肌和後上鋸肌。

躺在地上或床上用球按摩背部，優點是可以善用你身體的重量，缺點則是比較不好控制球體的位置。鈎形按摩杖是按摩背部的好工具，許多人都喜歡它的便利性。S 形按摩杖使用起來或許還更方便，因為它可以拆解，直接放在隨身包包裡，隨時使用。

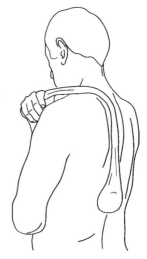

圖 8.6 把球裝在襪子裡，用「靠牆抵球」的方式按摩淺層脊椎肌群。

NOTE 靠牆抵球的按摩技巧

靠牆抵球按摩時，請先把球體放在你上背部的肩膀上。背靠向牆面，把球抵在兩者之間，然後將腳踏離牆面一步，上、下滾動球體。球體來回滾過脊椎上的感覺不太舒服，但它緊鄰脊椎兩側按摩的感覺就很棒。如果你下背部的狀況還不錯，就不要靠屈膝來控制球體滾動的方向，改用傾斜骨盆來帶動球體滾動—先往前方的空間傾，再往後朝牆面傾，可以讓球以一、兩吋的幅度來回滾動。要把球移動到比較下面的部位時，請先將你的背部末端抵著牆面，然後再稍微往前傾，讓球體隨著重力向下移動一至二吋。基本上，靠牆抵球按摩背部的時候，就是讓球體一路從最上面往下按摩。

按摩最下方的激痛點時，請直接把球放在最下面那對肋骨的下方。靠牆把球抵在那個位置放之後，再屈膝讓球體往上滾，抵住最下面那對肋骨。這個區塊的脊椎兩側可能各有四個激痛點，而髂肋肌的激痛點與脊椎相距約三到四英吋。

千萬不要讓一天「應該」做這套治療三次、四次，甚至是六次的念頭削弱你執行治療動力。就算一天只做一次也很棒！請給自己一點掌聲，你一定會漸入佳境。

如果按到一個特別痛的部位，請提醒自己，在你按壓它們、刻意去放鬆這塊肌肉的時候，這個部位的疼痛也才有機會慢慢減輕。按摩時千萬別忘了呼吸，因為憋氣很容易讓肌肉處於緊繃狀態。

◎ 後下鋸肌

後下鋸肌（Serratus posterior inferior）的兩端分別與下背部的四塊脊椎骨，還有最下面的四對肋骨相連。這讓它們能夠在我們活動期間，幫助支撐身體的重量，並協助大力呼氣。後下鋸肌激痛點引發的疼痛通常都是局部性，所以有可能會被誤認為腎臟不適（圖8.7）。這條肌肉若因激痛點緊繃，很容易讓你的動作卡卡的，尤其是彎身和扭身的時候。

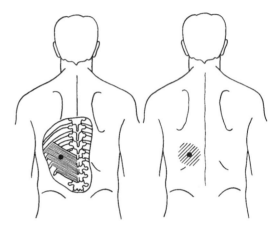

圖 8.7 後下鋸肌激痛點和轉移痛模式。

無論如何，過度伸展對後下鋸肌來說是很不好的舉動。高舉過頭的伸展動作可能會對後下鋸肌造成壓力，尤其是在沒有熱身或潛藏潛伏激痛點的情況下。太過度扭轉身體或側彎，也對後下鋸肌不好。安排好工作動線，你就不必吃力的去執行那些動作，這對囊括大量重複動作的工作尤其重要。

留意一下你的床。好的床墊應該能貼合身體的曲線，提供身體適當的支撐力；不能提供支撐力的下陷床墊，不僅對後下鋸肌不好，也對背部的其他肌肉不好。

鈎形按摩杖、S形按摩杖或靠牆抵球，都是按摩後下鋸肌的好方法。注意下方肋骨的區塊，那裡或許會有好幾個不同的肌肉都有激痛點。不要只專注治療特定一個點，請仔細找出位處該區的所有激痛點：這些激痛點會出現在四面八方，彼此又可能靠得很近。由於要區分出下背部的每一條肌肉並不容易，所

以在尋找這個區塊有壓痛感的地方時，你不需執著在找到肌肉的位置，只需小心留意此處的每一個細微壓痛感。改善激痛點問題的方法很簡單，那就是讓球滾上背部，然後一吋一吋，地毯式的搜尋有壓痛感的地方。

◎ 腰方肌

腰方肌（Quadratus lumborum）是一塊四邊形的肌肉，與兩側肋骨的下緣和骨盆骨的上緣相連。骨盆骨的上緣就是你視為髖部骨頭的地方，叫做髂骨稜。髂骨稜是非常重要的骨性標誌，能引導你找到好幾條重要的肌肉。試著用拇指從你的髖部前側，一路向下摸到靠近你脊椎底部的地方。腰方肌的英文叫做「quadratus lumborum」，但如果你覺得念起來很繞口，也可以簡稱「QL」。

腰方肌的一端與腰椎兩側相連，另一端則和骨盆骨和肋骨相連。這樣的連結方式，讓腰方肌能在你彎身的時候，提供整個上半身極大的支撐力。沒有腰方肌，你的上半身就會跟開在細長莖梗上的花一樣，到處擺盪。走路把腳抬離地面的時候，腰方肌則會將同側的骨盆抬起。除了掌控腰部的活動，兩側的腰方肌也會參與需大力吐氣的動作，例如咳嗽或打噴嚏。

症狀

艾琳，四十七歲，自二十年前出了一場車禍後，就一直有嚴重的下背痛問題，而且這股疼痛還一路向下延伸到她的左側臀部和髖部。她的工作性質甚至讓這個問題更加雪上加霜，因為她工作時，幾乎一整天都必須站在水泥砌成的卸貨碼頭上。光是站個一小時，她的背就會痛到不行，讓她幾乎無法專心工作。有時候她會不能走、不能站，甚至無法直挺挺地坐著。只有躺下才能讓她有種得到救贖的感覺。

「我做過很多整脊和物理治療，但都沒辦法解決這個問題。我也吃過各種止痛藥，就為了讓自己能夠繼續生活。我到底還能怎麼做，才可以讓自己好好工作？」

治療師在艾琳左側的最長肌和腰方肌都找到了激痛點，這裡是她覺得最痛

的地方。在經過三回的按摩治療後，她的疼痛感大幅減輕了 75%。剩下的疼痛，她則是自行用網球和鉤形按摩杖減緩。

腰方肌激痛點可能在髖部、臀部或脊椎底部的薦髂關節附近引發疼痛（圖 8.8 和圖 8.9）。你不動的時候，這些地方或許只是隱隱作痛，但當你坐著或站著的時候，疼痛可能就會加劇。側彎、扭身、往前傾和爬樓梯等舉動，可能都會讓你覺得很痛苦。在床上翻身會變成一件困難又極其痛苦的事情。咳嗽或打噴嚏很可能會為你帶來強烈的刺痛感。這種痛會讓你失去活動的意願，只想動也不動的待著。你可能無法在床上翻身，或是不能往出狀況的那一側躺。腰方肌的激痛點除了會在附近肌肉引發局部疼痛，有時候還會在鼠蹊部、睪丸、陰囊和大腿前側等處引發疼痛（圖示未呈現）。大轉子（大腿骨頂端的骨節）出現強烈的壓痛感，可能就是腰方肌激痛點所致。緊繃的腰方肌會限制骨盆活動，促使臀小肌形成激痛點，最終這可能會引發坐骨神經痛的症狀。單側的腰方肌緊繃還可能將某節腰椎，或薦髂關節拉離原位；它也可能將你的肋骨往下拉，讓你背部的弧度異常，出現脊椎側彎或長短腿的症狀。

腰方肌激痛點引發的疼痛，常被錯當成脊椎的關節炎、椎間盤問題、坐骨神經痛或髖部滑囊炎處理。如果醫師聽到你有上一段那些症狀的時候，則可能會覺得應該幫你做些腎結石、尿道問題，以及其他內臟或全身性問題的檢查。

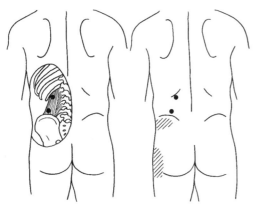 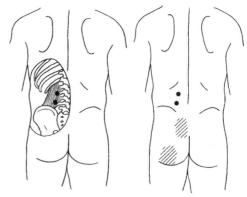

圖 8.8 腰方肌外側激痛點和轉移痛模式。

圖 8.9 腰方肌內側激痛點和轉移痛模式。這些激痛點都潛藏在淺層脊椎肌群下方。

成 因

長短腿、上臂偏短，或兩側骨盆不對稱，都可能促成腰方肌的激痛點。坐著的時候，只把單側的手肘靠在扶手上，也會對兩側的腰方肌造成壓力，提高它們出狀況的風險。腰方肌常會因跌倒、車禍或扭身搬舉重物等事件受到傷害；也可能因你扭身撿起地面物品，或從低矮椅子、車位或床面起身的動作，使勁繃緊。打著石膏走路也會導致你單側或雙側的背部和髖部疼痛，因為你的腿會因為打石膏暫時性不等長（讓沒受傷的那條腿穿上厚底鞋，能改善這個狀況）。情緒壓力也常會造成這塊肌肉緊繃，欲知更多降低習慣性肌肉緊繃的資訊，請見第十二章「肌肉緊繃和慢性疼痛」。

值得注意的是，當臀部肌肉因激痛點僵硬或無力的時候，腰方肌會特別容易因過度使用，承受額外的壓力。也就是說，當臀肌不能正常運作的時候，腰方肌就必須一肩扛起它們原本要做的工作。這會操壞腰方肌，讓它們越變越硬，加劇它們原本的問題。由於臀肌和腰方肌總是聯手工作，所以它們通常會同時出現激痛點的問題。

治 療 方 式

把髖骨往肋骨的方向挪動時，腰方肌會收縮，所以你可以藉由這個動作確認腰方肌的位置。躺著會比較好摸到這塊肌肉（圖8.10）。如果你把手指推入髖骨和最下面那對肋骨的側背部，會摸到一塊紮實的肌肉壁，這是腰方肌和淺層脊椎肌群的邊緣。這塊短硬肌肉壁的前側是腰方肌，後側則是最長肌和髂肋肌。

腰方肌引發疼痛的時候，很可能是好幾個地方都出現了激痛點。靠牆抵著網球、直徑六十公厘的高彈力球或長曲棍球，是按摩這塊肌肉最有效的方法（圖8.11）。站直，身側與牆面呈90度角；手臂請放在身前，以免阻礙按摩的動線。把球放在肋骨正下方，然後緩緩將前側的身體轉離牆面。等你的身體與牆面呈45度角時，你就會找到腰方肌的外側激痛點（圖8.8）。按壓上方的外側激痛點時，請稍微屈膝，讓球往上滾，將激痛點壓向肋骨。按壓下方的外

側激痛點時，則請把腿伸直，讓球往下滾，將激痛點壓向髖骨。按壓這些外側激痛點的感覺就有點像在按瘀青。

從平面的圖示（圖8.9）很難看出這兩個靠近脊椎的腰方肌激痛點，其實深埋在淺層脊椎肌群的下方。請遵照指示，去按壓這些常被遺漏的重要激痛點。

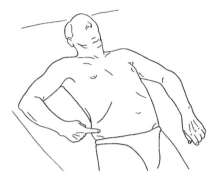

圖8.10 感覺腰方肌在腹斜肌和淺層脊椎肌群之間（看圖示的手指位置）收縮。

要找到更深層、更麻煩的內側激痛點（圖8.9），悄悄從側邊潛入縱向淺層脊椎肌群的下方是關鍵。做了上述段落所說的那些按摩技巧後，可以接著尋找腰方肌內側的激痛點。腹部肌肉放鬆，把你身體的重量放到外側那條腿上（讓受治的那條腿只負擔它自身的重量），前側的身體轉離牆面，讓身體與牆面大約呈25度角。把球朝對側肩膀的方向滾動，緩緩將肌肉往脊椎按壓。按照這樣的滾動路徑，球體應該會一直往肋骨和脊椎之間的夾角前進。記住，激痛點會出現在與脊椎骨棘突相距約二到三英吋的位置。不要讓你的背平貼牆面，要讓它與牆面一直保持25度的夾角。按摩它們時，球體滾動的方向不拘，只要你覺得有效又省力即可。等你用球來回推撫上方的內側激痛點十到十二次後，就可以屈膝，讓球體順著脊椎往下方滑落一、二英吋。

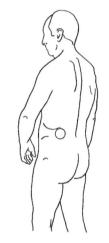

圖8.11 用靠牆抵球的方式按摩腰方肌。

當你再緩緩將腿伸直的同時，球體就會往下滾動，探索整個腰部區塊。在脊椎的底部，你會在髖骨和脊椎之間的夾角找到內側激痛點。要找到激痛點，請把球往你的對側臀部滾動，這樣你才能從側面潛入脊椎肌群的前側。如果你把背平貼牆面，就只會找到脊椎肌群的激痛點，不會找到腰方肌的。因為淺層脊椎肌群的肌肉和筋膜太厚，你的按摩力道無法正面穿透到腰方肌；所以想治療腰方肌的激痛點，你一定要設法將球體

從側邊切到脊椎肌群的前側才行。

如果最下面那對肋骨與骨盆之間的距離小於兩根手指的寬度，你會發現平躺在床上，用鉤形按摩杖按摩腰方肌是比較好的選擇。如果你的噸位比較大，可以選用這款杖體比較大的後背按摩杖。要按摩圖8.8中的那對外側激痛點，請將鉤形按摩杖整個橫過身體，鉤狀那一端抵在這塊肌肉的前方，另一端則靠在床上（圖8.12）。兩隻手一起往下拉，將肌肉向下朝床面壓，以向下和朝身體外側的方向推撫。

要按摩圖8.9中的那對內側激痛點，請將鉤形按摩杖半橫過身體，鉤狀那一端放在背部下方，如圖8.13。圖示中，左手會像個支點或中心一樣，保持不動；右手則會做出划船的動作，把按摩杖的另一端先往天花板的方向壓，再往臉的方向帶。要按摩腰方肌的右側，只要把工具和手的方向顛倒過來即可。由於腎臟也位在最下面那對肋骨下方，且僅受肌肉保護，很容易受到傷害，所以按摩腰方肌時請務必小心。按摩腰方肌最好的方法就是抵著附近的骨頭按壓，這樣既能有效治療腰方肌，又能避開腎臟。

如果你因腰方肌激痛點發疼，但一時又無法停止使用到腰方肌的動作，請捏起腰方肌上方的皮膚，力道要讓皮膚有點疼痛感。這可以分散神經系統的傳導，讓疼痛的信號稍微平息下來，為你爭取到一點把事情告一段落的時間。如果你正在走路，這麼做至少可以讓你走到路邊，不必陷入僵在路中間的窘境。

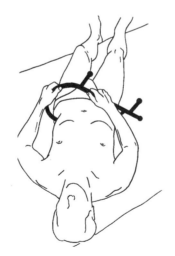

圖8.12 用鉤形按摩杖按摩腰方肌外側激痛點。

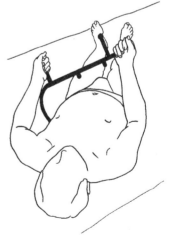

圖8.13 用鉤形按摩杖按摩腰方肌內側激痛點。

◎ 臀大肌

大家多半以為臀大肌（Gluteus maximus）只是一塊給我們坐在上面的肌肉。但，事實是，如果沒了臀肌，你就會被抽掉了大半的行動能力。你會不能走、不能跑、不能跳，甚至是不能站起來。在臀部的九塊肌肉之中，臀大肌是最大的一塊。臀大肌裡的激痛點會在下背部、尾骨、薦髂關節和臀部本身引發疼痛。

臀大肌的功能是伸展髖部；爬樓梯，把腿伸直時，就會用到這個動作。跳躍、跑步和快走都需要用到這些肌肉的力量，輕鬆行走的時候，只會小幅度地使用到它們。屈膝俯身、蹲坐或深蹲時，臀大肌都會強力收縮，也可以幫助你從坐姿起身。

症狀

臀大肌的轉移痛不會離它的激痛點太遠。依據激痛點的所在位置，疼痛可能會出現在下背部、髖部外側、尾骨、臀部的微笑曲線處，或脊椎底部的薦髂關節（圖 8.14、圖 8.15 和圖 8.16）。你或許會發現自己坐著的時候，老是會因為臀部的疼痛和燒灼感，不斷變換坐姿。你可能有髖部僵硬、難以從椅子上起身，或是跛腳的困擾。疼痛會在你從低坐姿站起來的時候出現，例如從馬桶或低矮的汽車座椅起身。如果你前彎時不再能碰到腳趾，臀大肌縮短可能就是其中一部分原因。坐著尾骨會痛，很有可能是 3 號激痛點造成的轉移痛。

臀大肌引發的疼痛常會被歸咎於髖部的滑囊炎（大轉子滑囊炎）、椎間盤受到壓迫、關節炎、尾骨痛、坐骨神經痛或薦髂關節錯位。當臀大肌激痛點只讓附近的尾骨發疼時，可能會被誤認為該處有受傷或生病的狀況。臀大肌激痛點就算不會讓你的生活徹底陷入愁雲慘霧，也會讓你的日常不太好過。肯尼就是一個活生生的例子。

肯尼，四十二歲，是一名長途卡車駕駛。他有慢性下背痛的問題，可是比起這個，他對自己髖部和臀部的持續疼痛和燒灼感更為困擾。這讓他無法找到一個舒服的坐姿，長途駕駛成了一件難以忍受的苦差事。「我覺得我應該去找其他的工作，但問題是，我想要這份工作，也能勝任這份工作，要不是有這個問題，我根本不會有這個念頭。」

　　肯尼的臀大肌問題是日復一日久坐在駕駛座上產生的負面影響。對他這樣的長途駕駛者，在卡車後方的臥鋪用網球按摩激痛點是最有效的治療方法。他還發現，時不時下車走動能大幅改善這些症狀。

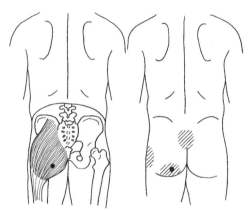

圖 8.14 臀大肌 1 號激痛點和轉移痛模式。

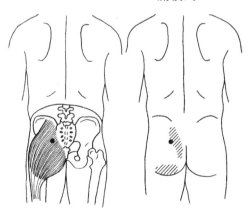

圖 8.15 臀大肌 2 號激痛點和轉移痛模式。

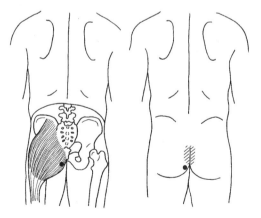

圖 8.16 臀大肌 3 號激痛點和轉移痛模式。

成因

身體狀態不佳時，從事攀登或健身房運動，都可能促發臀大肌形成激痛點。摔倒後傷到軟組織，甚至是為了要穩住自己不跌倒，瞬間用力收縮肌肉，也可能讓臀大肌形成激痛點。游自由式的泳者，其腿部的打水動作常常會把這些肌肉操過頭。

坐在太硬的地方，或是坐太久，都會活化臀大肌裡的激痛點。辦公室座椅對臀大肌尤其有害，因為它們往往只在堅硬的夾板或塑膠椅坐上，附上一層沒什麼支撐力的發泡橡膠。必須整天坐著的辦公室工作者，很容易因臀大肌激痛點衍生出慢性背痛的問題。

其他潛藏的因素也會為你帶來麻煩。激痛點對臀大肌造成的緊繃感，有可能會干擾薦髂關節的正常運作，並加重你的下背痛。受激痛點影響變僵硬的脊椎、腹部或大腿肌群，也會對臀部肌群造成額外的壓力。

要預防臀大肌出狀況，請檢視你的生活型態。找點機會到處走走，或是活動活動筋骨。久坐不動會促發潛伏激痛點形成，讓肌肉變短、變硬。另外，坐著也會限制臀大肌的血液循環。設個計時器，每十五到二十分鐘就提醒自己起身在房裡走一走。單單是這個起身、在房裡走動的動作，或許就足以阻絕激痛點找上門。從事任何會用到臀大肌的運動前，請先檢查看看它有沒有潛伏激痛點，例如爬樓梯、深蹲、健身房鍛鍊或跑步。如果你知道自己的這條肌肉曾出過狀況，在從事會對它造成壓力的活動前、後，請都花點時間按摩它。

治療方式

臀大肌的位置非常明確。除了靠近髖部的臀中肌和臀小肌外，臀大肌覆蓋了所有的其他臀部肌群。靠牆抵著網球、直徑六十公厘的高彈力球或長曲棍球，都能輕鬆又有效地按摩臀大肌（圖8.17）。兩側坐骨都可能出現臀大肌下方的那兩個激痛點。要按摩它們，你需要把身體往前傾，雙手放在膝蓋上支撐上半身的重量。覺得這個姿勢有點滑稽？很好，這表示你很有機會找到我們要

找的那個點。3號激痛點位在尾骨和坐骨（坐骨粗隆）之間。按摩這個點的時候，你應該有種自己在下蛋的感覺。你也可以試著坐在球上。為了得到最大的按壓力道，你大概會想躺在床上的球上，或坐在地上的球上。躺在球上的時候，把膝蓋抬起能增加你控制球體滾動方向的靈活度。鉤形按摩杖也能夠快速完成這方面的按摩，不過它的按壓力道恐怕比較難按摩到臀大肌的深層肌肉

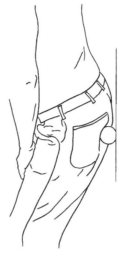

圖8.17 用靠牆抵球的方式按摩臀部肌群。

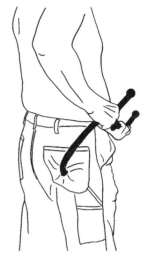

圖8.18 用鉤形按摩杖按摩臀部肌群。

（圖8.18）。一天數回，每回一、兩分鐘的按摩，能讓臀大肌在幾天之內擺脫激痛點，而且通常一按摩你的狀況就會立刻有所改善。

◎ 臀中肌

在引發下背痛的眾多肌肉中，臀中肌（Gluteus medius）是名列前茅。很多下背痛的問題，在適當處理臀中肌後就會迅速終結。以下的個案就說明了，只要有正確的資訊，治療背痛是多麼輕而易舉的一件事。

杜安，三十九歲，在他自行搬動了一張笨重的沙發後，整個人就因為強烈的下背痛動彈不得。「那時候我在路邊。我擔心花時間去找人來幫忙，會擋到別人的路。」現在他的背痛不僅讓他無法入眠，也讓他這兩天都是一張苦瓜臉。他下背部的曲線不見了，骨盆被卡在後方尾骨的下方，幾乎無法行走。他很確定自己的脊椎受到了嚴重的傷害。他去急診室接受過肌肉鬆弛劑和止痛劑的治療，也整脊過兩次，但全都沒用。

深層按摩他臀部和下背部的肌肉三天後，杜安已經能直挺挺的走路，也不

太會有疼痛的感覺。他的髖部又能自由活動了，背部的曲線回來了，也能好好睡覺了。「如果我的背在晚上痛起來，我只需要抓顆網球，就能在被子裡舒緩疼痛。」他說，「為什麼當初醫師沒有告訴我這件事？」

症狀

臀中肌激痛點引發的下背痛就位在繫皮帶那條線的上、下方，而且這股疼痛常常會向下延伸到臀部和髖部（圖8.19、圖8.20和圖8.21）。這種背痛非常折磨人，不但可能讓人無法動彈，還會嚴重削弱你的忍痛能力。髖部疼痛會讓你難找到一個舒服的睡姿。孕期最後幾個月出現的髖部和下背部疼痛，多半是臀中肌激痛點造成。如果髖部和下背部同時痛起來，你可能連路都走不了。

有激痛點的臀中肌，會將你骨盆的後緣往下拉，讓你的下背部變硬、曲線變平，增加你活動的障礙。因潛伏激痛點長期處於縮短狀態的臀中肌，還會讓你不論站著或坐著，尾骨都不自然地往下收。

下背痛常會被假定成某些腰椎的問題，例如關節炎、椎間盤突出、脊椎骨易

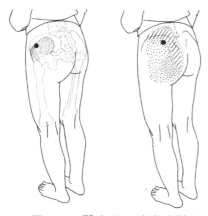

圖 8.19 臀中肌 1 號激痛點和轉移痛模式。

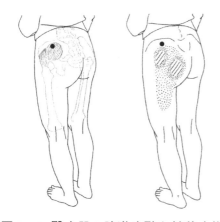

圖 8.20 臀中肌 2 號激痛點和轉移痛模式。

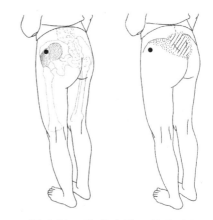

圖 8.21 臀中肌 3 號激痛點和轉移痛模式。

位、神經壓迫，或薦骼關節機能失調。一旦 X 光和核磁共振造影應證了這些脊椎異常的假設，醫師往往就會建議以手術來改善下背痛，然而這些異常的狀況其實也常常會出現在那些不曾受下背痛所苦的人身上。另一方面，如果手術後肌筋膜激痛點引發的疼痛仍無法徹底消除，對醫師或是病患而言，這都會變成一個極大的難題和挫折。最令人不安的是，這樣的結果可能還會讓人不禁懷疑，會不會一開始需要治療的就只有激痛點。當然，還是有不少情況是需要手術介入的。只不過如果可以，在訴諸手術前，先試試侵入性低的治療方式，例如激痛點按摩，會是比較好的治療原則。

成因

　　儘管臀中肌的大小不到臀大肌的一半，但它還是一塊非常厚實、強壯的肌肉，因為它的主要功能就是讓你直挺挺的走路。你每踏出一步，對側髖部的臀中肌就要會收縮，讓你的骨盆不會因你抬腳的動作傾斜。換句話說，你走路的時候，兩側的臀中肌會不斷輪流去支撐整個上半身的重量。基於這樣的槓桿原理，兩側的臀中肌在髖部活動的期間，都必須產生相當於兩倍體重以上的力量，去保持骨盆的平衡。

　　任何形式的額外負重，都會對臀中肌造成雙倍的負擔。舉例來說，每胖一磅，就會讓臀中肌的負重量增加兩磅。你或許有注意到，噸位比較大的人，走路常常都搖搖晃晃，身體的重心會不斷地隨著兩腳交替的動作，左右更替。這是身體保護自己的自然機制，因為他們的體重太重了，很難單靠臀中肌的力量去支撐整個身體的重量，所以必須把全身的重量放到整條腿上面。這樣搖搖晃晃的走路方式看起來或許不太好，但請不要嫌棄它：在這種情況下，這是非常好的身體保護機制。孕婦的下背痛也可能是臀中肌激痛點造成，因為她們暫時性的「過重」狀態會對臀中肌造成壓力。

　　走路時，背負重物可能會把臀中肌操過頭。不過，定點站立、抬起物品的動作倒是不會對臀中肌造成太大的負擔，只要你有把重量平均分配在兩腳上。

　　腰方肌激痛點有可能會促成臀中肌激痛點的形成，反之亦然。這是因為這

些肌肉的位置剛好都落在彼此的轉移痛範圍中。因此，你下背痛的時候，最好先檢查看看這兩個肌肉有沒有哪裡有壓痛感。闊筋膜張肌是另一個常與臀中肌一起造成髖部疼痛和機能失調的盟友。

讓這些肌肉承受過大負擔的其他可能原因還有：舉重、跑步、摔倒、有氧運動、坐在你屁股口袋的皮夾上，以及習慣用單邊身體負重（例如老是把孩子抱在同一側的髖部上）。長期久站或久坐很容易導致臀中肌僵硬。長短腿也有機會讓臀中肌出現激痛點。另外，有一種叫做摩頓氏足的常見病症，由於會影響足部的穩定性，所以也可能讓激痛點找上臀中肌。我們會在第十章詳細介紹摩頓氏足。

要避免臀中肌受到傷害，請不要站著穿褲子。因為你抬起一條腿穿褲子的時候，若突然重心不穩，臀中肌很容易會在穩住你平衡的過程中受到傷害。坐著，把兩隻腳穿進褲管，然後站起來把褲子拉上。乍看之下這個動作或許有點多此一舉，但隨著時間的流逝，這個習慣的價值就會越來越彰顯出來。

比起在手臂或肩膀上打針，你或許會比較能接受在屁股上打針。可是請注意，不論是在哪個位置打針，這個舉動都有可能會促發激痛點的生成，留給你久久不散的疼痛感。碰到這種情況時，有辨明肌筋膜問題的能力就很好用，這會讓你知道該怎樣處理它。

常常交叉雙腿坐著對臀中肌不好，每次都翹同一條腿更是不利這些肌肉。鍛鍊、強化肌力的時候，請切記規律的中強度運動，一定比偶爾狂操一番的劇烈運動來得安全和有效。

治療方式

臀中肌就在臀大肌的下方，一端與髖骨或骨盆頂部的腸骨（ilium）邊緣相連，另一端則與大腿骨頂部最突出的骨節「大轉子」相連。許多肌肉都與大轉子相連，因為移動大腿需要非常大的力量。這個骨骼標記會凸出髖部兩側，你可以用手摸索出它的位置。髖骨和大轉子之間的關係如圖 8.22 所示。像「The Twist」這首歌的舞者那樣，把足部往內和往外轉動，可以讓你感覺到大轉子在

指尖下活動。

要找出臀中肌的位置，你可以把重心轉移到某一隻腳上，這個動作會讓你的指尖感覺到臀中肌在髖骨上端的下方收縮（圖 8.23）。你髖骨背側的上端或許會比你以為的稍微高一些；它可能會一路延伸到你皮帶上方約一到二英吋的位置。你感受到臀中肌收縮的位置也可能剛好落在大轉子的上方，稍微靠後的位置。兩側臀部的所有肌肉，都同時存在激痛點的狀況並不罕見。

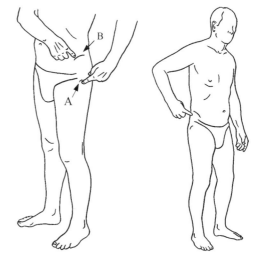

圖 8.22 摸索大轉子（A）和髖骨頂部（B）的所在位置。

圖 8.23 把重心轉移到右足的動作，能單獨收縮臀中肌，找出它的位置。

按摩臀中肌的工具就跟臀大肌一樣，即網球、直徑六十公厘的高彈力球或長曲棍球都很合適（圖 8.24）。一開始請側身靠牆、站直，然後找出那塊會剛好從你褲子前側口袋凸出的髖骨。這個骨骼標記叫做「髂骨前上棘」。臀中肌 3 號激痛點大概就在這個骨骼標記後方約二英吋的位置，差不多就是你褲子或裙子的側邊縫線處。把球放在這個位置，以左、右或上、下的方向按摩。按摩的時候，治療那一側的腿請屈膝，讓身體的重量全靠在另一側腿上。

要找到下一個激痛點的位置，請將前側的身體轉離牆面，讓你的骨盆與牆面呈 45 度角左右。2 號激痛點既不在身體兩側，也不在身體後面，而是落在這兩者之間，髖部的那道曲面上。推撫這個點幾下後，就可以繼續按摩薦骨

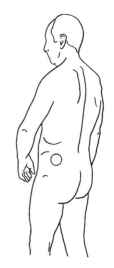

圖 8.23 用靠牆抵球的方式按摩臀中肌 2 號激痛點。

旁的 1 號激痛點。你的身體要稍微轉離牆面，讓它與牆面夾 10 度角。如果直接平貼牆面按摩，會直接壓在薦骨上。這三個臀中肌激痛點都在臀部上端，可

連成一線。

　　鈎形按摩杖和 S 形按摩杖都是很適合按摩臀中肌的工具，你側躺讓這塊肌肉放鬆的時候，甚至能得到更好的按摩效果。如果要按摩非常深層的臀肌，大概就只能請別人用他的手肘來幫你了。請別人替你按摩時，請側躺，讓要幫你按摩的人坐在你旁邊。如果你是請朋友或親戚幫忙，請確定他或她已經理解這本書列出的概念，或渴望（或至少願意）學習這些知識。

◎ 臀小肌

　　臀小肌（Gluteus minimus）的上端與骨盆翼狀的下半部相連，下端則與大轉子的頂端相連。它的功能跟臀中肌一樣，可以在你走路、把腿往側邊移動和把腿往內轉的時候，支撐骨盆。臀小肌是最小的臀肌，深埋在臀大肌和臀中肌的下方；臀大肌和臀中肌加起來，足足是臀小肌的六倍大。只考量到大小，你大概會覺得臀小肌也惹不出什麼大麻煩，但事實上，它卻有可能引發極強烈和極廣泛的不適感。

症狀

　　臀小肌激痛點會讓臀部深處隱隱作痛，而這股疼痛還可能一路向下延伸到大腿的後側或兩側、小腿，甚至是腳踝（圖 8.25 和圖 8.26）。不過要揪出臀小肌激痛點這個病灶並不容易，因為腰方肌、臀中肌、梨狀肌、闊筋膜張肌、股外側肌、腓長肌和膕旁肌群等處的激痛點引發的疼痛，都會干擾你的判斷。臀小肌激痛點引發的疼痛可能很磨人又很持久。它會造成轉移痛的部位，都可能出現發麻的現象。除了會導致腿痛，它還常常會讓臀部出現廣泛性的壓痛感。

　　走路很痛苦。從椅子上站起來很痛苦。你可能還會跛腳去減輕某側的不適感，或是很難交叉雙腿。晚上睡覺翻身，若不小心翻到你「受罪的那一側」，恐怕還會因此痛醒。

　　在診斷上，無關乎病因，只要是出現在臀部和腿部後側的疼痛和其他症狀，都會被統稱為「坐骨神經痛」。儘管坐骨神經痛能充分描述這類疼痛，但

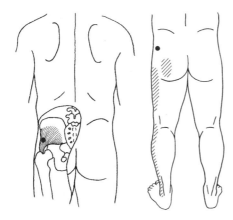

圖 8.25 臀小肌 1 號激痛點和轉
移痛模式。

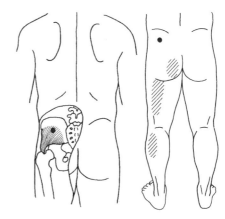

圖 8.26 臀小肌 2 號激痛點和轉
移痛模式。

它卻稱不上是一個準確的診斷名詞。真正的坐骨神經痛是坐骨神經，或它位在
脊椎的神經根受到壓迫所造成。臀小肌激痛點引發的疼痛通常是一種深層的抽
痛感，而非神經受到壓迫的那種觸電般的劇痛。坐骨神經痛的症狀也可能被誤
當成椎間盤破裂、脊椎的關節炎、髖部滑囊炎或薦髂關節機能失調的跡象。找
尋疼痛的病灶時，沒將臀小肌納入考量的醫師，多半無法給予病人有效的治療
方式。

成因

眾所皆知，坐在鼓鼓的皮夾上是造成臀小肌激痛點的常見原因，這會導致
所謂的「後口袋坐骨神經痛」（back-pocket sciatica）。皮夾的壓力會阻礙此
處的血流。一旦血液循環受到限制，肌肉出現激痛點就只是早晚的問題。

跌倒、運動、久坐、久站、跑步或走太多路，都是可能助長臀小肌激痛點
生成的事情。突然過度伸展這塊肌肉、跌倒傷到軟組織、因過重或背負重物長
期過度負重，以及打針等舉動，皆可能是造成這塊肌肉出現激痛點的原因。脊
椎神經受到壓迫也會在臀小肌形成衛星激痛點，在這種情況下，唯有徹底排除
神經受擠壓的狀況，才有辦法化解臀小肌的激痛點。神經擠壓引發的疼痛通常
會比較強烈，也比較敏感；那種突如其來的疼痛感，就有點像你把腿塞進一個

有電的燈座裡。激痛點引發的疼痛往往比較深層和持久。用跛行來舒緩某一側膝蓋或足部的不適，會讓這塊肌肉承受過多的壓力。至於像是扶著拐杖，用一條腿承擔身體重量的行走方式，則會讓著地那隻腳的臀小肌工作時間翻倍。

薦髂關節會長期易位，可能就是臀小肌、淺層脊椎肌群、腰方肌、臀中肌、臀大肌、梨狀肌和大腿內收肌群出狀況所致。

治療方式

把你的重心轉移到單腳，你會在大轉子上方、稍微靠後的位置感受到臀小肌收縮（圖8.27）。手指放在髖部側邊，像「The Twist」這首歌的舞者那樣，把足部往內和往外轉動，可以讓你感覺到大轉子在你指尖下活動。靠牆抵著網球、直徑六十公厘的高彈力球或長曲棍球，都能輕鬆又有效地按摩臀小肌（圖8.28）。一開始請側身靠牆，把球放在大轉子上方。接著以左、右或上、下的方向滾動球體，尋找有壓痛感的激痛點。按摩的時候，治療那一側的腿請屈膝，讓身體的

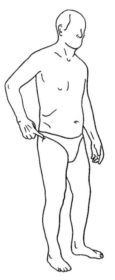

圖8.27 把重心轉移到右足的動作，能單獨收縮臀小肌，找出它的位置。

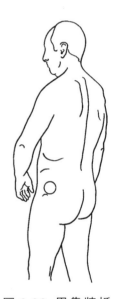

圖 8.28 用靠牆抵球的方式按摩臀小肌 1 號激痛點。

NOTE 急性疼痛發作處置法

急性疼痛發作時，最重要的事就是冷靜和放鬆。情緒緊繃會讓肌肉跟著緊繃，使疼痛更為強烈。提醒自己：這陣疼痛只是暫時性的。

重量全靠在外側那條腿上。這可以讓肌肉放鬆，有助你按壓到更深層的肌肉。現在請將球滾到你髖部的背側和臀部上。以每次將球向上移動一英吋的幅度，地毯式的尋找這裡的激痛點，你可以用手，也可以用屈膝的動作將球體上移。請記住，按摩這側的髖骨時，球體應該放在比一開始的大轉子位置高一英吋左右。臀小肌剛好處在臀中肌和梨狀肌之間。臀中肌徹底覆蓋了臀小肌，將它深埋其下；而臀小肌的下方則是梨狀肌這條幾乎水平的肌肉帶，這條肌肉帶位在大轉子的後方。你也可以躺下，用鉤形按摩杖和 S 形按摩杖按摩這些肌肉。有些人還會躺在地上或床上用球按摩它們，雖然這樣的按摩方式能提供很大的按壓力道（有時候甚至有點太過頭了），但它可能不太好操控球體滾體的方向。

臀小肌激痛點亦可能在臀中肌、腰方肌、梨狀肌、闊筋膜張肌、股外側肌、膕旁肌群和腓長肌形成衛星激痛點。如果你想給臀小肌更好的關照，可以避免過度從事任何會劇烈左、右變換身體重心，或著重單腳負重的活動。萬一你的臀中肌和臀小肌已經存在激痛點，就算是慢跑和走路這樣和緩的活動，也可能對它們造成不好的影響。

◎ 梨狀肌

梨狀肌（Piriformis）位在臀部中段，薦骨和大轉子之間，是六條短小的髖部旋轉肌中最大的一條。梨狀肌的一端與薦骨的內緣相連，然後就橫越臀部，與大轉子的頂端相連。這樣的連結方式，讓梨狀肌能大力將腿向外旋轉。腿固定不動時，梨狀肌會將身體往反方向轉動，就像揮動高爾夫桿的動作那樣。因此，做太多會旋轉身體的動作，很容易讓梨狀肌生成激痛點。梨狀肌可能引發令人難以置信的巨大痛苦，因為它除了會造成肌筋膜的轉移痛，也會擠壓到神經和血管。如果你的問題是梨狀肌造成，而你又能發現這件事，那麼你就是個跟史蒂芬一樣幸運的人。

史蒂芬，四十五歲，是個要到處拜訪客戶的藥廠業務，多年來他都一直受右側髖部的隱隱作痛所苦。這股不適感雖不至於讓他痛到無法動彈，但對他造

成的壓迫感卻一日未減。有時候他的腳和腿部後側也會發疼、發麻和刺痛。「很明顯，這是我待在車子上的時間太長所造成，但開車拜訪客戶是我討生活的方式。我喜歡打手球，你或許會覺得這有助改善我的情況，但實際上，它只是讓我的情況變得更糟。我做過物理治療，也做過很多伸展，可是情況從來就沒有好轉過。」

後來發現，史蒂芬右側梨狀肌裡的激痛點正是他髖部疼痛的病灶。他打手球時的某次快速轉身，很可能就是不小心對這條肌肉造成過大負擔，種下禍根的原因。坐在方向盤後太久，其實並不是這個問題的病灶，但不活動確實會增加梨狀肌僵硬的機會。自行按摩梨狀肌後，史蒂芬的髖部疼痛和腿部偶爾發疼的情況都消失了。除此之外，他還採取了一些舉措來保持梨狀肌的靈活度，例如開車的時候，他會不時移動雙腿，變換駕駛的姿勢；在打手球的時候，也會特別去注意身體的力學。

症狀

臀部的疼痛和其他症狀很可能是不只一種肌肉造成的複合效應。儘管如此，在大多數時候，你還是可以預想到這些肌肉中少不了梨狀肌。梨狀肌會造成很大的麻煩，尤其是對女性而言。出於某些原因，受梨狀肌激痛點所苦的女

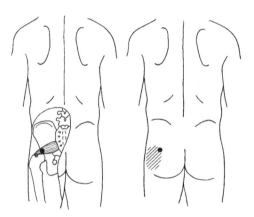

圖 8.29 梨狀肌 1 號激痛點和轉移痛模式。

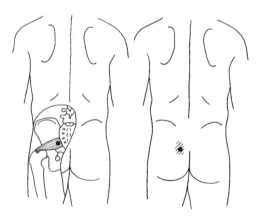

圖 8.30 梨狀肌 2 號激痛點和轉移痛模式。

性，是男性的六倍。好在，只要你有肌筋膜疼痛的觀念，要解決這些問題就不會太困難。

梨狀肌會在薦骨（脊椎的根部）、臀部和髖部引發疼痛（圖 8.29 和圖 8.30）。圖示的 1 號和 2 號激痛點都有可能讓整個臀部出現轉移痛，且有時候，這股疼痛還會蔓延到膕旁肌群的上半部（圖示未呈現）。一般認為，其他短小髖部旋轉肌的激痛點（位在梨狀肌下方，圖 8.31），也會有類似的轉移痛模式。

過於緊繃的梨狀肌有可能讓薦髂關節扭轉，加劇你的疼痛感；而因此傾斜的薦骨，也可能讓你出現長短腿。另外，因激痛點縮短的梨狀肌，還可能讓你很難做出交叉雙腿、把腿往內旋轉，甚至是打開雙腿的動作。走路的時候，你或許會因為梨狀肌激痛點引發的疼痛跛行，如果狀況很糟的話，你還可能根本走不了路；坐著的時候，你則會找不到一個舒服的坐姿，坐立難安地不斷變換姿勢。其實，坐著只會讓梨狀肌的問題雪上加霜，而且梨狀肌造成的不適也不太會因躺下緩解。

因激痛點縮短的梨狀肌還會腫脹、變粗，壓迫到坐骨神經，衍生出另一套全然不同的症狀。坐骨神經受到壓迫產生的疼痛，比激痛點本身產生的疼痛更強烈，大腿後側、小腿和腳底都可能感到疼痛。這些部位也可能出現其他異常的感受，像是發麻、刺痛、燒灼或過度敏感等。激痛點的轉移痛和坐骨神經擠壓亦可能同時並存，產生一系列的症狀。坐骨神經和梨狀肌之間的關係，如圖 8.31 所示。

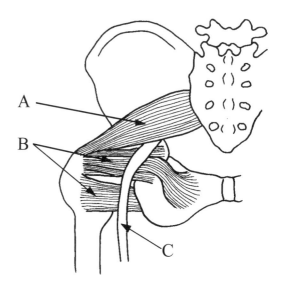

圖 8.31 （A）梨狀肌、（B）其他短小髖部旋轉肌，以及（C）坐骨神經的後視圖。

數十年來，醫學界都把這類坐骨神經症狀統稱為「梨狀肌症候群」（piriformis syndrome），雖然當時他們並不確定梨狀肌腫大的原因。開刀釋放梨狀肌的壓力（把它切成兩半），曾是相當常見的坐骨神經痛治療方式。縱使是今日，仍有部分沒有肌筋膜激痛點概念的外科醫師，會以這樣的方式治療坐骨神經痛。

除了坐骨神經，因激痛點縮短的梨狀肌還可能擠壓到許多從骨盆腔出來的其他神經和血管，造成各種麻煩。其中一種狀況就是，臀部、腿部、小腿和足部會出現腫脹感。更糟的話，緊繃的梨狀肌還會擠壓到陰部神經（pudendal nerve），造成鼠蹊部、生殖器和直腸等部位疼痛，男性甚至可能因此陽痿。也有人認為，臀部神經和血管受梨狀肌壓迫，是造成臀部肌肉萎縮的原因，這會讓單側或雙側的臀部消風。

梨狀肌激痛點所引發的疼痛和所有其他症狀，常會被誤解成坐骨神經發炎、椎間盤突出、骨刺或脊椎神經根受到壓迫所造成的結果。儘管這些問題的確可能會壓迫到坐骨神經，但若能更廣泛的以肌筋膜的角度來釐清「梨狀肌症候群」的病灶，勢必能避免掉許多不必要的脊椎手術。

成因

從事任何會快速變換身體活動方向的體育活動，例如網球、手球、足球、橄欖球、籃球和排球等，都會增加梨狀肌受到傷害的風險。如果你的體能狀況不太能勝任這些活動，第一個出狀況的肌肉往往就是梨狀肌。扭身抬舉物品的動作也可能對梨狀肌造成不必要的壓力。

另一方面，不活動，尤其是坐太久，可能也會增加激痛點形成的機會。對年輕人來說，他們的梨狀肌問題，多半是過度活動造成；但對年長者來說，他們的梨狀肌問題，則多半是太少活動造成。目前我們也已知，薦髂關節機能失調是讓梨狀肌出狀況的原因之一。

治療方式

你必須清楚掌握找到大轉子這個骨骼標記的方法，才能成功找到梨狀肌。如果你不確定自己是否掌握了這番要領，請往前再去看看圖 8.22。摸索梨狀肌的時候，你對它的位置和走向要有一點概念；它會從大轉子上方以略微向上斜的角度，與薦骨的邊緣相連。你可以靠單獨收縮梨狀肌的動作來確定它的位置，但前提是，過程中你必須避免臀大肌同時收縮。躺下把腿往外旋轉，就可以讓你做到這一點（圖 8.32）。梨狀肌激痛點微妙的壓痛感會讓你知道你找到它了。

位於梨狀肌下方的其他髖部旋轉肌，也可能存在激痛點。你可以在大轉子和坐骨（坐骨粗隆）之間的區塊，仔細尋找一番。找出坐骨位置最簡單又好用的方法，就是坐在自己的手上。你一定會感覺到它的存在。

如你在圖 8.31 所見，坐骨神經在離開骨盆後，通常會先經過梨狀肌下方，然後再往下行經腿部後側。長期或過度按壓坐骨神經，都可能傷害到它。不過，自我治療可以把這類風險降到最低，因為你馬上就能感覺得到，自己有沒有按壓過頭。按摩梨狀肌下方的區塊時，你可能會不小心按壓到坐骨神經，感覺到腿部出現一股好像被電到的極度不適感。這個時候，你只需把按摩的路徑稍微往旁邊挪動一點即可。除非是坐骨神經有哪個地方受到擠壓，否則平常你大概都不會感覺到它的存在。

你可以躺在地上或靠著牆面，抵著網球、直徑六十公厘的高彈力球或長曲棍球，自行按摩梨狀肌（圖 8.33）。由於梨狀肌激痛點藏身在厚實的臀大肌下方，所以有些人會喜歡躺在床上，用按摩穿透力比較強的鉤形按摩杖或 S 形按摩杖來按摩它。如果方便的話，你也可以請有同理心的家人或朋友，用手肘幫你深層按壓這塊肌肉。

因為有一部分的梨狀肌位在骨盆內，所以在你處理完所有的其他激痛點後，有個激痛點可能還是會持續潛藏在鄰近骨盆內緣的位置作亂。在這個情況下，你或許就會想要溫和地拉伸這塊肌肉（圖 8.34），來改善該激痛點的狀

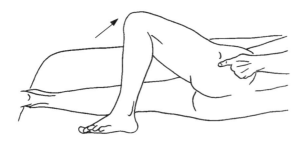

圖 8.32 把膝蓋用力往外移的動作，能單獨
收縮梨狀肌，找出它的位置。

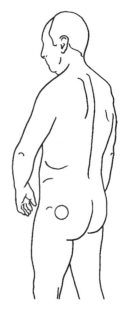

圖 8.33 用靠牆抵球
的方式按摩梨狀肌。

況。請注意，你的腳要放在對側腿的外側。用對側手
拉住膝蓋。如果你還沒有把其他按壓得到的激痛點
處理到只剩微妙壓痛感的程度，請不要嘗試做這個
伸展動作。請循序漸進，不要操之過急：別忘了，過
於猛烈的伸展，也可能讓你才剛好轉的激痛點再度
惡化。

　　萬一伸展對這個激痛點起不了什麼作用，你可能就要使出最後的手段，用
帶著手套的手指從直腸或陰道去按摩骨盆內側。欲了解更多相關資訊，請參閱
第七章介紹骨盆內側肌肉的段落。你也可以請有經驗或深諳這方面知識的醫師
或物理治療師，來幫你按摩骨盆內側。

　　薦髂關節脫臼能讓梨狀肌激痛點馬上又重新找上門來。若你有這個狀況，
想要永久解決這個問題，你可能就需要請整脊師或整骨師好好幫你「喬」正這

NOTE 等待身體依循改變

　　你會發現有時候這套治療不會立即見效，這是因為身體需要一點時間去
改變激痛點所在位置發生的化學反應。如果你相信這套方法，請照樣依循流程
按完你覺得有問題的肌肉，然後上床睡覺。早上起床，你就會發現疼痛的狀況
有所改善。

個關節。話雖如此，但多數時
候，只要你成功中止了所有會
造成骨盆結構不穩定的激痛點
的活性，這個問題往往就會自
動消失，而這些肌肉大部分都
是我們在本章和下一章討論到
的肌肉。

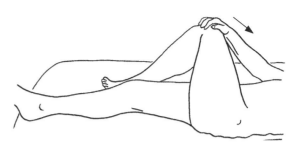

圖 8.34 梨狀肌伸展。

　　在肌筋膜激痛點尚未徹底癱瘓你的行動力前，適度的鍛鍊有益梨狀肌的健
康。一定要記住，激痛點會讓肌肉變短和肌力下降。在這個情況下過度伸展或
過度鍛鍊肌肉，都可能讓它的問題快速惡化。因此，在你從事任何劇烈運動
前，請務必先擺脫你的激痛點。

　　最後，千萬別聽信什麼「休息可以讓肌筋膜疼痛的問題自動消失」的話。
基本上，不活動就是讓激痛點打死不退的最大原因。

第九章

髖部、大腿和膝蓋疼痛解析

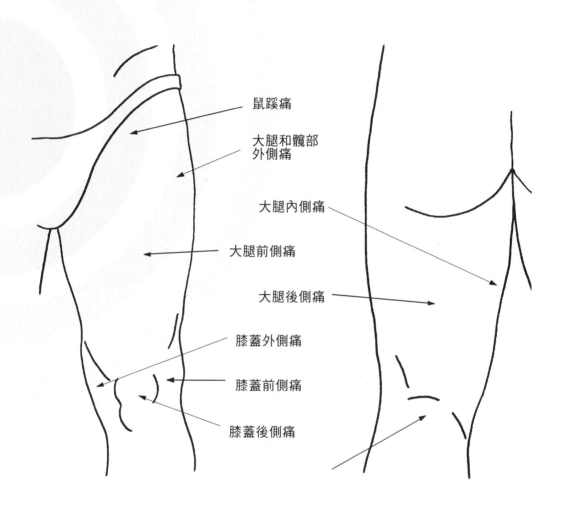

鼠蹊痛

大腿和髖部
外側痛

大腿內側痛

大腿前側痛

大腿後側痛

膝蓋外側痛

膝蓋前側痛

膝蓋後側痛

髖部、大腿和膝蓋 常見疼痛區域

　　粗體字呈現的肌肉名稱，為該部位的主要疼痛模式。字體未加粗的肌肉名稱，則是該部位比較不常見的疼痛模式或衛星激痛點位置。肌肉的排列順序是以它們造成該問題的可能性，由高到低排列。「常見疼痛症狀」也是以此原則羅列肌肉名稱。我們已經把這些介紹上傳到網路上，你可以在 www.newharbinger.com/24946 下載這些資料。欲了解更多資訊，請見本書末頁。

膝蓋後側
腓腸肌 p.412
股二頭肌 p.375
膕肌 p.380
半腱肌 p.377
半膜肌 p.377
比目魚肌 p.417
蹠肌 p.382

大腿後側
臀小肌 p.326
半腱肌 p.377
半膜肌 p.377
股二頭肌 p.375
梨狀肌 p.329
骨盆底肌群
（閉孔內肌）p.290

膝蓋前側
股直肌 p.350
股內側肌 p.355
**內收長肌和
內收短肌** p.366

大腿前側
**內收長肌和
內收短肌** p.366
腰大肌 / 髂肌 p.283
內收大肌 p.369
股中間肌 p.354
恥骨肌 p.363
縫匠肌 p.346
腰方肌 p.313
股直肌 p.350

鼠蹊部痛
（也可參照「生殖器痛」的內容）
恥骨肌 p.363
**內收長肌和
內收短肌** p366
腹斜肌 p.275
腰大肌 / 髂肌 p.283
股直肌 p.350
闊筋膜張肌 p.343

膝蓋內側
股中間肌 p.354
股薄肌 p.372
股直肌 p.350
縫匠肌 p.346
內收長肌和
內收短肌 p.366

大腿內側
恥骨肌 p.363
股中間肌 p.354
股薄肌 p.372
內收大肌 p.369
縫匠肌 p.346

膝蓋外側
股外側肌 p.358

大腿和髖部外側
臀小肌 p.326
股外側肌 p.358
梨狀肌 p.329
腰方肌 p.313
闊筋膜張肌 p.343
**內收長肌和
內收短肌** p.366
股中間肌 p.354
臀大肌 p.318
股直肌 p.350

髖部、大腿和膝蓋　常見疼痛症狀

貝克氏囊腫
（Baker's Cyst）
（假性）

股二頭肌 p.375
膕肌 p.380
蹠肌 p.382

大腿麻木或有
刺痛感

梨狀肌 p.329
縫匠肌 p.346

因動作產生的
疼痛感或不適
屈屈膝蓋

股內側肌 p.355
股中間肌和
腓腸肌 p.412

屈曲髖部

股直肌 p.350
股中間肌 p.354

蹲伏

膕肌 p.380

下樓梯或走下坡

股內側肌 p.355
股直肌 p.350
膕肌 p.380

上樓梯或走上坡

股中間肌 p.354
股外側肌 p.358

無法打直膝蓋

股外側肌 p.358
膕肌 p.380
股中間肌 p.354

往對側踢
（髖部屈曲和內收）

恥骨肌 p.363

跛行

臀小肌 p.326
股外側肌 p.358
股中間肌 p.354
半膜肌 p.377
半腱肌 p.377
股二頭肌 p.375

膝蓋卡卡

股外側肌 p.358

側躺時上側髖部痛

闊筋膜張肌 p.343

側躺任何一側

臀小肌 p.326
闊筋膜張肌 p.343
股外側肌 p.358
內收大肌 p.369

從座位起身

恥骨肌 p.363
腰大肌／髂肌 p.283
臀小肌 p.326
股外側肌 p.358
股中間肌 p.354
半膜肌 p.377
半腱肌 p.377
股二頭肌 p.375

跑步時膝蓋後側痛

膕肌 p.380

大腿劇痛或刺痛

縫匠肌 p.346

睡覺時痛醒

股直肌 p.350
股內側肌 p.355
股二頭肌 p.375
股外側肌 p.358

坐著髖部痛

半膜肌 p.377
半腱肌 p.377
梨狀肌 p.329
闊筋膜張肌 p.343
股二頭肌 p.375

盤腿坐

恥骨肌 p.363

站著

縫匠肌 p.346

立正站好

臀小肌 p.326

大腿內側刺痛

股薄肌 p.372

扭轉髖部

內收長肌 p.366

走路髖部痛

腰方肌 p.313
闊筋膜張肌 p.343
縫匠肌 p.346
臀小肌 p.326
梨狀肌 p.329
股外側肌 p.358

走路髖部或腿痛

半膜肌 p.377
半腱肌 p.377

走路膝蓋後側痛

股二頭肌 p.375

幻肢痛或義肢痛

股直肌 p.350

半膜肌 p.377

半腱肌 p.377

股二頭肌 p.375

恥骨聯合發炎

（pubic stress symphysitis）

恥骨肌 p.363

活動範圍降低

外展大腿（雙腿張開）

內收長肌 p.366

內收大肌 p.369

恥骨肌 p.363

雙腿交叉

闊筋膜張肌 p.343

梨狀肌 p.329

跨步

闊筋膜張肌 p.343

腰大肌／髂肌 p.283

恥骨肌 p.363

外旋大腿

（把足、膝往外轉）

闊筋膜張肌 p.343

臀小肌 p.326

臀中肌 p.321

內收長肌 p.366

碰不到腳趾頭

半膜肌 p.377

半腱肌 p.377

股二頭肌 p.375

屈屈膝蓋

股中間肌 p.354

壓痛感

髖部

闊筋膜張肌 p.343

大腿

闊筋膜張肌 p.343

股中間肌 p.354

股外側肌 p.358

大轉子滑囊炎

（假性）

闊筋膜張肌 p.343

股中間肌 p.354

股外側肌 p.358

髖部、大腿和膝蓋 疼痛區域示意圖

我們已經把這些介紹上傳到網路上，你可以在 www.newharbinger.com/24946 下載這些資料。欲了解更多資訊，請見本書末頁。

※ 對任何一條肌肉展開治療行動前，請詳閱其治療方針。

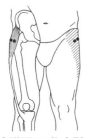
闊筋膜張肌激痛點（前側和身側）和轉移痛模式。p.343

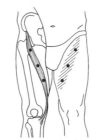
縫匠肌激痛點和轉移痛模式。p.346

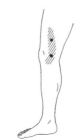
縫匠肌位在膝蓋附近的轉移痛模式。p.346

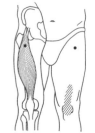
股直肌 1 號激痛點和轉移痛模式。p.351

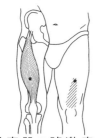
股直肌 2 號激痛點和轉移痛模式。p.352

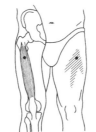
股中間肌激痛點和轉移痛模式。p.354

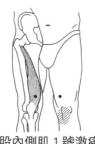
股內側肌 1 號激痛點和轉移痛模式。p.356

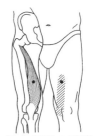
股內側肌 2 號激痛點和轉移痛模式。p.356

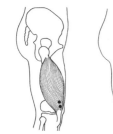
股外側肌 1 號激痛點和轉移痛模式。p.359

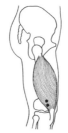
股外側肌 2 號激痛點和轉移痛模式。p.359

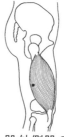
股外側肌 3 號激痛點和轉移痛模式。p.359

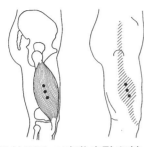

股外側肌 4 號激痛點和轉移痛模式。p.359

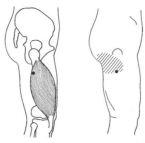

股外側肌 5 號激痛點和轉移痛模式。p.359

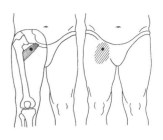

恥骨肌激痛點和轉移痛模式。p.364

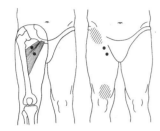

內收長肌和內收短肌激痛點和轉移痛模式。p.367

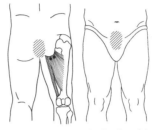

內收大肌 1 號激痛點和轉移痛模式。p.371

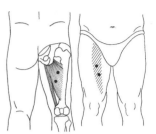

內收大肌 2 號激痛點和轉移痛模式。p.371

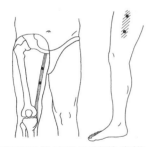

股薄肌激痛點和轉移痛模式。p.373

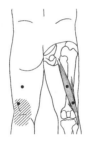

股二頭肌激痛點和轉移痛模式。p.375

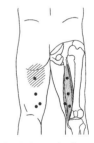

半腱肌和半膜肌激痛點和轉移痛模式。p.378

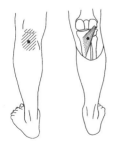

膕肌激痛點和轉移痛模式。p.380

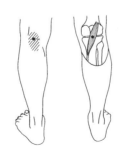

蹠肌激痛點和轉移痛模式。p.382

髖部、大腿和膝蓋疼痛

髖部和膝蓋疼痛是造成行動失能的一大主因，許多人的生活品質也因此大幅下降。發疼的膝蓋和髖部會讓你退出體育活動、中斷運動習慣，並開始僱人來幫你整理花園。宜人的夜晚，你將不再外出走走。你可以預見自己因為膝蓋或髖部不好，以致必須坐在輪椅或拄著助行器、拐杖行走的未來。

醫學上，最常用關節炎、韌帶受損，以及關節軟骨退化等診斷來解釋髖部和膝蓋疼痛。X 光和其他檢測多半也會呈現出貌似支持這類診斷的結果。不過，就算是缺乏客觀的證據，關節疼痛本身也會被視為關節有問題的鐵證。正因如此，髖關節和膝關節的置換手術才會成為這麼常見又被大力推廣的醫療處置方式。

髖關節和膝關節的疼痛，有時候或許不過是大腿肌肉的激痛點造成的轉移痛；這類疼痛的疼痛強度和磨人程度可能會跟關節受傷的疼痛一樣強烈。即便是髖關節或膝關節真的有受傷，造成疼痛的主要原因也可能是出在相關肌肉的激痛點身上，所以治療關節損傷時，一定要連帶治療附近所有肌肉的激痛點。總之，你髖部或膝蓋疼痛的時候，請先找找看有沒有激痛點，因為這是你自己就能處理的問題。

找出讓你發疼的激痛點位置，本章一開頭的「常見疼痛區域」和「常見疼痛症狀」是關鍵。根據你疼痛的類型找到相對應的列表，列在越前面者就是越常造成這類疼痛的肌肉，故尋找激痛點時，請你按照列表的排列依序檢視。你或許會發現有激痛點的肌肉不只一條。閱讀本章內容的同時，別忘了觀察自己的身體，這樣你才能充分了解，髖關節和膝關節在執行各種動作時，每一條肌肉是如何運作。等你知道是什麼動作引發了這個問題後，就能常常針對造成疼痛的主要肌肉展開治療。不過在展開治療之前，你最好先再去回顧一下第三章〈找出激痛點與自我療癒〉的表 3.1「自我按摩的九大原則」，以確保你能用最安全、最有效的方式治療激痛點。

◉ 闊筋膜張肌

闊筋膜張肌（Tensor fasciae latae）收縮的時候，會將覆蓋在大腿外側的纖維組織收緊。這層筋膜和它厚實的中心腱（central tendon）即為髂脛束（iliotibial band，ITB），能將闊筋膜張肌和臀大肌的力量傳遞到大腿和膝蓋。

闊筋膜張肌的工作是協助我們彎屈膝蓋和髖部。把大腿往前側或旁側舉起，還有將腿往內旋轉，都會用到闊筋膜張肌。走路和跑步期間，闊筋膜張肌還有助於穩定骨盆和膝蓋。跑者和其他運動員的闊筋膜張肌大多非常發達。仰臥起坐也需要用到這些肌肉。

症狀

闊筋膜張肌激痛點會在大轉子正前方的髖關節引發疼痛（圖9.1）。有時候，這股疼痛可能還會向下延伸到大腿外側，甚至是膝蓋（圖示未呈現）。你或許也會在髖部後方、該側坐骨和大轉子之間，感到隱隱作痛（圖示未呈現）。一旦這條肌肉因激痛點而緊縮，你就會很難打直髖部。在髖部活動幅度受限的情況下，你大概會被迫緩步行走；站立的時候，你的髖部和膝蓋都會呈現有點彎曲的狀態。闊筋膜張肌激痛點的活化程度達最高點時，要做出把身體向後傾的動作幾乎是不可能的任務。

請注意，大腿外側的髂脛束之所以會緊繃，都是闊筋膜張肌和臀大肌過於緊繃造成。脛骨頭與髂脛束相連的位置發疼和出現壓痛感，也是很常見的症狀，且這個部位的疼痛程度會因下樓梯的動作加劇；醫學上，會將這類症狀診斷為「髂脛束摩擦症候群」（iliotibial band friction syndrome）。按摩闊筋膜張肌和臀大肌能釋放髂脛束的緊繃感。至於髂脛束或大腿外側的明顯壓

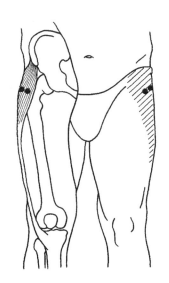

圖9.1 闊筋膜張肌激痛點（前側和身側）和轉移痛模式。

痛感，則比較可能是位在髂脛束下方的股外側肌（它是股四頭肌群的一部分）激痛點造成。即便是最優秀的治療師，都常會犯這個錯誤。

緊繃的闊筋膜張肌會在你的髖部前側形成一股向下的拉力，這可能會造成骨盆前傾，並讓你下背部的曲線過度下凹。如果只有一側發生這種狀況，則可能讓你那一側的腿看起來「變長」了。你恐怕也會很難往該側側躺，因為這個舉動會讓你的髖部產生壓痛感。闊筋膜張肌激痛點引發的疼痛，除了可能被誤當成髖部的大轉子滑囊炎（trochanteric bursitis）處理，也可能被誤當成髖關節軟骨變薄的症狀。

萊恩，三十歲，一早起來髖部都會僵硬到讓他站不直，要四處走動、伸展個幾分鐘才能站挺。同樣的問題在他坐了整個早上的辦公室後，又會在中午再度發生。除了這兩個時間點，在一天結束之際和乘車之後，他的髖部也都會再次僵硬。他只能在充分伸展過筋骨的情況下晨跑；但萬一他伸展過度，或是跑得太猛，髖部和大腿就會出現強烈的刺痛感。治療師發現，造成萊恩髖部僵硬的根源是位在他髖部前側和身側的激痛點。靠著晨跑前、後自行按摩這些激痛點，萊恩髖部僵硬的狀況馬上就獲得了改善。他還發現，如果他有先按摩髖部，能讓伸展得到更好的效果。

成因

走太多路、跑太多步或爬太多山，都可能把闊筋膜張肌操過頭。在闊筋膜張肌已經乘載了過多壓力的情況下，坐著會讓這條肌肉持續緊縮就，容易促成激痛點，睡覺時保持膝蓋彎曲同樣會讓這條肌肉緊縮。在不平坦的路面走路或跑步，甚至會對闊筋膜張肌造成更大的壓力。穿著鞋底磨損的鞋子或因摩頓氏足腳踝不穩定的人，也會讓闊筋膜張肌更賣力的運作；摩頓氏足的部分，我們會在第十章詳細討論。

簡單來說，只要你站著，闊筋膜張肌就會一直處於收縮狀態。負重走路會

讓這些肌肉承受不必要的壓力，而過重則會讓它們的處境更為艱困。如果你的闊筋膜張肌有問題，請避免長時間坐著。髖部很容易僵硬的話，也請盡量避免拱膝的坐姿和蜷曲的胎兒睡姿。僵硬就是肌肉有潛伏激痛點的清楚警訊。過度使用任何有潛伏激痛點的肌肉，都可能迅速活化激痛點，引發疼痛。

治療方式

想要藉由單獨收縮闊筋膜張肌的動作來找出它的位置，你必須先找到髂骨前上棘這個往前凸出的髖骨。這塊骨頭剛好就在你褲子前側口袋開口的位置。把一根手指放在這塊髖骨下方，然後把重心交替轉移到左腿或右腿上。隨著你的動作，你會感覺到這塊肌肉不斷地在你指下鼓起又變軟。把膝蓋或腳反覆往內轉，或把腿往側邊抬起的動作，同樣能讓這塊肌肉收縮。闊筋膜張肌的激痛點有可能出現在兩個位置：第一個就位在髖骨外側和下方各一英吋之處，第二個則在第一點更外側約半英吋到一英吋處。

鉤形按摩杖是按摩闊筋膜張肌的絕佳工具（圖 9.2），或者你也可以靠牆用網球、大顆的高彈力球或長曲棍球深層推撫這塊肌肉（圖 9.3）。激痛點有可能位在這塊厚實肌肉的深處。把球放在闊筋膜張肌上，靠向牆面，要治療那側的腳微微屈膝，此舉可減輕該腿的負重量，讓它只支撐自身的重量。球體滾動的方向不拘，只要你覺得有比較舒服，逆著或順著肌肉纖維的走向滾動都無妨。

闊筋膜張肌有問題的時候，通常還會讓幾條

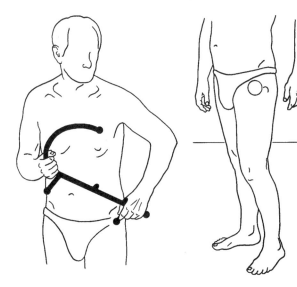

圖 9.2 用鉤形按摩杖按摩闊筋膜張肌。

圖 9.3 用靠牆抵球的方式按摩闊筋膜張肌。

其他的肌肉跟著一起出狀況。因此，當你的髖部有疼痛或僵硬的症狀時，請依照本章「常見疼痛區域」的「大腿和髖部外側」的列表，一一排除所有肌肉的狀況。

◎ 縫匠肌

縫匠肌（Sartorius）是全身最長的肌肉，在拉丁文有「裁縫師」的意思。古早時代，裁縫師常會以盤腿的坐姿工作。要讓雙腿維持盤腿的姿勢，需要縫匠肌大力收縮。縫匠肌的上端與髖骨相連，然後往下、朝大腿內側延伸，與膝蓋內側的脛骨相連（脛骨是小腿的兩根骨頭中，比較大的那一根）。這樣的連結方式讓縫匠肌參與了將腿往前抬，還有把膝蓋往外轉的動作。踢足球的動作也需要縫匠肌大力收縮。

這條長肌肉會被幾處的結締組織分成數小段。由於每一小段的肌肉都會有自己的肌腹，所以這也讓這整條肌肉的任何地方都有可能出現激痛點。

症狀

縫匠肌的激痛點只會引發局部疼痛。也就是說，從髖骨前側到膝蓋內側的整個大腿區塊，都可能因縫匠肌有激痛點發疼（圖9.4和圖9.5）。不過縫匠肌激痛點所引發的疼痛，並非是肌筋膜疼痛一般常見的那種隱隱作痛；它會引起突發性的劇痛，或是讓皮膚下出現燒灼和刺痛感。快速活動或是過度伸展髖關節（把腿伸得太後面），都很容易在激痛點附

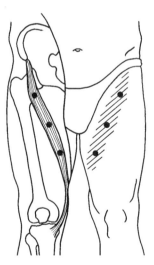
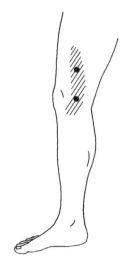

圖 9.4 縫匠肌激痛點和轉移痛模式。

圖 9.5 縫匠肌位在膝蓋附近的轉移痛模式。

近引發劇痛。這個時候你只要坐下，就可以暫時緩解這些症狀，因為這個動作可以讓縫匠肌處於放鬆狀態。站著則會加劇這些症狀，因為這個動作會讓縫匠肌一直處於緊繃的狀態。

縫匠肌激痛點在膝蓋引發比較淺層的劇痛或刺痛感時，會讓膝蓋內側對壓力極度敏感，所以就算是併膝側躺這個動作，也會讓你不太舒服。另外，這個膝蓋過於敏感的症狀，還可能讓人誤以為你是膝關節出了什麼狀況。

受緊繃縫匠肌壓迫的感覺神經，也會在大腿前側和外側的肌膚表層產生燒灼、發麻、搔癢和刺痛等不適感。這不算是轉移痛，而是它擠壓到神經所造成的實質影響。這些症狀常被叫做「麻痛性股痛」（meralgia paresthetica），其實也就是用一個比較花俏的名詞來說你的腿有發麻和發疼的狀況。總之，如果你有這些症狀，請先找找看你的縫匠肌有沒有激痛點。

成 因

腳固定不動，突然大力扭身的動作，或扭身的時候跌倒，都可能誘發縫匠肌形成激痛點。維持某些瑜珈動作，和坐著或睡覺的時候一直讓腿呈現往上抬的姿勢，也會促發縫匠肌激痛點形成。另外，會讓足部過度旋前的摩頓氏足和第一蹠骨懸空（第十章我們會介紹），也會迫使縫匠肌長期處於過度伸展的狀態，因為摩頓氏足患者的膝關節會往兩腿的內側歪斜，這姿勢很容易讓縫匠肌發展出激痛點。

要讓縫匠肌遠離麻煩，請避免在你肌肉緊繃和發冷的時候過度伸展髖部。跨步跨太大步，或是不正常的扭轉身體，都可能不小心過度伸展到髖部。奮力鍛鍊身上每一條肌肉的運動員，當然也可能過度收縮、伸展或使用縫匠肌。噸位比較大的人，更是要特別當心劇烈活動對縫匠肌造成的負擔。任何會把髖部其他肌肉操過頭，或是造成這些肌肉壓力的因素，都會連帶對縫匠肌造成影響。縫匠肌很少單獨出狀況。股直肌、股內側肌、腰大肌、闊筋膜張肌、臀中肌、臀小肌、梨狀肌和大腿內側的內收肌群，都是它常見的難兄難弟。

同時包含屈曲髖部和向外旋轉的動作，能單獨收縮縫匠肌，讓你感覺到它的位置（圖9.6）。這個動作會將腿往前抬，膝蓋往外轉。如果你還把整條腿都往外踏的話，這條肌肉還會收縮得更用力。

沿著縫匠肌的肌肉，仔細搜尋髖骨前側到膝蓋內側的整個大腿區塊。如圖9.7所示，以「支撐四指」的手勢，用畫圓的方式緩慢按摩激痛點；按摩期間，請務必避開縫匠肌內側的股動脈。用「雙手大拇指對頂」的手勢，也能有效按摩縫匠肌的激痛點。要注意的是，縫匠肌與股內側肌相交，所以這兩條肌肉不只常常一起出狀況，也多半能用同一套方法同時獲得治療。

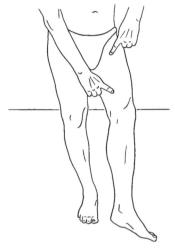

圖9.6 大腿往外轉、腿往前抬的動作，能單獨收縮縫匠肌，找出它的位置。

股四頭肌群

在解剖學上，股四頭肌（quadriceps）是一條擁有四個頭的單一肌肉，雖然在圖9.8中，你只看得到三個。股四頭肌覆蓋了大腿的前側、外側和一部分的大腿內側，也就是說，差不多有四分之三的大腿都被它包覆。股四頭肌的四個頭都透過同一條肌腱與膝蓋骨相連。膝蓋骨完全被這條肌腱包覆，並靠這條肌腱活動。膝蓋骨能自由活動是膝關節能無礙運轉的基礎。

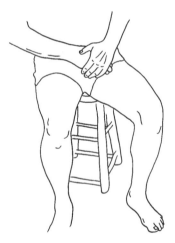

圖9.7 用「支撐四指」的手勢按摩縫匠肌（避開這條肌肉內側的動脈）。

故股四頭肌裡的任何一頭若有激痛點，都可能妨礙到膝蓋骨的靈活度，並將它由原本的中心位置拉往某一側。過度伸展拮抗肌，還有在肌腱相連處施加太大

的壓力，也可能形成激痛點。這條覆蓋膝蓋骨、與脛骨最上端相連的肌腱，賦予了股四頭肌群把膝蓋打直的能力。股四頭肌群裡最前端的股直肌，還有另一項額外的能力，就是幫忙屈曲髖部。

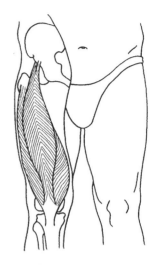

圖 9.8 股四頭肌。

股四頭肌群是全身最大、最重、最有力量的肌肉，它們的激痛點也是膝蓋疼痛的主要原因。跳躍膝關節（jumper's knee）或跑者膝（runner's knee）的症狀，往往都只是股四頭肌的轉移痛造成。孩童腿部和膝蓋的生長痛，也可能與股四頭肌激痛點有關。截肢、失去膝蓋的患者會出現膝蓋的幻肢痛，或許也是股四頭肌激痛點所致。不寧腿症候群（restless leg syndrome）這種嚴重困擾患者，醫師又看不出個所以然的疾病，可能亦是股四頭肌群的激痛點搞得鬼。股四頭肌裡的結節，還可能導致膝蓋動彈不得、無力，或是髖部僵硬。

股四頭肌激痛點所造成的疼痛和無力，很容易被誤當成膝蓋肌腱炎（patellar tendinitis）、滑囊炎、膝關節炎，或是韌帶或半月板軟骨（meniscus cartilage）受損處理。真正的膝蓋肌腱炎很罕見，而且此症應該同時伴隨紅、腫等發炎症狀。一般發生在膝蓋肌腱連結處的疼痛，或許比較適合用「膝蓋肌腱變性」（patellar tendinosis）這個名詞來形容。肌腱變性是另一種用來說明肌腱與骨頭相連之處有不適和疼痛的方式。大腿前側的股四頭肌群和大腿後側的膕旁肌群，彼此之間的張力若失衡，就可能不斷相互拉扯，造成膝蓋骨下方疼痛。此時若能釋放這些肌肉裡的激痛點和壓力，就可以舒緩這個情況。如果一開始就因為疼痛的位置先入為主地認為是關節的問題，那麼成功化解問題的機會就會變得相當渺茫。

膝蓋疼痛可以把人折磨的有氣無力，但當你一知道它背後的真正原因，就會驚訝地發現擺脫它有多麼輕而易舉。

柯爾特，四十六歲，一直有膝蓋的毛病，最近甚至因為膝蓋突然發疼，不得

不中斷手上正在進行的割草工作。當下他走進屋內，坐下休息，但當他再度起身時，卻發現自己幾乎無法走動。自從他爬完阿第倫達克山脈（Adirondack）的其中一座山後，這十二年來他的膝蓋就不斷反覆出狀況。下山的路上，他的膝蓋就開始發疼，後來他甚至痛到必須靠朋友的幫助才能走完全程。就醫的時候，醫師告訴他，他的兩個膝關節早晚一定要開刀換掉，因為 X 光顯示他的關節軟骨已經變薄了。

這次的割草事件讓柯爾特興起了向友人求救的念頭，他打了通電話給一位研讀過激痛點按摩法的朋友。電話中，他的朋友幫他找到了那些潛藏在他大腿肌肉，為他帶來極大痛苦的結節。那些結節柯爾特單手就能揉捏到，所以他們通話期間，他便開始用空閒的另一隻手揉捏那些結節。掛上電話後，他就發現他的疼痛大幅降低，已經能順利起身在房間裡走動。接下來的日子，他天天都自行按摩股四頭肌群，終於在幾週的努力後，徹底擺脫了這個困擾他十二年的膝蓋問題。

除了運動常會過度鍛鍊或使用到股四頭肌群，背負重物、穿高跟鞋走路、登山、跳躍、跪著和蹲著等舉動，都可能把股四頭肌群操過頭。整理整個早上的花園亦可能讓它們出狀況。整天必須不斷爬上爬下的工作，一定會迅速讓股四頭肌的負荷超載。還有千萬別忘了，若髖部和大腿其他肌群有激痛點，也會增加股四頭肌群的壓力。

雖然前面我們說過，在解剖學上，股四頭肌群算是單一肌肉，但想要揪出股四頭肌群裡的特定激痛點，我們就必須將它的四個頭當作四種獨立的肌肉來治療。

◉ 股直肌

股直肌（Rectus femoris）位在大腿前側，從髖骨一路延伸到膝蓋，這一點從它的英文就可看出，因為「rectus」在拉丁文有「保持一直線」的意思。

跟其他股四頭肌群一樣，股直肌的一端是透過它們共用的肌腱與膝蓋相

連，這讓它可以伸展（打直）膝蓋。股直肌的另一端與骨盆相連，這讓它成了
髖部強而有力的屈肌，能幫助你抬起腿或是從床上坐起。這樣兼具雙重功能的
特性，讓股直肌很容易在不影響到其他頭的情況下，單獨遭到濫用。以下這位
年輕女性的經驗分享就會告訴你，股直肌激痛點會引發多麼令人意想不到的症
狀，很少人會想到這些症狀竟與它們有關。

睿妮，二十二歲，穿著厚底高跟鞋在手工藝品展場走了一個下午後，就覺
得膝蓋骨下方有一股強烈的拉痛感。她想，如果能找個地方坐下，應該就可以
舒緩這股疼痛。她長年受膝蓋問題所苦，尤其是爬坡和走樓梯的時候，但她想
不透為什麼會這樣。她不熱愛運動，且就她所知，她也不曾傷到膝蓋。經按摩
治療師治療，睿妮才知道她的膝蓋會痛，其實是她大腿前側的股直肌激痛點造
成。深層按摩這些肌肉不到一分鐘的時間，她就感覺到膝蓋下方的疼痛消失
了。治療師告訴她，她的腿部肌肉因為久坐和缺乏運動，沒什麼力量和耐力。
再加上穿高跟鞋走路會加重她大腿肌肉的負擔，迅速耗損股直肌的肌力，所以
激痛點自然就會跟著找上門來。

症狀

最常見的股直肌激痛點會在膝蓋深處引發疼
痛，有這個激痛點的當事人通常會說，這股疼痛就像
是從膝蓋骨底下冒出來的（圖 9.9）。爬樓梯或爬坡
都可能讓你痛苦難耐，膝蓋霹靂啪啦作響。這個激痛
點還可能讓你的髖部僵硬，讓你突然舉步維艱。有
時候你會在膝蓋上方找到第二個激痛點。這個激痛
點會在激痛點附近和膝蓋上方引發深層的疼痛（圖

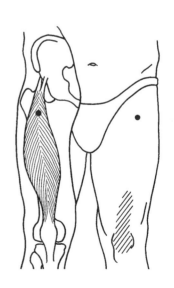

圖 9.9 股直肌 1 號激痛點和轉移痛模式。

9.10）。這兩個幾痛點都會讓膝蓋僵硬和無力。晚上你說不定還會因為腿部和膝蓋的疼痛醒過來。

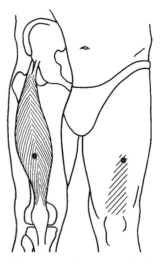

圖 9.10 股直肌 2 號激痛點和轉移痛模式。

成因

長時間坐著會讓股直肌一直處於收縮狀態，有利激痛點形成。過度從事任何需要大力或反覆彎曲髖部的活動，也會將股直肌置於險境。基於這個原因，諸如登山、騎自行車、跑步、快走、仰臥起坐和抬腿等運動，都有可能把股直肌操過頭。做太多皮拉提斯也很容易過度使用這些肌肉。踢橄欖球和足球的動作，更是少不了股直肌強力收縮。甚至就連自由式腿部的打水動作，都可能是促成股直肌激痛點，造成膝蓋疼痛的意外原因。

不過說到促成股直肌激痛點的意外原因，最常見的大概就屬穿高跟鞋和楔形鞋走路。你或許不會因為有人跟你說這件事對你不好，就打消穿這些時髦鞋款的念頭，但知道它們可能是造成你膝蓋疼痛的原因，至少能讓你在一天結束之際，好好為你的腿按摩一番，將它為你帶來的傷害降到最低。

如果你的膝蓋痛是運動造成，請不要就此因噎廢食，不再運動。你只需要在運動前、後，聰明地做一些保護股四頭肌的舉措，即可繼續享受運動的樂趣。假如你想靠伸展達到這個目的，請把它安排在激痛點按摩之後；否則，肌肉可能會伸展不開，你也就無法徹底放鬆肌肉。

治療方式

把腳抬起的動作，能讓你感覺到股直肌收縮，找到它的位置。請注意，把膝蓋打直的抬腿，會比屈膝抬腿更能感受到股直肌的收縮；因為前者會同時用到股直肌的雙重功能，讓它更用力收縮。要找到骨直肌的激痛點，你必須先找到你褲子前側口袋開口的髖骨，這塊髖骨叫做髂骨前上棘。接著，你要用手當

作丈量的工具：一個手掌的寬度是從大拇指到小指的掌寬，一個手掌的長度則是中指指尖到手腕的距離。站著，你會在髂骨前上棘下方一個掌寬的位置，找到 1 號激痛點；在膝蓋骨上方一個掌長的位置，找到 2 號激痛點。值得一提的是，不管你的身高有多少，皆適用這套測量方式，因為這些「隨手可得」的丈量工具都會跟著身高等比例調整。

你可以站著或坐著，用「雙手大拇指對頂」的手勢按摩股直肌。「支撐四指」的手勢不太適合按摩髖部附近的激痛點（因為會不太好施力），但很適合按摩下側的股直肌。鉤形按摩杖的話就沒這個問題，對整個股直肌都能發揮很好的按摩效果（圖 9.11）。靠牆用網球、大顆的高彈力球或長曲棍球按摩股直肌也能得到很好的效果，因為你可以利用身體的重量增加按壓的力道（圖 9.12）。站著按摩這條肌肉的時候，

請注意，髖部附近的其他肌肉也可能會有激痛點，例如闊筋膜張肌、縫匠肌和恥骨肌；而這當中的任何一條肌肉出狀況，都有可能讓髖部無法支撐身體的重量。這個時候區分每一條肌肉的能力就會派上用場。學習單獨收縮這些肌肉的方法，能讓你一一定位出這些肌肉的位置。等你摸清一切肌肉的位置後，必定能讓你的努力發揮更大的成效。

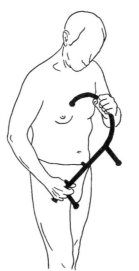

圖 9.11　用鉤形按摩杖按摩股直肌。

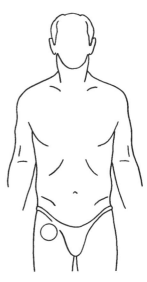

圖 9.12　用靠牆抵球的方式按摩股直肌。

◎ 股中間肌

股中間肌（Vastus intermedius）隱身在股直肌下方，體積跟骨直肌差不多大。過度使用膝蓋是導致股中間肌形成激痛點的主因。爬太多山或是在健身房過度鍛鍊股四頭肌群，也是讓這條肌肉出狀況的常見原因。

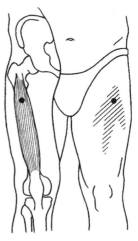

圖 9.13 股中間肌激痛點和轉移痛模式。

股中間肌激痛點引發的疼痛，通常會出現在大腿中段，並由激痛點的位置向下輻射蔓延，有時候這股疼痛甚至會延伸到膝蓋（圖 9.13）。這股疼痛會在你走路時加劇，爬樓梯的動作更是會讓它的強度大幅飆升。坐了很長一段時間後，起身時，你或許會發現自己無法把膝蓋打直。另外，膝蓋僵硬的狀況可能也會讓你只能跛著腳走路。

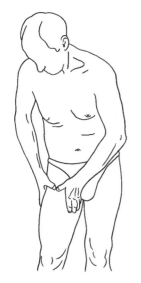

圖 9.14 用「雙手大拇指對頂」的手勢按摩股中間肌。

由於股中間肌完全被股直肌覆蓋，所以你很難利用單獨收縮股中間肌的動作，來找到它的位置。你會在大腿前側、髂骨前上棘下方大約一個掌長的位置，找到股中間肌的激痛點。別忘了，一個手掌的長度是中指指尖到手腕的距離。如果肌肉夠放鬆的話，有時候你甚至有機會推開股直肌，直接按壓到股中間肌。用「雙手大拇指對頂」（paired thumbs）（圖9.14）、「支撐四指」的手勢，或鈎形按摩杖都能充分按壓這條肌肉。靠牆用網球、大顆的高彈力球或長曲棍球按摩，也是一個不錯的選擇。

◉ 股內側肌

膝蓋上方、那團往大腿內側隆起的橢圓肌肉，就是股內側肌（Vastus medialis）的下端。股內側肌的上端與股骨相連，下端則透過股四頭肌群共用的肌腱與膝蓋骨和脛骨相連。由於股內側肌的肌力常常比股外側肌弱，所以膝蓋骨也常常因此被股外側肌拉向外側。

股內側肌激痛點引發的問題常會影響到跑者的表現。

琳達，五十三歲，右膝很容易突然無力。她走路和跑步的時候，就曾這樣跌倒過幾次，有一次還跌斷了手腕。膝蓋的疼痛和跌倒的風險，讓她不得不放棄慢跑的習慣。

治療師在琳達兩條腿的股四頭肌群裡，都找到了有強烈壓痛感的激痛點。其中，又以她右腿股內側肌的情況特別糟糕，這也是她右膝會這麼容易突然無力的原因。在定期按摩她的股四頭肌，並特別關照她右腿的骨內側肌後，她終於擺脫了伸不直的膝蓋，開始重拾慢跑的樂趣。

症 狀

股內側肌激痛點會在大腿內側和膝蓋引發轉移痛（圖 9.15 和圖 9.16）。它所引發的膝蓋痛通常會集中在膝蓋下半部，稍微偏內側的地方。股內側肌激痛點常會讓膝蓋無力；而伸不直的膝蓋更可說是股內側肌激痛點的正字標記。這些激痛點造成的疼痛有可能會讓你徹夜難眠。無法施力的虛弱膝蓋，更是會讓年長者或過重者的跌倒風險大增。為了順利應付必須一次下好幾階樓梯或快速往下坡走的緊急時刻，你一定要知道這些激痛點的存在，因為它們常會出其不意地引發疼痛，讓你使不上力。

股內側肌激痛點造成的膝蓋疼痛和無力，經常被誤當成關節炎、韌帶受損和肌腱炎的症狀。冰敷、休息和止痛劑則是大家最常對膝蓋痛做出的處置，但

這當中卻沒半項能直接改善激痛點的狀況。如果過度以鍛鍊和伸展的形式物理治療膝蓋痛，還可能讓股內側肌激痛點的狀況變糟，症狀變多。只要能中止股四頭肌群裡所有激痛點的活性，再藉由伸展股外側肌和闊筋膜張肌、強化骨內側肌的肌力恢復各肌肉的正常長度，即可徹底解決這個問題。找回股內側肌和股外側肌之間的平衡，以及卸除股直肌的壓力，是化解膝蓋肌腱變性（patellar tendinosis）和髕骨軟骨軟化症（chondromalacia patellar，它會讓膝蓋骨下方出現疼痛和摩擦感）的關鍵。

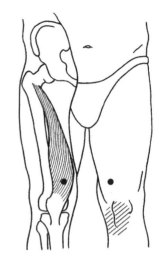

圖 9.15 股內側肌 1 號激痛點和轉移痛模式。

成因

跟其他股四頭肌群一樣，股內側肌也會因為負荷過重出狀況。極度屈膝和跑步是最常過度使用骨內側肌的兩種活動。深蹲或走下坡和下樓梯的時候，股內側肌都必須在收縮的狀態下，同時被拉長。這類的肌肉運作方式叫做「離心收縮」。肌肉用這種方式收縮時，常會因負荷過重形成激痛點。因為摩頓氏足，腳踝穩定性不佳的人，也會對這些肌肉造成負面的影響（欲知更多有關摩頓氏足的資訊，請見第十章）。走路時，腳踝往內塌（腳底旋

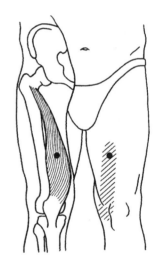

圖 9.16 股內側肌 2 號激痛點和轉移痛模式。

NOTE 按摩後恢復

要幫助肌肉重新恢復正常的靜止長度，在做完激痛點按摩後，請你反覆做三回會活動到該肌肉的動作。以膝蓋為例，就是徹底屈膝和打直膝蓋的動作，反覆三回。

前），或足部呈外八，皆是這個病症的病兆。

　　要避免自己因膝蓋無力突然跌倒，你必須密切掌握股內側肌的狀態，阻絕激痛點在它們身上作亂和坐大的機會。這類預防性手段好處多多。畢竟，肌肉只要有激痛點，就會一直保持在某種程度的緊繃狀態；而長久對這樣的壓力置之不理，最終一定會傷害到與肌肉相連的關節。因此，讓股四頭肌遠離激痛點的威脅，就能幫助你自己遠離膝關節退化的威脅。

治療方式

　　在膝蓋骨上方一個掌寬的位置，你會找到股內側肌 1 號激痛點。這個激痛點大概就落在大腿的內側和前側之間。在膝蓋骨上方一個掌長的位置，你會找到股內側肌 2 號激痛點，它略偏大腿前側的內側。「雙手大拇指對頂」的手勢能充分按摩股內側肌（圖 9.17）。「支撐四指」的手勢，或任何手持式的按摩工具，也是不錯的選擇。坐在床緣或椅緣時，你也可以用自己的手肘深層按壓這塊肌肉。如果你是初次出現股內側肌激痛點的症狀，那麼這套按摩大概能讓你以驚人的速度擺脫痛苦。深層推撫每一個激痛點十到十二次，一天數回。

　　情況緊急時，你可以捏起股內側肌上方的皮膚，暫時性地抑制膝蓋疼痛或無力的狀況—這段時間足以讓你逃離發狂公牛的攻擊範圍。彈性護膝也是用這套原理讓你覺得比較不痛，因為它會擠壓或對這條肌肉施加壓力；然而，這類護膝對膝蓋痛幾乎沒有半點治療效果。如果你常會軟腳，請天天檢視激痛點的狀態。潛伏激痛點雖不會引發疼痛，但仍可能導致膝蓋突然無力，置你於險境之中。

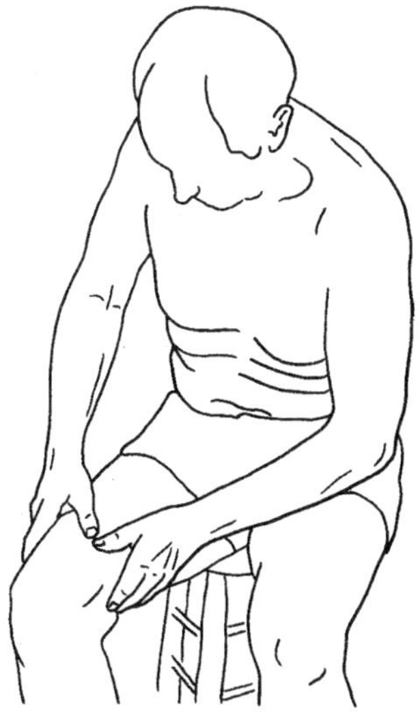

圖 9.17 用「雙手大拇指對頂」的手勢按摩股內側肌。

◎ 股外側肌

股外側肌（Vastus lateralis）覆蓋了整個大腿外側，從髖部的大轉子一路到膝蓋，透過股四頭肌群共用的肌腱與膝蓋骨和脛骨相連。它還環繞著股骨，覆蓋了部分的大腿前側和後側。股外側肌是股四頭肌群裡最大的一塊肌肉，而且可能比你以為的體積大不少。同時，就如恰克的故事所示，股外側肌也是個驚人的「麻煩製造肌」。

恰克，三十一歲，整個學生時代都是運動好手，成年後更是酷愛滑雪和攀岩等極限運動。不過現在他深受慢性膝痛所苦，而且兩隻膝蓋都曾動彈不得過（所幸它們從未同時不能動）。膝蓋的問題也讓他無法再在運動場上馳騁，只能坐在觀眾席上乾瞪眼。他甚至無法上場和朋友好好的打個半場籃球。

幸好，恰克其中一位朋友的女友剛好略懂激痛點的概念。她告訴他，他的膝蓋疼痛可能是腿部的肌筋膜結節造成，並教了他找出它們的方法。不出幾分鐘，恰克果然在他的大腿外側找到了好幾個壓痛感非常強烈的點，只要一壓到它們，他就會痛到快發狂。更令他訝異的是，她教他的自我按摩技巧，竟然能立即減緩這些點的疼痛。在他天天按摩這些結節的幾週後，他便重拾運動的樂趣，能無痛地享受各種體育活動。

> ### NOTE 改善血液循環
>
> 當疼痛牽涉到好幾條肌肉，激痛點的壓痛感又非常強烈時，請先把你按摩的重點放在改善激痛點的血液循環上。光是這個舉動就能讓你的狀況漸入佳境。雖然這需要花上一點時間，但這種情況不會持續太久。

股外側肌激痛點除了會讓髖部和大腿外側發疼，也是造成膝蓋疼痛的常見原因（圖 9.18、圖 9.19、圖 9.20、圖 9.21 和圖 9.22）。股外側肌後緣的激痛點還可能導致膝蓋和髖部的後側疼痛。

股外側肌激痛點很常出現在孩童身上，且很可能是造成他們大腿和髖部莫名疼痛的主因。孩子們的「生長痛」，也有

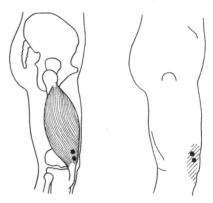

圖 9.18 股外側肌 1 號激痛點和轉移痛模式。

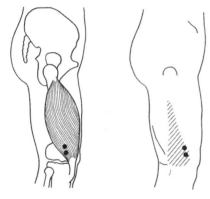

圖 9.19 股外側肌 2 號激痛點和轉移痛模式。

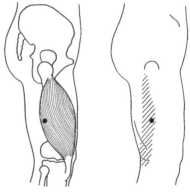

圖 9.20 股外側肌 3 號激痛點和轉移痛模式。

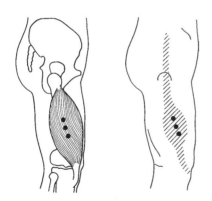

圖 9.21 股外側肌 4 號激痛點和轉移痛模式。

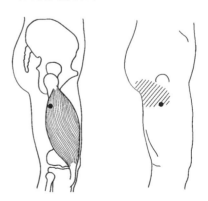

圖 9.22 股外側肌 5 號激痛點和轉移痛模式。

可能是肌筋膜疼痛造成，若能確認這個事實，就能用非常簡單的方法化解這些疼痛。

走路和側躺都可能讓受激痛點折磨的股外側肌非常疼痛、不舒服。你的睡覺品質還可能因翻身這個動作大打折扣。過度緊繃的股外側肌會把膝蓋骨往外拉，讓它固定在某個位置，所以你的膝蓋也會難以動彈。膝蓋無法動彈的症狀，通常是膝蓋骨上方和外側的激痛點造成。膝蓋骨要保持在正常的位置，有賴股內側肌和股外側肌之間的肌力平衡。不過股內側肌抗衡股外側肌的力量，會被它自己的激痛點削弱，所以在治療膝蓋無法動難的狀況時，一定要格外關注到這個面向。

當你用健士舒活棒或其他按摩器具按摩大腿外側，或用泡棉按摩滾筒滾壓腿部的時候，感受到的那股壓痛感就是源自股外側肌。許多運動員，甚至是物理治療師，都會將這股壓痛感錯怪到髂脛束過於緊繃頭上。如果是髂脛束出狀況，必須把按摩的重點放在闊筋膜張肌和臀大肌上。另外，闊筋膜張肌、臀小肌有激痛點，或坐骨神經受到壓迫，也可能在股外側肌形成衛星激痛點，引發疼痛。

成因

任何會大量使用到腿部的活動，例如跑步、騎自行車、溜直排輪或滑雪等，都可能讓激痛點找上股外側肌，且它們的症狀常會表現在膝蓋上。由於有太多活動都會對股四頭肌群造成過大的負荷，所以有許多人的股外側肌其實都存在著潛伏激痛點，但卻鮮少人知道自己有這個問題。除了直接性的過度使用會增加股外側肌出現激痛點的機會，長時間把腿伸直或不活動也會造成相同的後果。這個事實實在是令人有點哭笑不得，因為醫學上用來治療膝蓋不適的護膝和夾板等輔具，基本上就是透過不讓膝蓋彎曲達到療效，但這個舉動恐怕也是讓股外側肌激痛點久久無法退散的主因。因此，等你養好腿部或膝蓋的傷後，一定要好好找出股四頭肌群裡的激痛點，並充分按摩它們。

如圖 9.18 到 9.22 所示，股外側肌激痛點的轉移痛模式非常多元。要找到位在膝蓋的股外側肌激痛點，你必須先在膝蓋上方、大腿側面找到電纜狀的髂脛束。圖 9.18 的激痛點就位在髂脛束前側的膝關節上方。圖 9.19 的激痛點則位在髂脛束後側，還不到膕旁肌群外側肌腱的位置。上述這些激痛點會在膝蓋外側和後側造成轉移痛；用「支撐四指」手勢或按摩錐之類的手持按摩工具，都能輕鬆按壓到這四個位在大腿最下端的股外側肌激痛點。不過在這四個激痛點之上的其他股外側肌激痛點，就比較難靠手指的力量去按壓。按壓股外側肌中段激痛點最好的方法，是側躺將網球放在大腿下方，用腿來回滾動球體（圖9.23）。夜裡，你被大腿的疼痛痛醒的時候，也可以用這個方法舒緩疼痛，重新進入夢鄉。鉤形按摩杖、S 形按摩杖、按摩錐、泡棉按摩滾筒，或「靠牆抵球」等，也都是按摩股外側肌的好幫手（圖 9.24 和圖 9.25）。若能用另一隻手加重按壓的力道，你的指關節也可以成為按壓股外側肌的有力工具。按摩時，千萬不要漏掉了股外側肌後緣的激痛點，它們會出現在大腿後側的位置。還有，有些股外側肌激痛點會埋藏在很深的地方。

不管是業餘或是專業運動員，只要是熱愛運動的人，都應該把尋找和按摩腿部激痛點的能力視為必備技能。自我按摩是伸展的絕佳拍檔，能讓你在

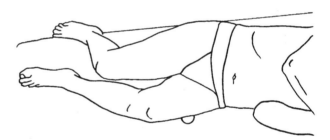

圖 9.23 側躺，以球按摩股外側肌。用腿來回滾動球體。

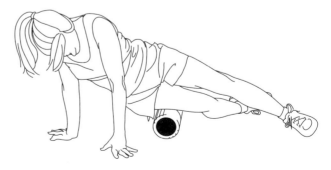

圖 9.24 用泡棉按摩滾筒按摩股外側肌。

運動前、後充分放鬆肌肉和暖身。最重要的是，自我按摩還有助預防運動傷害，因為它能直接化解使肌肉持續緊繃和易受傷害的激痛點問題。

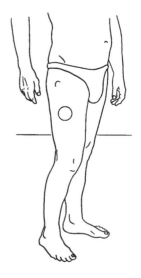

圖9.25 用靠牆抵球的方式按摩股外側肌。

大腿內側肌群

大腿內側有很多肌肉，也很容易因為各種壓力產生肌筋膜激痛點（圖9.26）。不幸的是，絕大多數的人都不太會去關心大腿內側的肌肉，所以通常這個部位的激痛點都不會被發現和治療。至於專業的按摩治療師，則會因為按摩大腿內側的舉動太具有侵犯性，而避免按壓此處。然而，大腿內側肌群裡的激痛點，其實非常常見，也會引發很多令人擔憂、常被誤診的問題。女性在性交的時候，有可能因為過度伸展或收縮這些肌肉，而對它們造成壓力。

位於大腿內側上端的激痛點特別引人關注，因為它們會讓你在髖關節和骨盆內側深處感到疼痛。對女性來說，這些激痛點有可能會引發性交痛，讓她們擔心自己有直腸、膀胱或婦科的問題。擁有相同激痛點的男性，則可能會認為自己有直腸、膀胱、攝護腺或腹股溝疝氣之類的問題。另外，大腿內側肌群激痛點引發的疼痛，也經常被誤當成髖部或膝蓋的關節炎治療。

運動員、舞者和體操選手相當熟悉的「鼠蹊部拉傷」（groin pull），就跟大腿內側肌群的激痛點脫不了關係。當你不小心在冰上打滑，兩腳分得遠遠地的時候，你的大腿內側肌群很可能就會受到過度的拉扯。基本上，大腿內側肌群

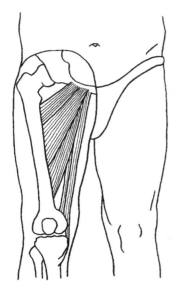

圖9.26 大腿內側肌群。

的激痛點都只會在激痛點周邊引發疼痛，但有時候，它們的疼痛也會擴及到膝蓋或脛骨等處。

大腿內側肌群的主要功能是讓雙腳朝彼此移動，或者說，讓雙腳彼此交叉；而這個動作，就叫做「內收」（adduction）。走路和跑步期間，大腿內側肌群是穩定髖部的重要幫手。在溜冰、滑雪或騎馬的時候，也都會劇烈使用到這些肌肉。

有些看似無害的舉動，其實也可能誘發大腿內側肌群形成激痛點，例如上、下汽車，或是邁步的步伐過大等。坐在比較深的汽車座位裡，或是雙腿交叉的坐姿，都會增加大腿內側肌肉持續收縮的機會，提升激痛點找上它們的風險。髖關節炎常會導致大腿內側肌群形成激痛點。髖關節手術後持續不退的疼痛，則可能是靠近大腿肌肉的激痛點造成。

要找到大腿內側肌群的激痛點並不難，因為這個部位對壓痛感特別敏感。現在就讓我們一起來認識下列這五種大腿內側肌群：恥骨肌、內收大肌、內收長肌、內收短肌和股薄肌。

◎ 恥骨肌

恥骨肌（Pectineus）是大腿內側肌群中，位置最高的一條肌肉，它就位在腹股溝（大腿和身體交會處）下方的凹陷處。有趣的是，恥骨肌的英文也反映出了它的形狀和大小。它的英文是由「pecten」衍生而來，這個字在拉丁文有「梳子」的意思，而恥骨肌的外形就跟早年女性插在頭髮上的長齒梳髮夾相似，而且也擁有類似齒梳的肌肉紋理。

NOTE 兩管齊下

萬一你很擔心這些症狀，又不確定自己該怎麼做，可以先預約個門診，再開始用這套方法治療你的激痛點。如果這套方法能在你看診之前，就解決了你的問題，那麼你就可以放心地取消預約。

恥骨肌的一端與大腿骨後側、靠近頂部的位置相連，另一端則與骨盆的恥骨外側相連。這樣的連結方式讓恥骨肌能往內或往前移動大腿，或是將它往外旋轉。這條肌肉就是靠著這些動作，幫助你將雙腿交叉。

症狀

達倫，三十六歲，是一位按摩治療師。他的右側腹股溝刺痛，這是恥骨肌出狀況的典型症狀。走路會加劇這股疼痛，尤其是他跨步跨比較大的時候。他深諳肌肉結構，所以知道自己的這股疼痛是源自他的右側恥骨肌；他覺得應該是前一天他追著飛盤的時候，傷到了它。在自行深層按摩這條肌肉後，他只花了一天的時間就解決了這個問題。

恥骨肌激痛點會在大腿與身體相連之處的腹股溝引發疼痛（圖9.27）。這類疼痛可能會以刺痛或悶痛的形式表現，且常讓人誤以為它是髖關節在痛。從椅子上起身的時候，這股疼痛可能會讓你多花一點時間才能站好、抬頭挺胸走路。這個激痛點所造成的疼痛，還可能被誤診為退化性關節症或閉孔神經擠壓（obturator nerve entrapment）的症狀。請注意，有好幾個肌肉都可能在腹股溝引發疼痛，像是腰大肌、髂肌、腰方肌、股薄肌、內收長肌、內收短肌和內收大肌等。

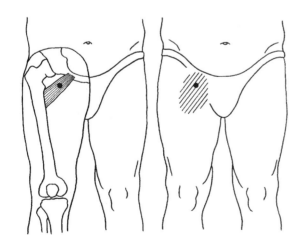

圖 9.27 恥骨肌激痛點和轉移痛模式（請小心此處的血管、神經和淋巴結）。

意外的滑倒或跌倒，都可能導致恥骨肌過度收縮或伸展。賽跑或體操時，大力伸展或收縮恥骨肌是形成激痛點的常見原因。在狀態不佳的時候，逞強劈腿是不智的舉動。用腳背踢球的足球運球技法，有可能把恥骨肌操過頭。騎馬用兩腿膝蓋夾住馬身的動作，也會讓恥骨肌非常疲累。

女性的恥骨肌和其他的大腿內側肌群，都可能因性行為發展出激痛點。久坐對恥骨肌很不好，尤其是雙腳交叉或緊緊併攏的坐姿。把腿抬起時，若兩腿分得太開，可能會傷到恥骨肌。恥骨肌有可能因髖關節置換手術出現激痛點，讓患者術後持續受「莫名」的疼痛所苦。

（第三章〈找出激痛點與自我療癒〉有更多關於按摩技巧、伸展方法，以及這套方法對你沒用的話，還能做些什麼的資訊。）

治 療 方 式

恥骨肌就在腿與身體交會的腹股溝下方。你會在腹股溝的柔軟三角凹陷處底部、縫匠肌的內側感受到這條肌肉（圖 9.28）。這個三角凹陷地帶叫做「股三角」（femoral triangle），是由腹股溝韌帶（就是腹股溝的那條溝）、縫匠肌和內收長肌（請見圖 9.6 和圖 9.31 來幫助你找出縫匠肌和內收長肌的位置）的邊界構成。縫匠肌和內收長肌收縮的時候，會在你的大腿頂端、偏內側的地方隆起，構成一個股三角的 V 形肌肉邊界。恥骨肌肌腹的激痛點就位在腹股溝下方、股動脈內側的位置，壓到這個點時，會產生非常類似瘀青的壓痛感。

站著時，請用「支撐四指」的手勢按摩腿部，讓按摩的力道穿透其他組織，傳至恥骨肌（圖 9.29）。坐著時，你則有機會用對側手的大拇指直接按壓到恥骨肌。由於股神經、股動脈和股靜脈都會行經腹股溝，所以請不要用任何按摩器具按壓這個區塊。你的雙手能在不造成任何傷害的情況下按摩恥骨肌，但前提是，按摩時你的態度一定要謹慎。如果你的手指感受到了股動脈的脈搏，只要將指尖稍微往內移動一些，即可繼續按摩的動作。另一點要提醒你的事，

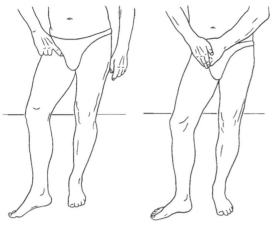

圖9.28 把腿部內側
往前抬的動作,能
單獨收縮恥骨肌,
找出它的位置。

圖9.29 用「支撐四
指」的手勢按摩恥
骨肌。

這個部位很容易瘀青,所以按摩這個地方的頭幾天,下手請保守一些。按摩恥骨肌的另一種方式是,躺在床上、屈膝,要按摩那側的腳貼著床面往上收,對齊對側腿膝蓋的位置,然後把腿往外倒大概45度角。這個動作可以展開你的股三角,讓你直接按壓到恥骨肌。

◎ 內收長肌和內收短肌

內收長肌(Adductor longus)和內收短肌(Adductor brevis)的兩端都分別與恥骨和大腿骨上端(股骨)的後側相連。不過,內收短肌完全隱身在內收長肌和恥骨肌之下。兩者相比,內收長肌的長度相對較長,整條肌肉一路向下延展到大腿內側的中段,下端被股內側肌覆蓋。內收長肌是大腿內側肌群中,最顯眼也最好定位的肌肉。雖然內收長肌和內收短肌是兩條獨立的肌肉,但它們基本上都是一起行動的,因此為了簡化文字說明的複雜性,之後我們會直接用「內收長肌」一詞來代表它們。

症狀

貝芙莉,五十二歲,右側髖部深處的劇烈疼痛,讓她不得不停止一大早到購物中心走走的行程。X光的結果顯示,她髖關節的軟骨似乎變薄了。醫師告訴她,如果不開刀,她髖部的問題只會每下愈況,最後更可能在輪椅上度過餘生。醫師要她放心接受手術,因為現在髖關節置換手術很普遍,保險也會支付相關的費用。

就在她把手術當成改善疼痛的最後手段時，朋友強烈建議她先去給按摩治療師看看。一開始她很懷疑按摩能怎樣改善這個嚴重的病痛，但朋友一針見血地指出，現階段的她也不會因為這番嘗試有任何損失。按摩治療師在貝芙莉的大腿內側找到了幾個有強烈壓痛感的點，而且一按壓她右腿的激痛點，她的髖部就會感受到一陣跟與她走路時相似的疼痛感。於是，按摩治療師教了她自行按摩大腿的方法，並為她安排了兩次的後續療程。三週後，她髖部深處的疼痛就消失無蹤，並能再次享受逛購物中心的樂趣。

內收長肌激痛點是最常造成鼠蹊部疼痛的原因（圖 9.30）。有時，這股疼痛可能還會往下延伸到大腿內側和膝蓋內側，甚至是脛骨（圖示未呈現）。疼痛會在你從事劇烈活動的時候出現；如果你還負重的話，這股疼痛會更為強烈。任何會大力收縮大腿內側肌群的動作，也可能引發疼痛，例如猛力扭轉髖部。不過，沒用到這些肌肉的時候，你可能又會感覺不到半點疼痛。

內收長肌激痛點會導致髖部僵硬，侷限大腿的整體活動範圍，讓你很難做出把膝蓋向外轉的動作。除此之外，你還會一直覺得大腿內側緊緊的。在疼痛和緊繃感的雙重夾攻下，你活動和鍛鍊身體的意願當然也可能大幅下降。

孩童鼠蹊部和大腿內側的疼痛，常常都是內收肌群的激痛點造成。因為他們玩瘋的時候，很容易過度使用這些肌肉。再加上大家通常都不會特別去處置孩子的這類「生長痛」，所以這些激痛點就這樣在孩子身上萌芽，折磨著他們。這樣的處置很可惜，因為孩童也能跟成人一樣，輕鬆地自行治療這些激痛點。

髖關節的骨關節炎是老年人的常見問題，而且它引發的疼痛

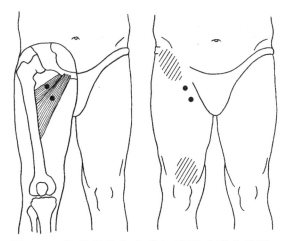

圖 9.30 內收長肌和內收短肌激痛點和轉移痛模式。

感跟激痛點類似。不過，兩者造成的疼痛還有不同之處，那就是關節炎的疼痛位置會比較靠近髖部外側，而非大腿內側。話雖如此，內收長肌激痛點引發的疼痛還是常被誤當成是關節炎的症狀。這個時候，按摩內收長肌就可以幫助你快速區分出這兩種狀況。如果按摩能讓疼痛消失，就表示這個疼痛不太可能是關節炎造成。即便你真的有關節炎，你疼痛的感覺也有可能是激痛點所觸發。

成因

步伐過大，或把雙腿分得太開，都會過度伸展內收長肌，讓它們過於緊繃。在冰上滑倒是導致腹股溝拉傷的經典範例。在身體沒準備好的情況下，去因應緊急狀況，本來就很容易對肌肉造成壓力，促發激筋膜激痛點生成。騎馬這類活動也可能把內收肌群操過頭。

不論是玩樂或是工作，只要你從事任何活動的時候，身體是處在發冷和僵硬的狀態，那麼任何一條肌肉裡的激痛點都有可能因此快速活化。就算你已經做了暖身，身體的狀況也不錯，也不要一下就快速、激烈的活動，請循序漸進地讓你的肌肉先從一些比較和緩的動作做起。

治療方式

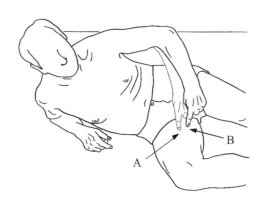

圖 9.31 在床上把右腳抬起的動作，能單獨收縮內收長肌（A）和內收大肌（B）。

側躺、將你側躺那一側的腿屈起的動作，可以讓你輕鬆找到內收長肌的位置。（圖 9.31）。圖示中，那隻如鬼影般的手，就指在內收長肌的位置。實體的那隻手則指在內收大肌的位置，這條肌肉我們會在下個小節討論。

把腿微微抬離床面的動作，能讓你感覺到內收長肌在收縮。你應該會在腹股溝附近發現它明顯隆起，甚至還能用手指直接抓起這條肌肉（圖

9.32）。你可以看圖比較一下這與抓起內收大肌的方式有何不同，內收大肌就位在內收長肌的後方（圖9.33）。這個單獨收縮內收長肌的動作，也可以坐在椅子上執行。

在床上，往你要治療的那一側側躺，用「支撐四指」的手勢按摩內收長肌（圖9.34）。這個姿勢應該能讓內收長肌放鬆。你想要的話，也可以坐在椅子上，用雙手、鉤形按摩杖的握柄，或Tiger Tail按摩棒之類的棒狀工具，按摩大腿內側肌群。

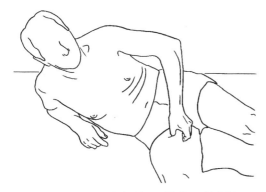

圖9.32 用大拇指和其他四指抓起內收長肌。

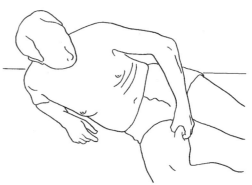

圖9.33 用大拇指和其他四指抓起內收大肌。

◉ 內收大肌

內收大肌（Adductor magnus）是人體的第三大肌肉。它的上端與恥骨和坐骨之間的分支骨架相連，然後就分成三個部分向下延伸，但全都與股骨後側相連。最長那一條分支的下端，就依附在膝蓋的正上方。

內收大肌的每一條分支都擁有不同走向的肌肉紋理，這樣的特性讓它能夠參與許多功能。內收大肌的主要功能是

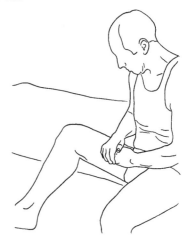

圖9.34 用「支撐四指」或「支撐指關節」的手勢按摩內收肌群。

強力將大腿內收，也就是將雙腿併攏。行走或跑步時，內收大肌也有助穩定骨盆和伸展大腿。

內收大肌是一個非常複雜的肌肉。不過，它值得你花一點時間去了解，因為它的激痛點可能會讓你經歷到跟卡羅一樣的痛苦遭遇。

卡羅，二十三歲，是個主修鋼琴的音樂所研究生，已經找按摩治療師治療她雙手的疼痛一段時間。第三次的療程中，她支支吾吾地開口問治療師，按摩是否也能改善她的「性交痛」。治療師請她具體說明她的狀況，於是她說，她已經有五年的性經驗，但每次愛愛的時候陰道都會很痛。把腿分開的話，還會讓她痛得更厲害。在治療師進一步的提問中，她才想起就連她的童年，她的大腿內側也都老是覺得緊緊的，而且她從來沒有運動後好好伸展肌肉的習慣。她還說，有時候走路或跑步跨得太大步，就會感受到一股近似疼痛的拉扯感。

為了解決「性交痛」的問題，她曾去大學附設的醫院求診，但他們說她的生理狀態一切良好。他們建議她去做些諮詢，或是在和男友愛愛前喝杯小酒。這兩個「處方」卡羅都試了，但都沒有幫助。

聽完卡羅的敘述，按摩治療師開始替她按摩了大腿內側，然後在她雙腿大腿內側的上端、臀部微笑曲線的前方，發現了好幾個有強烈壓痛感的激痛點。不過讓別人按摩這個部位實在是有點尷尬，所以她問治療師她有沒有辦法自行按摩這個部位。在一陣摸索之後，她終於抓到了用網球按摩這些有壓痛感部位的竅門，能坐在堅實的木椅上自行完成這套按摩。沒多久，她就得到了令人滿意的成果。

症狀

位在內收大肌上段的激痛點，會在骨盆內側引發疼痛（圖9.35）。這股從身體內部、深處發出的疼痛，分布的範圍有可能非常廣泛、不集中；也有可能很局部，只會突然在恥骨或陰道、直腸、攝護腺或膀胱等部位引發劇痛。位在

內收大肌中段的激痛點，則會導致腹股溝到接近膝蓋的大腿內側疼痛和僵硬（圖9.36）。

內收大肌激痛點的疼痛程度會因過度外展的動作加劇，即雙腿過度往兩側移動（大腿向兩側分開），以及髖部屈曲（彎曲髖部）。因此，骨盆內側的疼痛有可能會在女性性交的過程中突然找上門，讓她們非常擔心自己是不是內臟或是生殖器官出了狀況。閉孔內肌（請見第七章的「骨盆底肌群」）的激痛點也可能因為這個姿勢活化。在沒有肌筋膜的概念下，骨盆內側的疼痛會被誤診成各種不相干的病症，並以手術等錯誤的方式治療。在診斷骨盆這個區域的疼痛時，一定要考量到激筋膜激痛點。假如單靠按摩就能驅離這股疼痛，許多令人憂心的狀況也可隨之排除。

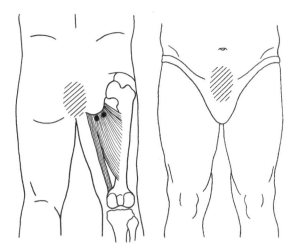

圖9.35 內收大肌1號激痛點和轉移痛模式。

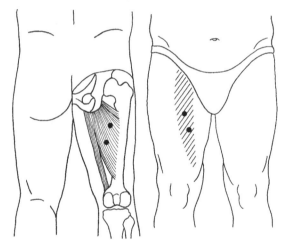

圖9.36 內收大肌2號激痛點和轉移痛模式。

成因

爬樓梯、騎馬兩腳夾住馬身、還有滑雪快速轉身的動作，都會使用到內收大肌。換句話說，如果過度從事這些活動，內收大肌很可能就會因此出現激痛點。萬一你肌肉的活動能力已經因激痛點受到限制，那麼在運動的時候，就請你特別留意，不要再過度伸展它們。

造成內收大肌活動困難的其他常見原因還有，下樓梯不小心失足、在冰上走路滑倒，或是上、下汽車之類的舉動。雙腿張開的時候突然負重過重，或任何會突然讓雙腿往兩側拉開的動作，都可能讓內收大肌繃太緊。

內收大肌就在內收長肌和內收短肌的後方。請再看一次圖 9.31、圖 9.32 和圖 9.33，把你的手指放在大腿內側，試著用指尖區分出這些肌肉。

坐在硬的椅子或板凳上時，可以用網球、長曲棍球或直徑四十五公厘的高彈力球，按摩最上端的激痛點。為了讓你看清楚球體擺放的位置大概會落在哪裡，圖示未將椅子繪出（圖 9.37）。仰躺、屈膝時，你也可以用手指按摩這個部位。按摩這個激痛點引發的疼痛可能會十分強烈，所以按壓的強度請循序漸進，不要操之過急：只要持之以恆，你一定能化解這個重要的激痛點。

「支撐四指」的手勢可以用來按摩內收大肌 2 號激痛點。按摩時，請如圖 9.34 那樣，在床上把要按摩的那條腿撐起。你也可以坐著，用手指將這條肌肉全部抓

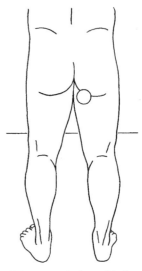

圖 9.37 坐在硬椅上按摩內收大肌 1 號激痛點時，球體應擺放的位置。

起，以抓捏的方式按摩。2 號激痛點會正好落在你抓起那段肌肉的中段，介於大腿前側和後側之間。鉤形按摩杖的握柄，或 Tiger Tail 按摩棒之類的棒狀工具，也可以按摩內收大肌。

◉ 股薄肌

扁平、薄透的股薄肌（Gracilis）是人體第二長的肌肉，比它還長的肌肉就只有縫匠肌。股薄肌的英文「gracilis」在拉丁文有「修長」的意思。股薄肌的上端與恥骨相連，然後就一路向下延伸到大腿內側，下端依附在膝蓋的下方。這樣的連結方式讓股薄肌可以協助髖關節和膝關節彎曲。由於這條肌肉本來就

滿「閒」的，所以不太容易有負擔過重的問題。一般來說，股薄肌的激痛點多半都是其他大腿內側肌肉的激痛點造成，因為它們所引發的轉移痛會促發股薄肌形成衛星激痛點。

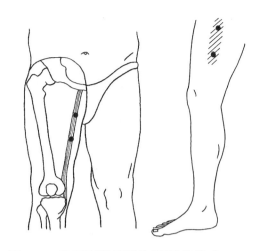

圖 9.38 股薄肌激痛點和轉移痛模式。

股薄肌激痛點只會讓自己的肌肉疼痛，不會在其他部位引發轉移痛（圖 9.38）。雖然圖示只畫出了兩個激痛點，但實際上，這條肌肉的任何地方都可能形成激痛點。你會在大腿內側的皮膚下方感受到股薄肌激痛點引發的疼痛，而且這股疼痛多半又熱又刺，有時還會有種向周邊蔓延的感覺。你不動的時候，不論怎樣變換姿勢，這股疼痛都會持續存在，但有時候走路卻能舒緩疼痛感。

股薄肌和縫匠肌都會在大腿內側類似的位置引發疼痛，可是這個時候不論是伸展縫匠肌或股薄肌，都無法有效改善疼痛。

股薄肌是最表層的大腿內側肌群，就緊貼在皮膚下方。話雖如此，但除非你剛好是個很瘦的人，否則你大概也無法從整個內收肌群中摸出這條肌肉的位置。雖然摸不出這條肌肉的實際位置，不過在大腿內側搜尋相對表層、有壓痛感的地方，還是能讓你找到它的激痛點。「支撐四指」的手勢或用手指抓捏有壓痛感的淺層組織，都能按摩到股薄肌。

膕旁肌群

你可能不太清楚膕旁肌群（Hamstring muscles）是什麼，或是根本不知道它們在哪裡。它們是三條極度強大又修長的肌肉組成，覆蓋在大腿後側（圖 9.39）。膕旁肌群裡的潛伏激痛點，很常導致這些肌肉緊繃。不只成年人，孩童也經常因膕旁肌群的激痛點出現疼痛和僵硬的狀況。

我們時常耳聞運動員會碰到「拉傷膕旁肌」，或更糟的，「撕裂膕旁肌」之類的運動傷害。激痛點有可能是造成這類傷害的根源，因為它會讓膕旁肌群無法正常伸展。一旦有了激痛點，肌肉就無法百分之百的暖身或伸展，還很容易因為過於緊繃受到實質的傷害。如果運動員能更了解激痛點，並知道中止它們活性的方法，他們的膕旁肌一定能少受點傷。以下這個案例，就闡述了未照顧到激痛點的治療，會讓膕旁肌損傷對當事人造成怎樣長遠的影響。

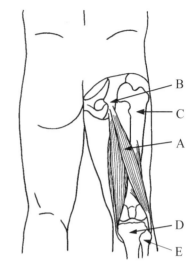

圖 9.39 （A）膕旁肌群、（B）坐骨、（C）股骨、（D）脛骨、（E）腓骨。

　　納森，二十一歲，是快遞公司的物流士，下背部因工作極度緊繃。有一天他痛到去急診室報到，雖然醫師開了止痛藥和肌肉鬆弛劑給他，但疼痛並未消退，所以他也無法繼續工作。

　　去按過幾次背部和臀部的肌肉後，納森終於擺脫了背痛的問題，可是他還是不太能彎身拿起任何物品，因為他的大腿後側很僵硬。他說自從他的膕旁肌在高中的跨欄賽跑中受到撕裂傷後，他的大腿後側就一直這麼硬。這個傷害中止了他參與所有體育活動的機會。他受傷那一條腿的後側常常發疼，而且五年來他都摸不到自己的腳趾頭。這也難怪他的背會痛，因為讓他難以彎身的僵硬膕旁肌群，必然會對背部造成壓力，導致背部肌肉緊繃。

　　坐在木椅上，用裝在襪子裡的網球自行按摩大腿後側後，他的膕旁肌群才慢慢伸展開來。在按摩的幫助下，納森帶著煥然一新的自信體態重返工作崗位。儘管那個舊傷還是在他的膕旁肌上留下了傷疤，但現在他終於又能摸到自己的腳趾頭了。

◎ 股二頭肌

股二頭肌（Biceps fermoris）分為兩個部分，跟上手臂的二頭肌一樣。股二頭肌也叫做「外側膕旁肌」（lateral hamstring），即「比較靠近大腿外側的膕旁肌」。

股二頭肌的上端分別與坐骨和大腿骨後側相連，然後就向下延伸，與腓骨上端相連（即小腿外側的那根細長骨頭）。股二頭肌能大力彎屈膝蓋，也是伸展髖部的其中一條肌肉。這些動作都是走路、跑步和跳躍的必備要素。另外，不論你的身體是正在活動，還是站著不動，膕旁肌群收縮時產生的「剎車功能」（braking action）都能讓你的身體不會往前倒。當你以髖部為支點，將身體向前彎的時候，膕旁肌群還可以控制上半身往下沉的速度。

症 狀

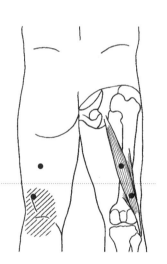

圖 9.40 股二頭肌激痛點和轉移痛模式。

股二頭肌激痛點會讓你覺得膝蓋後側隱隱作痛（圖 9.40）。這股疼痛比較偏大腿後側的外側，而非中心，有時候還會集中在腓骨頭附近。股二頭肌激痛點引發的不適，有時候還會往上、下蔓延，讓大腿後側和小腿的上半段出現疼痛感（圖示未呈現）。

成 因

腿部的髖關節和膝關節長期保持在彎曲的狀態時，會為膕旁肌群帶來麻煩。久坐不動的生活型態對膕旁肌群很不好，因為這很容易讓它們緊繃、僵硬。椅子對大腿後側施加的龐大壓力，也會增加膕旁肌群形成激痛點的風險。橄欖球、籃球和足球等運動常會導致膕旁肌群受傷，尤其是在球員體能狀況不佳的時候。如果膕旁肌群已經因潛伏激痛點縮短、肌力變弱，那麼游泳和騎自行車等運動可能會它們的處境變得更艱難。

大腿和髖部的所有肌群都環環相扣。也就是說，這當中只要有一條肌肉出了狀況，就會牽連到其他肌肉。以緊繃的股四頭肌群為例，它們會過度伸展膕旁肌群，讓膕旁肌群必須更加賣力才能做出相同的動作，而此舉也會增加膕旁肌群形成激痛點的機會。膕旁肌群的激痛點會導致骨盆後傾（就像是把尾巴夾在屁股下的姿勢），這個姿勢會使臀部肌群持續緊繃，因為要讓髖關節彎曲，這兩個肌群都必須保持在拉長的狀態。膕旁肌激痛點除了會影響到彎曲髖關節的肌群，也會對彎屈膝蓋的肌群造成很大的負擔，例如縫匠肌、股薄肌、腓腸肌和蹠肌。因此，在治療此處的激痛點時，你一定要同時關照到整個髖部和大腿的其他激痛點。

治療方式

　　要找出膕旁肌群中的股二頭肌，你可以把手放在大腿後側，感覺它們在大腿中段形成的凹槽。你可以坐著感覺。雙足緊貼地面，用力收縮大腿後側的肌肉，就好像你打算把腿向後拉起一樣。這個動作會讓股二頭肌大力隆起。或者，你也可以把手放在膝蓋後方的外側，去感受股二頭肌肌腱的厚實觸感。這條肌腱的末端與腓骨頭（即小腿外側腿骨頂端的骨節）相連。請仔細看圖9.40，你會發現這條肌肉是以斜對角的方向，從大腿後側的腓骨頭一路向上連至坐骨。圖中雙腿下方的那一個黑點，象徵可能出現在股二頭肌短頭的多個激痛點，而股二頭肌的短頭就隱身在長頭下方。

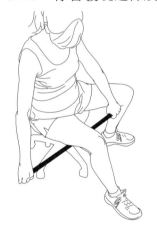

　　徒手按摩膕旁肌激痛點，會迅速累壞你的雙手和手指。想避免雙手過勞，你可以使用鉤形按摩杖或按摩棒這類棒狀按摩工具（圖9.41），不論你是站著或坐著，它們都能發揮很好的按摩效果。使用鉤形按摩杖時，請坐在柔軟的椅子上，將它抵著大

圖 9.41 用木桿或掃帚柄按摩膕旁肌。

腿後側，來回推撫。另一個更好的按摩方式，是坐在木椅或板凳等硬質的平面上，用網球、大顆的高彈力球或長曲棍球按壓激痛點（圖9.42）。按壓時，請避開此處的淋巴結、血管和神經，也不要把球滾到膝蓋後面。膝蓋後側的激痛點需要小心處置，這個部分我們會在本章下個小節的「膝蓋後側肌群」詳細說明。

為了更完善照顧到膕旁肌群的健康，請你多花點心思留意你的椅子、沙發或汽車座椅，看它們有無對你的大腿後側肌群造成壓力，並盡可能將它們調整到最符合你人體工學的

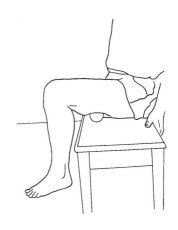

圖9.42 在木椅或板凳上，用球按摩膕旁肌。請不要把球滾到膝蓋後方柔軟、豐滿的區塊。

狀態。好比說，如果你的腳無法平穩地碰到地面，就應該找些東西當作腳凳，讓你能以膝蓋呈直角的狀態平穩地坐著。有長短腿的人，尤其要注意到膕旁肌群的健康，因為他們先天的生理條件，本來就會提高膕旁肌群出狀況的風險。即便是高個子的人，也可能因為汽車座椅或沙發座位太深，引發膕旁肌群的問題。

膕旁肌群的潛伏激痛點異常狡詐：就算它們已經鬧出了大麻煩，你可能也想不到是它們搞的鬼。常常檢視膕旁肌群的狀態，並花點時間去處理你找到的激痛點，絕對是一門值得的投資。同時，這可能也是避免因膕旁肌群過緊，造成膕旁肌群嚴重受損，以及影響其他肌肉表現的最佳預防手段。

◎ 半腱肌和半膜肌

這些以「半」（semi）字開頭的肌肉，半腱肌（Semitendinosus）和半膜肌（Semimembranosus），是構成膕旁肌群的另一半肌肉，它們的力量與股二頭互補、抗衡。它們的名字反映出了它們的特色，即這兩種肌肉有一半的長度都是由力量極強、貌似肌腱的組織組成。由於這些肌肉都會一起活動，所以之後討論時，我們會將它們當成同一種肌肉來討論，簡稱「半肌肉群」（semi muscles）。

半肌肉群激痛點引發的疼痛，主要會分布在大腿後側的上端、臀部微笑曲線的位置（圖9.43）。有時候，疼痛的範圍還會往下延伸到大腿後側的內側和小腿肚（圖示未呈現）。在這個情況下，整個大腿後側（從臀部微笑曲線到小腿）可能都會一碰就痛。如果半肌肉群在膝蓋引發疼痛，它的痛感會比股二頭肌還強烈，而且疼痛的部位會比較偏膝蓋內側。

半肌肉群激痛點引發的疼痛和僵硬常被錯貼上「膕旁肌肌腱炎」的標籤。膕旁肌激痛點廣泛的疼痛範圍，也可能被誤判成坐骨神經痛的症狀。在執行任何更具侵入性的治療選項前，都應該先試試激痛點按摩法這類非侵入式的選項。

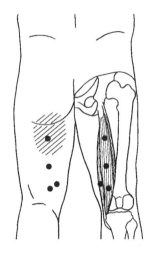

圖 9.43 半腱肌和半膜肌激痛點和轉移痛模式。

半肌肉群與坐骨和脛骨上端的內側相連。它們的連結方式有助執行伸展髖部和彎屈膝蓋的動作。把彎曲髖部和伸展膝蓋的動作做到極致時，會讓這兩條肌肉的長度也達到最大值。踢足球和橄欖球時，腿部就會做出這樣的動作。你在做跨欄賽跑和帶有劈腿動作的體操運動時，也有可能傷到往前劈那條腿的膕旁肌群。

過度伸展會導致半肌肉形成激痛點，太少活動所造成的太少伸展也會導致相同的結果。一天到晚坐著—工作、坐車和上班—會讓半肌肉群一直處於收縮狀態。

膕旁肌群過於緊繃，常是造成下背部長期疼痛的根源。膕旁肌群緊繃會導致骨盆後傾（尾巴夾在屁股下的姿勢），拉平下背部的曲線，使背部和臀部肌群無法正常施力。這還會促成頭部前移的體態，增加上背部和頸部的壓力。透

過這樣的骨牌效應，緊繃的膕旁肌群也可能在相距非常遙遠的部位引發疼痛，例如下顎、臉部和頭部。簡單來說就是，即使你只有長期頭痛這個問題，也可能與膕旁肌群有關。

治療方式

你可以在大腿後側的內側找出半肌肉群的位置。跟按摩股二頭肌的方式一樣（圖 9.42），坐在木椅上，抵著網球、直徑六十公厘的高彈力球或長曲棍球，搜尋這整個區塊。往兩側來回移動你的腿，讓球體能橫向往左、右滾動，充分按壓到整個大腿後側的每一寸肌肉。請避開此處的淋巴結、血管和神經，也不要把球滾到膝蓋後面。膝蓋後側的激痛點需要小心處置，這個部分我們會在下個小節的「膝蓋後側肌群」詳細說明。按摩時，請務必把膝蓋和大腿往內側旋轉，以確保球體能在你大腿後側的內側滾動。大部分的半肌肉群激痛點都會出現在大腿中段和下段，不過出現在坐骨正下方的半肌肉群激痛點也不罕見。圖 9.43 中，這兩條肌肉下半段的每一個黑點，都表示可能出現在半膜肌上的多處激痛點，它們就隱身在半腱肌下方。在你出了狀況，特別去檢視膕旁肌群之前，你可能都不會想到它們會有激痛點。

最重要的是，請你記住，在沒有中止激痛點的活性前，所有的膕旁肌群都無法獲得充分的伸展，因為激痛點會活躍地抑制肌肉纖維拉伸。在運動前、後伸展一番，或許會讓你覺得自己有好好照顧到膕旁肌群，但其實在沒有治療它們激痛點的情況下，你仍可能會在運動過程中傷到它們。

膝蓋後側肌群

膝蓋後側有兩條非常重要的肌肉。一般來說，膝蓋後側被視為所謂的「危險」地帶，因為這個部位涵蓋了很多沒受到妥善保護的精細結構，像是神經、血管和淋巴結。話雖如此，但謹守下方的治療指示，你還是有辦法找出並具體治療這些肌肉。

◎ 膕肌

膕肌（Popliteus）是膝蓋後方的一小塊肌肉，它的英文是從「poples」這個字衍生而來，在拉丁文有「火腿」的意思。由於膕肌的體積小、位置隱蔽，所以在排除激痛點問題的時候，常常會成為漏網之魚。

膕肌的上端與大腿骨末端的外側相連，下端則與脛骨後側的頂端相連。它的功能是讓膝關節不要鎖死，這樣它才能隨意彎曲。膕肌也會輔助膝關節內側的後十字韌帶（posterior cruciate ligamen），一起避免脛骨上方的股骨往前滑動。一旦這條韌帶受損，膕肌可能就會因負荷超載、形成激痛點；此時若只是動了修復韌帶的手術，未處置激痛點的問題，那麼術後膝後疼痛的問題恐怕仍會持續存在。

症狀

膕肌激痛點會在你伸直腿的時候，在膝蓋後側引發疼痛（圖 9.44），而變短的膕肌也會讓膝蓋無法正常打直。另外，在你徹底中止股二頭肌激痛點的活性前，恐怕都不會想到膕肌出了狀況。

蹲伏、跑步或走路的時候也都會讓你感到疼痛，且這股疼痛會因走下坡或下樓梯加劇。徒步旅行者或背包客在登山回程的路上，膝蓋後側會突然發疼多半都是膕肌激痛點造成。

膕肌激痛點所造成的膝蓋疼痛有可能被誤當成貝克氏囊腫（Baker's Cyst）、肌腱炎、韌

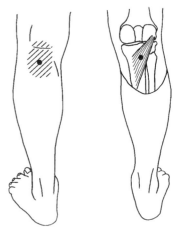

圖 9.44 膕肌激痛點和轉移痛模式。

帶撕裂，以及半月板軟骨或其他膝蓋關節組織受損的症狀。雖然膝蓋真的有可能因故受到實質的傷害，尤其是在意外事故和劇烈的團隊運動中，但你都不應該先入為主的認為，手術是解決膝蓋疼痛的唯一解方。在考慮其他處置前第一個要採取的行動，應該是檢視控制膝蓋的肌肉有無激痛點。

　　跑步、扭身、滑壘等動作，還有足球、棒球和橄欖球這類會快速變換奔跑方向的運動，都會把膕肌操過頭。網球、排球和田徑等，也是可能對膕肌造成壓力的活動。坡道滑雪或登山走下坡的時候，亦會為膕肌帶來很大的工作量。就連穿戴護膝舒緩疼痛的舉動，都可能意外地導致膕肌出狀況，因為護膝會讓膕肌無法動彈，阻礙它正常活動的能力。

　　按摩膕肌時，一定要特別避開膝蓋後方的神經、血管和淋巴結。欲了解更多按摩時須注意的細節，請見第三章的「需特別注意的禁忌」一節的內容。要確認你摸到的組織確實是膕肌，你可以做些會單獨收縮膕肌的動作。比方說，坐著，把腳反覆往內旋轉，就像是你要把腳趾頭的趾尖全碰在一塊兒一樣。做這個動作的時候，你會在小腿內側、膝蓋下方約二英吋的位置，感覺到膕肌在

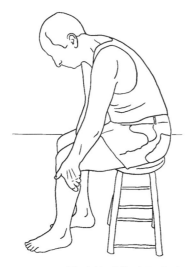 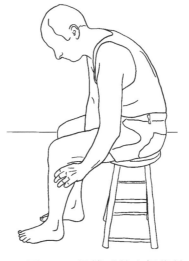

圖 9.45 用雙手的手指（不含大拇指）按摩膕肌。按摩時，請務必按照正文的敘述，小心找出這條肌肉的位置，以避免按壓到此處脆弱的血管和神經。

圖 9.46 用雙手的大拇指按摩膕肌。按摩時，請務必按照正文的敘述，小心找出這條肌肉的位置，以避免按壓到此處脆弱的血管和神經。

腓腸肌的後方收縮。你可以就這樣隔著腓腸肌按摩膕肌，也可以用圖9.45或圖9.46的技巧撥開腓腸肌，直接按摩膕肌。切記，此處只能用雙手按摩─千萬不要用硬質的工具。

在還沒按摩激痛點之前，請不要伸展膕肌或腿部後側的其他肌肉，因為激痛點會阻礙肌肉拉伸的能力。可以的話請不要穿高跟鞋，這樣容易讓膝蓋持續處在彎曲的狀態，導致膕肌緊繃、變短。**久坐不動的生活型態是為肌筋膜帶來災難的最佳序曲**。當然，你可以用規律和合理的方式去調整體態，但請不要突然開始瘋狂減重。

◉ 蹠肌

蹠肌（Plantaris）也是位在膝蓋後方的小肌肉，它的名字反映出它與膕肌的功能大不相同。蹠肌的英文「plantaris」源自拉丁文的「planta」，是「腳底」的意思。（一如「足底疣」這個常見的字「plantar warts」就用「plantar」一詞點出這類疣是長在腳底。）在蹠肌長到不可思議的肌腱幫助下，它能幫助小腿肌肉用所謂的「蹠屈」（plantar flexion）彎曲腳踝。「蹠屈」就是你把腳底往下點的動作。

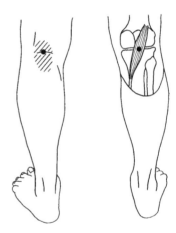

圖9.47 蹠肌激痛點和轉移痛模式。

蹠肌與大腿骨的底端相連，該點與膕肌的附著點相近。它長長的肌腱會一路往下連接到跟骨（calcaneus）上，與阿基里斯腱交會。蹠肌的體積非常小，所以同時極度伸展膝蓋和腳踝的動作很容易過度伸展蹠肌。膝蓋打直，腳掌從腳踝的位置往上彎到極致，就是同時極度伸展膝蓋和腳踝的動作。如果你曾經因為好玩，用兩腳的腳後跟走路，你就曾做過這個伸展蹠肌的動作。在踏上一階樓階或人行道的路緣時，若不小心失足往後滑，就可能傷到這條肌肉。

蹠肌激痛點引發的疼痛會集中在膝蓋後方，但也可能向下延伸到小腿的上

端（圖 9.47）。在按摩蹠肌時，一定要避開膝蓋後方的神經、血管和淋巴結。欲了解更多按摩時須注意的細節，請見第三章的「需特別注意的禁忌」一節的內容。尋找蹠肌激痛點時，一定要坐著，讓膝蓋彎成 90 度角，在膝蓋後方的外側搜尋。按摩時，請用與膕肌相同的按摩技巧（圖 9.45 和圖 9.46），用指尖輕柔地按摩膝蓋後方的那條皺褶。

第十章
小腿、踝部和足部疼痛解析

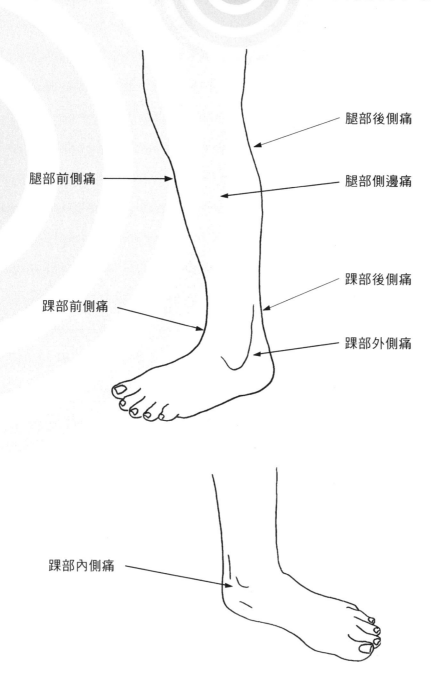

腿部後側痛

腿部前側痛

腿部側邊痛

踝部後側痛

踝部前側痛

踝部外側痛

踝部內側痛

小腿和踝部｜常見疼痛區域

　　粗體字呈現的肌肉名稱，為該部位的主要疼痛模式。字體未加粗的肌肉名稱，則是該部位比較不常見的疼痛模式或衛星激痛點位置。肌肉的排列順序是以它們造成該問題的可能性，由高到低排列。「常見疼痛症狀」也是以此原則羅列肌肉名稱。我們已經把這些介紹上傳到網路上，你可以在 www.newharbinger.com/24946 下載這些資料。欲了解更多資訊，請見本書末頁。

踝部後側
比目魚肌 p.417
脛後肌 p.421
屈趾長肌 p.423

腿部後側
比目魚肌 p.417
臀小肌 p.326
腓腸肌 p.412
半腱肌 p.377
半膜肌 p.377
屈趾長肌 p.423
脛後肌 p.421
蹠肌 p.382

踝部前側
脛前肌 p.394
第三腓骨肌 p.409
伸趾長肌 p.399
伸足拇長肌 p.399

腿部前側
脛前肌 p.394
內收長肌 p.366

踝部內側
外展足拇肌 p.436
屈趾長肌 p.423
比目魚肌 p.417

踝部外側
腓長肌 p.404
腓短肌 p.408
外展小趾肌 p.438
第三腓骨肌 p.409

腿部側邊
腓腸肌 p.412
臀小肌 p.326
腓長肌 p.404
腓短肌 p.408
股外側肌 p.358

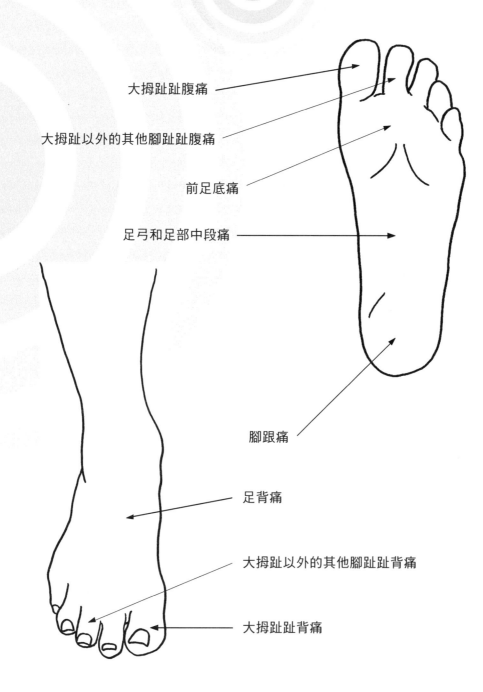

大拇趾趾腹痛

大拇趾以外的其他腳趾趾腹痛

前足底痛

足弓和足部中段痛

腳跟痛

足背痛

大拇趾以外的其他腳趾趾背痛

大拇趾趾背痛

足部 常見疼痛區域

　　粗體字呈現的肌肉名稱，為該部位的主要疼痛模式。字體未加粗的肌肉名稱，則是該部位比較不常見的疼痛模式或衛星激痛點位置。肌肉的排列順序是以它們造成該問題的可能性，由高到低排列。「常見疼痛症狀」也是以此原則羅列肌肉名稱。我們已經把這些介紹上傳到網路上，你可以在 www.newharbinger.com/24946 下載這些資料。欲了解更多資訊，請見本書末頁。

足弓和足部中段
腓腸肌 p.412
屈趾長肌 p.423
內收足拇肌 p.449
比目魚肌 p.417
外展足拇肌 p.436
脛後肌 p.421

前足底
屈足拇短肌 p.440
屈趾短肌 p.439
內收足拇肌 p.440
屈足拇長肌 p.423
骨間肌 p.432
外展小趾肌 p.438
屈趾長肌 p.423
脛後肌 p.421
屈小趾短肌 p.441

腳跟
比目魚肌 p.417
足底方肌 p.439
外展足拇肌 p.436
脛後肌 p.421
外展小趾肌 p.438
腓腸肌 p.412

大拇趾趾背
脛前肌 p.394
伸足拇長肌 p.399
屈足拇短肌 p.440

足背
伸趾短肌 p.432
伸足拇短肌 p.432
伸趾長肌 p.399
伸足拇長肌 p.399
屈足拇短肌 p.440
骨間肌 p.432
脛前肌 p.394

大拇趾以外的其他腳趾趾背
骨間肌 p.432
伸趾長肌 p.399

大拇趾趾腹
屈足拇長肌 p.423
屈足拇短肌 p.440
脛後肌 p.421

大拇趾以外的其他腳趾趾腹
屈趾長肌 p.423
脛後肌 p.421

小腿、踝部和足部 常見疼痛症狀

阿基里斯肌腱炎

脛後肌 p.421

比目魚肌 p.417

腓腸肌 p.412

踝部扭傷

腓長 p.404

腓短肌 p.408

第三腓骨肌 p.409

爪狀趾

屈趾長肌 p.423

小腿痙攣

腓腸肌 p.412

伸趾長肌 p.399

鎚狀趾

屈趾長肌 p.423

伸趾長肌 p.399

摩頓氏足

腓長肌 p.404

腓短肌 p.408

第三腓骨肌 p.409

脛後肌 p.421

屈趾長肌 p.423

屈足拇長肌 p.423

麻木或刺痛感

小腿和足部

梨狀肌 p.329

大拇趾

第一骨間肌 p.432

腳趾

屈小趾短肌 p.441

屈足拇短肌 p.440

內收足拇肌 p.440

骨間肌 p.432

足背

腓長肌 p.404

足底筋膜炎

比目魚肌 p.417

腓腸肌 p.412

足底方肌 p.439

屈趾短肌 p.439

外展足拇肌 p.436

外展小趾肌 p.438

因動作產生的

疼痛感或不適

不動的時候痛

外展足拇肌 p.436

外展小趾肌 p.438

屈指短肌 p.439

踝部

脛前肌 p.394

爬樓梯或爬坡的

時候膝蓋後方痛

腓腸肌 p.412

比目魚肌 p.417

難以撿起掉在

地上的東西

比目魚肌 p.417

背屈

比目魚肌 p.417

脛前肌 p.394

垂足

脛前肌 p.394

腓長肌 p.404

伸趾長肌 p.399

腳掌擊地

脛前肌 p.394

伸趾長肌 p.399

踝部和足部疼痛和

腫脹

比目魚肌 p.417

跑步

比目魚肌 p.417

脛後肌 p.421

站

屈趾長肌 p.423

屈趾短肌 p.439

屈足拇長肌 p.423

站姿前傾

腓腸肌 p.412

背屈膝蓋打直

腓腸肌 p.412

絆跤

脛前肌 p.394

踝部不穩定
（也可參照「摩頓氏足」
的內容）

腓長肌 p.404

腓短肌 p.408

第三腓骨肌 p.409

走

脛前肌 p.394

脛後肌 p.421

腓腸肌 p.412

比目魚肌 p.417

屈趾長肌 p.423

屈足拇長肌 p.423

屈趾短肌 p.439

屈足拇短肌 p.440

下樓梯或走下坡

比目魚肌 p.417

快走

比目魚肌 p.417

腓腸肌 p.412

走在有坡度的路面

腓腸肌 p.412

脛前疼痛

脛前肌 p.394

壓痛感

阿基里斯腱

比目魚肌 p.417

踝部

脛前肌 p.394

第三腓骨肌 p.409

大拇趾

脛前肌 p.394

前足底

內收足拇肌 p.440

屈趾長肌 p.423

屈趾短肌 p.439

足跟

比目魚肌 p.417

足底方肌 p.439

腳趾側邊

骨間肌 p.432

足背

伸趾長肌 p.399

伸足拇長肌 p.399

無力

踝部

脛前肌 p.394

伸趾長肌 p.399

腓長肌 p.404

腓短肌 p.408

第三腓骨肌 p.409

小腿、踝部和足部 疼痛區域示意圖

我們已經把這些介紹上傳到網路上，你可以在 www.newharbinger. com/24946 下載這些資料。欲了解更多資訊，請見本書末頁。

※ 對任何一條肌肉展開治療行動前，請詳閱其治療方針。

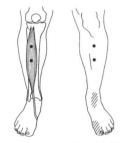
脛前肌激痛點和轉移痛模式。p.396

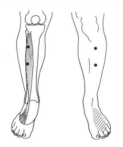
伸趾長肌激痛點和轉移痛模式。p.401

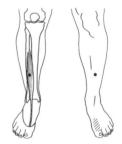
伸足拇長肌激痛點和轉移痛模式。p.401

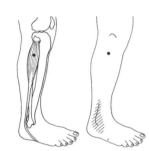
腓長肌激痛點和轉移痛模式。p.406

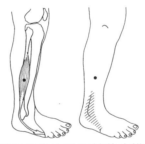
腓短肌激痛點和轉移痛模式。p.409

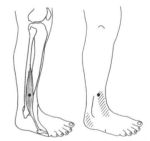
第三腓骨肌激痛點和轉移痛模式。p.401

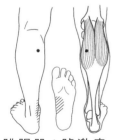
腓腸肌 1 號激痛點和轉移痛模式。p.413

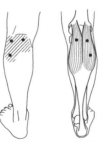
腓腸肌其他激痛點和局部疼痛模式。p.413

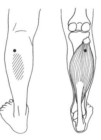
比目魚肌 1 號激痛點和轉移痛模式。p.418

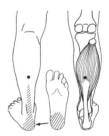
比目魚肌 2 號激痛點和轉移痛模式。p.419

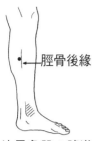

←脛骨後緣

比目魚肌 4 號激痛點和轉
移痛模式。p.419

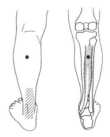

脛後肌激痛點和轉移痛模
式。p.422

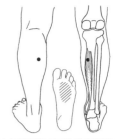

屈趾長肌激痛點和轉移痛
模式。p.424

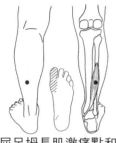

屈足拇長肌激痛點和轉移
痛模式。p.424

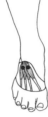

伸趾短肌和伸足拇短肌的
激痛點和轉移痛模式。
p.431

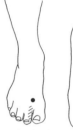

骨間肌激痛點和轉移痛模
式示意圖。這些肌肉位於
每個蹠骨之間。p.432

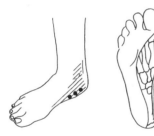

外展足拇肌激痛點和轉移
痛模式。p.436

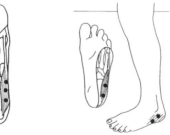

外展小趾肌激痛點和轉移
痛模式。p.438

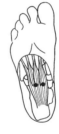

屈趾短肌激痛點和轉移痛
模式。p.439

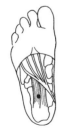

足底方肌激痛點和
轉移痛模式。p.440

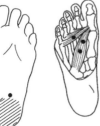

內收足拇肌激痛點
和 轉 移 痛 模 式 。
p.441

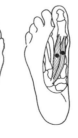

屈足拇短肌激痛點
和 轉 移 痛 模 式 。
p.441

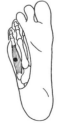

屈小趾短肌激痛點
和 轉 移 痛 模 式 。
p.442

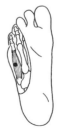

小腿、踝部和足部疼痛

蘿拉，二十五歲，在紐約度假時，沿著市區的水泥人行道徒步欣賞市景，但這一整天的行走，卻讓她的腳開始發疼。最後她不得不叫一輛計程車，送她去急診室看診。急診醫師要她吃一些 Aleve 止痛藥，然後坐著或躺著讓雙腳休息。但吃了止痛藥之後，蘿拉的腳還是很痛，就連在飯店房間裡走動都讓她覺得舉步維艱。她覺得很煩，要是她接下來都只能躺著或坐著「讓腳休息」，那麼她的假期豈不全泡湯了。

飯店裡的按摩治療師知道蘿拉的狀況後，教了她一套按摩小腿的方法，說這能幫助她擺脫腳痛。在此之前，蘿拉已經花了很多時間按摩自己的腳，但都沒起什麼幫助。不過，就在按摩她的小腿肚和脛骨肌後，她走路就幾乎都不會痛了。經過她整晚和隔天早上的休息和持續按摩下，她終於能在稍微縮減行程的情況下，再度出門朝聖紐約的景點；這次她學到教訓，提高了搭計程車的比例，避免全程徒步。她知道這股疼痛大概還是會因為她不停的走路再次找上門來，但現在她已經知道該怎麼對付它。

你或許永遠不會想到，但是你小腿的十一條肌肉，其實都是為足部工作的肌肉。解剖學家把它們稱為「外在足部肌肉」（extrinsic foot muscles），表示它們是在足部外部運作。位在足部的肌肉，則稱為「內在足部肌肉」（intrinsic foot muscles），表示它們是在足部內部運作。這意味著，你的腳痛有可能並不是腳本身造成。**萬一小腿肚或脛骨肌裡的激痛點才是造成你腳痛的原因，那麼你花大把時間按摩足部或泡腳可能都只是在做白工。**

大多數的腳踝痛也是小腿肌肉的激痛點造成。前側腳踝痛幾乎都是源自脛骨肌群的激痛點。後側腳踝、出現在阿基里斯腱附近的疼痛，則通常是源自小腿後肌的激痛點。有時候腳踝扭傷的感覺，只不過是小腿外側的腓骨肌肌群有激痛點，在對此處引發了轉移痛。許多被視為「肌腱炎」、「跟骨骨刺」、「足底筋膜炎」或「韌帶扭傷」等病症的腳踝和足部問題，其實都有機會靠著簡單

按摩小腿肌肉的動作化解。

當然，身體創傷或先天結構異常造成的重大病症，確實會影響到許多人的腳踝和足部功能。然而，即便是同時存在著這類的狀況，這方面的問題多半還是與肌筋膜激痛點脫不了關係。因此，了解激痛點一定能讓你成功、可靠地應付大部分的小腿、踝部和足部疼痛。

脛骨肌群

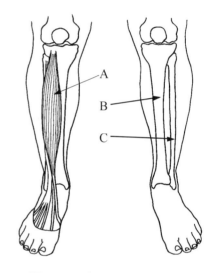

小腿前側有三條非常重要的肌肉（圖10.1），它們能「背屈」（dorsiflex，舉起）足部和腳趾。這是非常重要的功能，因為這樣你走路的時候，腳趾才不會拖在地上。你站著的時候，脛骨肌群也能幫助腳適應凹凸不平的地面，維持你整體的平衡。因激痛點肌力變差的脛骨肌群，是導致走路跛蹌、失足的一大原因；這會造成實質的生理傷害，對老人家來說更是一大隱憂，因為對他們來說，跌倒差不多就意味著骨折和住院。

圖 10.1 （A）脛骨肌群、（B）脛骨、（C）腓骨。

這三條脛骨肌群的激痛點，會在腳踝前側，以及足部和腳趾的頂部，引發疼痛。脛骨肌群在大拇趾引發的肌筋膜疼痛，有時候會被誤當成痛風。其他可歸咎到激痛點身上的問題還有：腳踝無力、半夜抽筋、鎚狀趾（hammertoe）、爪狀趾，以及足背和小腿前側發麻等。

脛骨肌肉激痛點所引發的慢性壓力，可能會導致脛前疼痛（shin splints）；這是一種肌肉和其周遭組織承受過大壓力，進而引發強烈疼痛的病症。雖然脛前疼痛的痛跟激痛點造成的轉移痛不太一樣，但按摩是正確的治療方式，因為此舉能中止激痛點的活性，讓肌肉擺脫長期的緊繃狀態。

受激痛點影響而長期處於腫脹狀態的脛骨肌群，最後可能會衍生出「前腔

室症候群」（anterior compartment syndrome）；這是一種非常嚴重的病症，會損壞該處的血液循環系統，使肌肉組織面臨壞死的風險。小腿共有四個肌肉腔室，每一個腔室都是由厚厚的結締組織隔開，且每一個腔室裡都有數條肌肉。可想而知，這會讓每一個腔室的內部空間都相當有限。腔室症候群的特色是會讓整個腔室出現廣泛的緊繃和壓痛感；這股內部壓力一旦上升到了某種程度，就會撕裂覆蓋在腔室表面的筋膜，此時患者就必須開刀才能化解這個緊急狀況。不過假如你有養成及時處理肌筋膜激痛點的習慣，其實不太有機會碰上腔室症候群這個問題。

◉ 脛前肌

脛前肌（Tibialis anterior）就在脛骨的外側，它的英文中「tibialis」是由「tibia」一字衍生而來，拉丁文就是「脛骨」的意思。有趣的是，羅馬時代的人會把某些動物的脛骨做成笛子，而當時這種笛子的名字就叫做「tibia」。如果你曾經好奇，管風琴的笛聲音栓（flute stop）在英文為什麼會有「tibia」這個稱號，這就是它的歷史淵源。

脛前肌與脛骨的頂端和整個上半部相連，它長長的肌腱則順著脛骨前緣的稜線往下走。你抬起前腳掌時，就會看見這條肌腱從你的腳踝前側突起。這條肌腱會橫過足背，一路往足部內側延伸，然後包覆住足底的骨頭，與之相連。

脛前肌的連結方式，讓它能夠抬起腳背和做出「足內翻」（inversion）這個把腳底往內轉的動作。你爬上一階樓梯，要把腳往前移，踏上另一階的時候，就需要用到抬起腳背的動作，因為這樣你的腳掌才能乾淨俐落的離開地面。另外，身體保持平衡和雙腳在適應下方地面的凹凸時，也都需要用到抬起腳背或是把腳底往內轉的動作。理解脛前肌激痛點的影響後，你就有機會解決許多令人挫敗、看似無解的足部和踝部問題，例如無力、僵硬、發麻和疼痛。孩童的足部和腳踝若出現「生長痛」，請將脛前肌的激痛點列為可能的主因之一。老實說，孩童的脛前肌激痛點問題就跟成年人一樣普遍。下列這兩例個案就說明了由脛前肌引發的典型問題。

黛安，五十九歲，抵達電腦課的教室時，右腳踝的前側和腳背都極度疼痛。前一晚她就已經因為這股疼痛無法入睡，現在她更是被它折騰到幾乎寸步難行。她緊繃的表情讓人一眼就能感受到她的痛苦。有位也上這堂課的按摩治療師看到了她的狀況，就教她按摩脛骨旁疼痛處的方法。幾分鐘之內，她腳踝和腳背的疼痛強度就消退了。為了避免疼痛再次找上門，他又教了她用對側腳的腳跟自行按摩那個部位的方法。

黛安的腳之所以會痛，是因為她坐在電腦前的時候，習慣把腳收在椅子底下。這個姿勢會讓她的腳只有腳趾觸地，而且觸地的腳趾還會大力地往上彎，讓她小腿前側的肌肉持續緊繃好幾個小時。

安迪，八十歲，大拇趾長期疼痛。他也常因腳趾頭絆到台階或地毯地邊緣，意外踉蹌。有好幾次他都差點跌倒，跌倒和摔斷髖骨已成了他最大的擔憂。因此，為了自身安全，他開始使用拐杖。雖然檢測結果並沒有證實他的問題是因為痛風，但醫師還是開了痛風的藥給他。然而，這個藥對安迪一點幫助也沒有，他的大拇趾還是持續隱隱作痛。

按摩治療師在安迪小腿前側的肌肉發現了激痛點，且按壓特定某一點時，就會完整重現他腳趾頭疼痛的感覺。經過按摩，這股疼痛就顯著消退了。他發現他也能用拐杖底部的橡皮頭，自行按摩這個點。於是在依據自身需要的持續自我按摩之下，沒多久安迪就擺脫了絆腳和「痛風」的煩惱。

症狀

脛前肌激痛點會在大拇趾表面和內側，以及腳踝前側引發轉移痛（圖10.2）。走路會造成疼痛加劇。有時，疼痛可能還會往上延伸到小腿的脛骨側（圖示未呈現）。

大拇趾疼痛常常會被扣上「痛風」和「人工草皮趾」（turf toe）的大帽子。可是並非大拇趾痛，就是有痛風。脛前肌和伸足拇長肌激痛點，都會在大

拇趾和第一蹠骨的頭部（腳趾和腳掌相交之處）引發疼痛。那股疼痛感會讓人覺得好像真的是關節在痛。不曉得這些影響的醫師，很可能會開些痛風的藥物來改善這類疼痛，即便檢測結果根本沒顯示你有這方面的狀況。

真正的痛風，是尿酸血症（uricemia）造成；這種血中尿酸太多的病症會形成尿酸結晶，沉積在關節，導致所謂的痛風。吃太多肉或喝太少水都可能促成尿酸血症。痛風和類似痛風的激痛點常會共存，且尿酸血症會讓你更難擺脫激痛點的糾纏。缺乏維生素 C 亦會增加擺脫兩者的難度。

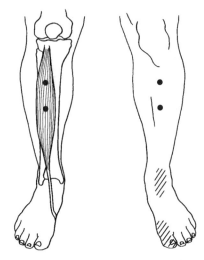

圖 10.2 脛前肌激痛點和轉移痛模式。

跌倒和推測與平衡有關的問題，其實都可能是激痛點弱化了脛前肌的力量所致。脛前肌無力的時候，會使腳掌在不該垂下的時候垂下；這會讓人在走路或爬樓梯的時候，腳趾頭容易絆到路面，導致踉蹌或失足。這個影響更可能將年長者置於險境之中，因為他們一旦跌倒，可能就會面臨骨折或更嚴重的傷害。不論你年紀多大，只要你常常「被自己的腳絆到」，就應該檢查看看你的小腿前側有無激痛點。足部下垂也有可能是脊椎神經受到壓迫使然。如果足部下垂的幅度非常大，多半就是脊椎神經的問題。有時排除脊椎神經受到壓迫的情況後，脛前肌和腓長肌的激痛點還是會持續存在，這個時候就要按摩這些肌肉的激痛點，才有機會徹底改善足部下垂的情況。

有幾條肌肉的轉移痛模式都和脛前肌重疊。因此，在尋找造成腳踝前側、足背和腳趾表面疼痛的原因時，你必須全面檢視小腿前側和足背的六條肌肉。這六條肌肉除了脛前肌，還有第三腓骨肌、伸趾長肌、伸足拇長肌、伸趾短肌和伸足拇短肌。

前腔室症候群的症狀雖然與激痛點相似，但它的症狀並不是激痛點所造成。前腔室症候群的症狀包括：整個脛前肌都會有瀰漫性的壓痛感和緊繃感，且這股

疼痛、發麻和刺痛的感覺還可能蔓延到足部和腿部外側。按摩並不會讓你覺得比較舒服，也不會產生任何幫助。如果你有這些症狀，請一定要馬上就醫。

成　因

　　脛前肌可能因為劇烈跑步、走路和攀爬被操過頭。改變你的跑步或走路方式也可能對脛前肌造成壓力。走在崎嶇的地面這種會增加所有小腿肌肉負擔的行為，當然也可能對脛前肌造成傷害。長途駕駛，持續把腳踩在油門上的動作，也很容易讓激痛點找上脛前肌。

　　小腿肚肌肉的激痛點會讓小腿前側的肌肉必須更努力工作，加速它們感到疲累的時間。相反的，小腿前側的激痛點同樣會增加小腿後側肌肉的負擔，讓它們工作量超載。若長期讓小腿肌肉處在這樣負荷超載的狀態，可能會讓腔室症候群同時找上這兩個區塊，進而對肌肉造成永久性的傷害。長期對脛前肌的激痛點置之不理，也是導致脛前疼痛和脛骨壓力性骨折的根本原因。

治 療 方 式

　　脛前肌就在你的脛骨外側。抬起腳背的動作，可以讓你感覺到它隨著動作收縮，確定它的位置（圖 10.3）。脛前肌的激痛點大概會出現在兩個位置，一個是在膝蓋骨下方約一個掌寬的位置，另一個則是在膝蓋往下約小腿的三分之一處。由於脛前肌激痛點有可能埋藏在這塊厚實肌肉的極深處，所以按摩它們最大的困難就是，徒手按摩的力道可能不太能充分按壓到它們。「支撐四指」的手勢雖然有辦法充分按壓到它們，但前提是你不可以留指甲，因為這樣你才能用指尖按摩，增加按摩力道的穿透力（圖10.4）。倘若你不願意犧牲你的指甲，可以選用

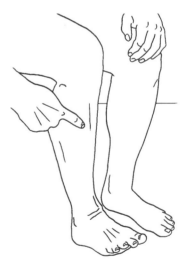

圖 10.3 透過能單獨收縮脛前肌的動作，找出它的位置。

按摩錐或其他手持的按摩工具代勞，並用雙手對它們施壓。鉤形按摩杖是按摩脛前肌的絕佳幫手，但你要用它的握柄按，不要用球狀處按，因為對這塊敏感的部位來說，後者的按摩強度可能會過猛（figure 10.5）。任何棒狀的器具，例如健士舒活棒或其他按摩棒，甚至是掃帚柄，都能充分按摩這塊肌肉。

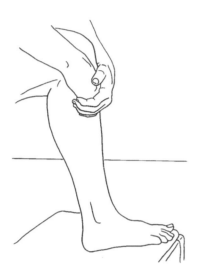

圖 10.4 用「支撐四指」的手勢按摩脛前肌。

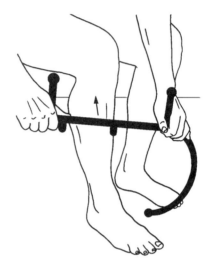

圖 10.5 用鉤形按摩杖按摩脛前肌。

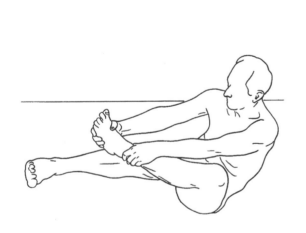

圖 10.6 把腳跟當成按摩脛前肌的工具。

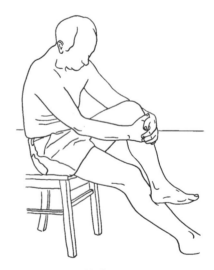

圖 10.7 用腳跟按摩脛前肌。

但說到按摩脛前肌最好用的工具,大概還是非對側腳的腳跟莫屬(若身體夠柔軟的話)。坐在地上或床上的時候,用兩手抓著腳,把腳跟放在脛前肌上,拉著朝自己的方向推撫脛前肌(圖10.6)。你也可以坐在床鋪或椅子的邊緣,用腳跟按摩脛前肌(圖10.7);用這種方式按摩,你會把腳推離自己,往下推撫脛前肌。

脛前肌有問題時,也別忘了檢查一下該腿的其他肌肉有無激痛點。因為其他肌肉造成的失衡,也會讓脛前肌承受額外的負荷。任何一個絆腳、踉蹌之類的小意外,都可能是脛骨肌群的活動能力受到潛伏激痛點牽制的徵兆。

◉ 伸趾長肌和伸足拇長肌

伸趾長肌(Extensor digitorum longus)和伸足拇長肌(Extensor hallucis longus)就位在脛前肌和腓長肌之間。伸趾長肌的上端與脛骨的頂端相連,之後就幾乎與整條腓骨相連。伸趾長肌的末端分為四條肌腱,分別與大拇趾以外的其他四趾趾骨相連。伸足拇長肌也與腓骨相連,但它的上端是附著在腓骨的中段,然後一路向下延伸,末端與大拇趾的趾骨相連。

這兩條伸肌都可以幫助你背屈(抬起)腳掌的前半段。伸足拇長肌還可以幫助你做出把腳底往內轉的動作(足內翻),至於伸趾長肌則能提供一些把腳底往外轉的力量(足外翻,eversion)。這三種動作(背屈、足內翻、足外翻)都有助雙足適應地面的起伏,幫助你站立時保持平衡。

不論是孩童或是成人,都很常受這些修長腳趾伸肌的激痛點所苦。它們在腳踝和雙足引發的疼痛,多半會被當成肌腱炎處置,但鍛鍊、伸展和休息之類的治療,往往都無法改善它們所以引起的症狀。班和芭芭拉的例子,就清楚說明了腳趾伸肌激痛點引發的典型狀況。

班,四十六歲,左腳背和脛骨下半段持續疼痛,腳踝無力到難以舉起腳掌,而且任何嘗試把腳掌抬起的動作,都會大幅加劇他的疼痛感。眼前讓他最煩躁的問題是,他有騎打檔車的嗜好,但現在他腳的狀況根本無法讓他做出換檔的

動作。為此，他也不得不退出期待已久的檔車俱樂部週末車聚活動。

按摩治療師在班的左小腿前側發現了幾個激痛點，這些肌肉都是騎檔車換檔時會頻繁使用到的肌肉。緊繃的肌肉壓迫到了向肌肉傳遞運動衝動的神經，所以肌肉才無法強力的自主性收縮。按摩後，他腳背的疼痛感馬上就消失了。接下來的日子，他繼續按照治療師的指示自行按摩，幾週後這些肌肉就重拾往昔的力量了。

芭芭拉，七十歲，半夜常常被小腿前側的抽筋痛醒。另外，她的腳背幾乎總是在痛，也很難把腳趾伸直，所以她的腳總是呈爪狀蜷縮著。反覆發疼的腳底，更是讓她常以扁平足的方式行走。

按摩治療師在芭芭拉的小腿前側，找到了好幾個有嚴重壓痛感的激痛點。經過按摩師專業的治療和指導後，她靠著自行按摩小腿前側，擺脫了半夜抽筋的問題。隨著她接連三週，每天早、晚的固定按摩，她腳背疼痛的問題也消失無蹤。在這之後，她總是蜷縮的腳趾終於開始慢慢舒展開來。另外，深層按摩小腿肚和腳底肌肉的舉動，也能更進一步舒緩她的不適。

症狀

伸趾長肌激痛點主要會在腳背引發疼痛，但有時後疼痛也會往下蔓延到大拇趾以外其他四趾的趾尖，或往上蔓延到腳踝前側（圖 10.8）。這個疼痛的分布範圍會與脛前肌、第三腓骨肌、伸趾短肌和骨間肌重疊。因此，精準地去分辨哪裡感到疼痛非常重要。

緊繃的伸趾長肌有時候會壓迫到深腓神經（deep peroneal nerve），這條神經負責小腿前側所有肌肉的運動衝動。這種壓迫可能會讓這些肌肉嚴重無力，讓你很難做出抬起腳掌的動作。受到壓迫的深腓神經還會讓大拇趾和食趾根部的腳背，出現特殊的麻木感（Travell and Simons 1992）。

伸足拇長肌激痛點會在大拇趾引發疼痛，疼痛的範圍集中在第一蹠骨的頭部（腳趾和腳掌相交之處）（圖 10.9）。有時，疼痛也可能會延伸到腳踝前側，讓人覺得好像真的是骨頭在痛（圖示未呈現）。

腳趾的伸肌和屈肌若長期處於緊繃狀態，會有利鎚狀趾和爪狀趾的發展。這些病症都會讓腳趾抽筋、攣縮，無法主動或被動地伸直。假如一直沒去處置肌肉的問題，腳的形狀也有可能就此永久變形。持續處於緊繃狀態的腳趾伸肌，也會導致腿部反覆出現夜間抽筋的問題。

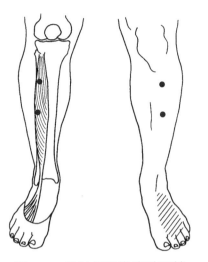 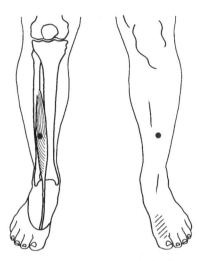

圖 10.8　伸趾長肌激痛點和轉移痛模式。

圖 10.9　伸足拇長肌激痛點和轉移痛模式。

成因

伸肌有可能因為瞬間負荷過大受到傷害，例如踢到腳趾頭或踢球的時候。如果常在市區開車代步，反覆踩油門和煞車的動作也很容易把腳趾伸肌操過頭。踩腳踏車踏板是另一個會讓它們過勞的活動。爬一長串的階梯也會累壞伸肌，因為每上一階階梯它們都必須強力收縮，才能確保腳趾不會絆到地面。骨折打石膏，讓腳無法活動也是誘發腳趾伸肌形成激痛點的原因之一。

治療方式

你可以在膝蓋骨下緣約一個掌寬的位置，找到伸趾長肌的肌腹。伸趾長肌的激痛點會在脛前肌外側約一英吋，且稍微高一點的位置。這個激痛點大概就在小腿的前側和側邊之間。腳掌緊貼地面，只抬起腳趾的動作，能單獨收縮到

伸趾長肌（圖 10.10）。

伸足拇長肌的激痛點則位在膝蓋和腳踝中間，脛骨外側一英吋左右的位置。抬起大拇趾的動作，能讓你感覺到這條肌肉單獨收縮（圖 10.11）。另外，做這個動作的時候，也會看到這條肌腱從腳踝前側突起，出現在脛前肌和伸趾長肌的肌腱之間。

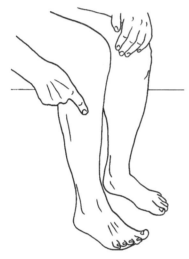 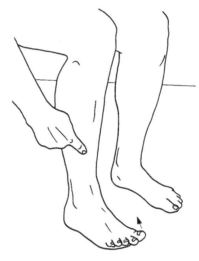

圖 10.10 透過能單獨收縮伸趾長肌的動作，找出它的位置。　　圖 10.11 透過能單獨收縮伸足拇長肌的動作，找出它的位置。

由於腳趾的伸肌非常深層，所以你可能會發現腳跟無法有效按壓到它們。這個時候用按摩錐、鈎形按摩杖，或「支撐四指」的手勢可能會讓你得到比較好的按摩效果。你可能也會發現，把要按摩的那一隻腳踩在椅子上，是你最順手、省力的按摩姿勢。

NOTE　留意按摩的疼痛程度

若用一到十分來表達疼痛程度，按摩激痛點時，請將你的疼痛程度控制在五分（一分是不痛，十分是會讓人大叫投降的劇痛）。疼痛程度在五分的時候，你應該能還是能感受到按摩帶來的放鬆感，並保持正常的呼吸。雖然這種強度的按摩還是會伴隨些許不適，但你會喜歡它帶來的整體感覺。

為了你的小腿好，請放棄穿高跟鞋的習慣。它們會讓小腿的好幾條肌肉長期處於緊繃狀態，置這些肌肉於過度伸展或過度收縮的風險之中，更可能讓你的身體失去平衡。今日市面上販售的絕大多數鞋子，底都非常厚、非常高，就連男鞋也不例外。這個趨勢對腳、腿和下背部都不是件好事。除此之外，也請你為這些肌肉做好保暖，不要讓它們冷到，因為這會使它們緊繃，增長激痛點的勢力。如果你的脛骨肌群經常出狀況，就請不要跑太多步或走太多路，特別是在上、下坡的路段。脛骨肌群不舒服的時候，則請你盡可能搭電梯—不要再爬樓梯。

腓骨肌群

你可以在小腿外側找到腓骨肌群的三條肌肉（圖10.12）。腓骨肌群的英文叫「peroneus muscles」，「peroneus」在希臘文是「大頭針」的意思。腓骨肌群全都與腓骨相連，而這根細長、大頭針狀的骨頭就位在小腿外側。腓骨的英文「fibula」是取自拉丁文，同樣是「大頭針」的意思。有時，為了更好區分身體的各個解剖結構，學界會將專業術語稍做更動，近期他們就改用「fibularis muscles」來稱呼腓骨肌群。

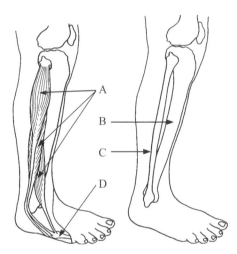

圖10.12 （A）腓骨肌群、（B）脛骨、（C）腓骨、（D）第五蹠骨。

腓骨肌群的激痛點主要會在腳踝外側引發疼痛。很多時候，所謂「扭傷腳踝」（尤其是踝部沒什麼腫脹的扭傷）的痛，其實都只是腓骨肌群引發的轉移痛。如果按摩腓骨肌群就能讓疼痛消失，那麼你就不太可能有韌帶受傷的問題。

這三條腓骨肌都負責足外翻的動作—腳底往外轉，腳踝往內轉。過度做出與之相反的動作，即足內翻（腳底往內轉，腳踝往外轉），是最常造成外側腳

踝扭傷的原因，因為極度的足內翻動作會嚴重過度伸展腓骨肌群。為了自我防禦，被迫過度伸展的腓骨肌群通常會做出產生激痛點和繃緊肌肉的反應。萬一過度伸展的情況太糟，韌帶和肌腱也可能因此出現撕裂傷。在這種情況下，腓骨肌群激痛點帶來的疼痛和僵硬會讓你更不想活動腳踝，而這樣的反應顯然也是身體的一種保護機制。倘若你真的傷到了韌帶或肌腱，療養期間，請一定要按摩腓骨肌群。

矛盾的是，因腳踝受傷而無法活動的情況，多半會增加腓骨肌群激痛點的治療難度，讓它們變得比你原本受的傷還難纏。這些打死不退的激痛點會讓腓骨肌群一直處在緊繃狀態，就算你原本的傷好了，它們很可能也會不斷為你招來新的傷害。你的腳踝會變得無力又不穩定，不僅可能更頻繁的扭傷，骨折的機率也會更高。尤其是運動員，一旦激痛點讓腓骨肌群無法正常運作，他們就很容易因此受傷。

在很極端的情況下，腓骨肌群也可能變得非常腫脹和緊繃，讓環繞它們的肌肉包膜承受著無法承受的高壓。這會導致外側腔室症候群（lateral compartment syndrome），如果這種狀況持續存在，又沒開刀釋放壓力，或許就會對腓骨神經造成永久性的傷害。

◉ 腓長肌

腓長肌（Peroneus longus／Fibularis longus）是腓骨肌群中最長和最大的一條肌肉，也是三條肌肉中，最常受激痛點折磨的一條肌肉。**踝關節發疼時，你第一個要想到的就是腓長肌。**

腓長肌與腓骨頭和三分之二的腓骨骨幹相連，而它下端肌腱的連結方式非常特殊：會先經過外踝（lateral malleolus，外側踝骨），再以對角線的方式，穿過腳底，往腳掌內側延伸。最後，它會固定在第一蹠骨的根部和其中一塊踝骨的下方。（蹠骨是你腳板前半段的骨頭，不包含腳趾。踝骨就是腳踝的骨頭。）這樣的連結方式，除了能讓腓長肌做出把腳底往外轉（足外翻）的動作，還能讓你把腳往下點，這是走路、跑步和攀爬都少不了的動作。從事這些

活動時，你可以在腳尖下方感覺到腓長肌發出的力量，幫助你往前推進。

許多肌肉，包括腓骨肌群的三條肌肉在內，為了與拮抗肌（與它們反方向運作的肌肉）的力量相抗衡，在肌肉拉長的時候都會自動收縮。這樣的特性讓腓骨肌群承受了雙倍的工作量，因為只要它的肌肉不是在原本放鬆時的長度，不論是縮短或是拉長，都會讓它處在收縮的狀態。也就是說，如果常常使用具有這類特性的肌肉，很快就會把它們操到沒力。由於所有會用到腳的活動都一定會用到腓骨肌群，所以它們通常都是最早出現過勞症狀的肌肉。

症狀

瑞秋，二十七歲，和她的小朋友隨著《芝麻街》的音樂跳舞時，不小心拐到腳踝，在客廳跌了一跤。劇烈的疼痛讓她馬上去急診室報到。X 光顯示，她腳踝有一塊骨頭碎了，很顯然是她扭傷韌帶時造成的傷害。打了三週的石膏，她的骨頭痊癒了，但腳踝的疼痛和僵硬卻持續了好幾個月都沒退散。不論時間長短，她都很難好好站著，走路也會讓她的外側腳踝立刻發疼。

按摩治療師在瑞秋小腿的所有肌肉裡都發現了激痛點。按壓她腓長肌上的一個激痛點時，更是完全重現了她腳踝疼痛的感覺。瑞秋學了自行按摩小腿外側的方法，只要腳踝一開始痛，這套按摩就能在幾分鐘之內舒緩她的疼痛。不到一個月的時間，她就不再受疼痛所苦。

腓長肌的激痛點會在腳踝外側引發轉移痛（圖 10.13），且這股疼痛會集中在外踝 （也就是外側踝骨，那個在腳踝外側突出腓骨末端骨節） 下方。外踝的英文是「lateral malleolus」，其中「malleolus」在拉丁文就是「小鎚子」的意思。有時，疼痛也會出現在小腿和足部的外側（圖示未呈現）。激痛點造成的腳踝疼痛通常會因觸碰產生廣泛的壓痛感，這跟韌帶撕裂或壓力性骨折產生的劇烈局部性壓痛感不同。另外，激痛點造成的腳踝疼痛和壓痛感，也常會被誤當成關節炎和肌腱炎的症狀。

腳踝無力是腓骨肌群激痛點造成的典型症狀之一。緊繃的腓長肌也可能壓

迫到神經，導致小腿、腳踝和腳背發麻。神經壓迫造成的肌肉無力，或許會讓你很難抬起前半段的腳掌。一旦你的症狀與神經有關，不論你有沒有感到疼痛，都有可能出現肌肉無力的狀況。這些症狀可能會跟椎間盤突出擠壓到脊椎神經的症狀相似，讓你搞不清楚到底誰才是真正的病灶。其實，要辨別兩者並不難，你只要先治療看看腓骨肌群的激痛點，就可以從症狀的改善看出病灶：如果椎間盤

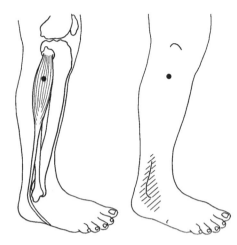

圖 10.13 腓長肌激痛點和轉移痛模式。

突出才是你的病灶，按摩腓骨肌群就無法中止你的症狀。這時候就要等到神經受到擠壓的問題排除後，腓長肌裡殘存的激痛點才有機會徹底根除。脛前肌亦有類似的症狀。

成因

過度從事走路、跑步和爬山等活動，都會讓腓長肌出現激痛點這件事，成為預料中的事。如果你有長短腿、扁平足或摩頓氏足（欲知更多有關摩頓氏足的資訊，請見本章後面討論足部的章節），走路更是會加重這些肌肉的負擔。腳趾打直的趴睡或仰睡，對腓長肌的健康非常不好，因為這個動作會讓腓長肌持續處於變短的收縮狀態。如果你可以稍微犧牲一下你對床鋪整潔度的高標準，睡覺時可以試著將塞在床墊下的床腳被單鬆開，讓你的腳和腳趾有更多的擺放空間。穿高跟鞋會使脛骨肌群持續變短和緊繃，處在高壓的環境下。踩著高跟行走，也會讓你全身的重量往前落在腳趾上，此時腓骨肌群必須持續收縮，才能保持全身的平衡。

治療型的壓力襪，或是過於緊繃的襪子，都會對腓骨肌群造成壓力，增加形成激痛點的風險。雙腿交叉的坐姿可能會壓迫到腓骨神經，引起發麻和肌肉無力的症狀。蹲姿也會對神經和血管造成類似的壓迫，而且還會同時讓腓骨肌

群在內的許多肌肉異常緊繃。總之，長時間處在任何一個極端的姿勢，都會增加激痛點找上你的機會。

治 療 方 式

你會在膝蓋下方大約一個掌寬的位置找到腓長肌的激痛點。它們的位置差不多和脛前肌的激痛點在同一條線上。把腳底往外轉的動作，能讓你感覺到腓長肌單獨收縮，找出它的位置。如果你還加上把腳趾往地面點的動作，這條肌肉會收縮的更用力（圖10.14）。

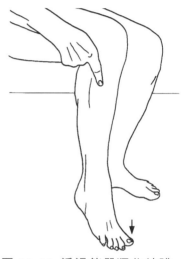

圖 10.14 透過能單獨收縮腓長肌的動作，找出它的位置。

把腳踩在椅子上，是比較好按摩腓骨肌群的姿勢。另一個好姿勢是，坐在床上，屈膝把腿撐在你身前的床面上。用「雙手大拇指對頂」的手勢，緩慢、小幅度地推撫腓長肌（圖10.15）。你或許也能用「支撐四指」的手勢按摩腓長肌，但你會發現這個手勢按起來不太

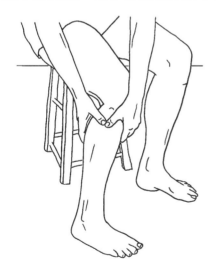

圖 10.15 用「雙手大拇指對頂」的手勢按摩腓長肌。

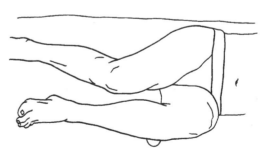

圖 10.16 側躺，用球按摩腓長肌。前、後移動腿部，滾動下方的球體。

順手，因為它不太好定位，很容易從腓骨滑開。相對的，「雙手大拇指對頂」的手勢就能讓你握住小腿、精準地按壓你想按摩的部位。鉤形按摩杖也可以充分按摩腓長肌，按摩方式就跟脛前肌一樣（圖 10.5），請你要用它的握柄按，而非球狀處按。你也能側躺，把球放在肌肉下方按摩（圖 10.16）。這個方式能讓你輕鬆找到腓骨前方的激痛點，但別忘了腓長肌可是整圈環繞著腓骨，所以往往也會在腓骨的後緣找到位處這條肌肉後緣的激痛點。

假如你是一個好動的人，或許就無法避免腓骨肌群裡有激痛點的命運。在這種情況下，你更應該知道，長期忽視這些重要肌肉裡的激痛點，會造成怎樣的特殊風險。激痛點所導致的腓骨肌群無力和不靈活，會讓你的腳踝很容易受到嚴重的傷害，例如肌腱斷裂、骨折或韌帶撕裂等。想要避開這些傷害，在你腳踝外側一發疼時，你就必須好好處置激痛點的問題。如果你的腳踝老是無力，又時不時拐一下，就表示你的腓骨肌群有潛伏激痛點存在，需要特別關照。

如果你有摩頓氏足，會很容易扭到腳，也會很容易在這些肌肉裡生成激痛點。（欲知更多有關摩頓氏足的資訊，請見本章後文的「摩頓氏足症候群和第一蹠骨懸空」章節。）

◉ 腓短肌

與腓長肌相比，腓短肌（Peroneus brevis ／ Fibularis brevis）出現激痛點的機會比較低，但千萬別因為這個事實忽略了對它們的照顧。腓短肌激痛點引發疼痛的模式和腓長肌相似，但它的疼痛會進一步延伸到足部外側，因為腓短肌的末端與第五蹠骨的根部相連（圖 10.17）。（腳掌外緣的中段可以摸到的那顆小小骨節，就是第五蹠骨。）

抬起腳掌外緣（外翻），同時把腳背往上彎的動作，能讓你馬上在腓長肌肌腱的前方，感覺到腓短肌收縮（圖 10.18）。從腳踝往上算起，腓短肌的激痛點位置大概會落在小腿的三分之一處。按摩腓短肌激痛點的工具，就跟腓長肌一樣。

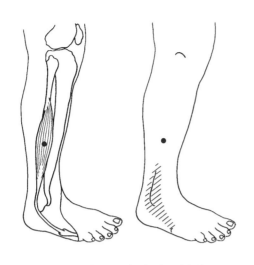

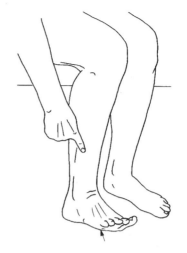

圖 10.17 腓短肌激痛點和轉移
痛模式。

圖 10.18 透過能單獨收縮腓短
肌的動作，找出它的位置。

◎ 第三腓骨肌

第三腓骨肌（Peroneus tertius／Fibularis tertius）是一條非常特殊的肌肉，而這全是因為它相當隱密。若你在修復了所有的問題後，腳踝還是持續疼痛和無力，那麼這箇中的原因可能就是第三腓骨肌的激痛點。

第三腓骨肌與腓骨下半段的前側相連。它的肌腱會經過外踝前側，與第四和第五蹠骨根部的頂部相連。這條肌肉能做出把腳底往外轉，以及抬起前腳掌的動作。雖然第三腓骨肌相當隱密，但它的體積可能會出乎你意料的大，有時候甚至會接近伸趾長肌的大小。不過，並非人人都有第三腓骨肌，世界上大概有百分之八的人口沒有這條肌肉。腓骨還有一條更少人擁有的第四條肌肉，這條肌肉叫做「第四腓骨肌」（peroneus quartus），每七個人當中，只有一個人的腓骨下端、後方會出現這條肌肉。它的激痛點會介於腓骨和阿基里斯腱之間，且它轉移痛的模式與腓長肌相似。

第三腓骨肌激痛點會在外踝前側，以及腳跟外側引發疼痛（圖 10.19）。其疼痛的特徵是，每走一步路就會感到一陣疼痛襲來，而且通常會伴隨著腳踝無力的症狀。這些症狀常會被誤當成韌帶受傷、肌腱炎，或骨關節炎等病症的病兆。

第三腓骨肌就在外踝前側的上方。首先你要把手放在外踝、靠小腿前側的位置，然後從那個位置往上朝膝蓋的方向移動約三到四英吋。此時，做出把腳底往外轉，同時抬起前腳掌的動作，會讓你感覺到這條肌肉在你指下收縮（圖10.20）。這塊收縮隆起的肌肉，就是第三腓骨肌的肌腹；仔細感受它傳來的微妙壓痛感，能幫助你找出激痛點的位置。

你可以用「支撐四指」或「雙手大拇指對頂」的手勢按摩第三腓骨肌（圖10.21）。如果想同時按摩第三腓骨肌和腓短肌，坐在床緣用網球或是高彈力球按摩是很棒的方法（圖10.22）。這個姿勢也特別省力，因為你可以用腿部的重量加重按摩的力道。如此一來，你就可以減少手指的工作量，讓它們把力氣用在那些只有手指才能按摩的部位。

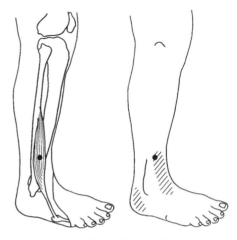

圖10.19 第三腓骨肌激痛點和轉移痛模式。

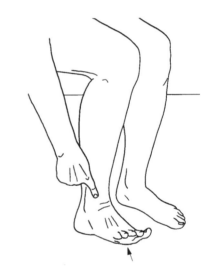

圖10.20 透過能單獨收縮第三腓骨肌的動作，找出它的位置。

NOTE　鼓勵自己

這套治療最困難的部分，就是要自己操作。因此，每次自行完成治療時，別忘了給自己一個鼓勵，跟自己說聲：「幹得好！加油！」千萬不要把這件事變成你避之惟恐不及的苦差事。

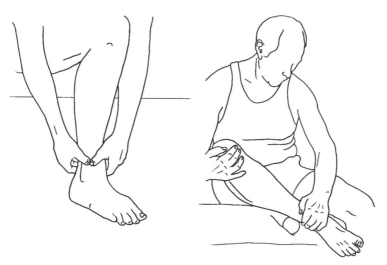

圖 10.21 用「雙手大拇指對頂」的手勢按摩第三腓骨肌。

圖 10.22 坐在床緣用球按摩第三腓骨肌。

小腿肌群

小腿肚有五條肌肉，它們都位在結締組織在小腿後側分隔出的「後腔室」。後腔室的肌肉都很有力、厚實，就算外型修長的肌肉也不例外；你抬著身體站起身，以及往前走或往前跑的主要動力，都是由它們提供。它們也參與了保持身體平衡的工作。

可以想見，小腿後肌裡的激痛點一定會增加小腿痙攣的機會，並在腳踝和小腿肚引發疼痛。可是，知道下面這件事你或許會很驚訝：小腿後肌其實也跟至少一半的足底疼痛，以及所有在腳踝後側、阿基里斯腱附近的疼痛有關；但這類疼痛很常被誤當成肌腱本身出了狀況。

> **NOTE 注意事項**
>
> 如果除了疼痛，小腿還同時有紅、腫、熱或局部搔癢等症狀，最好就立刻去找醫師看診。這些可能是深層靜脈栓塞，或腿部血管有血栓的症狀。任何按摩都可能讓血栓從血管壁剝落，使它流至肺部。也請不要去按摩有靜脈曲張的部位，因為它們也會形成血栓。

◎ 腓腸肌

腓腸肌（Gastrocnemius）的英文「gastro」在希臘文是「肚腹」的意思，「cnemius」在希臘文則是「骨幹」或「小腿」的意思。綜合起來看，腓腸肌的英文代表的意涵就是「小腿的肚子」。看看你的小腿肚，你就會對這一切心領神會：小腿肚那個如肚腹般隆起的輪廓，就是腓腸肌造就的。

腓腸肌與膝蓋後側正上方的股骨下端相連。接著，腓腸肌會向下延伸到小腿後側一半的位置，末端與阿基里斯腱相交，依附在跟骨上。腓腸肌有兩個頭，而這兩個頭的肌肉纖維走向，就是讓它們有力量抬起全身重量的原因。跳躍、攀爬以及控制下樓梯和走下坡的速度時，都需要用到腓腸肌的這股力量。另外，腓腸肌也有一些比較精巧的功能，像是穩定踝關節和膝關節，還有操控足部的姿勢來保持全身的平衡。值得注意的是，身體往前推進的時候，腓腸肌其實沒貢獻什麼力量，需要爆發力的動作才是它主要會出力的地方。

令人哭笑不得的是，你可能只會在足部感覺到腓腸肌出狀況的徵兆。照轉移疼痛的邏輯來說，你痛的地方就是出狀況處要你多注意的地方，而腓腸肌就是想藉此讓你停止任何會繼續濫用它的活動。一位年輕女性在度假期間，就碰上了這類狀況。

愛普羅，二十二歲，大學畢業後，為自己精心安排了為期五週的歐洲之旅。不幸的是，旅程的頭幾天，她都穿著兩英吋高的平底跟鞋到處走，這讓她的足弓日漸出現無法忽視疼痛。每晚回到旅館，她都會用熱水泡腳，並充分按摩它們，但隔天，就算她只是走了一小段距離，這股疼痛都會再度襲來，且強度絲毫未減。她知道高跟鞋對她的腳不好，但就算她在腳開始發疼後，改穿低跟的鞋子走路，她疼痛的狀況也沒因此改善。事實上，她的疼痛似乎還越來越嚴重，正一步一步地摧毀她的假期。

一本按摩手冊上寫，她的腳痛要靠按摩小腿肚改善。愛普羅覺得很荒謬，但在無計可施的情況下，她決定放手一試。神奇的是，這真的有效。她每天早、晚

都撥了一些時間按摩她的小腿肚，並小心翼翼地伸展它們。開始這套按摩後，她的腳、腿和腳踝只有因為走路和攀爬等動作變得更加勇健，再也沒有因為肌肉的防禦機制發展出激痛點。沒幾天的時間，她就徹底擺脫了腳痛的困擾。

症狀

足弓疼痛是腓腸肌出狀況的主要症狀（圖10.23）。1號激痛點引發的疼痛有時候也會延伸到大腿或膝蓋後側，以及腳踝內側（圖示未呈現）。出現在腓腸肌其他部位的激痛點，則主要會在其肌肉本身引發疼痛（圖10.24）；但其中位於外側、最上端的激痛點，偶爾也會在腳跟外側引發疼痛（圖示未呈現）。當腓腸肌因激痛點變短時，你可能就會很難在腳跟著地的情況下，伸直膝蓋。孩童也很常因為這些肌筋膜激痛點，產生相同的症狀。

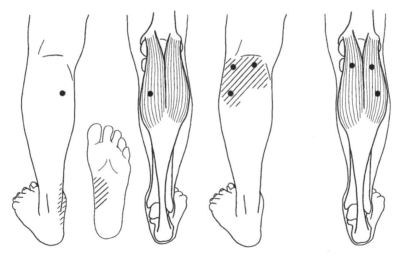

圖10.23 腓腸肌1號激痛點和轉移痛模式。　　圖10.24 腓腸肌其他激痛點和局部疼痛模式。

比起位處腓腸肌上段的激痛點，出現在中段的激痛點比較容易引發小腿晚上痙攣的症狀。不過你一定要記住，還有許多原因都可能讓你的小腿在晚上痙攣，例如缺乏維生素、藥物副作用和血液循環不良等。要舒緩小腿抽筋的狀

況，請把膝蓋伸直，並緩緩地彎曲腳掌（或是用手握著腳掌，將它扳彎）。躺著做，能讓這套方法發揮最好的效果。

有些嚴重的問題也常表現出與腓腸肌激痛點相同的症狀。這些問題有椎間盤破裂、肌腱撕裂、後腔室症候群（它會切斷血液循環）、靜脈炎和膝蓋後側囊腫。當然，在治療者對肌筋膜一無所知的情況下，也可能將腓腸肌激痛點的症狀誤解為上述這些病症的病兆。

成因

攀爬、走路、爬坡或騎自行車，都可能把腓腸肌操過頭。工作時，長時間以前傾的姿勢站著，也會耗損它們的力量，增加激痛點生成的風險。另外，游泳時腳趾往打水的方向伸、開沒有恆速功能的車，或是長時間坐著、壓迫到後方大腿的血液循環等，也有機會成為腓腸肌形成激痛點的原因。會對小腿造成壓力的腳凳或躺椅，是導致小腿後肌出狀況的主因。打石膏無法活動腿部，和缺乏運動導致的體能狀況不佳，也都會讓激痛點找上門。病毒性的疾病常會造成小腿肌肉緊繃，讓它們容易因過度使用受損。肌肉在冰冷的情況下，更容易受到傷害。把腳趾往下指的睡姿，會讓小腿肚的肌肉持續處在收縮的狀態，促進痙攣發生。如果睡覺時你不要把被單塞在床墊的床腳下，或許就能避免這方面的傷害。穿高跟鞋會使小腿的所有肌肉持續處在變短的狀態。

治療方式

你小腿肚的形狀，通常是由位在小腿上半段的腓腸肌決定。把腳尖指向某處的動作，能讓你感覺到腓腸肌在你指下隆起。

如果你要非常精準的按摩腓腸肌的某一個點，你可以用「支撐四指」的手勢、按摩錐或鉤形按摩杖來按摩；如果你只是想做比較籠統的治療，任何棒狀工具的握柄都可以發揮不錯的效果。在使用這些工具時，把腿放在床面或是椅子上，可以減輕你背部承受的壓力（圖 10.25）。

對側腳的膝蓋也是深層推撫腓腸肌的好幫手，它更是能讓你很輕鬆地按摩

到整個小腿後側的全部肌群。無論你是躺著或坐著，這個技巧都能發揮很好的效果（圖 10.26 和圖 10.27）。如果你要坐著用膝蓋按摩小腿肚，請雙手緊扣膝蓋，此舉可以減輕腿部和下背部的負擔。將腳放在膝蓋上往下移動，一路從腳踝後側推到膝蓋後側，重複三到四次，且每次的推撫軌跡要相互平行、不重疊。推撫的過程若碰到激痛點，可以針對該點小幅度地反覆推撫，加強按摩。除了順著小腿上、下推撫，你也可以左右推撫。深層按摩的時候，請讓膝蓋緊貼小腿肚，緩緩推動小腿的皮膚，不要只是讓小腿肚滑過膝蓋。

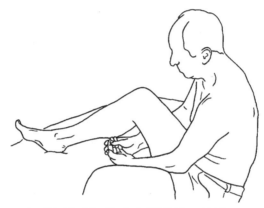

圖 10.25 用「支撐四指」的手勢按摩小腿肚。

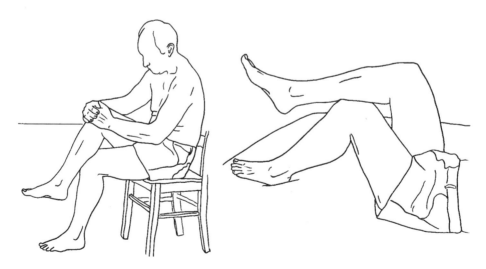

圖 10.26 坐著，用對側膝蓋按摩小腿肚。雙手請一定要緊扣膝蓋，支撐上半身的重量。

圖 10.27 躺著，用對側膝蓋按摩小腿肚。

如果你無法很自在的用對側膝蓋自行按摩，可以試著坐在地上、沙發或床上，用網球、長曲棍球或直徑六十公厘的高彈力球，搭配幾本有厚度的書，來按摩小腿後側（圖10.28）。書本可以把你的腿抬高，增加球體按壓的力道。雙手置於身體兩側，骨盆從地面抬起，移動整條腿，將球體深深按入小腿肚。如果你無法抬起身體來移動腿的方向，就直接把球放在你要按壓的部位下方，讓地心引力來幫你按摩激痛點。有些人也喜歡用靠牆抵球的方式按摩小腿。要小心的是，小腿後側深埋了許多重要的神經和血管，所以萬一你有循環或神經系統的問題，請最好不要大力按壓小腿。

　　狀態不佳大概是導致小腿出狀況的最大原因。一旦小腿肌肉的肌力變弱、彈性變差，它們就很容易被操過頭或過度伸展。請記住，在肌肉持續因激痛點緊繃的時候，就算是做治療性的伸展，也可能對肌肉造成傷害。

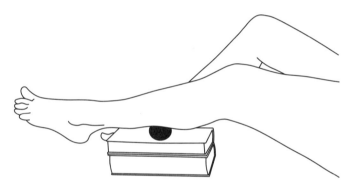

圖10.28　在一疊有厚度的書上，用球按摩小腿肚。
請不要用手以外的任何工具按摩你的膝蓋後側。

NOTE　治療要點

・ 任何時候都可以用對側腳的膝蓋按摩小腿。按摩時，雙手請一定要緊扣膝蓋，藉此支撐腿部和下背部的重量。
・ 在一疊有厚度的書上，用球（網球大小）按摩小腿肚的肌肉。直徑六十公厘的橡膠製高彈力球最理想，因為它不會滑。
・ 站著按摩時，請把腳踩在椅子上，用棒狀的工具推撫小腿後肌。

◉ 比目魚肌

比目魚肌（Soleus）是一條又大又寬的肌肉，覆蓋了整個小腿的後側。它的下半段緊貼皮膚，上半段則隱身在腓腸肌下。比目魚肌的英文「soleus」是從有「拖鞋」之意的拉丁文發展而來；其英文當中的「sole」，在英語中除了有腳底的意思，亦可是「比目魚」或「鰈」這類常見碟形目魚的統稱。事實上，比目魚肌又寬又扁的形態的確也跟比目魚很像。

比目魚肌的上端除了同時與脛骨和腓骨的上端相連，還與將這兩根骨頭連結在一起的強大筋膜相連。比目魚肌的下端則藉著阿基里斯腱與跟骨相連，這條肌腱也與腓腸肌和蹠肌相連。有一小部分人的比目魚肌會在緊鄰阿基里斯腱後方的空間多出一個頭，這個空間原本是由一團脂肪佔據。這塊額外的肌肉有可能相當大，且容易被誤認成腫瘤。

比目魚與跟骨相連的特性，讓它成為腳踝的主要足底屈肌（plantar flexor）；這表示，它能讓你的前腳掌用力往下踩。走路、跑步、騎自行車、跳躍和攀爬時，都會大量使用到比目魚肌，因此這些活動都很可能促成激痛點。肌筋膜激痛點找上狀態不佳的比目魚肌時，就會造成腳跟疼痛，而這在週末運動者身上十分常見。不過，除了運動員，其他人的比目魚肌也很常出狀況，下面這個三十年沒有跑跑跳跳的男子，就能用他的親身經歷印證這句話。

傑弗瑞，五十歲，住在一個鄰近他上班地點的宜人社區。他很喜歡走路上、下班，但後來他的腳跟痛得很厲害，讓他不得不開車上班。他的後腳跟對觸碰非常敏感，敏感到他就連晚上睡覺，都必須把腳懸在床緣。就醫時，醫師告訴他，骨刺是造成他疼痛的原因，手術是唯一的解決之道。然而，按摩治療師按摩傑弗瑞小腿肚的比目魚肌後，他的腳跟就不痛了。爾後，外出走動時，只要疼痛又找上門來，他就會自行按摩小腿，幾分鐘之內就可平息疼痛。

以下是另一個完全不同類型的腳跟痛例子：

茉妮塔，四十三歲，在當地一家很受歡迎的烘焙坊當記帳員。不過在當地最大體育賽事的賽季期間，她每天也必須到生產線烤好幾個小時的派。一段時間後，她的腳跟出現了強烈的疼痛感。那種感覺就像是她的腳跟被石頭撞傷了。早上或一段時間沒活動時，疼痛的狀況會特別糟。她的按摩治療師在她小腿肚裡的每一條肌肉都發現了激痛點，但在比目魚肌裡發現最多。治療馬上就改善了她的情況，但要徹底解決這個問題，還有賴茉妮塔自己的努力。上班前、後和工作期間自行簡短按摩小腿肚的舉動，讓茉妮塔在堅守崗位之餘，狀況也持續好轉。

症狀

比目魚肌激痛點主要會在腳跟、小腿和腳踝外側引發疼痛（圖 10.29 和 10.30）。令人意外的是，比目魚肌激痛點也可能在坐骨神經處引發深層的疼痛，或是造成下背部肌肉持續痙攣（圖 10.31）。下背部對觸碰極度敏感的狀況，有時候就跟比目魚肌有關。比目魚肌的激痛點甚至有機會在下顎引發疼痛（圖示未顯示）。當這個情況發生時，下顎肌肉就會發展出衛星激痛點，讓疼痛反覆發生。位在脛骨後緣、比目魚內側的激痛點，有時會在內踝（腳踝內側的那個骨節）引發疼痛（圖 10.32）。

有許多嚴重病症引發的疼痛，都跟比目魚肌激痛點引發的疼痛相仿，並可能因此造成診斷上的混淆。即便是沒有紅、腫和發炎，比目魚肌激痛點的症狀也可能被誤診為血栓、靜脈炎、壓力性骨折和肌腱或韌帶撕裂傷等（請見小腿肌群章節開頭的「注意事項（p.411）」）。肌筋膜疼痛也可能被誤當成脛前疼痛或跟骨骨刺處置。或許你是真的

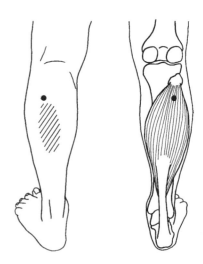

圖 10.29 比目魚肌 1 號激痛點和轉移痛模式。

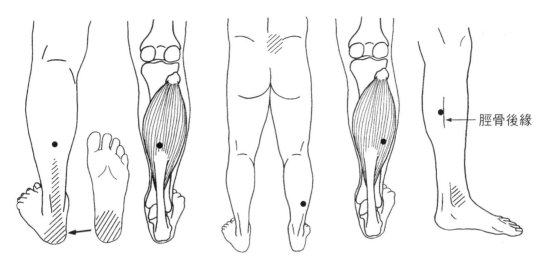

圖 10.30　比目魚肌 2 號
激痛點和轉移痛模式。這
個內側激痛點就位在小
腿大拇趾側、鼓脹腓腸肌
下方的位置。

圖 10.31　比目魚肌 3 號激痛
點和轉移痛模式。這個外側激
痛點同樣位在腓腸肌下方，但
位置在小腿後側中線、靠近小
趾的那一側。此處的激痛點也
可能在下顎引發疼痛。

圖 10.32　比目魚肌 4 號激
痛點和轉移痛模式。

有跟骨骨刺，但它們並不是讓你發疼的原因。

　　阿基里斯肌腱炎是腳踝後側疼痛的常見診斷。「足底筋膜炎」則是腳痛到
難以行走時，常被貼上的標籤。傳統治療肌腱炎和足底筋膜炎的方法，不外乎
就是止痛藥、類固醇針劑、矯具和物理治療等方法，但效果多半不彰。如果你
想到這些治療全都不會對激痛點有顯著的影響，就會明白為什麼會有這樣的結
果。絕大多數出現在腳跟和阿基里斯腱附近的疼痛，都是由比目魚肌、脛後肌
和足底方肌的激痛點引發的緊繃發展而來。

　　比目魚肌有時候會被稱為身體的「第二顆心臟」，因為在幫助血液由足部
和腿部往上打的方面，它扮演非常重要的角色。只要比目魚肌是以健康、有彈
性的狀態正常運作，不論它們是因動作變短或拉長，都會非常有效率的泵打血
液。然而，一旦出現了肌筋膜激痛點，這一切就會變了調，削減它們泵打血液
的效率。低血壓和突然昏倒的情況，都有可能是比目魚肌泵打血液的功能太弱
所致。

在沙灘或是碎石子這類容易滑倒的路面走路或跑步，可能會把比目魚肌操過頭。穿鞋底太硬、不好站的皮鞋，也會對比目魚肌造成壓力。除了底太硬的鞋子，躺椅跨腳凳對腿部後側施加的壓力，或是在腳踝未受良好支撐的情況下滑雪或溜冰，都可能讓比目魚肌出狀況。有氧舞蹈是耗盡比目魚肌力氣的常見原因。你會注意到，現在市面上絕大多數的鞋子的鞋跟都有一定的高度，就連男性和孩童的鞋子也不例外。穿一雙鞋根比鞋底還高的鞋子，會讓小腿後肌持續處於緊縮狀態，而這個狀態不僅會招來激痛點，並讓這些激痛點難以退散。因此，挑選鞋子的時候，最好選擇具有足夠支撐力和襯墊的鞋款，避免選擇高跟者。無法顧及腳踝穩定性的高跟鞋，也會讓比目魚肌在每一步的活動中，都承受巨大的壓力。

治療方式

腳趾點地的動作，可以讓你在腓腸肌下緣的下方感覺到比目魚肌收縮，找出它的位置。比目魚肌的按摩技巧就跟腓腸肌一樣（圖 10.25、圖 10.26、圖10.27 和圖 10.28）。把鼓脹的腓腸肌當作定位的標誌，利用它找出分布各處的比目魚肌激痛點。上側的比目魚肌激痛點就介於兩個外側腓腸肌激痛點之間，很容易找到。下側的比目魚肌激痛點就要花比較多的心力才能找到。把腳趾點地的時候，請注意，腓腸肌下緣那條明顯的邊界。比目魚肌激痛點就位在該條邊界的下方。現在沿著小腿肚後側，畫一條虛擬的中線。用手指，在這條垂直中線內側大概一英吋處，找出引發腳跟疼痛的激痛點（圖 10.30）。假如你沒在這個位置找到激痛點，請朝著腳踝的方向往下摸索一到二英吋。請注意，造成腳跟疼痛的激痛點是位在靠近大拇趾那一側的小腿肚。造成下背痛的激痛點依舊是在腓腸肌鼓脹輪廓的下方，但位在垂直中線的另一側，與中線相距一英吋的位置（圖 10.31）。這個區塊的激痛點也可能讓下顎隱隱作痛。想要解決下顎持續疼痛的問題，請用高爾夫球大小的球，按摩這個外側激痛點。小腿的

治療要點，請參照「腓腸肌」章節中，介紹治療方式的段落。

如果你容易因坐姿起身的動作頭昏眼花，請試著在起身時花幾秒鐘的時間，將身體的重心輪流轉移到兩腳，轉移的速度大概就跟你正常走路的節奏差不多。這個小動作可以讓比目魚肌泵打血液的功能運轉起來，使氧氣用比較快的速度送往大腦。運動或鍛鍊之後，要快速恢復呼吸和能量時，這套方法也可以派上用場：事實上，結束任何劇烈活動後，輪流伸縮小腿後肌的動作，都可以讓血液更順暢地在整個循環系統裡流動，提供各組織當下所需要的額外能量。軍人因長時間站立昏倒的例子時有所聞，這多半是因為他們一直沒活動比目魚肌的緣故。受過一段時間的完善訓練後，他們就會知道自己能透過規律收縮和放鬆小腿肌的動作，避免這個情況發生。

比目魚肌需要藉由運動來維持它們往前推動身體的力量，以及履行它們泵打血液的職責。不過，過度使用或壓力都會對比目魚肌造成額外負擔。舉凡突然增加某種新鍛鍊的運動量、週末做一大堆運動，或是心血來潮做了平常不太做的園藝活動等，都會讓比目魚肌和其他的小腿肌群受到嚴重的傷害。

預防性保養對小腿後肌格外重要。每天早上坐在床緣花幾分鐘的時間，用膝蓋按摩小腿肚，就是有益小腿肌肉健康的好習慣。

◉ 脛後肌

脛後肌（Tibialis posterior）位在比目魚肌和腓腸肌下方，介於脛骨和腓骨之間。它除了與兩根骨頭相連，還與將這兩根骨頭固定在一起的骨間膜（interosseous membrane）相連。這條肌肉長長的肌腱會包覆腳跟內側，然後往前與足弓中段的數根骨頭相連。脛後肌的功能是將腳底往內轉（足內翻），還有幫助腳掌往下彎曲。它也能保持足弓的正常弧度，讓身體的重量正確分散到腳掌外側。摩頓氏足症侯群和脛後肌無力都會讓腳踝往內彎旋前，並使足底因足弓塌陷變得扁平。

脛後肌激痛點引發疼痛的部位主要集中在阿基里斯腱（圖10.33），尤其是你在走路或跑步的時候。有時候疼痛或許還會蔓延到小腿肚、腳跟和整個足底（圖示未呈現）。脛後肌激痛點引發的肌筋膜疼痛，也有可能被誤當成脛前肌、後腔室症候群和肌腱炎的症狀。事實上，那些被算到阿基里斯肌腱炎頭上的症狀，多半都是脛後肌激痛點造成的。如果你的問題真的是出在阿基里斯腱上，按摩與它相連的三條肌肉會有所幫助，分別是：腓腸肌、比目魚肌和蹠肌。

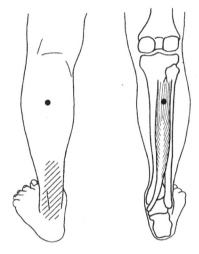

圖10.33 脛後肌激痛點和轉移痛模式。

在崎嶇不平的路面走路或跑步，會對脛後肌造成壓力。嚴重磨損的鞋子，或任何會造成足部晃動的平面，同樣會對脛後肌造成壓力。另外，會導致你用腳掌內緣走路的摩頓氏足，也會把脛後肌操過頭，為腳踝後側帶來疼痛。由於跑步常會過度使用到脛後肌，所以專家通常會建議跑者多多伸展這條肌肉。不過切記，在做任何伸展之前，先為肌肉按摩一番，一定能讓你的伸展發揮更好的療效。

腳趾點地的動作，可以讓你在腓腸肌下緣的下方感覺到比目魚肌收縮，找出你無法靠單獨收縮脛後肌的方式找出它的位置，因為不論你的腳做出什麼動作，小腿肚的所有肌肉都會同時收縮。想要找出脛後肌的位置，請仔細感受腓腸肌雙頭之間的微妙壓痛感。對你小腿肚的中心點施壓，然後將施力點往上移

動一英吋，再朝小腿外側移動一英吋（圖10.34）。可以深層按摩肌肉的工具或按摩方式，都能充分按摩脛後肌，例如鉤形按摩杖、按摩錐、「支撐四指」手勢、「雙手大拇指對頂」手勢，或墊一本有厚度的書用球體按摩。雖然對側膝蓋按摩的範圍看起來有點廣泛，但是它也能發揮很好的按摩功效。腿部的重量可以讓加重按摩的力度，讓力量穿過後時的肌肉直達脛後肌。按摩時，把你的腿稍微以橫向的方式推向膝蓋，這樣膝蓋就可以將脛後肌抵向腓骨背側，反覆擠壓。別忘了，腓骨是小腿外側的骨頭。欲了解更多用膝蓋按摩小腿的技巧，請見上

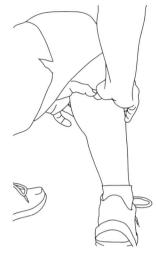

圖10.34 用手指找出和治療脛後肌激痛點。

文「治療要點」的文字框。請注意，小腿後側深埋了許多重要的神經和血管經過，所以你若有循環或神經系統的問題，最好不要大力地深層按壓小腿肚。

◎ 屈趾長肌和屈足拇長肌

屈趾長肌（Flexor digitorum longus）和屈足拇長肌（Flexor hallucis longus）是腳趾的長屈肌。它們與脛後肌相依，隱身在另外兩條體積比較大的小腿肌肉下方—比目魚肌和腓腸肌。這些長屈肌會與足底的短屈肌協同運作。

屈趾長肌緊鄰脛骨後側，屈足拇長肌則緊鄰腓骨後側、稍微偏下半段的位置。不過這兩條肌肉下端肌腱的相對位置，可是與此相反。這兩條肌肉的肌腱都會行經、纏繞腳跟內側，然後在這個位置彼此交叉；屈足拇長肌的肌腱會與大拇趾相連，屈趾長肌的則會與其他四趾相連。這樣相互交叉的連結方式賦予了腳趾比較好的力學結構，讓它們能更強而有力地踩在地面上。這兩條腳趾的長屈肌是保持我們整體平衡的重要肌肉，並與足底的短屈肌一起負責這項工作。另外，它們也能幫助身體往前推進。

　　腳趾長屈肌的激痛點會讓你在走路時感到腳底發疼。屈趾長肌激痛點會在蹠骨弓（metatarsal arch）和腳趾下方引發疼痛（圖10.35）。蹠骨弓就是你前腳掌的那塊肉墊，它們是由腳掌前側那五根細長蹠骨的頭部組成。屈足拇長肌激痛點會在大拇趾下方，以及大拇趾與第一蹠骨相交的頭部引發疼痛（圖10.36）。大拇指下方發麻和刺痛也是屈足拇長肌激痛點的典型症狀，且開車可能是活化右腳這個症狀的原因。

　　前腳掌下方的疼痛常會被怪到鞋子不好、扁平足或痛風上，很少人會想到這股疼痛可能是源自小腿肚的肌肉。腳趾長屈肌的激痛點也會讓比較小的足底肌肉痙攣，並促成鎚狀趾和爪狀趾這類會讓腳趾持續痙攣、呈現扭曲姿勢的病症。

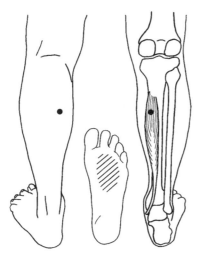

圖 10.35 屈趾長肌激痛點和轉移痛模式。

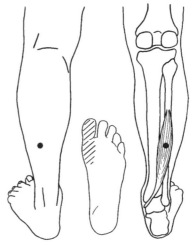

圖 10.36 屈足拇長肌激痛點和轉移痛模式。

　　腳趾被會使用到足部和小腿的活動操到精疲力盡時，就會讓腳趾的長屈肌發展出激痛點。比方說，赤腳在柔軟的沙灘上奔跑或散步，或是走在崎嶇的山坡路上。推著割草機在不平的地面上走，也可能讓腳趾的屈趾非常疲累。削弱

比目魚肌和腓腸肌力量的激痛點，更會加重腳趾長屈肌的負擔。坦白說，不管你是跑步或走路，只要過量，都會增加激痛點找上小腿肚這五條肌肉的風險。

治療方式

屈趾長肌激痛點深埋在比目魚肌和腓腸肌下方，就跟屈趾長肌所緊鄰的脛後肌一樣，這些激痛點也能用對側膝蓋按摩。只不過按摩屈趾長肌時，你的膝蓋要朝另一個方向推撫，將屈趾長肌抵向脛骨，反覆擠壓。你可以用手指確認屈趾長肌的位置，其步驟就跟脛後肌差不多。首先你要把手指按入腓腸肌隆起處的中心，然後將施力點往上移動一英吋，再朝小腿內側移動約一英吋（圖10.37）。欲了解該如何用符合人體工學的方式按摩小腿肌肉，請見上文「治療要點」的文字框。請注意，小腿後側深埋了許多重要的神經和血管經過，所以你若有循環或神經系統的問題，最好不要大力地深層按壓小腿肚。

屈足拇長肌激痛點位在腓腸肌的下緣，從腳踝往上算起，大概是小腿的三分之一處。用腳趾點地的動作找出腓腸肌鼓脹的下緣，然後在小腿肚的中央假想一條直線。先將手指壓入腓腸肌下方的小腿中線，再往側推。此時大拇趾做出往下捲曲的動作，你就會感覺到屈足拇長肌隨著你的動作收縮，找出它的位置（圖10.38）。為了避免同時收縮到覆蓋在屈足拇長肌上方的比目魚肌，捲曲大拇趾時，請不要把腳往下踩。用膝蓋將屈足拇長肌抵向腓骨，即能輕鬆按摩這條肌肉，詳細技巧請見圖10.26和圖10.27。

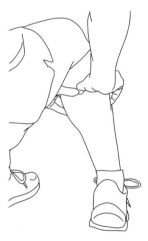

圖 10.37 用手指找出和治療屈趾長肌激痛點。

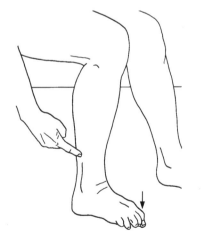

圖 10.38 透過能獨立收縮屈足拇長肌的動作，找出它的位置。

足部肌群

除非你的腳開始痛，不然你大概都不太會想到它們。這一點很令人遺憾，因為**雙腳其實是你進行每一項直立活動的根基**。

雙腳非常複雜，除了每一隻腳都有九條獨立、單獨命名的肌肉，以及七條骨間肌（介於前腳掌細長蹠骨之間的微小肌肉）外，還有四條比較小的蚓狀肌（這是從我們祖先腳趾比較長，腳掌常做出抓握動作的時期，遺留下來的小肌肉）。這樣算下來，每一隻腳就有二十條肌肉，這數量聽起來有點可觀。所幸，就算你分不出這當中的每一條肌肉，也是有辦法順利擺脫足部疼痛。當然，如果你能清楚了解腳上九條主要肌肉的個別功能，一定會提高你化解問題的效率，因為它們都有不同的轉移痛模式。至於只會引發局部性疼痛的骨間肌和蚓狀肌，則可以視為一個群體，一起治療。要注意的是，腳上的九條肌肉中，只有兩條在腳背，其他七條都在腳底。如上文所提，腳底也稱做「足底」，而足底的英文「plantar」是從另一個帶有「腳底」意涵的拉丁文衍生而來。如果你知道「足底疣」這個字的英文是「plantar warts」，就能輕鬆記下「plantar」這個字的意義。

除了肌筋膜激痛點，還有許多問題會造成足部疼痛，像是拇趾滑液囊炎（bunion）、滑囊炎、關節炎、足底疣、老繭、甲溝炎（ingrown toenail）、感染、痛風、骨折、壓力性骨折、韌帶撕裂，或是像摩頓氏足這類骨骼結構異常的病症。上述這些問題有不少需要就醫尋求協助，但摩頓氏足不用，因為只要知道方法，你就可以自行化解它所引發的問題。

摩頓氏足症候群和第一蹠骨懸空

以下章節的內容是與www.mortonsfoot.com的伯恩 · 斯維（Bjorn Svae）共同撰寫。

腳掌中段的骨頭能與腳趾根部相連，就是蹠骨居中連結。在理想的腳掌結

構中，第一蹠骨的頭部應該與第二蹠骨的頭部齊頭、並排，這樣走路時才能均攤負擔。看看你的腳背，說不定會發現你的第二蹠骨的頭部比第一蹠骨的頭部突出，看起來就像是第二蹠骨太長了。如果你有摩頓氏足症後群（又稱「摩頓氏足」或「摩頓氏趾」，你的第二蹠骨就會比第一蹠骨長（圖 10.39）。（這不一定會讓你的第二根腳趾比大拇趾長。）第二蹠骨過長會導致足部和腳踝無法穩定、有效率的運作，而這往往也是促成激痛點和慢性疼痛的原

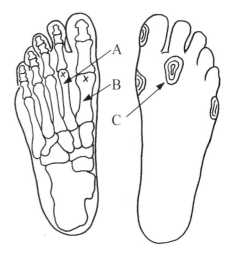

圖 10.39 摩頓氏足：（A）第二蹠骨、（B）第一蹠骨、（C）老繭。

因。就連上背部、頸部和頭部的長期肌肉緊繃和疼痛，也常是摩頓氏足所致。不過，摩頓氏足倒是不會讓腳本身感到什麼不適。

每四人當中就有一人有摩頓氏足。這個因第二蹠骨過長引起的問題，會讓足底無法平均分配身體的重量。要保持良好的平衡和穩定，足底應以三角架的姿態與地面接觸，把重量均攤在第一到第五蹠骨的頭部和腳跟之間。第二蹠骨過長的時候，它的頭部就會第一個與地面接觸，承攬了原本應該是第一蹠骨要分攤的全部重量。這會讓你的腳底的支撐點從三點變成兩點，使你有種穿冰刀在走路的感覺：腳踝變得不穩，很容易往內或往外彎。許多有摩頓氏足的人為了彌補這個缺陷，都會不自覺地把腳底往外轉，好將多一點重量分攤到第一蹠骨上。此舉能讓腳踝比較穩定，但它也會讓腳踝不自然地往內彎（過度旋前），迫使許多肌肉承擔了不該承擔的壓力，影響範圍涵蓋足部、小腿、大腿、臀部和背部。

圖 10.39 呈現了摩頓氏足的內部結構和外觀狀態。骨骼透視圖中的「x」記號標記出了第一和第二蹠骨的頭部。請注意，第二根腳趾頭的長度跟第二蹠骨的長度不一定有關聯性。也就是說，你有可能第二根腳趾比較長，但第二蹠骨長度正常；或是你可能第二蹠骨比較長，但第二根腳趾並沒有比較長。當然，確

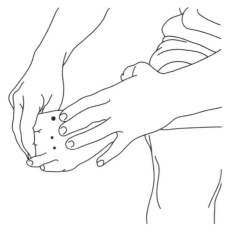

圖 10.40 找出蹠骨頭部的位置。

實也有些人會出現兩者同時偏長的情況。想確認自己到底有沒有摩頓氏足，你只要做一個動作，就是把腳趾往下彎，這樣你就能清楚看見第一蹠骨和第二蹠骨的頭部，比較兩者的相對長度（圖 10.40）。你把腳趾頭往下拉後，請將前三根蹠骨的頭部往上推，讓它們突出腳背的皮膚。在第一蹠骨和第三蹠骨的頭部之間畫一條直線，有摩頓氏足的話，你第二蹠骨的頭部就會突出這兩根蹠骨頭部連成的直線。

　　圖 10.39 繪製的另一隻腳，則呈現出了摩頓氏足常會在足底造成異常厚繭的四個位置。繭最厚的位置就在第二蹠骨頭部的正下方，另外三個則分處大拇趾外緣，以及第一和第五蹠骨頭部的邊緣。有時候，第三蹠骨也會像第二蹠骨那樣偏長，此時兩根蹠骨的頭部下方就都會形成硬繭。如果你常做美足保養，可能就沒什麼繭可以讓你做這方面的判斷。若是這種情況，你也可以用摩頓氏足的另一個明顯特徵來做判斷：摩頓氏足會讓第一和第二根腳趾之間的蹼，比第二和第三根腳趾之間的蹼深。不過，整體來說，直接比較第一和第二蹠骨的長短，還是判斷摩頓氏足最好的方法。

◉ 第一蹠骨懸空

　　當初是杜德利‧摩頓（Dudley Morton）醫師發現並記錄下這個症狀，故將此症命名為摩頓氏足。他也注意到那些第一蹠骨特別短，或第二蹠骨太長的人，也會有第一蹠骨活動度過大（hypermobile first metatarsal）的現象。依他的觀察，他認為有摩頓氏足的人，其第一蹠骨非但不會承擔身體的重量，似乎還會把它原本應該承擔的重量轉移到第二蹠骨上。為了避免失去平衡，腳踝和足部就會藉由過度旋前或降低足弓等方式，讓懸空的大拇趾骨碰到地面，在腳底創造出三點支撐的狀態（Morton 1935）。www.mortonsfoot.com 這個網

站就描述了你第一蹠骨懸空（elevated first metatarsal）時，會發生的狀況：

　　站著或用輕鬆的步伐走路這類不用耗費你太多力氣的動作，當然也都不太會引發疼痛。但當你的身體處在不穩定或不平衡的狀態，你的肌肉就會開始變得緊繃。這是因為過度旋前造成的不穩定會讓你的身體失去平衡，所以你從雙足到頸部用來維持體態的肌肉都會時時刻刻處在緊繃狀態。也就是說，不論你是剛爬上山坡，或是走回平坦的路面、坐下來休息，這些肌肉都不會得到所謂可以「放鬆」的信號，過度旋前會讓你的足弓塌陷，讓你在把重心轉換到前腳時，出現腳踝往內彎的狀況。過度旋前的腳掌會造成兩件肉眼可以觀察到的現象。第一個是，你的體態有所變化—你的腿會往內轉、髖部會往前轉（其中一側的髖骨會比另一側前面），還有你整個上半身和頭部都會往前傾。第二個則是，這個「頭部前移」的體態會使你的肌肉緊繃、痙攣，讓你的身體下意識地想彌補這個現象所造成的失衡。醫界把這個反應稱做「常見代償模式」（Common Compensation Patterns）。不幸的是，隨著時間的推進，這樣的

NOTE 第一蹠骨懸空的自我檢測方法

　　依照這些步驟檢查自己，它能模擬你走路或跑步時發生的情況。你可以在www.mortonsfoot.com 上看到這套檢測方法的影片。

1. 站在堅硬的地面上，雙腳自在地分開，腳趾朝向前方、雙足保持平行。
2. 身體略為前傾，膝蓋彎曲，讓你髖部的位置垂直往下降低約八到十英吋。背部保持垂直—不要蹲—腳跟緊貼地面。
3. 出力讓你的膝蓋往正前方移動，讓它們與你第三根腳趾頭的頂端齊平。
4. 從這個姿勢，將你的膝蓋緩緩朝彼此的方向靠攏，直到你在第一蹠骨的下方（即與大拇趾根部相連、位於前腳掌的球狀骨節）感覺到負重感為止。這股壓力應該平均分布在你的整個腳掌下。
5. 如果你必須把膝蓋往內移，才能讓雙足的內側負重，就表示你有第一蹠骨懸空的問題。

代償模式通常會讓你的體態更加扭曲，進而造成更多肌肉緊繃和疼痛。

除了上述檢查摩頓氏足的方法，你也可以透過文字框中的方法，檢查自己有沒有因第一蹠骨懸空，導致腳掌過度旋前。

許多人會靠著把他們的腳往外轉、腳踝往內傾，來讓第一蹠骨負重。這是第一蹠骨懸空者常見的另一種代償模式，它會讓人下意識地把負重的重心轉移到腳掌外側。這有助回正雙腳的姿勢，減輕膝蓋和背部的疼痛感，但這也會加重小腿後肌的負擔，導致持續性的肌肉痠痛和痙攣，甚至是脛前疼痛。有這種習慣的人，負重時，雙腳多半都會呈現高足弓和旋後（腳底往內轉）的狀態。

有公司就特別針對摩頓氏足症候群患者的需求，做出了價格相對親民的鞋墊。你可以在 www.mortonsfoot.com 的網站找到這類產品。它們不僅有不滿意退費的保證，還有專業的客服人員協助你決定需要矯正的程度。

假如你還不打算花錢買一套新的鞋墊，可以試試用以下的簡單方法為自己做個有相似效果的鞋墊。製作這類鞋墊的目的是要讓第一蹠骨有所支撐，所以在其頭部下方墊一塊薄薄的鞋墊就是自製這款鞋墊的重點。將爽健（Dr. Scholl's）的防磨足貼，裁切成二十五美分或五十美分硬幣大小（端看你的腳有多大），兩隻腳各一。裁切好之後，將它們黏貼在爽健或其他類似品牌的普通發泡鞋墊下方（圖 10.41）。請小心，足貼黏貼的位置請不要延伸到第二蹠骨的下方。你或許會需要墊好幾層的足貼，但大部分的情況下，總高度應該不會超過四分之一英吋。

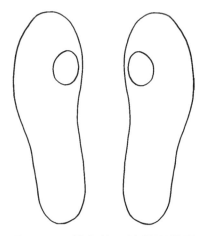

治療第一蹠骨懸空的方法就跟常使用在摩頓氏足上的治療方法相同，差別只在於它們鞋墊墊高的總量：治療第一蹠骨懸空時，第一蹠骨下方放置的鞋墊厚度，是取決於第一蹠骨離平面多遠。

圖 10.41 墊在第一蹠骨頭部下方的鞋墊。

如果你有第一蹠骨懸空的問題，Mortonsfoot.com 提出了以下建議，供你判定你需要哪個尺寸的鞋墊：再做一次上文的屈膝測驗。將全身的重量平均分配到你腳掌的同時，請仔細看著你膝蓋的動向，看它要往內側（朝彼此靠近的方向）移動多少，才有辦法將雙足的重心轉移到第一蹠骨上。假如你膝蓋骨的中線位在大拇趾上方，但沒超過它，墊高三點五公厘的鞋墊就夠用了。萬一膝蓋骨的中線超過了大拇趾，他們就建議你選擇第一蹠骨下方墊高六公厘的鞋墊。這小小的三點五或六公厘，就能讓懸空的第一蹠骨碰到地面，所以它或許就能發揮負重的功能，避免足部過度旋前。此舉也可以消除足部旋後的代償模式，以及雙足為了保持穩定往外轉的需求。

摩頓氏足和第一蹠骨懸空並不是你應該忽視的問題。接受這番矯正後，你一定會對它帶來的改變大感驚訝。不僅雙足能立刻因它恢復正常的功能，你體態不正的問題也會隨之改善，讓全身的疼痛變得更好解決。

足背肌群

顧名思義，足背肌群就位在腳背（圖10.42）。佔據蹠骨之間空間的骨間肌，也被視為足背肌群的一員，因為你最容易從腳背摸到它們（圖示未呈現）。足背和骨間肌的治療方法相當簡單明瞭。基本上，它們的激痛點都只會在原地引發疼痛，不會轉移到其他部位。糖尿病會讓腳變得比較不敏感，所以在治療足部的任何一個部位時，都必須小心以對。

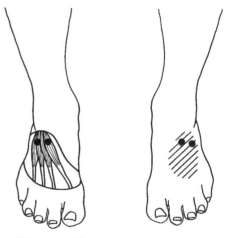

圖 10.42 伸趾短肌和伸足拇短肌的激痛點和轉移痛模式。

◉ 伸趾短肌、伸足拇短肌和骨間肌

伸趾短肌（Extensor digitorum brevis）和伸足拇短肌（Extensor hallucis brevis）都是腳趾的短伸肌。它們就位在足背那些腳趾長伸肌肌腱的下方。抬起腳趾的動作會同時用到短伸肌和長伸肌，這樣你的腳趾才能在你踏出每一步時，乾淨俐落的離地。

足部的蹠骨之間其實有兩組骨間肌（Interosseous），分別是：背側骨間肌（dorsal interosseous）和足底骨間肌（plantar interosseous）。足部的第三組小肌肉是蚓狀肌，它們位在足底，與蹠骨平行，但沒有處在它們之間。骨間肌能讓腳趾左右活動，也有助它們伸屈。這些細小肌肉的份量雖然貌似微不足道，但它們在保持平衡和協助雙足適應地面起伏方面，卻貢獻了極大的力量。同時，它們也是與足部其他體積較大但敏感度較低的肌肉，相互抗衡的重要角色。

⸻ 症 狀 ⸻

這些短伸肌的激痛點都只會在肌肉附近引發疼痛，這些肌肉就位在足背的外側（圖 10.42）。在圖示中你可以看到，伸趾短肌是一條與第二到第四根腳趾相連的三頭肌肉，伸足拇短肌則是與大拇趾相連的單頭肌肉。它們的疼痛範圍會與腳趾的長伸肌重疊，即脛前肌和第三腓骨肌。有時候，要找出引發疼痛的那個激痛點，你還必須一一排除這些肌肉的可能性。

骨間肌激痛點會在腳趾的根部引發疼痛，且常常會延伸到腳趾頭（圖 10.43）。有時，疼痛或許還會遍及整個足背，並向上蔓延至脛骨前側（圖示未呈現）。另外，骨間肌激痛點也常會造成前腳掌痙攣或水腫。足背的任何一條肌肉都可能使足背隱

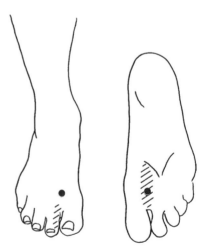

圖 10.43 骨間肌激痛點和轉移痛模式示意圖。這些肌肉位於每個蹠骨之間。

隱作痛。第一背側骨間肌的激痛點還會讓大拇趾有刺痛感。至於它們在其他地方引發的異樣感受，則多半會以麻木感而非疼痛感表現。

成因

走路、跑步或攀爬，都可能促發伸肌和骨間肌生成激痛點。它們全部一起出狀況的情況並不罕見，因為它們之間本來就環環相扣，共同保持雙足精巧平衡系統的運作。

請慎防會讓前腳掌過於緊繃的鞋子，因為這會限制該處的血液循環和活動能力，增加骨間肌和腳趾短伸肌出問題的機會。為了這些被過度使用的肌肉著想，你最好將你的高跟鞋束之高閣。你的腳會往高跟鞋的鞋尖滑，讓前腳的肌肉全擠在一起。不過也別以為赤腳就比較好，如果你不習慣穿鞋，喜歡赤腳行動，此舉也可能對足部肌肉造成額外的負擔。

治療方式

舉起腳趾的動作可以讓你感受到伸趾短肌和伸足拇短肌收縮，找出它們的位置（圖10.44）。請用手指的指尖，或「支撐拇指」的手勢，按摩足背肌肉。它們通常又小又薄，所以不需用很大的力量按壓。

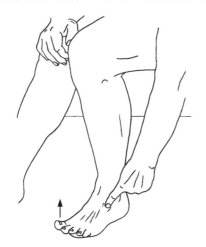

圖10.44 透過能單獨收縮短伸肌的動作，找出它們的位置。

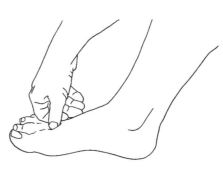

圖10.45 用「支撐拇指」的手勢按摩骨間肌。按摩時，請一一按壓每個蹠骨之間的空間。

按摩骨間肌時，請用兩根手指的指尖或「支撐拇指」的手勢，從足背或足底探入蹠骨之間的空間（圖10.45）。其他兩種按摩骨間肌的方法，如圖10.46和圖10.47所示。用橡皮擦和彈簧夾自製的按摩工具（圖6.49），不只適合按摩手部的骨間肌，也能讓你輕鬆按摩足部的骨間肌。先把橡皮擦壓入蹠骨之間，往內按壓肌肉，然後再將肌肉抵著左、右兩側的趾骨按壓。骨間肌激痛點的狀況很糟時，這個按摩的過程會讓你很痛苦，如果你一下按的太猛，甚至還可能引發痙攣。因此，按壓的強度請循序漸進，不要操之過急。伸展腳底肌肉雖然可以化解足弓痙攣的狀況，但此舉也可能同時觸發足背骨間肌和短伸肌的痙攣。如果你喜歡伸展，伸展前請一定要先按摩肌肉。

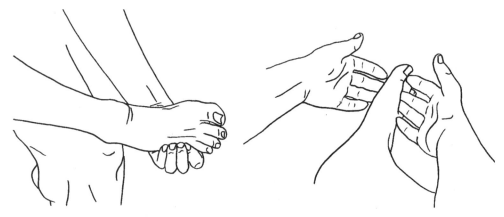

圖10.46 用手指繞足的方式按摩骨間肌（從足背外側或內側按皆可）。

圖10.47 從兩側按摩骨間肌，此舉可以同時按摩到足背和足底的骨間肌。

足底肌群

足底筋膜炎是目前腳痛和腳跟痛常被扣上的診斷。如果你對激痛點和肌筋膜疼痛的觀念一無所知，這樣的醫學解釋似乎是很合理。醫學上判斷足底筋膜炎的方式，就是按壓足弓，看看是否會痛。你就會在這個地方找到足底筋膜，它是一層支撐足弓的厚厚腱狀組織。這個部位發疼，就意味著此處的筋膜正在發炎。以肌筋膜疼痛的角度來看，這個問題很可能是屈趾短肌和足底方肌的激痛點所致，因為它們就位在足底筋膜下方，所以你按壓足弓時，自然會因它們

的激痛點感到疼痛。自我按摩這些有微妙壓痛感的部位，能在短短數天內就大幅改善足底和腳跟疼痛的狀況，即便是困擾你許久的「足底筋膜炎」也不例外。**同時，在處理足底疼痛的問題時，也請你別忘了，小腿肚的肌肉通常都是造成這類疼痛的主因。**糖尿病會讓腳變得比較不敏感，所以在治療足部的任何一個部位時，都必須小心以對。

一般的足底按摩或許能夠為你的雙足帶來短暫的舒爽感受，但若你想徹底擺脫慢性足部疼痛的糾纏，它可說是完全幫不上半點忙。如果你想讓按摩足部的動作發揮實質上的功效，你必須先試著了解它的結構。每一隻腳的足底都有七條肌肉。這每一條肌肉除了都各自負責了一項特定的工作，當它們受激痛點所苦時，也都會產生獨樹一格的疼痛模式。以下這些個案，就道出了足底肌群可能讓眾人遇到的一些狀況。

克利夫，二十八歲，是一位超市副理，幾乎都要站著工作一整天。這讓他的腳底發疼，而且就算是他坐下來休息的時候，他的腳底也還是會感到疼痛。他的老闆貝蒂知道他有這個困擾，就教了他一套踩著小橡膠球按摩足底的方法。第一次嘗試這套按摩時，他痛到不行，一度覺得自己根本無法忍受這個按摩帶來的痛楚。可是他並沒有就此放棄，他將球隨身放在口袋，一有機會就把它踩在腳下滾動，盡可能按摩足底。幾天之後，當貝蒂問他腳的狀況如何時，他才蕬然發現，它們都沒再發疼了。

雷曼，七十七歲，腳底常常痙攣，且腳趾多半都處於發麻狀態。醫師認為，雷曼的腳會發麻，可能是他對抗淋巴瘤時，化療留下的後遺症。她的女兒一直有在研讀激痛點這方面的資訊，在知道他的狀況後，就開始在她每次造訪他家時，替他按摩雙足，頻率大概是一週二到三次。她按到他腳底的某些部位時，他會覺得非常痛，但這個時候她還是會繼續用他可以忍受的力道持續替他按摩。幾週之後，雷曼注意到，他的腳都不太痙攣了，腳趾發麻的狀況也幾乎徹底消失了。

◉ 外展足拇肌

外展足拇肌（Abductor hallucis）是移動大拇趾的眾多肌肉之一，位在腳底內緣、靠近腳跟的位置，與腳跟和大拇趾的其中一塊骨頭相連。它的工作是讓大拇趾遠離其他腳趾，以及做出往下彎的動作。這個功能可以提供推進力，並避免足部和腳踝往內搖擺。當其他小腿和和足部肌肉的激痛點造成腳踝無力和不穩定的時候，外展足拇肌的工作量就會增加。摩頓氏足造成的不穩定性，也會增加外展足拇肌額外的負擔。

外展足拇肌激痛點主要會在腳跟內側和內踝上方的一小段區塊引發疼痛（圖 10.48）。如果激痛點活化的程度夠強，第一蹠骨下方也可能感到疼痛（圖示未呈現）。有激痛點的外展足拇肌，有時會擠壓到神經，導致足部和腳趾發麻。

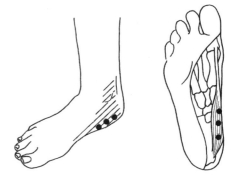

圖 10.48 外展足拇肌激痛點和轉移痛模式。

> ## NOTE 治療要點
>
> 你手邊能找到按摩腳底的最佳工具，或許就是一般兒童玩的小橡膠球。講究的話，你也可以準備一顆直徑三十五公厘的橡膠高彈力球，它是按摩這條肌肉的最佳工具。
>
> 按摩雙足時，請坐下，脫去鞋子，讓球在你腳底和地面之間滾動。滾動的速度要慢，你才能感受到那些有微妙壓痛感的激痛點。請讓腳板傾斜，這樣球才可以延著腳掌的邊緣按摩；要按摩外展肌群請將球體延著腳後跟滾動，要按摩屈足拇短肌則請著重大拇趾旁邊的位置。如果直徑三十五公厘的橡膠球對你的刺激太強烈，你可以改用體積比較大、直徑四十五公厘或六十公厘的球體按摩。剛開始，網球甚至是比較好用的球體大小。

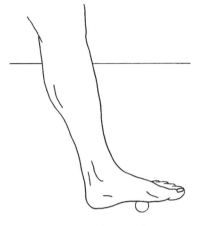

圖 10.49 踩著直徑三十五公厘的高彈力球，按摩腳底。

把大拇趾往地面壓的動作，可以讓你感受到外展足拇肌在你的腳跟內緣收縮。外展足拇肌很好找到，但它是一塊厚實的肌肉，所以按摩時，你需要用一點巧勁讓按摩的力道穿透它。踩著直徑三十五公厘的高彈力球，讓它在足底和地面之間滾動，是按摩這條肌肉最好的方法（圖 10.49）。按摩時，請坐著，腳放在球上，足底向外轉（圖 10.50），這樣才能讓球緊貼足部內側、腳跟正前方的位置。這裡可能存在三個激痛點：一點已經壓在足部內緣的線上，另外兩點則緊鄰足部的內緣。欲了解更多資訊，請見「治療要點」（剛剛上文的文字框）。過去一般都是用高爾夫球來按摩腳底，但它的效果比較不好，因為球體比較大。再者，它的硬度也有點太高了，容易讓人不適。基本上，任何小球都可以用來按摩腳底，但高彈力球的效果是最好的。如果你激痛點的壓痛感特別強烈，一開始可以選用比較大、直徑四十五公厘的高彈力球，甚至是直接踩著網球按摩。

足底肌群只要有一條肌肉出了狀況，它們就會全部一起出狀況。要知道它們有沒有出狀況，你只要記得一個原則：如果肌肉是健康的，它們就不會因為你的按壓發疼。仔細體會身體發出的聲音，感受有哪些地方需要治療。激痛點按摩雖然會伴隨著疼痛，但它所引發的疼痛應該帶著「愉悅感」。

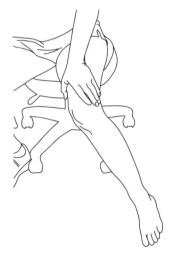

圖 10.50 用直徑三十五公厘的高彈力球按摩足底內緣時，腿部擺放的姿勢。

◎ 外展小趾肌

外展小趾肌（Abductor digiti minimi）的英文中「digiti minimi」就是「小指或小趾」的意思。外展小趾肌的功能是讓小趾遠離其他的腳趾。身體在活動的時候，這個外展的動作可以控制腳掌左右搖擺的幅度。基於它的重要性，外展小趾肌可說是一條相對大的足底肌肉。在崎嶇不平的路上走路或跑步，會讓腳趾外展肌的工作量大增，增加它形成激痛點的風險。高跟鞋和鞋底太硬、沒有彈性的鞋子或涼鞋，也對它們不好。

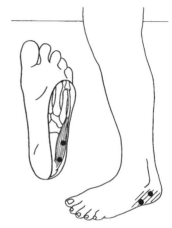

圖 10.51 外展小趾肌激痛點和轉移痛模式。

外展小趾肌的激痛點主要會在肌肉本身引發疼痛（也就是腳掌外緣、靠近腳跟的區塊），有時則會在外踝上方的一小段區塊引發疼痛（圖 10.51）。這股疼痛有時候會讓你以為自己扭傷了。如果激痛點活化的程度夠強，還可能在小趾和第五蹠骨頭部的下方引發疼痛（圖示未呈現）。

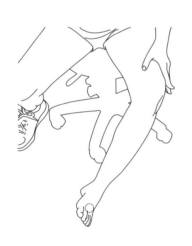

圖 10.52 用直徑三十五公厘的高彈力球按摩足底外緣時，腿部擺放的姿勢。

把腳趾攤開的動作，可以讓你感覺到外展小趾肌的收縮，找到它的位置。按摩這條肌肉時，踩著直徑三十五公厘的高彈力球，讓它在足底和地面之間滾動。你可能會在腳掌和腳跟外緣的上方找到壓痛感最強烈的激痛點。按摩時，足底向內轉，這樣你才能讓球緊貼足部外側，朝腳跟的方向滾動（圖 10.52）。

◎ 屈趾短肌

屈趾短肌（Flexor digitorum brevis）與跟骨和趾骨相連，正好就位在足弓的正中央。屈趾短肌的功能，就是協助位在小腿的屈趾長肌，將大拇趾以外的其他四趾向下蜷曲。這兩條肌肉的激痛點都會在前腳掌引發疼痛，就是腳趾後方、蹠骨頭部下方區塊（圖10.53）。這種痛就像是走在尖石上的那種感覺，是它們最常引發的「腳痛」形式。支撐足弓的鞋墊，或是其他矯正足弓弧度的輔具，之所以常用於治療足底疼痛，是因為治療者誤以為這股疼痛

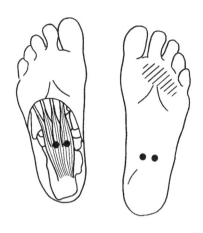

圖10.53 屈趾短肌激痛點和轉移痛模式。

是足弓無力或塌陷造成。假如使用支撐足弓的鞋墊後，你前腳掌的疼痛不減反增，你就要找找看你的屈趾短肌裡有沒有激痛點存在。

足弓痠痛時，想靠按摩足弓來消除疼痛是很自然的事。可是千萬別忘了，絕大多數的足弓疼痛，其實都是小腿肚腓腸肌的激痛點引發。儘管屈趾短肌佔據在足弓的位置，但它並不會導致足弓疼痛。

腳趾往下蜷曲的動作，能讓你感受到屈趾短肌收縮，找到它的位置。踩著直徑三十五公厘的高彈力球，讓它在足底和地面之間滾動，即可按摩到這條肌肉（圖10.49）。

◎ 足底方肌

足底方肌（Quadratus plantae）的一端與鄰近屈指短肌的跟骨相連，另一端則與屈趾長肌的肌腱相連，能協助彎曲腳趾的動作。它的這個功能也讓它擁有了另一個名字「副屈肌」（flexor accessories）。這條重要且常常出狀況的肌肉，就位在腳跟前方的腳底深處，完全隱身在屈趾短肌下方。

足底方肌激痛點在腳跟引發的劇痛，感覺就像你踩在一塊會讓它受傷的石

頭上（圖10.54）。你往下走的時候，甚至會覺得有人正拿根釘子往你腳跟釘。有時候它會讓你無法把重心放在腳跟上，所以你只能踮著腳走路。比目魚肌有可能是造成腳跟疼痛的主因。這類疼痛常被誤診為足底筋膜炎，或者是錯怪到跟骨骨刺頭上。或許你是真的有跟骨骨刺，但它們並不是讓你發疼的原因：按摩可以停止疼痛的這個事實，就是證明跟骨骨刺不是疼痛源頭的鐵證。當然，跟骨骨刺和肌筋膜激痛點同時並存，一起在腳跟引發疼痛的狀況也是有機會發生。

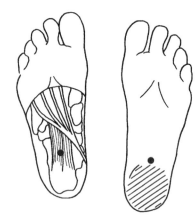

圖 10.54　足底方肌激痛點和轉移痛模式。

　　你不可能透過單獨收縮足底方肌的動作找出它的位置，因為它一定會與覆蓋在它上方的屈趾短肌一起收縮。這兩條肌肉的激痛點非常相近，但足底方肌的激痛點比較靠近腳跟，深度也比較深。事實上，足底方肌的位置深到你無法用手指按壓到它。要按到它，你需要準備一顆直徑三十五公厘的高彈力球或橡膠球，坐著將它踩在腳底滾動（如果覺得按壓的力道太強，一開始可以先選用體積稍微大一點的球體）。

◎ 內收足拇肌和屈足拇短肌

　　記住內收足拇肌（Adductor hallucis）和屈足拇短肌（Flexor hallucis brevis）在拉丁文的意思，有助你記下這些字的原文。「hallucis」是大拇趾，「adductor」是把骨頭往中線拉，「flexor」是彎曲關節、降低關節的角度，「brevis」則是「短」的意思。

　　這兩條肌肉很難靠獨立收縮的動作區分出來，因為你把大拇趾往下壓的時候，它們會同時收縮。不過，它們引發轉移痛的模式確實不同。內收足拇肌激痛點會在蹠骨頭部下方引發疼痛，就是大拇趾以外的那四根腳趾後方（圖10.55）。有時候，它們還會讓相同的區塊發麻。屈足拇短肌的激痛點會出現在

第一蹠骨頭部的下方（即與大拇趾根部相連、位於前腳掌的球狀骨節），以及靠近大拇趾的足底內側（圖 10.56）。

內收足拇肌和屈足拇短肌的激痛點是造成你走路時，前腳掌疼痛最常見的原因。你沒站著的時候，它們引發的疼痛感會減輕許多。當你的腳掌有第二蹠骨過長的問題，你就必須靠著增加這些大拇趾肌肉的工作量，來代償第二蹠骨過長所造成的足部不平衡。由此可知，摩頓氏足症候群常是造成蹠骨弓長期疼痛的源頭。（蹠骨弓就是你前腳掌由蹠骨頭部組成的肉墊）。

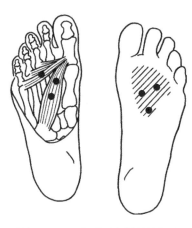

圖 10.55 內收足拇肌激痛點和轉移痛模式。

把大拇趾往下彎的動作，可以讓你感覺到內收足拇肌和屈足拇短肌收縮，找出它們的位置。緩緩在蹠骨弓和第一蹠骨頭部後方的區塊尋激痛點。坐著，腳踩直徑三十五公厘的高彈力球，讓它在足底和地面之間滾動，是按摩這條肌肉最好的方法。這些肌肉的部分激痛點可能藏得很深，因為這些肌肉本身的位置就深埋

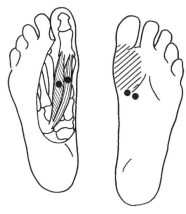

圖 10.56 屈足拇短肌激痛點和轉移痛模式。

在其他組織下方。如果用徒手的方式大力按摩腳底，你雙手的力氣很快就會被榨乾。按摩屈足拇短肌的第二個激痛點時，請把腳底往外轉，這樣球才能滾到位在腳掌內緣的這個點上（圖 10.50）。

◎ 屈小趾短肌

屈小趾短肌（Flexor digiti minimi brevis）的意思是「小趾的短屈肌」。雖然它是活動小趾的肌肉，但它的大小和力量其實都超乎你想像的大。除此之外，它還有一個非常重要的功能，就是讓你在走路或單純轉換身體重心時，保

持身體平衡。把小趾壓向地面的動作，能讓你感覺到這條肌肉在第五蹠骨的底部收縮。它的運作可以讓你在走路和或跑步時，腳踝不會過度往外彎曲。

不穩定的腳踝會使屈小趾短肌的負荷超載。背太重的東西，或是你本身的體重太重，也可能把它們操過頭。在不平的地面走路或跑步同樣會增加屈小趾短肌的負擔，因為它們必須努力幫助你保持平衡。

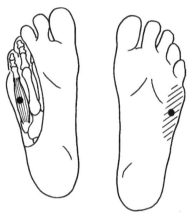

圖 10.57 屈小趾短肌激痛點和轉移痛模式。

屈小趾短肌的激痛點會在腳掌外緣、小趾正後方的位置引發疼痛（圖 10.57）。踩著直徑三十五公厘的高彈力球，讓它在足底和地面之間滾動，即可按摩到這條肌肉。欲知更多治療的細節，請見「外展足拇肌」章節的「治療要點」。

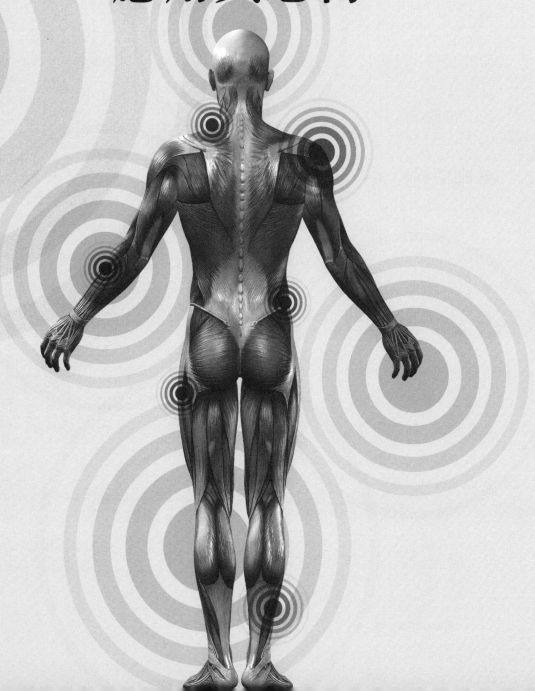

PART 3

激痛點按摩法的
應用與心得

第十一章

激痛點按摩的臨床應用方針

　　這個章節的內容主要是為按摩治療師所寫，但若想助人緩解疼痛，這也是一份很好的學習指南。醫師、物理治療師、職能治療師、私人教練和運動教練、瑜珈教練、護理人員或其他健康照護領域的相關人員，可能會覺得本章內容相當實用。倘若對激痛點按摩法的進階正式培訓課程有興趣，可參閱本書尾聲處的「相關資源」章節。

進階激痛點按摩法教育

　　自這本書二〇〇一年首次出版以來，我就一直在我們的激痛點按摩法工作坊（Trigger Point Therapy Workshops），與成千上萬名來自全美和世界各地的按摩治療師交流這套療法。頭兩年半，工作坊的課程都是我和父親克萊爾一起教授，之後所有的研討課程就由我獨挑大樑。工作坊的課程同時涵蓋了自我治療和臨床治療的技巧。來工作坊研習的按摩治療師，不論是哪裡人都會跟我說，他們在按摩學校受訓時，激痛點的概念（如果有被提到，也都）只有被簡短帶過！絕大多數來工作坊的按摩治療師，都是為了更精進他們的技能，好治療在臨床上碰到的各種疼痛案例。他們想要以更科學的方式，提供受治者更好的按摩服務。本章的內容，就是針對這些想要提供受治者更進一步服務的人所編寫。

　　有許多手法都可以將按摩療法的功效發揮到淋漓盡致。如果你在這個領域待過一段時間，一定會有很多機會接觸到不同的按摩技巧，進而慢慢精通某種按

摩手法，或是對各類按摩手法略知一二。在替受治者按摩時，絕大多數的按摩治療師都會根據受治者的整體狀態，量身打造出一套融入各類按摩手法的治療流程。本章所介紹的按摩技巧，也適用這種鑲嵌式治療（mosaic of treatment）。也就是說，最終你除了可能因本章的內容成為合格的肌筋膜激痛點治療師，也可以將這些技巧與你目前正在使用的其他按摩手法相互結合使用。

激痛點按摩法就是整個醫療照護領域，在治療疼痛時欠缺的那一塊拼圖。所有培訓此領域人才的機構，都應該教授學生這方面的知識，就連醫學院也不例外。其中，學校更一定要將自我治療激痛點的方法納入授課的基本課程，因為這樣才能讓學生充分理解和體會到成功治療激痛點的感受。當你能在自己身上找到特定的激痛點，就會更清楚該如何在其他人身上找到該激痛點。除此之外，自我療法還可驗證長期接受激痛點按摩法所帶來的深遠功效。

治療照護的按摩新手法

在治療疼痛這方面，激痛點按摩是一套實用又萬用的方法。作為一套可獨立執行的療法，在執行上沒有任何空間上的限制，也不一定需要治療床或按摩椅等設備。只要有需要隨時都可以做，而且操作時甚至連衣服都可以不用脫。另外，相較臨床上的其他物理治療方式，激痛點按摩可以針對特定的問題和肌肉做局部的治療；也就是說不需要進行全身性的治療，或是耗費很多時間。醫師能對激痛點有更深的了解，能更敏銳的分辨出患者因活化激痛點產生的疼痛，是最理想的醫療照護狀態。如此一來，如果患者需要接受比較長期的治療，就能將病患轉介給受過專業訓練的治療師。假如我們的醫療照護系統可以朝這個方向努力，醫師和醫療保險公司肯定都會看見此舉對節省醫療成本的潛力。

有許多方法都可以直接治療激痛點。傳統的方式是用力按住激痛點，按到軟化和放鬆為止。這個方式通常稱為「缺血性壓迫法」，但很容易做過頭，一不小心就會帶來更多痠痛和疼痛。治療師在治療激痛點時，必須將每一位受治者當作獨一無二的個體，提供對他們而言最有效、缺點最少的治療方式。另一

方面，由於專業治療師在工作時會大量使用到肢體，所以臨床治療過程中也必須多加留意，確認自己有無以符合人體工學的姿勢為受治者治療。

　　小幅度推撫進行按摩有個好處，就是能將受治者在療程中感受到的不適感降到最低，同時迅速舒緩疼痛問題。這種推撫的按壓力道應該控制在讓受治者感到舒服，或「有點痛，又不會太痛」的程度。只要力道拿捏得當，激痛點按摩帶來的感覺就會跟一般的舒壓按摩一樣，既令人享受又能深度放鬆。

　　典型的激痛點按摩療程，看起來可能會有點像融合了物理治療和按摩療法。因為在開始治療或治療期間，受治者多半需要接受站姿姿勢評估（postural assessment）和活動範圍檢測。有時候，男性受治者甚至要穿著短褲、打赤膊接受治療，女性的話，上身則會多加一件樸素、有彈性的無袖背心。按摩時，可以播放一些輕柔、平靜的背景音樂。瑞典式按摩、肌筋膜放鬆、關節鬆動術（joint mobilization）、伸展和其他技巧，都可以和特定的激痛點按摩相互結合。在療程結束之際，治療師也要教導受治者自行按摩激痛點的方法。根據所屬州對按摩執照的法律規範，如果你是合格的個人健身教練或物理治療師，也可以建議受治者一些居家的伸展或鍛鍊肌肉的運動。

與受治者精準溝通

　　當受治者想要徹底擺脫特定的疼痛問題時，比起立刻進行放鬆療程，更需要先花一點時間全面了解他的狀況。要知道受治者有無任何可能不適合接受按摩的禁忌病症，從整體健康病歷著手絕對是個好方法。治療前，可以先與受治者面對面坐下，傾聽他的病史和疼痛問題。請受治者用紅筆在圖像式的疼痛圖表上，標記出疼痛的部位，讓這些資訊得以用視覺的方式記錄下來。這樣的溝通方式，能讓受治者在上按摩床前更輕鬆地詳細描述自身的症狀。

　　相較於一般紓壓按摩，激痛點按摩在按摩期間也需要比較多的溝通。在療程中開啟對話，並不斷確認受治者的感受，是執行激痛點按摩的一大要點。有些受治者的耐痛能力驚人，就算痛到不行也會悶不吭聲。他們會這麼做有可能

只是怕傷了你的感受，也有可能是為了「回本」。後者或許是太相信「沒有痛苦，沒有收穫」（no pain, no gain）這句英文俗諺的理念。但其實，這世上有很多事都是遵循著「少即是多」的道理在走。

由於你無法直接感受到受治者的感受，所以必須靠他們直接告訴你，是否有按壓到有壓痛感的地方。雖然有些治療師能夠用手指摸出激痛點的結節，但如果激痛點是位在肌肉的深層或特別緊繃的肌肉中，就算是有這種能力的治療師，也很難感受到這痛點的存在。因此在目標區塊內按壓的時候，一定要提醒受治者出聲，請他們將你指引到壓痛感最強烈的那個位置，整個療程就像是一場需要雙方相互合作才能完成的任務。

再者，每個人的身體都有很多腫塊和團塊，所以你感受到的結節，不一定就是激痛點，也不代表你應該對它按摩。即便那個結節真的是激痛點所在的位置，但壓痛感最強烈的點，也可能還離指尖一、兩公厘遠。這就是為什麼在治療期間一定要和受治者大量溝通。善用疼痛量表來溝通，更是能強化你們溝通的精準度。按摩時受治者要感受到的感覺，應該保持在舒服中帶點不適、但身體還是可以保持放鬆的狀態。在疼痛量表一到十分的分數中（一分是不痛，十分是會讓人大叫投降的劇痛），這種狀態是五分。五分是對受治者「最剛好」的疼痛程度—她既不會想加重按壓的力道，也不會想要你下手輕一點。她會有一點不舒服，但她對這種感覺樂在其中。這就所謂的「有點痛，又不會太痛」的狀態。有時候在受治者達到這個狀態時，你會覺得自己幾乎沒什麼碰到他。但受治者對按壓的感覺是難以忍受，還是舒服享受，可能就取決於這僅僅幾盎司的壓力差異。按壓的時候通常也可以藉由指尖感受到的抗力判斷受治者的疼痛程度，但這種判斷方式不見得都行得通。萬一按壓力道過猛，讓受治者的肌肉防禦性繃得更緊，反而會招致反效果。因此，就算受治者只能忍受輕如羽毛的壓力，也要順著他們的感受調整按壓的力道。

在治療新的受治者時，斜方肌是你第一個下手治療的好目標。因為斜方肌幾乎永遠都處在緊繃狀態，在評估受治者對壓力和疼痛的整體反應時，斜方肌非常適合作為評判標準。持續詢問疼痛的分數，觀察受治者的肢體語言，都有

助你判讀他們的當下感受。偶爾詢問「這種感覺還可以嗎？」或是「這樣的力道如何？」是不夠的，這類問題的答案不但很容易含糊不清，有時還會造成誤導。直接問受治者對當下感受的疼痛分數，才是能得到更精準描述的提問方式。做了一、兩回療程後，受治者就會知道你需要怎樣的反饋，更能即時提供重要反饋。

以保守的態度替新的受治者治療會比較好。如果按壓力道適中，許多纖維肌痛症患者對激痛點按摩的反應會非常好，但這很容易造成過度治療。面對纖維肌痛症患者，最好還是採取保守一點的治療手段。另外，進行頭幾次療程時，也請把按摩激痛點的時間控制在三十分鐘以內。

激痛點治療臨床按摩方針

◎ 從自己身上開始練習

要了解每個激痛點的位置和感覺，先從自己的身體下手是最好的方法。掌握了自我治療激痛點的要領，你就會對那些只有本人才能體會到的感覺掌握基本認識。絕大多數人都有潛伏激痛點，甚至有可能一直與舊傷或慢性疼痛共處，而且已經放棄尋找擺脫疼痛的方法。試著找出所有有可能造成問題的激痛點，這不會造成任何損失，說不定還會因此意外地擺脫那些糾纏多時的疼痛。在我們的工作坊，這樣的事已經發生過數百次。擁有每天自我治療激痛點的能力，能讓許多病症出現截然不同的轉變。另外，專業治療師一定要特別著重自我照護的部分，因為過度使用傷害在我們這一行很常見。就算你沒從這本書學到任何東西，也**一定要精通自我治療前臂和雙手的方法，這會對你大有幫助。**

◎ 評估受治者的整體狀態

除了請受治者填寫健康紀錄表外，最好也要請他製作一份圖像式的疼痛圖表。這份疼痛圖表，在每次療程開始前都要重填一次。圖表僅需涵蓋用線條簡

單繪製的全身圖，讓受治者可以用紅筆標記出感到疼痛的部位。治療師就能利用這類圖表來記錄和追蹤受治者的進展。

受治者絕對不會在第一次面談的時候就告訴你所有的事情。這也在意料之中，因為他們多半只會記得告訴你比較急迫、重大的疼痛問題，忘了一併交代那些比較輕微的症狀。也或者，他們自認為某些症狀太瑣碎，根本不值得一提。然而，所有的一切都是環環相扣的，小線索也有可能是找出主要症狀病灶的關鍵。持續對受治者提問，主動了解他們是否還有其他部位疼痛。引導他們回想自己是否有跌倒、車禍或從事某些活動的習慣，因為這些或許都是造成問題的根源。

仔細觀察受治者的姿勢和活動方式。評估他的站姿、注意他行走的動作。如果就學時沒機會精通這類綜合性的評估方式，有許多其他的管道也有提供這方面的進修資源。湯瑪士・邁爾斯（Thomas Myers）就有為其作《解剖列車》（*Anatomy Trains*）系列叢書，出一套很棒的 DVD《肢體判讀 101》（暫譯，*Body Reading 101*），專門講述評估姿勢的方法。你可以在 www.anatomytrains.com 的網站上找到這片 DVD 的內容。

檢查受治者相干關節的活動範圍方面，你則可以參考詹姆士・華斯拉斯基（James Waslaski）的著作《臨床按摩療法：從身體解構處理疼痛問題》（暫譯，*Clinical Massage Therapy: A Structural Approach to Pain Management*），該書囊括了判斷活動範圍的準則、穩定骨盆結構的絕佳計畫，以及無痛釋放沾黏關節囊的技巧。另外，C・M・雪弗雷特（C. M. Shifflett）和理查・芬恩（Richard Finn）也設計了一組有用的活動範圍評估掛畫，可以在 www.roundearth.stores.yahoo.net 上找到它們。

◉ 找出造成問題的持續性因素

解決問題的下一步，是找出任何可能造成問題的持續性因素，也是重頭戲登場的時候。受治者也許會有長短腿、骨盆大小不對稱，或是上臂偏短等骨骼結構異常的問題。此時無論你的技術再高明，只要受治者持續以長短腿的狀態

走路，她的問題就會一再復發。同樣，如果受治者坐著的時候，習慣把身體向右傾，讓右側的手肘靠在扶手上，也會造成相同的結果。摩頓氏足和第一蹠骨懸空造成問題的模式，都是始於足部，再往上影響全身；有關這些病症的細節，可以參閱第十章。觀察受治者整體的緊繃狀態。判斷她是不是胸式呼吸者，這可能是導致輔助呼吸的肌肉（例如前鋸肌、胸鎖乳突肌和斜角肌等）出現和難以擺脫激痛點的關鍵因素。也許她的營養狀態不符合需求，或喝了大量含咖啡因的飲料。需要給自己多一點機會離開電腦可能也是個原因。其中有一些因素可能超出我們專業能幫忙的範疇，但我們可以推薦受治者閱讀相關資訊，或是建議尋求醫師、營養師或其他專家的幫助。若你想充實本業的智識，我會建議你閱讀崔薇兒和賽門斯的《肌筋膜疼痛與機能障礙：激痛點手冊》。它囊括了持續性因素、活動範圍檢測和伸展步驟等方面的大量資訊。再者，光是看到它書中羅列的圖片，你就會覺得物超所值。本書的第二章「關於激痛點的一切」，就針對此書做了不錯的簡介。

你可以透過神經肌肉按摩培訓課程，學習評估身體結構的方法。像是www.nmtmidwest.com 上可找到的「Precision Neuromuscular」課程、www.nmtcenter.com 由茱蒂芙・蒂蘭妮（Judith DeLany）規劃的「Neuromuscular Therapy Training Center」培訓，或 www.neurosomaticeducators.com 由保羅・聖約翰（Paul St. John）主持的研習會。或者你也可以透過雪倫・索爾和瑪莉・畢安蔻娜拉（Mary Biancalana）在 www.myopain.com 開設的課程，或史都・王爾德（Stew Wild）和凱蒂・亞當斯（Katie Adams）在www.360nmt.com 的「360 Neuro Muscular Therapy」課程，成為合格的肌筋膜激痛點治療師，就能掌握崔薇兒治療激痛點的完整流程。

◎ 善用輕撫為欲治療的組織暖身、搜尋激痛點

各地的按摩治療師都很推崇輕撫法（effleurage），即「滑順」推撫的按摩手法。這種推撫方式很適合當作治療的開場，不但能使受治者平靜下來、與之建立連結，還能活絡組織的循環。輕撫法也能巧妙掩飾你尋找骨骼標記的觸

診動作。在正式進入激痛點按摩法前，你可以運用肌筋膜放鬆的技巧，降低受治者緊繃的程度。搜尋激痛點時，請把搜尋的範圍鎖定在肌肉纖維的肌腹，且推撫的幅度請不要超過三英吋。請特別留意特定肌肉的紋理，它們肌肉纖維的走向不見得會從頭到尾都一樣。單羽狀肌或雙羽狀肌有好幾個肌腹，像腹直肌就分成了好幾個區塊。肌肉並非到處都有激痛點，所以你大可不必地毯式的搜索。本書的圖示會引導你找到搜尋該條肌肉激痛點的重點區塊，大部分這些區塊都會落在肌肉纖維中心的附近。把搜索的範圍鎖定在棒球左右的大小，仔細感受指下組織的抗力有無逐漸增加。有時候你能摸到激痛點的結節，不過通常你只會摸到肌肉纖維因激痛點所形成的緊繃帶；這個緊繃帶摸起來就像是拉緊的吉他弦，觸感非常明顯。在壓痛感最強烈的區塊搜尋緊繃帶，並時時詢問受治者的感受。

◎ 小幅度、反覆推撫按摩激痛點

關於怎樣徒手治療激痛點最好，有許多不同的見解。可以按住激痛點，按到你覺得它軟化、緊繃帶鬆開，或受治者覺得轉移痛的疼痛程度降低為止。有些治療師則會以小幅度、快速振動的按摩手法，直接治療有激痛點的肌肉纖維。另一種治療技巧是治療師按住激痛點時，請受治者略微收縮肌肉；或是相反，治療師按住激痛點時，同時被動伸展該條肌肉。

上文所述的全部技巧都有它們的用法，也都能發揮它們的功用。不過，若

> **NOTE 治療要點**
>
> · 要治療激痛點，請讓肌肉處在自然，甚至是略微收縮的狀態。
> · 溫熱組織、放鬆筋膜後，請順著肌肉的紋理，為每一個激痛點小幅度地深層推撫十到十二下。
> · 其後重複一般的輕撫，待發現其他需要軟化的激痛點時，再回歸深層推撫的按摩方式。按完該激痛點後，繼續以相同的方式去尋找下一個需要治療的激痛點或肌肉。

要在放鬆激痛點之餘，同時避免你的雙手過度耗損，只有像第三章「找出激痛點與自我療癒」描述的那種「移動式」按摩技巧辦得到。這是一種用非常小幅度的推撫，逐一按摩每個激痛點的手法。通常，這種按摩手法的推撫幅度都不會超過一英吋，有時候還只會有四分之一英吋長。這樣反覆的推撫動作，會像幫浦一樣，沖洗掉那些支持激痛點存在的化學物質。之後再以操作　麵棍的動作，從激痛點按摩過去，本來處在收縮狀態的肌肉纖維可能就會微微伸展開來。執行這種按摩手法時，請減輕推撫的力道，不要死命按住激痛點，新鮮的血液和氧氣才有辦法流進這個區塊。

用一開始的輕撫活絡受治者特定區塊的循環後，你就可以把注意力集中在激痛點上。要治療激痛點，請讓肌肉處在自然，甚至是略為收縮的狀態。溫熱組織、放鬆筋膜後，請順著肌肉的紋理，為每一個激痛點小幅度地深層推撫十到十二下。推撫之間的空檔，請放鬆雙手。其後重複一般的輕撫，待發現其他需要軟化的激痛點時，再回歸深層推撫的按摩方式。按完該激痛點後，繼續以相同的方式去尋找下一個需要治療的激痛點或肌肉。

許多治療師都偏好這種移動式的按摩手法，因為他們的手會比較輕鬆。想想看你已經為你的雙手投入了多少金錢，從你的培訓、工作經驗、設備、辦公空間……，所以你一定要盡可能替你的雙手省力。在多數情況下，請用指尖按摩，這樣能讓你比較省力、俐落的按摩；用指腹按的話，你按摩的力道很容易被分散掉，雙手很快就會沒力（圖3.3、圖3.5和圖3.6）。簡單來說，按摩工具的穿透力越強，你就越省力。**時時注意自己按摩的姿勢有無符合人體工學，且施加壓力時不要單靠肌肉的力量，要盡量運用你身體的重量。**

這種移動式按摩手法的治療效果就跟「缺血性壓迫法」一樣，但它比較不會傷害到組織。我們可以思考一下以下的情境。在太執著於要找出並釋放某一處難纏激痛點的情況下，你很可能會對這個區塊窮追猛打，而這樣的舉動無疑也會為身體帶來其他的問題。用活動改善血液循環，開啟整個治療過程是比較好的做法，此舉可以打破身體舊有的習慣，讓它開始自我療癒。老實說，我們能做的也只有啟動這個過程，其餘的療癒過程其實都是身體自己執行。有些受

治者會對「缺血性壓迫法」的反應比較好，或比較喜歡這樣的治療方式；有些人則很幸運，只需適度按壓身上的激痛點，就可以迅速化解它們。在對你和對受治者最好的按摩手法中，找出最適合雙方的治療方式，也是工作中必須努力的部分。

至於你按摩的方向，基本上是由肌肉的紋理，還有你想要肌肉往哪個方向移動決定。舉例來說，如果膕旁肌群又短又緊，不管你是在執行肌筋膜放鬆或激痛點按摩，都應該將它們往臀部的方向推撫。相反地，如果膕旁肌群因過度伸展拉長（骨盆前傾的受治者常有這類狀況），你就應該將它們往膝蓋的方向推撫。萬一受治者還有循環或水腫的問題，那麼比起肌肉和筋膜，你更應該優先處理這方面的問題。總之，治療激痛點的重點就是，改善激痛點周邊的循環，並讓肌肉朝你想要的方向移動。

◉ 教導受治者自我執行激痛點按摩

大多數的人都沒有那個時間和金錢，隨時依照他們的需求來找你治療。整天坐在電腦前所造成的影響，更是不可能靠著一週一小時的按摩療程抹去。這個時候能每天自我治療長期、反覆發作的激痛點，就成了一項很重要的能力。在排除所有持續性因素前，激痛點都可能重新找上門來。我強烈建議你教導受治者自行按摩激痛點的方法，並提供或販售他們自我治療的工具。自我治療可以讓他們好得更快，證明你的治療有效，並建立受治者對你的忠誠度。從營利的角度來看，你可能會覺得把你的按摩技巧傳授給受治者是個很矛盾的舉動，但實際上，你會發現這個舉動反而能讓你的生意蒸蒸日上，因為除了原本的客戶會持續上門，他們也會替你介紹很多新客人。大家會覺得你是在做一份助人的事業，而不僅僅是想著要賺錢。從事按摩治療的業務時，請務必詳細確認你所屬州對按摩執照的法律規範，以確保你的療程沒有觸法。

◉ 循序漸進地和緩拉伸肌肉

在激痛點按摩法的傳統療程中，激痛點的活性中止後必須馬上拉伸肌肉。

不過，不管這樣的做法背後有多麼堅強的理論支持，有些受治者就算中止了激痛點的活性，似乎也無法承受伸展肌肉的刺激。因此，面對新的受治者時，你一定對伸展肌肉這件事持保守態度。比方說，結束治療後，請受治者依該肌肉或關節的活動範圍，全方位的徹底活動三次。如果可以的話，最好是等受治者結束第二或第三次的療程後，再開始和緩地拉伸肌肉。假如受治者本來就很擅長瑜珈，或常做很多伸展運動，那麼他對伸展的反應可能就會非常好。但萬一受治者平常大多久坐不動，那麼過於激烈地伸展可能就會使問題變得更糟。也就是說，伸展肌肉的時機點和方法，要取決受治者的狀態，沒有所謂人人適用的標準答案。

本體感覺神經肌肉誘發技術（proprioceptive neuromuscular facilitation，PNF）或收縮 - 放鬆法（contract-relax）之類的伸展方式，都很適合在中止激痛點的活性後執行。假如能將本體感覺神經肌肉誘發技術和主動獨立伸展（active isolated stretching，AIS）的技巧相互結合，還能得到更強大的伸展成效。詳情請見第三章「伸展」一節的內容。一定要記住，伸展帶來的應該是舒服、自在和無痛的感受。

你也一定要從那些又短又緊的肌肉中，找出哪些是因為習慣性姿勢、動作、受傷和壓力所致。**並不是所有的肌肉都需要靠按摩放鬆，或靠伸展拉伸開來。**譬如，一個有頭部前移和聳肩體態的人，就不需要靠伸展菱形肌和下斜方肌來解決她的問題。想要恢復受治者整體的平衡，你不能對她前、後，甚至是左、右的肌肉施以等量的治療，因為這樣做只會讓她的身體保持在原本的失衡狀態。

◉ 增強長期過度伸展的肌肉

大部分的人都會因為長期久坐，發展出頭部前移、圓背和骨盆前傾的體態。此時，按摩和伸展身體前側變短的肌肉固然重要，但強化身體後側、那些長期受到過度伸展的肌肉亦同等重要。這可以幫助我們保持筆直的體態，擺脫受「屈曲癮」牽制的人生。對大多數按摩治療師而言，不論是從他們受過的訓

練和州法對按摩執照的規範來看，他們可能都無法給予受治者有關肌力鍛鍊的建議。不過，你可以跟私人教練合作，就可以讓許多受治者得到這方面的幫助。或者，更棒的作法是，多花一點功夫，讓自己也成為一名合格的私人教練。

療程中可能發生的合理狀況

只要花七十五分鐘按摩全身，你或許就能把這本書繪出的大部分激痛點全都治療過一遍。雖然過程中，每一點都只會被推撫到幾下，卻能帶來非常深層的放鬆和療效。這很符合一般瑞典式按摩法的理念。不過，請你不要有這種想法，覺得自己每次都必須為受治者做全身的治療。當受治者尋求你的幫助，想要解決特定一、兩個地方的疼痛時，請你就把時間和心力都集中在解決那些問題上。在每次療程開始前，都要先了解受治者在此次治療中主要想解決的問題，並將你擬定的計畫告訴受治者。

結束一場俐落的激痛點按摩後，你會預期受治者在離開診療檯時覺得比較

NOTE　臨床按摩方針

執行激痛點按摩的八點參考方針：

1. 先在自己身上學習執行激痛點按摩法的重點。
2. 替受治者做整體的健康評估和活動範圍檢測。
3. 找出造成問題的持續性因素。
4. 善用輕撫為欲治療的組織暖身、搜尋激痛點。
5. 小幅度、反覆推撫治療激痛點。
6. 教導受治者自我執行激痛點按摩的方法。
7. 循序漸進地和緩拉伸肌肉。
8. 增強長期過度伸展的肌肉。（欲了解更多資訊，請回顧第二章討論的「拮抗肌激痛點」一節內容。）

舒服。有時候,單單一次的治療,就能為受治者帶來相當深遠的改變,甚至是徹底消除他主要的疼痛問題。當然,絕大多數的時候,要徹底根除問題,還是需要經過多回的治療。接受按摩的部位,在接下來幾天若因碰觸感到些許痠痛,是很正常的現象。不過,如果會因為活動發疼的話,就不對了。治療成功發揮功效時,症狀在接下來幾天或幾週大概都不會再找上門來,甚至是有可能就此消失。如果可以,請在治療結束的隔天,打電話給受治者,了解他們的狀況。

◉ 按摩無法成功發揮療效

負面成果可能包括:疼痛加劇、全身痠痛和疲勞、出現新的症狀、瘀青、變得更僵硬,以及活動範圍降低等。有時候,受治者在療程期間雖然對按壓的反應很好,但在療程結束的二十四小時內,他們的狀況卻會開始急轉直下。這可能就表示你按壓的力道太猛了,或是治療同一個激痛點太久了,抑或是按壓全身的時間太長了。在治療前服用止痛藥,也會降低受治者感受治療強度的能力。因此,**若受治者有吃止痛藥,請務必把治療的強度降得低一點**。

另外,你一定要牢記,治療的位置不對,或是沒治療到某個地方的主要激痛點,是激痛點按摩無法發揮功效的主要原因。只治療到衛星激痛點,卻忽略了一開始造成衛星激痛點的主要激痛點,是很容易發生的事。在這種情況下,主要激痛點會一再活化衛星激痛點,有時候這個過程會很快,快到受治者根本感受不到他的狀況有任何改善。不到幾分鐘或幾個小時的時間,症狀可能就會完整重現。

就算按摩看似無法發揮功效,問題也不見得是出在你身上。受試者的狀況未見起色,有可能是他持續在做某些會過於勞動或重複性使力的活動。這個時候解決問題的關鍵,就是要跟受治者一起找出並解決持續性因素。切記,胸式呼吸、神經緊繃和不良姿勢都是導致激痛點打死不退的重大因素;它們的影響力並不亞於長短腿,或摩頓氏足這類結構異常的病症(請見第二章和第十章)。

如果受治者抱怨按摩沒用,或讓他們痛得更厲害,也可能是你太快就讓他們伸展肌肉,或是伸展肌肉的力道過猛。保險的做法是,等中止了所有激痛點

的活性後，再去伸展他們的肌肉。不過即使這樣，過於積極地伸展，還是可能讓激痛點再度活化。有時候，成果要經過好幾次的治療才會顯現出來。這就是傳授受治者自我治療技巧的真正價值所在。治療越多就等於進步越多，每天自我治療真的可以為受治者帶來很大的不同。

◉ 按摩使激痛點的狀況變得更糟

過多的按摩會刺激到激痛點，讓它的狀況更糟。過度治療甚至會導致肌肉痙攣。碰到這種情況時，可以先在該處做幾個輕撫鎮定肌肉，然後讓它休息一段時間，去治療其他的部位。如果你在治療完該療程中的其他部位後，還打算回過頭處理這個受到過度刺激的部位，請用按摩嬰兒般的態度，輕柔、小心地推撫該處肌肉。在療程結束時，冰敷受到過度刺激的肌肉十到十五分鐘，可以大幅減緩疼痛的感覺。另外，你一定要知道激痛點受到過度刺激後，可能發生的最糟情況：若後續都沒再對該激痛點做出任何處置，它症狀加劇的狀況只會持續幾天。之後，它的症狀有可能會大幅好轉，也有可能變回原先不適的程度。有些受治者在能夠忍受或對激痛點按摩產生良好反應之前，或許需要接受更多肌筋膜放鬆的淺層治療。姿位放鬆技術（Positional release techniques）也對極度敏感的組織大有幫助。**很多事都是遵循著「少即是多」的道理在走。**對任何一位徒手治療師來說，里昂・柴托（Leon Chaitow）的著作《姿位放鬆技術》（*Positional Release Techniques*）都是極佳的學習資源。里昂・柴托和茱蒂芙・蒂蘭妮合著，共上、下兩冊的《神經肌肉技法的臨床應用》（*Clinical Application of Neuromuscular Techniques*）也是有志研習疼痛療法實務應用的治療師，必讀的絕佳著作。

事實證明，不論是處置哪一類型的疼痛，降低中樞神經系統敏感度的手段都非常有用。對許多受治者而言，先以能量和輕觸療法安定神經系統，可能是治療激痛點相當重要的起始步驟。欲了解更多與此主題相關的討論和資訊，請上我的網站 www.triggerpointbook.com。

以仰臥姿勢接受治療的肌肉

　　有些按摩治療師仍會讓受治者主要以面部朝下的姿勢接受按摩，把治療的重點放在身體後側。也就是說，治療師常常會先請受治者趴著，集中火力治療他們背側的肌肉，然後才去按摩受治者前頸、胸部、腹部和髖部屈肌等前側肌肉；治療師這樣做也是出於一片好意，但這樣的按摩方式不但會耗掉很多時間，成效也不見得理想。況且，如果一直把治療的重心放在有症狀的部位，身體前側的肌肉永遠都無法得到充分的治療。許多習慣性姿勢引發的症狀，都是起源於身體前側的肌肉。因此，我會建議，盡可能以仰臥的姿勢展開治療。

◉ 建立具體的溝通方式

　　不管受治者以怎樣的姿勢接受治療，斜方肌都是展開按摩的好位置，因為幾乎每一個人的這塊肌肉都會有點緊繃，並存在著些許激痛點。你可以把斜方肌當作一個評判標準，用它評估每位受治者適合的按壓力道。花點時間向受治者介紹和詳述疼痛量表的概念和分數意義。由於疼痛是一種主觀感受，且與個人先前的疼痛經驗有關，所以需要利用這份量表來建立一套具體的溝通方式。滿分十分就是會讓他們大叫、想放棄治療的劇痛。告訴他們界定這些分數的細部標準，讓他們能更準確的用這套量表具體表達自身的感受。舉例來說，五分會讓受治者覺得「恰到好處」，六分會讓她屏息、瞇眼，七分會讓她齜牙裂嘴，八分會讓她想「我的天，好痛」，九分會讓她爆粗口，到了十分她就會想逃離按摩床。十分不會是受治者有生以來感受到最強烈的疼痛程度，因為我們按壓的力道不會到達那種境界。總之，按壓每一點激痛點時，請盡可能讓受治者處在五分以下的疼痛程度。搜尋新部位的激痛點時，也請先放輕按摩力道，然後再逐步增加按壓的力量。

◉ 淺前線

　　二〇〇一年，湯瑪士・邁爾斯引入了筋膜線的概念，並將之稱為「解剖列

車」。我不會在這裡重述他的作品，但我強烈建議大家去研讀他的著作，或去上他的課。欲了解更多資訊，請見 www.anatomytrains.com。只要花點心思觀察，就會發現久坐不動的生活型態，對我們的深遠影響；它常常是導致身體前側肌肉和筋膜變短、緊繃的主因。淺前線（Superficial front line）是一條幾乎不間斷的筋膜線，一路行經腳背、腿部、腹部、胸骨、胸鎖乳突肌周圍和頭部後側。簡單對這條筋膜線施以肌筋膜放鬆技巧和激痛點按摩，即可大幅降低身體後側那些因過度伸展、拉長的柔軟組織。多數時候，那些因過度伸展、拉長的肌肉也會出於防禦機制，發展出激痛點。這在菱形肌、棘下肌、豎脊肌、膕旁肌群和小腿後肌上，是很常見的現象。放鬆淺前線時，請你以雙足足背為起點，一路往上按摩，然後往下按摩到背部。當然，並非每個受治者都適用這套治療方式。想要替受治者規劃出最適合的治療方式，請務必仔細分析每位受治者的姿勢和肢體活動範圍。如果你不太清楚姿勢評估的細節，可以去上一些優秀的進修課程，或買一套湯瑪士・邁爾斯的《肢體判讀一〇一》DVD。

◉ 足背和脛骨肌群

從足背的足背肌群開始按摩。激痛點在這個地方其實不常見，但這麼做至少可以放鬆此處的筋膜。往上按到小腿，脛前肌就在脛骨的旁邊。伸趾長肌與小腿部外側，大概就只相距一根手指寬的距離。在膝蓋下方一個掌寬、緊鄰脛骨的位置，用「支撐拇指」的手勢，按摩脛前肌和伸趾長肌的激痛點（圖 11.1）。切記，那個掌寬的大小，是要以受治者本身的掌寬來測量。從這個位置往下約三

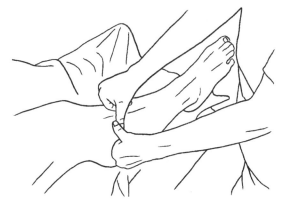

圖 11.1 按摩脛前肌。用成對的「支撐拇指」手勢，推撫膝蓋下方一個掌寬、緊鄰脛骨的位置。

到四英吋長的每條肌腹上，都可能會出現不只一個激痛點。從腳踝往上算起，

伸足拇長肌的激痛點的位置大概會落在小腿的二分之一處，差不多就在伸趾長肌激痛點正下方。

◉ 腓骨肌群

腓長肌覆蓋在腓骨上方，治療它位在膝蓋下方約一個掌寬的激痛點時，可採取「支撐拇指」或半握拳的手勢，用大拇指或指關節按摩它們（圖 11.2），另一隻手則固定小腿的位置。這一套按摩方式也適用腓短肌（它也覆蓋在腓骨上方），從腳踝往上算起，它的激痛點大概會落在小腿的三

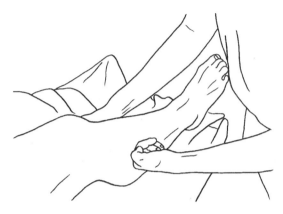

圖 11.2 按摩腓長肌。掌心向上、手半握拳，用指關節去推撫肌肉，另一手請扶著小腿。

分之一處。用「支撐拇指」的手勢在腓骨正前方尋找第三腓骨肌的激痛點，你大概會在外踝上方約二到四英吋處找到它的激痛點（圖示未呈現）。

◉ 股四頭肌群、縫匠肌和闊筋膜張肌

活絡股四頭肌群的循環後，你可以在髂骨前上棘（即前側髖骨）下方和外側各一英吋處，找到闊筋膜張肌的激痛點。要確定該肌肉的位置，你可以請受治者將膝蓋往內轉個幾次，這個動作可以單獨收縮闊筋膜張肌。成對的「支撐拇指」手勢，或「支撐四指」手勢，都可用於治療闊筋膜張激痛點（圖示未呈現）。你或許也會在上述這個激痛點的外側約半英吋處，找到第二個激痛點。這一套按摩方式也適用於股直肌較高的那一點激痛點；它就在腹股溝下方，或髂骨前上棘下方快要一個掌寬的位置。要確定股直肌的位置，你可以請受治者以膝蓋打直的狀態，將腿略為抬起數次。找一個你比較好操作的方式，用「支撐四指」、「支撐指關節」或「雙手大拇指對頂」的手勢，按摩股中間肌、股內側肌和縫匠肌的激痛點（圖 11.3）。股中間肌的激痛點深埋在股直肌下

方。想按摩它，你必須先量出與髂骨前上棘下方相距一個掌長的位置，然後輕輕將股直肌往內推，才能把股中間肌按壓到骨頭上。股內側肌很容易在大腿內側找到。量出與膝蓋骨上方相距一個掌寬的位置，就可找到股內側肌較低的那一點激痛點；量出與膝蓋骨上方相距一個掌長的位置，則可找到股內側肌較高的那一點激痛點。縫匠肌的任何區段都可能出現激痛點。要感覺縫匠肌收縮，你可以請受治者抬起打直的腿，同時把腿往外轉。如果受治者有膝外翻（genu valgus）的問題，縫匠肌就會一直被過度伸展，導致激痛點常常復發。

要找到股外側肌裡的多個激痛點，請用手掌心向上、半握拳的手勢，一路從膝蓋搜尋到大轉子（圖11.4）。為避免腿部滾動，你的另一隻手請扶在膝蓋旁、穩住大腿。你會在膝蓋上方一、兩英吋的地方，找到最下方的四個股外側肌激痛點；且這兩組激痛點就分別位在髂脛束的前、後方。由於股外側肌的面積非常寬廣，包覆了整個大腿外側，所以如果你沒讓受治者以側躺的姿勢接受治療，可能就需要請受治者分別以仰臥和俯臥的方式接受治療，才能完整治療到整個股外側肌。股外側肌激痛點引發的緊繃和疼痛，可能會被錯怪到髂脛束

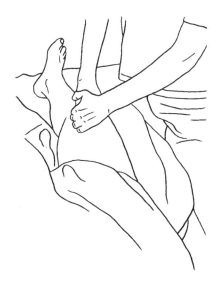

圖11.3 按摩股內側肌。左手掌緣請緊貼肌膚，帶著右手指尖推動指下的每寸肌膚。

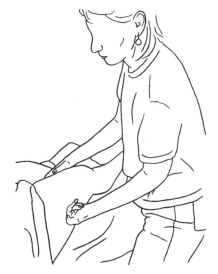

圖11.4 按摩股外側肌。請一手掌心向上、半握拳，用指關節往髖部的方向推撫。另一手則扶著膝蓋，穩住大腿的位置。

頭上。如果是髂脛束出狀況，按摩的重點就必須把放在闊筋膜張肌和臀大肌身上，因為這兩條肌肉收縮、變短時，就會導致髂脛束緊繃。

◉ 大腿內側肌群

把被單先穩固包覆在欲治療那條腿的下方，再將之披覆在大腿上。要找出內收長肌的位置，你可以一手放在受治者的膝蓋內側，另一手放在大腿內側的上端（圖示未呈現）。此時，若請受治者內收該腿，你就會明顯感受到內收長肌在你掌下收縮。要區分內收長肌和它後方的內收大肌，你需要仔細去感受兩條肌肉間的那條細細溝槽。內收大肌雖然被歸類在大腿內側肌群，但把它想成膕旁肌群的第四條肌肉，或許會讓你比較好記憶它的位置，因為它非常靠近大腿後側。

內收長肌激痛點的位置直逼大腿根部。按摩內收肌的激痛點時，要以「支撐拇指」的手勢，朝大腿左、右兩側的方向推撫（圖11.5）。相較於在大腿內側上、下推撫，受治者會覺得左、右方向的推撫冒犯感比較低。股薄肌和內收大肌的激痛點也可以用手指抓捏的方式按摩。內收大肌上側的激痛點就位在坐骨粗隆的正下方，俯臥的姿勢或自我治療會是冒犯感比較低的治療方式。按摩大腿內側肌群時，讓受治者側臥也能讓他們比較舒服的接受治療；側臥時，受治者上方的那一條腿需屈膝、置於欲治療大腿的前方（圖示未呈現）。

恥骨肌位在股直肌內側。按摩此處時，須特別留意股動脈，摸到有脈搏的地方，就要避開。這一個非常特別的激痛點就位在腹股溝下方，可以往下壓入股骨按壓。如果按壓這個部位會讓你和受治者都感到很不自在，那麼自我治療或許會是比較好的選擇。

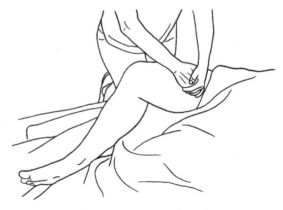

圖11.5 按摩大腿內側。用「支撐四指」的手勢，往左、右兩側推撫，不要往鼠蹊部。

◎ 腹部肌群

把腹部肌群分成四大類，能助你更了解腹部激痛點的位置。

上腹部。 腹斜肌和腹直肌與最下面三根肋骨相連的邊界，會是你按摩上腹部肌群時，第一個下手的位置。一開始按摩時，請站在受治者的左側，以順時鐘的方向推撫。（注意圖 11.6 的治療師是站在受治者右側。）把手橫過受治者的身體，用雙手交疊的手勢推撫；推撫時，一邊緩緩地將手往你自己的方向拉，一邊尋找激痛點。第二個推撫的位置會落在最下面那根肋骨的下方（圖 11.6）。將組織往上壓向肋骨下緣，然後一路抵著肋骨的下緣推撫；行經中央的胸骨時，請避開劍突（xiphoid process）。找到激痛點的時候，請改用「支撐四指」的手勢，用非常小幅度的推撫反覆按摩該點十到十二下（圖 11.7）。雖然推撫腹肌的過程中，須避免按壓到劍突，但在尋找腹直肌激痛點時，劍突是個非常有用的骨骼標記，因為腹直肌激痛點會出現在劍突左、右兩側各一英吋處。

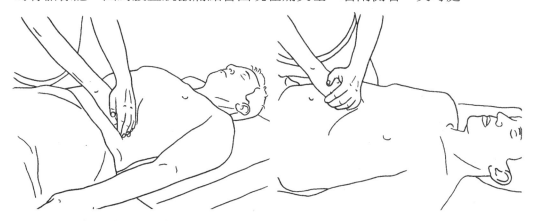

圖 11.6 按摩腹斜肌。用雙手交疊的手勢推撫。

圖 11.7 按摩腹直肌。請用支撐手的力量帶著另一隻手的指間推撫肌肉。不要按壓到胸骨的劍突。

中腹部。 上述的推撫方式也適用於中腹部。但別忘了，腹斜肌可是包覆了整個身側，所以位於肋骨和骨盆之間的肌肉，你要改以抓捏的方式按摩。中腹部的任何一個部位都有可能出現激痛點。另外，請記住腹直肌分成了八到十個區塊，且每個區塊都有它自己的肌腹。

下腹部。一開始同樣用雙手交疊的手勢，沿著腰方肌的邊緣搜尋激痛點。雙手往中心的方向拉，順著髖骨的頂端、腹股溝韌帶，來到中線，然後把肌肉往下壓向恥骨頂端。這條路徑可能會有好幾個激痛點。由於並非每一個受治者的恥骨都能輕易摸到，所以你或許會想要受治者自行點出恥骨的位置。為了降低治療過程中可能出現的尷尬情況，你可以用受治者的手當按摩工具，或者是告訴他自行治療的方法。恥骨的前側或中線兩側也可能存在激痛點。將這些激痛點按向恥骨時，可能會產生類似按壓小瘀傷的感覺，所以按壓的力道要放輕一點。

腰大肌和髂肌。讓受治者擺出與圖 7.31 相同的姿勢。受治者屈膝的腿要倒放在遠離你那一側的枕頭或墊子上（圖 11.8）。這應該會讓受治者的骨盆傾斜，同時他靠近你這一側的髖骨也應該會稍微抬離桌面。這個動作有助腹腔的腸子往另一側移動。萬一這個姿勢會使受治者不適，你可以請他回歸到仰臥的姿勢接受治療。受治者擺妥姿勢後，請花點時間集中雙方的心神。請受治者緩緩地深吸一口氣，你自己也同步照做。

找出髖骨（髂骨前上棘）和肚臍之間的中點。用雙手交疊的手勢，慢慢將手指近乎垂直的沉入腹部，指尖請指向脊椎（圖 11.8）。腰

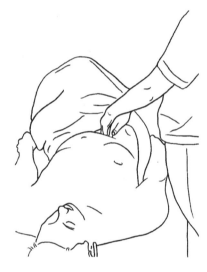

圖 11.8 按摩腰大肌。雙手交疊，把指尖往脊椎的方向壓入，避開左側的降主動脈。受治者的膝蓋會往對側倒，且下方墊有枕墊。

大肌幾乎與脊椎平行，用這個姿勢去摸它，會覺得它好像就位在皮膚下方。治療期間，請留意受治者的表情，以判斷你的按壓力道有無過猛。另外，還有一點你必須知道，那就是在你真正按壓到腰大肌之前，你的推撫可能就會引發一波疼痛反應。請用小幅度、極輕柔且與肌肉紋理逆向的推撫，找出這條堅實、香腸狀肌肉的位置。如果你找不到這條香腸狀的堅實肌肉，就表示該側的腰大

肌可能沒有活性高到足以讓它緊繃、僵硬的激痛點。這個時候請你以由上至下的方向，一路從稍高於肚臍的位置推撫到腹股溝韌帶，仔細搜尋有微妙壓痛感的部位。按摩髂肌時，請將這條肌肉抵著髂骨前上棘內側的凹窩按壓。髂肌可能會比腰大肌更為敏感。最後，順著大腸的方向，在腹部順時鐘畫幾個大圓，結束整個腹部肌群的治療。

在治療左側腰大肌時，請特別小心你指下來自降主動脈的強烈脈搏。如果你感受到這股脈動，請把指尖往遠離身體中線的方向移動，即可避開這條主動脈。有時候，你還必須繞到這條主動脈後方，才可以摸到腰大肌。如果你覺得自己不管怎樣挪動指尖的位置，好像都避不開這股脈搏，就請停止療程，將受治者轉介給她的主治醫師。因為這表示她可能有主動脈瘤的問題。

◎ **胸部肌群**

執行激痛點按摩法前，先為受治者做肌筋膜放鬆的治療流程，特別有益胸部肌群。用「支撐四指」的手勢尋找和治療胸大肌、胸骨肌、下鎖骨肌和胸小肌的激痛點（圖示未呈現）。如果需要的話，你可以隔著一層被單按摩胸部肌群。直接按壓胸大肌就可以治療到胸小肌的激痛點。或者你也可以用「支撐拇指」的手勢，把指尖切入胸大肌外緣的下方，直接將胸小肌抵著肋骨斜向按壓（圖 11.9）；抬起受治者的手臂，能讓你更流暢的按摩這個部位。胸大肌外緣

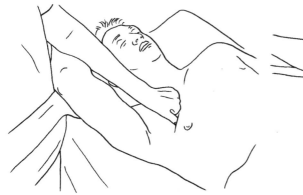

圖 11.9 按摩胸大肌外緣下方的胸小肌。用「支撐拇指」的手勢。

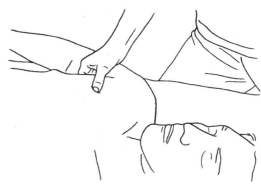

圖 11.10 按摩胸大肌外緣。用手指抓捏的方式。

的激痛點能以手指抓捏的方式按摩（圖11.10）。你自己本身多半也有這些激痛點，所以可以先用自己的身體熟悉這些激痛點的位置。

◉ 肩胛下肌和後上鋸肌

為了避免磨破受治者的皮膚，在按摩前請在他的腋窩塗抹大量的乳液，並務必將你的指甲修得很短。把受治者欲治療的那隻手放到他對側的肩膀上，並請他用另一手將手肘輕輕往下壓，好讓他背部的肩胛骨往橫向移動（圖11.11）。受治者以這個姿勢接受治療，能讓你的手有比較大的操作空間。如果這個姿勢會讓受治者覺得很痛，就將它慢慢調整到他能接受的狀態。

站在受治者手肘旁邊，面向受治者的頭部。把你靠近受治者頭部的那一隻手放到他肩膀下方，然後第一節手指緊扣肩胛骨的內緣，將肩胛骨往你的方向拉。這樣的手勢也可以按摩到位在肩胛骨上角的後上鋸肌。保

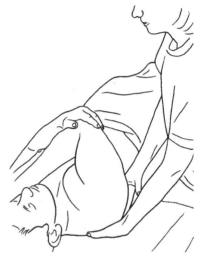

圖11.11 按摩肩胛下肌。一開始請先將你的指甲背緊貼受治者的肋骨，然後將指尖往桌面的方向推入腋窩，這樣你的指腹才能將肩胛下肌抵向肩胛骨推撫。

持暢通的溝通是按摩這條肌肉一定要注意到的部分。保持靠近受治者頭部那隻手的動作，將你的另一隻手以掌心向你的姿勢，滑入受治者的腋窩。在正確的姿勢下，你的手指應該會滑入肩胛骨和胸腔壁之間的縫隙，指甲背緊貼肋骨，指腹則會碰到肩胛下肌。將指腹往下壓，抵著肩胛骨推撫肩胛下肌（圖11.12）。推撫肩胛下肌的動作請務必緩慢、謹慎。對活化的肩胛下肌激痛點而言，即便是很輕微地按壓，都可能引發令人難以忍受的不適感。因此，治療期間你一定要持續詢問受治者的疼痛分數。

你能從兩種不同的方向推撫肩胛下肌。
第一個方向是順著肌肉的紋理，將它往肩胛
骨下角的方向推。另一個方向是橫跨纖維，
非常小幅度地將肌肉往自己的方向推撫。用
橫向方式推撫時，你可以輕易感覺到這條肌
肉如肌腱般緊繃。先一路往肩胛下肌的上
端，肱骨頭的方向推撫過去；然後再往下，
朝肩胛骨下角推撫過去。雖然一般來說，每
一個激痛點需要推撫十到十二下，但在治療
肩胛下肌時，你最好把推撫的次數減少。頭
幾次的療程，請盡量下手輕一點。腋窩痠痛
可不好受。另外你還要注意，在你按摩肩胛
下肌的同時，你手指的背面可能也會在無意
間擠壓到前鋸肌。

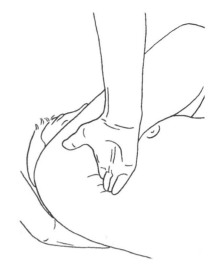

圖 11.12 按摩肩胛下肌。你的手
指應該在肩胛骨和肋骨之間的縫
隙。靠近受治者的那一隻手，則
應該將肩胛骨往你的方向拉。

◎ 二頭肌、肱肌和前臂伸肌群

用「支撐拇指」的手勢或指關節，尋找並治療二頭肌的激痛點。「支撐拇
指」的手勢也可以用來尋找和治療，位在肱骨外上髁上方和二頭肌外緣下方的
肱骨激痛點（圖 11.13）。從距離手肘三到四英吋的位置開始搜尋此處的激痛
點。能將組織往你想移動的方向推進，是最理想的推撫條件，而將此處的組織
應該要往手肘的方向推。大多數人的二頭肌和肱肌都會又短又緊。

用你與受治者欲治療手同一側的前臂按摩他的伸肌群（圖 11.14）。成對的
「支撐拇指」手勢也是逐一按摩伸肌激痛點的好工具。這個手勢同樣可用來按
摩前臂屈肌（圖 11.38）。在手肘內側皺褶處下方約一英吋的位置，沿著橈骨頭
搜尋位在橈側伸腕長肌、肱橈肌和旋後肌的激痛點。要增加你搜尋激痛點的效
率，你可以在搜尋時，用另一隻手將受治者的前臂往前和往後轉。橈側伸腕短
肌的激痛點大概在手肘下方約三到四英吋的橈骨上。伸指長肌的激痛點是手臂

後側最容易找到的激痛點。將受治者的掌心往下轉，按摩也會出現在手肘下方約三到四英吋的尺側伸肌激痛點。請持續研讀前臂的解剖學結構，以具備逐一區分和治療這些肌肉的能力為目標。治療時，你可以請受治者做些能獨立收縮特定肌肉的動作，幫助你找出這些肌肉的位置。

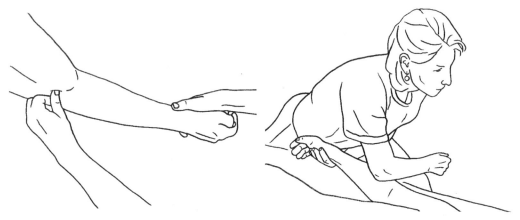

圖 11.13 按摩肱肌。用「支撐拇指」的手勢，往二頭肌邊緣（就在手肘內側那條皺褶的上方）的下方推撫。

圖 11.14 按摩伸肌。請用你前臂的尺骨側面，將肌肉往受治者手肘的方向推撫。成對的「支撐拇指」手勢也很適合用來按摩伸肌。

用手指搜尋大拇指伸肌和外展肌的激痛點，它們會出現在受治者前臂的背側和靠近手腕的位置。這些肌肉位在大拇指的根部，可以用「支撐拇指」的手勢治療（圖示未呈現）。第一背側骨間肌也可以用「支撐拇指」的手勢治療（圖 11.15）。有時候你也會找到其他骨間肌的激痛點，但你最好把這些激痛點留給受治者自行治療；你可以教他們「支撐拇指」的手勢，請他們用指尖小心的按摩這些激痛點，或是用橡皮擦和彈簧夾製成的小工具按壓它們（圖 6.48）。

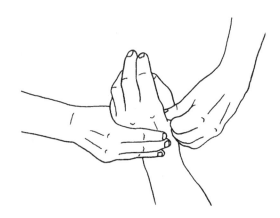

圖 11.15 按摩第一背側骨間肌。用「支撐拇指」的手勢，將第一背側骨間肌抵向掌骨推撫。

◎ 胸鎖乳突肌

坐在按摩床頭側，一手托著後腦勺和後頸。如果要用手指抓捏的方式治療胸鎖乳突肌的激痛點，請盡量讓受治者的頭部保持端正（圖11.16）。鎖骨分支和胸骨分支之間有一條淺淺的溝槽，將肌肉捏起時，你能透過感受這細微的起伏變化，區分出胸鎖乳突肌的這兩條分支。你心中要有一個概念，鎖骨分支的位置是比胸骨分支「深」，

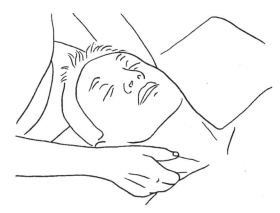

圖 11.16 按摩胸鎖乳突肌。順著胸鎖乳突肌的肌肉纖維紋理，用手指抓捏的方式按摩它。

不是「後面」，這樣你會比較找到前者的位置。每一條分支的肌肉直徑大概就跟受治者的手指粗細相仿。要摸到鎖骨分支，你必須將側頸的所有軟組織都抓到手中。你可以請受治者將頭往對側轉，藉此去感受這條肌肉收縮。從耳下開始，緩緩沿著整條肌肉搜尋激痛點，並治療任何一個分支的激痛點。請用指腹抓捏肌肉，不要用指尖。抓捏的幅度要小，像擠牛奶一般反覆數次。如果你有無法抓穩肌肉的困擾，請學著把抓肌肉的手勁放輕一些，讓它有種要從你指間滑落的感覺。另外，在不抹乳液的情況下治療胸鎖乳突肌，也會讓你比較好掌握它們。

當這條肌肉因緊繃僵硬時，鎖骨分支就會變得很難抓起來，尤其是胸骨、鎖骨分支在頸部較低處的分支點。要讓緊繃的胸鎖乳突肌比較好治療，可以讓受治者的頸部略朝同側傾倒，此舉能降低肌肉的緊繃度。除非肌肉有受傷，否則任何疼痛都可視為激痛點的跡象。健康的胸鎖乳突肌不會因擠壓疼痛。

如果你有照著上文的敘述去治療胸鎖乳突肌和斜角肌，你幾乎不會不小心傷到頸動脈。但保險起見，你最好還是要知道頸動脈的確切位置在哪。感覺下顎線下方的那一陣脈搏。照理說，不管你從側頸抓了多大把的組織，你都不會

捏到頸動脈。不過千萬別全然相信這個原則，請相信你的手指。如果你有感覺到脈搏，還是要把手移開那個位置。可惜，還是有非常多治療師因害怕出差錯，治療時都會避開頸部前側。這是一個十分重要的治療區塊。**熟能生巧，你的自信和理解力能藉由熟練自我治療大幅提升。別忘了，你的身體就是你最好的實驗室。**

◎ 斜角肌

　　要有效地治療斜角肌，你心中需要對它們與胸鎖乳突肌的相對位置有一幅清楚的畫面。前斜角肌可能是最難治療的，因為它整個藏在胸鎖乳突肌後方。坐在靠近受治者頭部的按摩床邊角旁，掌心朝上的抓捏他的胸鎖乳突肌。此時你位在胸鎖乳突肌後方的指尖，會抵著中斜角肌。放掉胸鎖乳突肌，將掌心往下轉。用兩根手指，順著肌肉的紋理，一路從側頸推撫到鎖骨中段。重複推撫數次，尋找這條線上有壓痛感的部位。治療前斜角肌時，請再次以相同的方式找到並抓住胸鎖乳突肌，然後放開它，將掌心往下轉。用食指和中指的指背，穩穩地將胸鎖乳突肌往氣管的方向推（圖 11.17）。在正確的姿勢下，你應該會有一部分的手指隱沒在胸鎖乳突肌下方。將前斜角肌往按摩床的方向按壓，讓它抵著脊椎，然後順著它的肌肉尋找激痛點，一路搜尋到鎖骨。對大部分人來說，按摩前斜角肌時，你手指抵著的堅硬結構竟然是脊椎骨這件事，大概是件很新奇的想法。因為絕大多數人都以為只會在後頸摸到脊椎骨。治療前斜角肌時，請一路往下按摩至它與第一肋骨相連之處；此時胸鎖乳突肌與鎖骨相連之處，會剛好在你手指的內側。

　　按摩斜角肌的當下，常會重現平時困擾著受治者的特定轉移痛或麻木感。按壓到斜角肌的激痛點時，也可能會產生一股令人不適的微妙觸電感，就像是你壓到了神經的感覺。不過，這種情況在中止了激痛點的活性後，就不會再發生。再者，如果你按壓到了受到擠壓的神經，受治者的疼痛程度一定會瞬間從零分飆升至十分。由此可知，萬一碰到這種情況，在排除神經受到壓迫的情況前，你都必須避免碰觸這個部位。

你可以在鎖骨尾端斜角的上方找到後斜角肌，那個斜角是由鎖骨和斜方肌位在肩膀頂部的那塊厚實肌肉構成。治療後斜角肌的激痛點時，要用中指將肌肉往受治者足部的方向按壓，然後沿著鎖骨頂部，一路往頸部的方向小幅度推撫（圖11.18）。受試者用胸部深吸一口氣的時候，你或許會感覺到他的後斜角肌在你指下收縮，且隨著吸氣動作抬起的第一肋骨，抵著你的手指。

如果你不確定前斜角肌或中斜角肌的位置在哪，可以在觸診時，請受治者用力、短促地吸幾下鼻子。這個動作會讓斜角肌大力收縮，你就能比較清楚地感受到它們的所在位置。

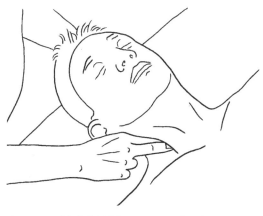

圖 11.17 按摩前斜角肌。用兩根手指插入胸鎖乳突肌下方，然後將它往氣管兩側推。

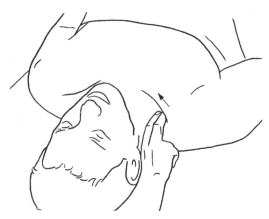

圖 11.18 按摩後斜角肌，中指往受治者腳的方向壓入，然後沿著鎖骨頂部推撫。

◉ 咀嚼肌和翼狀肌

坐在靠近受治者頭部的按摩床，用手指抵著他下顎內側（就是下顎那個稜角的前面）按摩翼內肌。這跟自我治療的技巧很像（圖4.44）。

治療咀嚼肌激痛點的方式相單簡單、明瞭。首先，你要站在受治者的手肘旁，面向他的頭部。接著把戴著手套的食指伸入受治者的臉頰內側，用食指和拇指抓捏這塊肌肉（用你食指和對側手的手指也行），找出它的激痛點（圖11.19）。請受治者咬緊牙關，可以讓你感受到這塊肌肉在你指下收縮。

治療位在上排牙齦後上方死角的翼外肌下緣時，你的手指依然要放在口腔

內（圖 11.20）。這個我覺得常會卡花生醬的死角，大概就跟你的食指指尖一般大。朝受治者頭頂的方向往上頂，然後朝受治者面部的前方往前推撫。這個推撫的幅度大概只有四分之一英吋長。如果這個部位存在激痛點，即便你用最輕的力道按壓，都可能讓受治者痛到承受不住。操作時請格外謹慎，並時時留意受治者的表情。受治者可以用手指比出他當下疼痛的分數。從外側也能有效治療這塊肌肉。如圖4.47所示，請你先用一個小紙杯撐開受治者的嘴巴，然後找到那個在他耳道前方約一英吋處的淺淺凹窩。找到凹窩後，你的手指即可在凹窩內，朝受治者的上方和前方推撫，另一隻手則請支撐住頭部。欲了解這套按摩技巧的相關細節，可於第四章自我治療翼外肌的段落

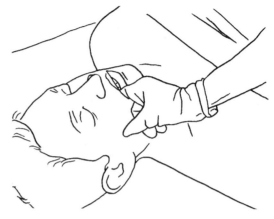

圖 11.19 咀嚼肌按摩。用食指和大拇指抓捏咀嚼肌。

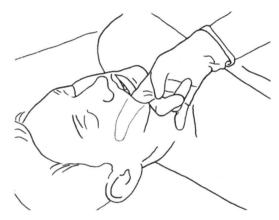

圖 11.20 按摩翼外肌。食指沿著上排牙齦一路摸到底，然後指尖往上頂，讓指尖朝著前方微幅摳挖，來回推撫這塊肌肉。

找到。如果你所在州的法規禁止按摩治療師在口腔內進行治療性按摩，就請你直接告訴受治者該如何執行這套自我治療的技巧。

以俯臥姿勢接受治療的肌肉

雖然我多半會建議先治療身體前側的肌肉，但有的時候，也會有比較適合先俯臥接受治療的受治者。這可能是因為受治者的舒適度或偏好，或前面幾次

療程已經成功治療了身體前側的肌肉，抑或是時間有限。但不變的是，受治者不管是仰臥或俯臥，上斜方肌都很適合作為你第一個治療的肌肉。因為這塊肌肉很常有激痛點（而且很常復發），所以是很適合用它向受治者介紹疼痛量表的觀念，並評估受治者整體的敏感度。

◎ 斜方肌

上斜方肌。用拇指和食指按摩位在肩頸交界處的斜方肌 1 號激痛點（圖 11.21）。如第四章所述，這個激痛點就在皮膚下方的那束肌肉裡，有時候那束肌肉的大小就跟棒針差不多粗細。由於這一點點的肌肉很難一直抓在手裡按壓，所以你可以用手指反覆滑過這條肌肉的方式去按摩它。

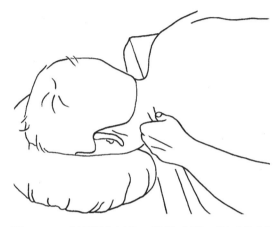

圖 11.21 按摩斜方肌 1 號激痛點。用手指抓捏肩頸交界處的那道緊繃肌肉。

治療斜方肌 2 號激痛點時，請站在受治者的手肘旁邊，面向他的頭部（圖 11.22）。用雙手一起按摩靠近你這一側的肌肉，手勢如圖所示，大拇指在上，其他四指在下。如果你覺得這個姿勢不好施力，可以改站在擺放受治者頭部的按摩床正後方，掌心向上的重新抓住受治者的肌肉。不論你是站在哪一個位置替受治者按摩，都請用雙手的中指順著肌肉的纖維方向，一路從肩頸交界處按到外側肩膀。當

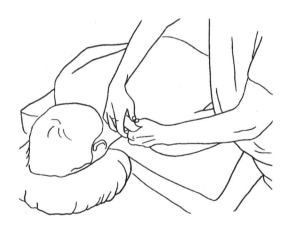

圖 11.22 按摩斜方肌 2 號激痛點。用雙手手指抓住肩部的斜方肌，順向或橫著纖維方向向外推撫。

然，橫向按摩此處的激痛點，也可以得到很好的效果。請注意，此處可能會有兩個激痛點，一個會位在這塊肌肉的正中央，另一個則會在中央往肩膀外側約一到兩英吋的地方。外側激痛點會在肩胛棘和鎖骨交會那個角的內側。抓住肩部上方那一大束肌肉是找到這些激痛點的關鍵。當你從正面用中指去按壓這一大束斜方肌的下方時，請讓它和你背側的大拇指對壓，以充分對激痛點施壓。就這樣讓大拇指一路跟著中指，往肩膀外側推撫過去。

下斜方肌。請站在按摩台的上角，找出受治者肩胛骨下角和肩胛骨上角的位置。斜方肌 3 號激痛點就位在這兩個骨骼標記的中間，而該處就是斜方肌下緣與肩胛骨內緣交會之處。因此，當你用手指沿著斜方肌下緣的內緣摸過去的時候，會覺得它的起伏有點像減速壟。按摩此處激痛點時，要用一手的拇指抵住斜方肌的下緣（就是肩胛骨的內緣），避免它隨推撫的動作移動（圖11.23）。另一手則以「支撐拇指」手勢，以往第十二節胸椎的斜對角方向，沿著這塊肌肉的邊緣推撫。圖示中，該名治療師是以左手大拇指（「支撐拇指」的手勢）按摩，右手大拇指固定肌肉的位置。受治者右側背部的那一條長長對角線，代表蓋該下斜方肌的下緣。請記住，下斜方肌激痛點是主要的激痛點。它們會讓上斜方肌和後頸部的激痛點持續活化，使當事人很難擺脫頸痛和頭痛的問題。

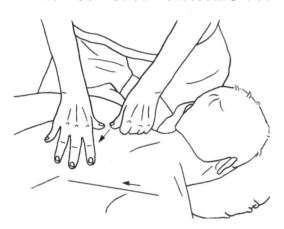

圖 11.23 按摩斜方肌 3 號激痛點。用「支撐拇指」手勢按摩此位置的激痛點，另一手的拇指則要抵住斜方肌的下緣，避免它隨推撫的動作移動。

◉ 提肩胛肌和頸夾肌

在頸部根部到肩胛骨上角之間尋找提肩胛肌的激痛點。兩者之間的距離只有二到三英吋，取決於受治者的體型。請留意提肩胛肌行經上斜方肌下方

時，是如何與之交會成一個「X」形。在治療提肩胛肌低處的激痛點時，請用「支撐拇指」的手勢（圖11.24），將拇指插入斜方肌前緣的下方，摸索出肩胛骨上角的位置，沿著它的輪廓推撫。要讓你的雙手輕鬆一點，你傾身按摩提肩胛肌時，可以把手肘抵著髖部，利用你身體的重量去施加壓力。面對比較敏感的受治者，你可以直接透過斜方肌按摩這個激痛點，不用特別

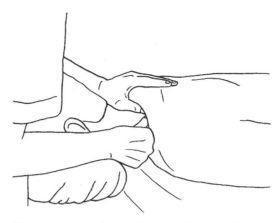

圖11.24 按摩提肩胛肌1號激痛點。雙手以「支撐拇指」的手勢插入上斜方肌前緣的下方，沿著肩胛骨上角的輪廓推撫。

把手指探到斜方肌下方。使用「支撐四指」的手勢按摩提肩胛肌時，請站在受治者的手肘旁邊，朝你自己的方向推撫（此手勢的擺放方式請見圖11.33）。要找到頸夾肌下段的激痛點，請將手朝第二節胸椎的方向鑽入斜方肌下方，並將肌肉向下壓到該脊椎骨上。

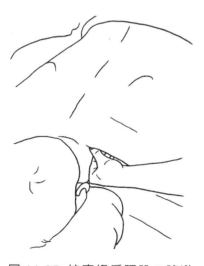

圖11.25 按摩提肩胛肌2號激痛點。以「支撐拇指」的手勢將肌肉壓往第六節和第七節頸椎的橫突。

站在受治者的手肘旁邊，面向他的頭部。要按摩提肩胛肌中段的激痛點，請用「支撐拇指」的手勢將肌肉抵向第六節和第七節頸椎的橫突推撫，這兩個橫突位在極接近側頸根部的位置（圖11.25）。頸夾肌上段的激痛點就位在側頸中間，第三節頸椎的橫突上，緊鄰胸鎖乳突肌後方。

◉ 頸部後側

　　用雙手輕撫後頸部，活絡和放鬆此處的肌肉。然後從棘突的旁邊開始，用「支撐四指」或「雙手大拇指對頂」的手勢，由頸部根部推撫到後腦勺（圖11.26和圖11.27）。用「支撐四指」手勢的時候，請將手往你自己的方向拉；用「雙手大拇指對頂」手勢的時候，則請將手往遠離你的方向推。朝顱骨的方向緩慢做幾次平行的推撫，在整個後頸和側頸部尋找激痛點。你要有一個概念，身體是一個立體的三維結構，不是只有前、後之分。請確定你可以找出所有後頸部的肌肉，包括頭夾肌、頸夾肌、半棘肌、深層脊椎肌群和枕下肌，第四章有提供尋找這些肌肉的詳細步驟。後頸部的肌肉相當複雜，搜尋此處的激痛點時，需要格外緩慢、仔細。老話一句，你若能在治療自己頸部的過程中學到更多技巧，你就會越了解受治者頸部的解剖結構。避免用力按壓枕下三角這個區塊。更詳細的說明，請見第四章的「枕下肌」一節。

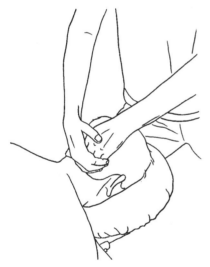 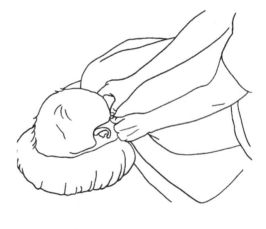

圖11.26 按摩頸部後側。用「支撐四指」的手勢，從頸部根部推撫到後腦勺。

圖11.27 按摩頸部後側。用「雙手大拇指對頂」的手勢，朝後腦勺的方向推撫（請避免用力按壓枕下三角）。

◎ 淺層脊椎肌群

「支撐四指」手勢、掌根、指關節或前臂，都可做為治療淺層脊椎肌群激痛點的工具。中斜方肌和菱形肌激痛點也可以用上述這些工具治療。用前臂或手肘治療此處肌肉時，請避免按壓到脊椎骨的棘突。注意圖示中，治療師是以右手拇指摸索脊椎的走向，引導前臂推撫的方向（圖 11.28）。一開始先在背部做幾個大幅度、平行的推撫，一路從從頸部根部往下推到骨盆，然後再沿著髖骨的頂部向外推撫。完成上述活絡循環、放鬆肌肉的輕撫後，即可依照相同的路線，以更緩慢、更大的力道再次推撫此處的肌肉，尋找激痛點。

治療位在最長肌和髂肋肌下段的激痛點時，請用「支撐四指」或成對的「支撐拇指」手勢，將肌肉往上推撫，抵向最下面那根肋骨（圖 11.29）。最長肌是一條緊鄰棘突，厚實且形似繩索的肌肉，髂肋肌則與它們相距二到四英吋。從最下面那根肋骨繼續往上推撫約二到三英吋，找出位在這兩條肌肉下段的另外四個激痛點。

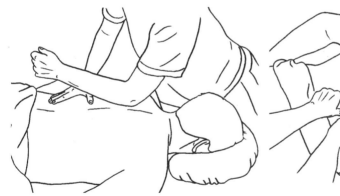 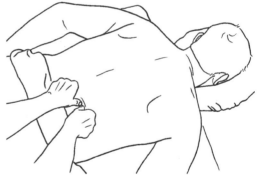

圖 11.28 按摩淺層脊椎肌群。用手肘或尺骨的側面按摩淺層脊椎肌群，對側手的大拇指請從旁引導推撫的方向，避免執行推撫動作的前臂按壓到棘突。

圖 11.29 按摩髂肋肌。用成對的「支撐拇指」手勢將肌肉往上推撫，抵向最下面那根肋骨。

◎ 深層脊椎肌群

　　成對的「支撐拇指」手勢，很適合治療緊鄰脊椎、位處深處的多裂肌和迴旋肌（圖11.30）。深層脊椎肌群的肌肉纖維走向呈斜對角，而這些肌肉纖維有緊繃和壓痛感的部位，很可能就跟你在淺層脊椎肌群找到的激痛點，位在相同的的脊椎節數。

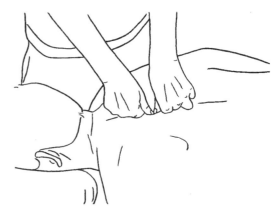

圖11.30 按摩深層脊椎肌群。用成對的「支撐拇指」手勢，沿著離你較遠那一側的椎板溝（脊椎骨棘突和橫突之間的狹窄溝槽），按壓該側的深層脊椎肌群。

　　以第七節頸椎為起點，沿著背部向下推撫。將雙手的大拇指一起壓入離你較遠那一側的椎板溝（脊椎骨棘突和橫突之間的狹窄溝槽），往遠離你的方向推撫（兩隻大拇指可一起或輪流推撫）。這個推撫的幅度會非常小，而且不能按壓到胸棘肌（spinalis thoracis），因為這會對受治者造成很大的刺激，甚至可能引起痙攣。你會在胸椎處感覺到這條有力、垂直的帶狀棘肌，它與棘突相距不到半英吋。治療棘肌群的激痛點時，請順著其肌肉纖維的紋理推撫。

◎ 後上鋸肌

　　要治療後上鋸肌的激痛點，你必須把肩胛骨移到旁邊。注意，治療期間，受治者的手臂會垂在按摩床末端（圖11.31）。在擺放受治者頭部的枕墊下方，治療師的手要抓著受治者的手腕，往對側拉，此舉能讓肩胛骨更遠離脊椎。小心將受治者的手臂往枕墊下方拉後，你

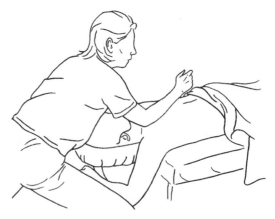

圖11.31 按摩後上鋸肌。此圖治療師的另一隻手抓著受治者的左手，並將其左手臂往對側拉；此舉有助移開受治者左側的肩胛骨，讓治療師用尺骨的側面推撫此肌肉。

就可以開始搜尋緊鄰肩胛骨內緣，非常靠近肩胛骨上角的後上鋸肌激痛點。動作輕柔的前臂和「支撐拇指」手勢都是很適合按壓此處的工具。或者，如「肩胛下肌」一節所述，你也可以請受治者用仰躺的姿勢接受治療。受治者仰躺治療時，需將欲治療那側的手搭在對側肩膀上。

◉ 棘上肌

你需要從擺放受治者頭部的按摩床正後方，以雙手皆呈「支撐拇指」的手勢，替受治者治療棘上肌的激痛點（圖11.32）。請伸直你的手腕，然後傾身用身體的重量對肌肉施壓。肩胛骨上角和肩胛棘之間的那個小小三角空間，是你要集中心神推撫的區塊。先用小幅度、朝肩膀外側的推撫，治療位處這個三角地帶中央深處的激痛點，接著

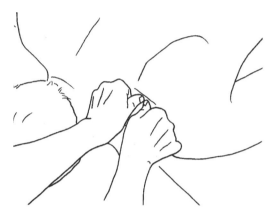

圖11.32 按摩棘上肌。雙手皆呈「支撐拇指」的手勢，且兩手大拇指的指甲背相碰，一起順著肩胛棘向外推撫此肌肉。

在稍微把手往外移，治療此肌肉沒入肩峰下方後的另一個激痛點。如果靠外側的那個激痛點存在，受治者對它的敏感度會比較高；你按壓到那個點的時候，他會感受到很類似瘀青被壓的感覺。因此，在治療這部分的棘上肌時動作需要再輕柔一些。

◉ 棘下肌和小圓肌

治療棘下肌的時候，請用「支撐四指」或成對「支撐拇指」的手勢（圖11.33）。在肩胛棘下方的肩胛骨內緣和外緣之間，有好幾個地方都可能存在棘下肌激痛點。最外側的棘下肌激痛點就在該肌肉的外緣附近，它會在肩胛骨外緣內側約一英吋的位置，形成一條與肩胛骨外緣平行的緊繃帶。棘下肌常常需要經過多次用力的推撫，才能「喚醒」其激痛點，開始產生熟悉的微妙壓痛

感。注意圖示治療師符合人體工學的按摩姿勢：她的頸部和脊椎都保持在筆直的狀態，並運用身體的重量對肌肉施加壓力。

治療小圓肌的時候，也可以使用「支撐四指」的手勢。以此手勢沿著肩胛骨外緣尋找激痛點，該點大概會落在腋窩上方一英吋的肩背處。這條肌肉的大小和厚度就跟食指差不多。小圓肌緊繃時，你或許能摸到它往肱骨頭的方向，橫過肩胛骨外緣的上端。

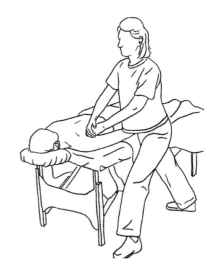

圖 11.33 按摩棘下肌和小圓肌。右手掌緣請緊貼身體，讓它成為帶動左手指尖推撫肌膚的主力。推撫期間，左手請保持放鬆，專心扮演好按摩工具的角色即可。

◉ 闊背肌和大圓肌

你能把手伸到離你較遠那一側的闊背肌和大圓肌上，用手指抓捏的方式治療它們的激痛點（圖 11.34）。感受這兩塊肌肉之間的細小溝槽，有助你區分出它們的確切位置。大圓肌是比較深、比較厚的肌肉。逐一治療每個激痛點。你也可以用「支撐四指」的手勢，直接將位在肩胛骨外

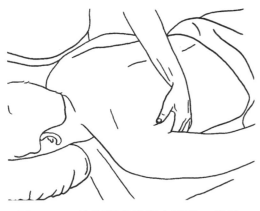

圖 11.34 按摩闊背肌和大圓肌。用手指抓捏離你較遠那一側的闊背肌和大圓肌。你也可以站在擺放受治者頭部的按摩床正後方，進行這套按摩。

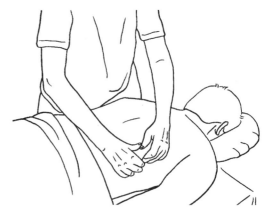

圖 11.35 按摩闊背肌。用雙手手指抓捏離你較遠那一側的闊背肌，針對激痛點做明確、小幅度的推撫。

緣中間的大圓肌激痛點，抵向骨頭推撫（圖示未呈現）。位在闊背肌下段外緣的激痛點，則能用雙手抓捏的方式治療（圖 11.35）。你還可以用「支撐四指」的手勢，治療離你較近那一側的闊背肌和大圓肌。

◉ 前鋸肌

如圖所示（圖 11.36），你可以用「支撐四指」的手勢，治療離你較遠那一側的前鋸肌激痛點。或者，你也可以用掌心朝上的「支撐四指」手勢，治療離你較近那一側的前鋸肌激痛點。你會在腋窩下方約一個掌寬、最突出的那根肋骨上，找到前鋸肌的主要激痛點。如果你找到這個主要激痛點，請搜尋該側肋骨的整個側面，看看此肌肉的其他肌腹有無激痛點。

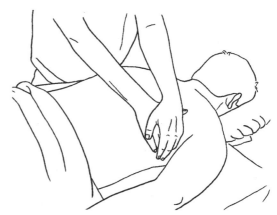

圖 11.36 按摩前鋸肌。用雙手交疊的手勢，治療離你較遠那一側的前鋸肌；你會在腋窩下方約一個掌寬的位置，找到前鋸肌的主要激痛點。

◉ 三角肌、三頭肌和前臂屈肌群

先用掌根按摩三角肌，活絡它們的血液循環。然後用半握拳的指關節，或「支撐拇指」手勢推撫特定的激痛點（圖示未呈現）。仔細尋索你摸到的每一條緊繃帶，以揪出造成壓痛感的激痛點。治療三角肌激痛點時，應該請受治者同時以仰躺和俯臥的姿勢接受治療。治療三頭肌時，要讓受治者的手臂垂在按摩床旁邊（圖 11.37）。雙手呈「支持拇指」的手勢，錯位併攏。這樣的手勢除了可以讓你的雙手靠比較近，還能讓你用其他四指的指關節固定手臂的位置。三頭肌的五個激痛點都可以用這種方式治療。不過在治療手肘附近的內側激痛點時，你也可以用手指抓捏的方式治療它們（圖示未呈現）。

按摩前臂屈肌時，請將受治者的手臂掌心向上的放回按摩床。雙手同樣呈

「支持拇指」的手勢，錯位併攏，推撫特定的激痛點（圖 11.38）。「支撐四指」手勢或動作輕柔的前臂，也是很適合按摩此處的工具。手臂內側大部分的激痛點，都會位在手肘內側皺褶下方約三到四英吋、一個呈橢圓形的區塊內。用單獨收縮這些肌肉的動作，找出特定肌肉的位置和激痛點。記住，負責操控大拇指、體積不小的屈拇長肌，就位在前臂內側的中間三分之一。它的激痛點不只會導致大拇指疼痛，還會讓大拇指末端的關節動不了、卡卡的。雖然這可能會跟你過去學到的觀念相牴觸，但往手的方向推撫屈肌是按摩它最好的方式。絕大多數人的屈肌都又短又緊，需要特別去拉伸開來。不過基本上屈拇長肌的激痛點並不會引發什麼明顯的不適症狀，除非受治者還有合併循環或水腫的問題。替受治者做幾次深層的推撫後，即可用輕撫的方式將手部的淋巴液引導回手臂。

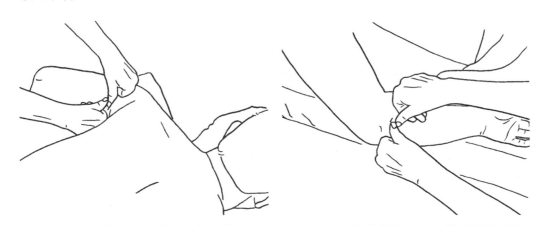

圖 11.37 按摩三頭肌（長頭）。雙手呈「支持拇指」的手勢，錯位併攏，往遠離治療師的方向推撫。

圖 11.38 按摩前臂屈肌。雙手呈「支持拇指」的手勢，錯位併攏，朝著肱骨內上髁的方向推撫。你也可以用半握拳的指關節或是尺骨的側面來按摩前臂屈肌。

◉ 腰方肌

用「雙手大拇指對頂」或雙手交疊的手勢治療腰方肌的激痛點（圖 11.39 和圖 11.40）。要從鄰近的脊椎肌肉中區分出腰方肌的確切位置，你可以請受治者做幾次抬高髖部的動作，讓腰方肌收縮。腰方肌深埋在厚實的淺層脊椎肌

群豎脊肌的下方。要按摩到它，你必須將指尖鑽入脊椎肌群下方，才能在距離棘突三到四英吋遠的地方摸到它。

用「支撐拇指」的手勢按摩同側腰方肌時，請你面對受治者的頭部（圖 11.39）。搜尋腰方肌外緣與最下面那根肋骨相連處，可找到腰方肌上段外側的激痛點；你按到這一點激痛點時，受治者或許會有種瘀青被按到的感覺。接著，請將指尖往最下面那根肋骨與橫突相會的夾角壓入。鑽入厚實的豎脊肌下方後，你就可以朝對側肩膀的方向施力，尋找並治療位在腰方肌上段內側的激痛點。

總之，治療腰方肌內側激痛點的大原則就是：將指尖深深鑽入豎脊肌下方，然後將腰方肌朝下方的橫突按壓，一路順著它的肌肉向下尋找激痛點；找到任何有壓痛感的區塊，就停下搜尋的動作，針對

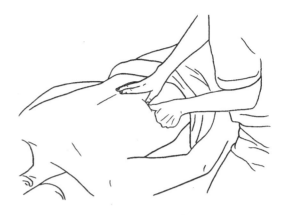

圖 11.39 按摩腰方肌。用「雙手大拇指對頂」的手勢，先將指尖往最下面那根肋骨與橫突相會的夾角壓入，再朝對側肩膀的方向施力，尋找並治療位在腰方肌上段內側的激痛點。

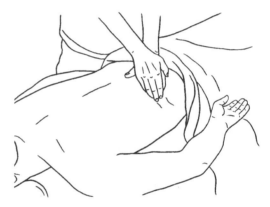

圖 11.40 按摩腰方肌。用雙手交疊的手勢，治療離你較遠那一側的腰方肌外緣；推撫時，請運用身體後傾的動作，將雙手朝你的方向拉。

該區展開治療。接下來，請你移動身體，面向受治者的臀肌。手指從骨盆和最下方橫突形成的夾角鑽入，並朝著對側股骨大轉子的方向推進，你會在豎脊肌下方、距離脊椎約三到四英吋的位置，找到腰方肌下段內側的激痛點。尋找腰方肌下段外側的激痛點時，你又要稍微移動一下身體，讓自己面向受治者的足部。然後在腰方肌外緣與骨盆相連處，尋找該點激痛點。

如果你不想用拇指治療腰方肌的激痛點，也可以用雙手交疊的手勢，將手橫過受治者的身體，治療上述這四個會出現腰方肌激痛點的地方（圖11.40）。一開始請將指尖放在腹斜肌的位置，然後身體後傾，利用你身體的重量，將指尖往你的方向拉，拉到指尖碰到脊椎肌群為止。找到激痛點時，就縮小推撫的幅度，針對該點進行治療。

◉ 梨狀肌和臀部肌群

按摩臀部時，受治者可以赤裸只蓋一層被單，也可以穿著短褲或寬鬆的長褲。你可以用來按摩臀部的工具有：動作輕柔的手肘、「支撐四指」、「支撐指關節」或「支撐拇指」等手勢。但這當中，最符合人體工學的工具，大概非你手肘莫屬，因為你可以運用自己身體的重量施力（圖11.41）。按摩之前，請先在受治者身上找出髖骨頂部、薦骨、股骨大轉子和坐骨粗隆（坐骨）的位置。在尋找某些位置曖昧難辨的激痛點時，這些骨骼標記是引導你找出它們的關鍵線索。

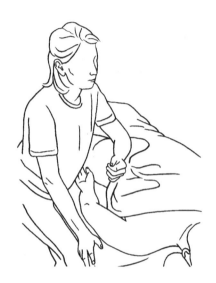

圖 11.41 用手肘按摩臀部肌肉。你也可以用「支撐四指」的手勢按摩此處。

你可以在薦骨外緣的旁邊找到臀中肌1號激痛點，它就在骨盆緣下方的淺淺凹窩中。請由此點往身側的方向，橫向推撫整個臀中肌。你還會在臀部往身側的那道曲面中間，找到臀中肌2號激痛點；在身體側面、髂骨前上棘後方約三英吋的位置，找到臀中肌3號激痛點。將臀中肌順著骨盆緣往上頂，就可以一次按壓到這三個激痛點。

從剛剛那點往下移一英吋，往後朝薦骨的方向搜尋，你或許會在股骨大轉子的正上方，找到臀小肌的激痛點。這個部位可能有非常多有壓痛感的區塊。梨狀肌的兩個激痛點就分別位在大轉子後方，以及薦骨邊緣中間附近的位置。在處理梨狀肌2號激痛點時需特別小心，因為坐骨神經可能會剛好行經它下方。

你或許也會在薦骨邊緣找到臀大肌上段的激痛點，且其位置還有可能恰好位在梨狀肌 2 號激痛點的正上方。治療臀大肌下段的激痛點時，請將肌肉往坐骨粗隆（即坐骨）的外上方直接壓下去。這跟治療膕旁肌群與坐骨相連處的激痛點，按壓的位置不同；按壓膕旁肌群的激痛點，你是要將它往上壓向坐骨的下方。你可能還會在坐骨粗隆的內側發現臀大肌的其他激痛點。在檢查這個鄰近尾骨的激痛點時，請先徵詢受治者的同意。不過，直接指導受治者自行治療這一個激痛點的方式，也許會是你比較喜歡的作法。

◉ 膕旁肌群

你的前臂、「支撐指關節」或「支撐四指」等手勢，都可做為治療膕旁肌群激痛點的工具，端看你覺得哪一項順手（圖 11.42）。從膝蓋正上方開始，大幅度的往坐骨粗隆推撫，尋找介於這兩點之間的激痛點。其中一道推撫會沿著半腱肌和半膜肌的肌肉，另一道則會沿著股二頭肌。請注意，這兩道推撫

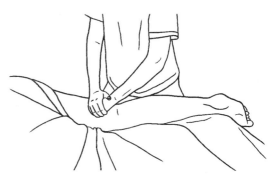

圖 11.42 用「支撐四指」的手勢按摩膕旁肌群。你也可以用「支撐指關節」的手勢，或掌心向上、半握拳的指關節按摩此處。

的起點雖然都在膝蓋上方，卻分處膝蓋的左、右兩側；它們會在往上的過程中以「V」形交會，最後止於坐骨。激痛點在半腱肌和半膜肌上隨處可見，但只會出現在股二頭肌的中間三分之一。假如受治者有骨盆前傾的症狀，也可以由相反的方向推撫膕旁肌群。

◉ 小腿後肌

按摩小腿後肌最安全、最符合人體工學的工具，就是「支撐四指」或「支撐拇指」手勢，因為它們能讓你花最少的力氣，將按壓的力道穿透肌肉（圖 11.43）。為了保護你的雙手，請不要用抓捏的方式按摩小腿後肌。很多時候，

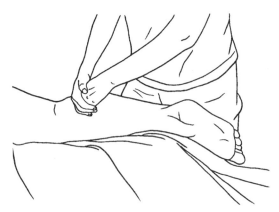

圖11.43 按摩小腿後肌。右手掌緣請緊貼肌膚，帶著左手指尖推動指下的每寸肌膚。

小腿後肌裡的激痛點都沒受到具體的治療，尤其是位處深處的那三條肌肉。小腿肚是許多人有強烈壓痛感的部位，所以治療時，你最好循序漸進地慢慢加重推撫的力道，不要一下下手太重。

開始治療時，請先在小腿肚後側，畫一條虛擬的橫向中線，觀察腓腸肌的下緣。如果受治者這塊肌肉的線條很明顯，你會看到它的下緣不太規則，且內側頭會比外側頭略低。接下來，在請你在小腿後側，畫一條虛擬的垂直中線；這條中線不只會將腓腸肌的兩個頭分開，還會把小腿的兩根骨頭「脛骨」和腓骨分開。有了這兩條虛擬的中線，你就能對埋藏在小腿肚皮膚下的結構更有概念。

你除了可能在腓腸肌兩個頭的肌腹中央找到激痛點，也可能在靠近膝蓋後側的皺摺處找到激痛點。在兩個外側腓腸肌激痛點之間，你或許還會找到一個深層的比目魚肌激痛點。比目魚肌下段的兩個激痛點，你會在腓腸肌下緣的正下方找到，它們差不多就在垂直中線的兩側。內側或大拇趾側的激痛點會引發腳跟疼痛，外側或小趾側的激痛點則會引發下背痛。以腓腸肌內側激痛點為中心，畫出一個直徑二英吋的圓，你可能會在這個範圍內找到有一個很少見但很重要的比目魚肌激痛點，它會在下顎引發疼痛。你直接從腓腸肌的底部，向上搜尋一到二英吋，也可以找到這一點激痛點。

你可以從腓腸肌的兩頭之間，治療脛後肌和屈趾長肌。治療脛後肌時，請找到腓腸肌的正中央，往下壓入兩頭之間，然後往上推撫約一英吋，再往外推撫一英吋，即可將脛後肌抵向腓骨按摩。請讓你的手指保持在腓腸肌兩頭之間的位置，不要讓它滑到腓腸肌厚實的肌腹上。剛開始下手請輕一點，因為這一點通常有十分強烈的壓痛感。

屈趾長肌也可以用相同的方式按摩，只是這次你要把腓腸肌朝脛骨的方

向，往小腿內側推。找到腓腸肌的正中央，往下壓入兩頭之間，然後往上推撫約一英吋，再往內推撫一英吋，即可用反覆的小幅度推撫，將屈趾長肌抵向脛骨按摩。屈足拇長肌的激痛點就在腓腸肌下方的小腿中線上，深埋在外側比目魚肌激痛點下方。壓入這個部位，然後朝腓骨的方向往外推撫。

◎ 摩頓氏足症候群

　　要檢查受治者有無摩頓氏足，請比較他第一蹠骨和第二蹠骨的相對長度；若第二蹠骨較長，就是有摩頓氏足（圖 11.44）。用大拇指將受治者的腳趾往下壓，同時用其他四指將第一和第二蹠骨的頭部往上頂。此舉可以讓這兩個蹠骨的頭部明顯突出，供你觀察或觸診。第二蹠骨頭部的下方有厚繭，是此骨過長的有力指標（圖 10.39）。另外，第二和第三根腳趾之間的蹼特別長，也是摩頓氏足的特徵之一。

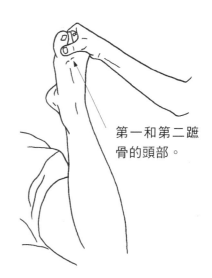

第一和第二蹠骨的頭部。

圖 11.44 檢查摩頓氏足。大拇指將腳趾往下壓，其他四指將第一和第二蹠骨的頭部往上頂。

　　如果受治者的腳趾無法往後彎，露出蹠骨的頭部，那麼很可能就是他的伸趾長肌和骨間肌，正受到激痛點的荼毒，變得又短又緊。下一步，你就要為受治者做站姿「第一蹠骨懸空」的檢測，操作方式就如第十章「摩頓氏足症候群和第一蹠骨懸空」一節所述。摩頓氏足和第一蹠骨懸空的簡單治療方式，就是穿鞋的時候，在第一蹠骨頭部的下方多墊一塊鞋墊，或是直接在 www.mortonsfoot.com 買一個專為這類患者設計的鞋墊。詳情請見第十章。

◎ 足底肌群

　　按摩足底的七條肌肉時，請用雙手對頂的手勢，這樣手指就能互相分擔彼此的工作量（圖 11.45）。順著大拇趾往下尋找該側足底的激痛點，然後搜尋腳跟兩側的激痛點。你會在足底的外緣找到屈足拇短肌和內收肌的激痛點。「支

撐拇指」很適合用來按摩足底方肌（圖 11.46）。請用「支撐拇指」手勢或其他四指的指尖，在蹠骨之間尋找骨間肌激痛點（圖示未呈現）。

　　對治療師而言，深層按摩足底的激痛點通常是件很費力的差事。因此，在處理足底肌肉時，你只需要找出受治者的激痛點，並簡短地治療一下，就可以指導受治者自我治療的技巧，請他自行用直徑三十五公厘高彈力球按摩足底。

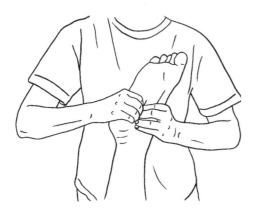 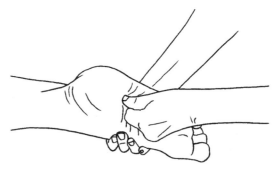

圖 11.45 用雙手對頂的手勢按摩足底肌肉。

圖 11.46 按摩足底方肌。用「支撐拇指」的手勢，在腳跟正前方橫向推撫。

激痛點按摩法和你的實作經驗

　　這本書提供的資訊有一點多，不是你花一個晚上的時間就可以吸收進去的。請找一個對激痛點按摩有興趣的夥伴，定期一起練習。除此之外，教授「精準神經肌肉療法」（Precision Neuromuscular Therapy）的道夫·尼爾森（Doug Nelson），還提供了另一個很棒的點子：問問你的受治者，是否願意在療程結束之際，再撥個五到十分鐘，讓你練習新的按摩技巧。多數受治者都會欣然接受這額外的免費按摩，而你也會從中得到更多經驗和磨練你技巧的機會。

　　帶著這本書到你家附近的影印店，請他們將此書重新以活頁的方式裝釘，能讓你更好翻閱此書。同時，你也可以複印一些激痛點和自我治療的圖片，給

你的受治者參考。不過，假如你需要不斷提供同一個人大量的影本，何不考慮直接把這本書賣給他們？如果你有志將自己這方面的知識和實作提升到更高的境界，本書尾聲處的「相關資源」章節有提供許多進修的管道，我會鼓勵你藉由這些管道去取得專業認證。

第十二章

肌肉緊繃與慢性疼痛

克萊爾・戴維斯 撰

安柏・戴維斯 修訂

長期、過度的肌肉緊繃會促進激痛點生成，並加強它們的頑固性，進而削減了激痛點按摩法的功效。因此，釋放習慣性肌肉緊繃，是治療慢性疼痛時，非常重要的一部分。

有數百萬的人都會用某種形式的系統性放鬆法來處理壓力。我就是其中之一。三十五年前，我學了艾德蒙・傑可布森（Edmund Jacobson）的「漸進式放鬆法」，當作治療我神經緊繃的一部分，而且從那一刻起，我每一天都會執行這套放鬆法。在這段時間裡，我陸續對這套放鬆法做了不少更好的調整，並將它分為兩個不同的部分，分別是**「被動式緊繃洪水法」**（passive tension flooding）**和「主動式緊繃釋放法」**（active tension release）。我認為這些技巧是「漸進式放鬆法」的改良版。你或許會想要嘗試看看它們，尤其是其他方法都難以控制你的緊繃感時。

我的「主動式緊繃釋放法」流程是由傑可布森的「漸進式放鬆法」發展而來，執行他這套有系統的方法時，你體內的緊繃感會逐步釋出。傑可布森在職涯早期，主張在有意識地放鬆肌肉前，必須先連續收縮肌肉，以確認肌肉的緊繃感。雖然後來他揚棄了必須先收縮肌肉的步驟，但這個觀念還是一直深植人心，且是今日敘述「漸進式放鬆法」的一大重點。我自己是發現，收縮肌肉來察覺肌肉緊繃感的步驟不只沒有必要性，有時候還會招致反效果。後來我讀了傑可布森的文章，看到他也有類似的發現。下文有關「主動式緊繃釋放法」的說明中，你會學到在不進一步拉緊肌肉的情況下，該如何調整和察覺肌肉緊繃感的方法。如果你對這套技巧夠熟練，還可能在一感受到緊繃感的時候，就立

刻讓自己全身放鬆下來。

「被動式緊繃洪水法」是與「主動式緊繃釋放法」完全相反的放鬆技巧。相對於嘗試有系統的放鬆自己（當你身陷壓力之中，這或許是一件非常困難的事），「被動式緊繃洪水法」是讓你被動地被緊繃的洪水淹沒，靜待它到達顛峰、自行消散的方法。「被動式緊繃洪水法」涉及了多種減敏法（desensitization），這些方法會要求你面對自身的恐懼，並充分體驗相關的感受。不過，在執行「被動式緊繃洪水法」時，你必須把你的意念集中在肌肉的緊繃感上。它會繞過情緒認知的層面，用非常直接、實際的方式處理肌肉的緊繃感（情緒引發的主要生理症狀）。

「被動式緊繃洪水法」能促進更深層的「主動式緊繃釋放法」，且或許是這套方法最強大的一部分。就我個人長期使用這套方法的心得來說，「被動式緊繃洪水法」能快速切斷最強烈的憤怒和憂煩情緒，同時分散原本難以控制、強烈的肌肉緊繃狀態。在沒有過度和習慣性肌肉緊繃的刺激下，肌肉就比較不容易發展出激痛點，也能夠更輕易地化解大部分的疼痛問題。

軼事性證據

儘管我沒有顯赫的學術文憑來證明自己有資格談論放鬆法的療效，但我想，我還是有權利在此與大家分享我在這方面「久病成良醫」的一些經驗談。我認為，軼事性證據（Anecdotal evidence）在科學中佔有相當重要的一席之地。軼事性證據通常都出於個人經驗，它們是激發科學家提出疑問，並擬定客觀研究的重要基石。在當前學術界尚未針對放鬆法展開全面性研究的情況下，我認為我有必要藉由這個章節，將自己對系統性放鬆法的經驗與你們分享。

◎ 回顧我的演員生涯

首先，我必須告訴你那個讓我初次接觸漸進式放鬆法的轉折點。這個故事要從三十五年前說起，當時我還是個年輕小夥子。那個時候，我已經花了三年

的時間，想要打入戲劇這個圈子。最後，我甚至為了我的演員夢，拋下了在紐約經營得有聲有色的鋼琴事業。一九六八年秋天，我剛在肯塔基州哈羅德斯堡的夏季劇院，完成我的第二季演出，該地與列克星頓大概相距三十英里遠。在完成第一季演出後，我曾有一年的時間都在這個鄉村遊蕩，並面臨重大的生存危機。我是一個鋼琴調音師，但又想要當演員。或劇作家。或專業的吉他手。或是做些了不起的事情！我熱愛我的鋼琴工作，但我想要做一些更重要的事。事實上，當年三十一歲的我，根本不曉得自己想要些什麼，是個對自己未來充滿茫然的傢伙。

我從哈羅德斯堡開車回紐約市的時候，忽然又意識到，回到這個城市對我來說並不是件好事。在那天霧濛濛的潮濕天氣中，我坐在維吉尼亞州的高速公路旁，被這些事情搞得心煩意亂，想要從這一片混亂中，理出一條可行的道路。後來，輕柔的雨滴落下，把路邊的綠色植物滋潤得閃閃發亮，而我腦中混亂的思緒，也終於隨著這映入眼簾的純淨之美，漸漸澄澈起來。我了解到，我真的不想要用這個鄉村的一片綠意，去交換大城市的磚塊和瀝青。我何不直接把車掉頭，回列克星頓住一陣子呢？在葉子變色的時節，肯塔基州是個美麗的地方。列克星頓夠大，一定會有好的精神科醫師。不論那位醫師是誰，我一定會找到他，然後在我知道我想做些什麼之前，我都會待在肯塔基州。要是我能一直待在列克星頓，我就能以演員的身分維生！我不想再回到那個一成不變的生活。每每一想到自己必須再以鋼琴調音師為業，我的心中就會燃起一把怒火。

於是，我展開了我的新計畫，我找到了一位優秀的精神科醫師，休‧斯托羅（Hugh Storrow）醫師，他是肯塔基大學醫學院的教授，有在社區開業執診。我第一次見到斯托羅醫師就有種很安心的感覺，交談之後，我更是益發覺得他值得信賴。他既冷靜又穩重。我告訴他我搖擺、不穩定又毫無目標的人生，告訴他我是怎樣在一個又一個目標之間游走，還有告訴他我不相信自己能對任何事堅持到底。我也提到了我的一些人際問題，譬如在事情不順時，我很容易發怒和拒人於千里之外，即便我最好的朋友也不例外。我還告訴斯托羅醫師我有

聲音方面的困擾。我一直都對用餐的聲響很敏感—叉子碰到牙齒的聲音、咀嚼的聲音，還有呷嘴的聲音等。我說，我想要有老婆、孩子，但我可以預見自己對聲響敏感的問題，將成為一大阻礙。從某種角度來看，這個對聲響敏感的問題，似乎也對我其他的困難有很重要的影響力。

斯托羅醫師告訴我，他最近出了一本書，當中分享了他處理這方面問題的方法，我應該可以在圖書館找到這本書。由於我實在是太欣賞這位醫師了，所以在我們下一次會面前，我就把他一九六七年出版的《科學精神病學導論》（暫譯，*Introduction to Scientific Psychiatry*）一書，整本看完了。

◉ 對聲響高度敏感

第二次與斯托羅醫師會面時，他請我概述一下自己的背景。我告訴他，我從小就是一個非常緊繃、容易緊張的孩子，而且對聲響高度敏感，並一直為此所苦。即便是再輕微的鼻息聲，都會把我陷入一個極度痛苦的狀態。我的母親也會這樣。她告訴我，她知道我也跟她一樣的時候，揪心到幾乎要昏死過去。

我告訴他，我母親常常會被用餐的聲響搞得很不舒服，忍不住跑去廁所嘔吐。她的這個舉動把我的父親搞得很尷尬又不自在，也讓他在吃飯的時候發出了更多的聲響。他會開始流鼻水，然後整個用餐期間都不斷地吸著鼻子。有時候我會覺得他是故意的。我覺得每一個人都是故意的。

我的母親一直試著放鬆自己，但最後她好像只順利成了一座靜止不動的雕像。跟她待在同一個空間時，我可以感覺到她的緊繃，這也讓我感到緊繃。這讓我緊張的看著她隨呼吸起伏的胸口，然後也試著讓自己的胸口不要有太大的起伏。我小心翼翼地不讓自己的呼吸發出任何聲響。小心到我幾乎都快沒呼吸了。這就是我對家的印象。

想當然，在學校的時候，我對其他孩子嚼口香糖和呼吸的聲音也很敏感。我可以清楚聽到教室另一側的微小鼻息聲。我的解決之道是，偷偷用手指塞住耳朵。上大學的時候，我被室友的打呼聲搞到抓狂，再也沒跟他們說過半句話。後來，我輟學加入海岸警衛隊，睡覺的時候，我都拿捲起的衛生紙塞住耳

朵，再把枕頭蓋在頭上。離開海岸警衛隊後，因緣際會下我當起了鋼琴調音師，這個職業恰如其分地展現了我對聲響極度敏感的特質，但也為我帶來了更多的麻煩。替鋼琴調音的時候，你要聽的是琴音中非常微小的諧波，而這個聲響很容易就會被其他聲音掩蓋。也就是說，調音期間，我必須不斷和狗吠聲、洗碗機聲、除草機聲、電視機聲和小孩的喧鬧聲抗爭。

最後我用我最近去餐廳吃飯遇到的麻煩，結束了我對斯托羅醫師的簡短自我介紹。當時我被用餐聲響搞得心神不寧又怒火中燒，所以飯還沒吃完就離開了餐廳。他一邊聽我說，一邊提出了一些問題。然後他說，他想要利用放鬆運動來降低我的焦慮感。他也想要用催眠調整我的狀態，希望可以藉此消除我不必要的緊張和緊繃，進而減輕環境和人帶給我的壓迫感。斯托羅醫師說他的方法主要是以系統性減敏法（systematic desensitization）為基礎，這套療法是南非精神科醫師約瑟夫・沃爾普（Joseph Wolpe）提出。

他要我開始觀察自己在社交狀態下的感受，然後開始用他給我的一本藍色小冊子執行放鬆運動。我迫不急待地照著他的指示執行放鬆的步驟，在發現它馬上就對我產生幫助的時候，我非常開心。有幾次放鬆的過程太舒服，我還不小心在途中睡著了。

◉ 減敏法

開始找斯托羅醫師看診後，我就一直寫日記記錄下我接受治療的過程。到現在我還保留著這份日記—整整七本的線圈筆記本。一九六八年九月二十六日，在我第三次和他會面後，我在日記本上寫下這次令人印象深刻的治療過程，即便是現在，我對這一切的每個細節還是歷歷在目：

我往前邁進了一步！我竟然成功被斯托羅醫師催眠了，這真的是一個神奇的體驗！就像大家所說的那樣，催眠不是讓人睡著，或者是恍惚，而是會讓人處在一種貌似意識完全清醒的狀態。我要說的是，過程中我隨時都可以喊停，尤其是在導入催眠狀態的階段。他說我的專注力是決定催眠能否奏效的關鍵。催眠看起來真的是一件非常需要雙方互相回應、合作的事情。我想，它能在我

身上奏效，是因為我想被催眠。

　　一開始，他要我把注意力集中在卡片上的一個螺旋圖形上。我看著那張卡片時，他要我開始放鬆。我們從我右手的指尖開始，然後一點、一點往上到肩膀。接著我們放鬆到我的左臂，然後是右腳，就這樣依序放鬆了每一個部位。等到我全身都放鬆的時候，他告訴我，我的雙眼馬上就會因睡意閉上。很快地，我的眼皮就垂了下來，也真的閉了起來。他立刻對我的身體下達了更進一步的指令─告訴我，我的整個人會隨著每一次呼吸，變得更沉重、更放鬆。我確實變得非常放鬆，而且是我過去從未體驗過的那種大大放鬆。

　　之後他要我想像一下我走進一間餐廳，就是那間讓我因用餐聲響提早離席的餐廳，並盡可能栩栩如生地再現當時的整個場景。他要我坐在吧檯，並試著想像眼前所有景物的樣貌。他告訴我，我開始看菜單時，會有個人開始噴噴地啜飲咖啡。我馬上就感覺到我身上有好幾個部位開始緊繃。他要我把注意力集中在這些聲響上，並盡可能形塑出所有的細節。隨著我們的這個「夢境」持續進行，我手腕、前臂和手指的緊繃感也大幅度上升。我的大腿前側甚至緊繃到開始發麻、刺痛。整體來看，我全身最強烈感受到緊繃感的地方，就屬我的下胸部、胃部、臉部、手臂和大腿。我簡直不敢相信，這一切竟然來得如此迅速。

　　然後他要我想像，我聽到只離我一張板凳遠的人，在咀嚼食物時發出的咂嘴聲。接著我聽到坐在我後方的人，將每一口食物放入嘴中時，叉子刮擦到他們牙齒的聲音。我立刻感覺到自己的緊繃感大增，且這股緊繃感很快就在我的左腕和左腿引發疼痛。我大叫：「不！不！」我不想再承受更多的緊繃和疼痛，但他要我繼續待在夢境中。這股緊繃感強烈到令人難以置信，但到了某一個瞬間，我突然開始大笑。他問我為什麼笑，我說因為我不敢相信這種事竟然會發生在我身上。我甚至非常懷疑自己能不能順利完成這場催眠療程。他要我繼續待在那個畫面中，並密切觀察身體的感受。

　　幾分鐘之後，最神奇的事發生了。在我什麼也沒做的情況下，這股緊繃感突然消退了一半左右。在我又坐在那股緊繃感減半的狀態中幾分鐘之後，我腦中冒出了一個念頭：我可以把這剩下的緊繃感全部驅逐。然後我真的做到了！

斯托羅醫師要我指出我身上緊繃感歸零的時刻。然後就告訴我，此刻餐廳的場景會慢慢消失，聲音也會慢慢不見。我整個人又變得跟鉛塊一樣沉重，發出了全身再度放鬆的信號。接著他告訴我，我會覺得自己比幾個月前的自己好，並會在他數到五的時候醒過來。

那天我離開斯托羅醫師的診間後，整個人都飄飄然的，雙腳就像碰不到地一般的輕盈。當天接下來的時間，我都很放鬆，覺得自己彷彿還沉浸在那場夢的氛圍中。我度過了效率超高的一天，不但去了教堂，還幫他們的鋼琴調了音，這些都是我平常不會想去做的事。當然，在深層放鬆的效力退去後，當天晚上我睡得非常不安穩。我試著要靠自己的力量控制那股緊繃感，但徒勞無功。於是，接下來的整個晚上，我就在不斷的腹瀉和嘔吐中度過。這種感覺就好像，我正在把過去發生在我人生的一切，從體內清空一樣。

◉ 回到現實世界

接受斯托羅醫師治療的那十八個月中，我們做過了很多次類似的催眠和系統性減敏療法，從中我也漸漸了解到，神經緊繃並不是什麼天要塌下來的大事。我開始感覺自己能夠掌控它，並著手尋找自己的出路。那段期間，我在 Studio Players 這家劇院演出過好幾次。在其中的一場劇，我遇到了一個女孩。這個具有一半西西里、一半北歐血統的女孩，是我這輩子見過最美麗的女孩。她為我的人生帶來了十分正面的轉變，我們很快就結婚了。我還是不太清楚自己想做什麼，所以為了不浪費時間，我決定先重返校園完成我未完的學業。經過一番努力，我終於取得了我的學位，而且是雙主修的學位—心理學和劇場藝術！

我的療程結束後沒多久，我們的第一個女兒就誕生了，而這一點也讓我意識到，我必須更努力的生活，多賺一點錢養家。我又重新以鋼琴技師為業，但心境比過往平和許多。在我取得劇場藝術的學位後，我對表演的迷戀就消失了，不過那時候的我卻扮演著幾個更適合我的角色，那就是丈夫、父親和家庭的經濟支柱。

我開始明白，我一直都太努力地想要把鋼琴的工作做好。我對自己的要求

太高，總是想要自己好還要更好。我覺得，過去我從未看清這份要求對我自己造成的龐大壓力。隨著我察覺自身肌肉緊繃感的能力越來越敏銳，我也意識到我的鋼琴調音工作，常常會讓我必須處在一種定格的緊繃姿勢。更大的問題是，我就連處在這種姿勢的時候，都會過於努力，讓自己緊繃到一種超乎工作所需的地步，無形中為我的肌肉增加了很多莫須有的壓力。或許，這就是過去為什麼我會一直想要逃離調音工作的原因。我想表演之所以會吸引我，是因為它給了我消除部分緊繃感的機會。但現在，我對系統性放鬆的技巧已日益熟練，調音工作對我的負擔也就變小了。我開始享受這份工作帶給我的成就感，尤其是它能讓我賺不少錢的這個部分。

在我首次成功掌握漸進式放鬆法的技巧後，我明白到一件事，就是我對聲音過度敏感的特質，可做為評估我整體神經緊繃狀態的指標。當我注意到某個聲響讓我很煩躁的時候，我就會馬上檢視我肌肉的緊繃狀態。每次檢視時，我都會被自己肌肉的緊繃程度嚇到，因為在此之前我根本一點都沒察覺到它們如此緊繃。也就是說，過去困擾我的那些惱人聲響，現在反而成了我使用放鬆技巧的信號。

系統性放鬆法有效解決了我對聲響的困擾，也讓我能用更好的狀態應對生活中的大小事。我在處理所有事情的時候，都能比過去更加心平氣和，並能用更有條理的方法提高工作的效率。然而，我必須坦白說，想要讓系統性放鬆法成為能持續幫助你的習慣，你要花的時間不是幾週或幾個月，而是幾年。即便是現在，當我因壓力或過勞精疲力盡時，我還是會對聲響很敏感。但我早已將這套方法變成我的一部分，所以我知道，只要我有意識到這件事，我就能快速釋放掉這股緊繃感，不會讓問題有機會在我身上駐足。

習慣性肌肉緊繃

眾所皆知，神經緊繃或焦慮會導致自律神經系統過度活動，將你的心律、血壓、呼吸、肌肉緊繃度和代謝等，提升到一種遠超乎合理需求的境界。肌肉

緊繃是神經緊繃的主要表現，但與上述其他反應不同的是，我們其實可以直接控制它們的狀態。這個事實為神經緊繃者帶來了莫大的希望，因為研究顯示降低肌肉的緊繃程度，在緩解焦慮方面有立竿見影的驚人效果。事實上，釋放肌肉緊繃的技巧或許會是你對抗焦慮最直接、也最強而有力的武器。如果具備放鬆肌肉的能力，在你焦慮或神經緊繃到快承受不住時，它就能助你非常快速地重返比較平靜的狀態。假如你沒有這項能力，遇到這種狀況時，你恐怕就只能任憑情緒擺佈，長久下來，情緒性和生理性的疼痛問題可能都會陸續找上你。

神經緊繃會讓神經持續處於備戰狀態，而肌肉為了支援神經的行動，就會習慣性的緊繃。它們永遠不會休息，也沒有機會休息。日積月累下來，這種非必要性的過度使用肌肉，就會成為激痛點打死不退的一大因素。放鬆過於緊繃的肌肉，能讓激痛點對治療的反應更好，且更不容易復發。可惜，放鬆肌肉無法讓你直接擺脫激痛點。要擺脫激痛點，你需要用一些更直接的方法。

許多人都不曉得他們的肌肉處在緊繃狀態，也多半不知道在沒有藥物、香菸、酒精或其他麻木心智的分神事物（如電視）下，能怎樣讓身心獲得平靜。園藝、運動或其他能釋放壓力的活動，雖然確實能有一定的舒壓效果，但有時候它們反而會因為過度使用肌肉，讓肌肉變得更加緊繃。

當然，為了讓身體正常運作，適時讓肌肉處在緊繃狀態是必須的。舉凡活動和生存這件事本身，我們都不可能在肌肉不收縮的條件下進行。但壓力、過勞和緊繃的情緒很容易讓肌肉在完成工作後，依然處在一種緊繃的餘韻中。如果這股緊繃感越來越強烈、成了一種慣性，不但會讓你的神經緊繃和焦慮陷入一種惡性循環，還會對你的身體健康造成非常嚴重的傷害。除此之外，骨骼（外部）肌肉的習慣性過度緊繃，還會讓你的血壓升高，增加你內臟器官病變的的風險，並削弱你的免疫系統。

主動式緊繃釋放法

我的系統性放鬆法是以三十五年前休・斯托羅醫師教我的那套方法為基

礎。然後在我日復一日實作的過程中，陸續對這套放鬆法做了不少更好的調整。你在嘗試「被動式緊繃洪水法」前，應該要先知道「主動式緊繃釋放法」。「被動式緊繃洪水法」需要運用到大量偵測肌肉緊繃的技巧，而你必須靠著練習「主動式緊繃釋放法」才能熟練這些技巧。無法察覺自身肌肉的緊繃狀態，是深層放鬆最大的阻礙。你或許會覺得自己很放鬆，但實際上，你頂多只有局部或非常淺層地放鬆。

「主動式緊繃釋放法」是從是由傑可布森的「漸進式放鬆法」發展而來，但它的步驟更為簡化，也更為彈性。「主動式緊繃釋放法」的執行過程可以是一段漫長又繁複的放鬆體驗，也可以視個人的需求簡化成各種不同的版本。想要擁有熟練的放鬆技巧，你需要先耐著性子，花一段時間練習耗時最長的那個流程。很多人都曾試圖簡化傑可布森的方法，甚至將這套方法過度簡化成一門只需將肌肉「先收縮，再放鬆」的技巧，完全偏離了傑可布森的初衷。

◎ 漸進式放鬆法

今日大家廣泛認為艾德蒙・傑可布森（一八八五～一九七六）是「漸進式放鬆法」的創始人，他這套結構清晰的放鬆法，能將主要肌群裡不必要的壓力，一個接一個地卸除。他是在一九〇八年發現了這套方法，當時他正在哈佛攻讀他的第三個博士學位。（他最終擁有了醫學、生理學和法學的博士學位。）那個時候他不幸被一個非常常見的問題糾纏著，那就是「失眠」。一日結束之際，他的思緒依舊會高速運轉，這讓他很難入眠。

一天夜裡，他煩躁地躺在黑暗之中，開始懷疑，他的失眠會不會跟他的身體過度緊繃有關。假如他能夠放鬆他的身體，說不定他的心智也就能隨之放鬆，讓他入睡。於是，他試著一步一步放鬆他的身體，先是他的手臂，然後是腿、肚子、背等部位，在進一步到下顎、嘴巴和眼睛。他發現，只要他想著他的肌肉，他的腦袋就不會再去想其他的事情，當然也包括那些讓他憂煩的事！等到他最後終於放鬆了他的眼睛、嘴巴和下顎，他的思緒也跟著停止運轉，進入夢鄉。

系統性放鬆身體肌肉的發現過程就是這麼的簡單、直觀和平淡無奇，所以之前才會都沒有人寫過這段故事。這一點也完美說明了，主觀的個人經歷是科學發展中多麼重要的核心。爾後幾年，傑可布森用各種可具體測量出肌肉緊繃度的實驗條件，以科學的方式驗證了他憑直覺發現的放鬆法。在驗證他這套方法的過程中，他格外著重在神經方面的數據，因為他想要證明它真的能夠安定自律神經系統，並降低神經緊繃的程度。為了取得最客觀的數據，傑可布森設計了一套測量肌肉微小電流的方法，以測量肌肉在緊繃時和放鬆後發出的電流量。他的發明後來成了生物回饋（biofeedback）和肌電圖的基礎，且這些檢測生理活動的方法也被廣泛應用在今日的各類治療和研究上。

傑可布森的著作《漸進式放鬆》（暫譯，*Progressive Relaxation*），在一九二九年問世，將他系統性放鬆肌骨骼肌的步驟與整個醫界分享。他以「科學放鬆」的口號推廣他的方法，因為他證明它不只能緩解焦慮和其他心理問題，還有助預防重大疾病，例如心肌梗塞、潰瘍、慢性疲勞、腸躁症和高血壓。他的生理檢測數據顯示，內臟器官的平滑肌會跟著骨骼肌一起變得過度緊繃。他打算讓醫師用這套「再教育」神經肌肉系統的方法，取代他們開立的鎮定藥物。

身為一名醫師，傑可布森有時也會開些鎮定藥物給患者，但基本上他都會盡可能避免這麼做。我想，如果他看到今日醫界如此倚重精神藥物的現象，肯定會非常失望。

就如傑可布森的第一本著作所示，他的系統療法需要經過一長串的學習，因為他不認為「有科學根據」的放鬆法能在沒有專家輔助的情況下學會。不過後來他就改變了想法，寫了好幾本門外漢也能看書自學「漸進式放鬆法」的著作。他希望這套漸進式放鬆法最終能納入教材，教授給所有在學的孩童。

◎ 不要再「先收縮，再放鬆」肌肉

在第二版的《漸進式放鬆》中，傑可布森說一旦病患能清楚察覺到自身肌肉緊繃的狀態，在放鬆肌肉前，他們就不必再執行收縮肌肉的步驟。在他為醫師撰寫的另一本書《控制焦慮和緊繃》（暫譯，*Anxiety and Tension Control*，

1964），隨書附上的一本患者版小手冊《自我操作技巧》（暫譯，*Self-Operations Control*）中，傑可布森特別建議，不要養成「先收縮，再放鬆」肌肉的習慣。在《您必須放鬆》（暫譯，*You Must Relax*，1970）一書中，他的最後一段話寫道：「你必須善用『降低緊繃感』的原則，逐步減少收縮肌肉的步驟，直到你再也不需要這麼做為止。」遺憾的是，傑可布森在他所有的著作中，都只有輕輕帶過這道說明，讓這段文字就像是隨口說說的話語那般，隱沒在他的文本之中。在他的某些著作中，傑可布森甚至還完全沒提起這件事，這種種的一切都導致今日大眾誤以為，收縮肌肉是執行這套放鬆法必備且必須的元素。因此，當代撰寫放鬆主題書籍的作者，還是會把傑可布森的「漸進式放鬆法」說成是一套「先收縮，再放鬆」肌肉的技巧，但傑可布森的本意其實並非如此。

「先收縮，再放鬆」肌肉的問題在於，你無法在不同時收縮身體其他肌肉的情況下，只收縮一條肌肉─就連你已經放鬆了的那些肌肉也不例外！此舉可能會減緩你到達深度放鬆狀態的速度，或是讓你完全無法到達那個狀態。依我之見，絕大多數人都具備自我放鬆的本能，而且即便是在壓力之下，只要願意嘗試，他們都有辦法執行這項能力。身為一名按摩治療師，我常常發現，請我的受治者有意識地放鬆我正在按摩的那條肌肉，對整體的療效很有幫助。

說了這麼多，就是要你知道，如果你有時不太確定自己感覺到的緊繃感是否來自某條肌肉，那麼稍微繃緊它，給你自己一點參考值是無妨，但切記，你只能小力且短暫地繃緊它。就如傑可布森醫師所言，你不應該把這個動作變成一種習慣。

◉ 緊繃釋放的執行方式

一開始，在你初次學習主動式緊繃釋放法時，你應該全神貫注。只專注在這項任務上，不去做任何會分散你對肌肉感知力的其他活動。為了獲得最深層的放鬆，你應該規劃個三十到六十分鐘的時間，讓自己在一個安靜的地方執行這套方法，這樣你才能真正專注在整個過程上。如果你想讓這套方法成功地在

你身上發揮功效，請將它納入你的行事曆，定下你與自己定期約會的時間。習慣成就一切。

傑可布森把放鬆稱為人體的「內建鎮定劑」，它的效果比任何藥物都好，而且還完全沒有副作用。不論你是坐著或躺著執行主動式緊繃釋放法，你都很容易在中途睡著。這表示你做得很好，緊繃感已隨著過程釋放。萬一你發現自己在執行主動式緊繃釋放法時，一直心神不寧，請只管把你的注意力放回肌肉身上，接續你先前中斷的過程。你或許會需要反覆執行這個步驟數次。

如果你是一個人類，而非某些奇妙的外星生物，那麼我可以拍胸脯保證，你的肌肉一定或多或少會處在一種不必要的緊繃狀態。只不過許多人都對自己的這個狀態不太自知。或許你就是那個不認為自己有特別緊繃，或是感受不到自己特定部位緊繃感的人。請你心中要有個信念，經過練習，你覺知和釋放緊繃的能力一定都會與日俱進。在執行這套方法的每一個步驟時，你只需要專心讓那個特定的部位變得比它原本還要柔軟和放鬆就好。執行的過程中，你很快就會知道，身上各個部位處在局部緊繃狀態時，是怎樣的感覺。經驗是你最好的老師。

十六步驟釋放法

這整個過程的每一個步驟，都可以再細分成更小的步驟。舉例來說，第一個步驟的前臂，最好是能一次放鬆一隻。你也可以把放鬆每一隻前臂的步驟拆解成兩個步驟，先放鬆手前臂後側，再放鬆前側。你甚至可以逐一放鬆前臂裡的每一種肌肉。會自行施做激痛點按摩法，對自己身上的肌肉已經非常熟悉的人，很適用這套方法；過程中，你會用心靈之眼去想像你正在放鬆的部位。多花一點時間去體驗整個過程，每個步驟至少要持續數分鐘。你想要的話，也可以更動這個順序，但是眼睛一定要是最後一個放鬆的部位，因為在整個過程中，它們要扮演監督者的角色。一旦你釋放了眼睛的緊繃感，你或許會覺得它們有點鬥雞眼和失焦。

1. 前臂	9. 下背部
2. 手部	10. 中背部和上背部
3. 上臂和肩部	11. 肩膀頂部
4. 小腿	12. 後頸
5. 足部	13. 頭皮和太陽穴
6. 大腿	14. 下顎和前頸
7. 臀部和髖部	15. 嘴巴和舌頭
8. 腹部和胸部	16. 前額和眼睛

八步驟釋放法

這套步驟減半的流程，整套做完大概只要三十到四十秒。不過你一定要先熟練「十六步驟釋放法」的技巧，才有機會透過這套流程得到有效的放鬆。在執行這八個步驟的每一步時，請搭配你的呼吸，在吐氣的時候釋放緊繃。也就是說，你可以用短短八個呼吸的時間，走完這整個流程。但如果你想要把時間拉得長一點，也可以在每個釋放緊繃的吐氣之間，多安排個幾次呼吸。

1. 肩部、手臂和手部	5. 背部
2. 腿部和足部	6. 後頸
3. 臀部和髖部	7. 下顎、太陽穴和嘴巴
4. 腹部和胸部	8. 眼睛

四步驟快速釋放法

等你完全掌握了前兩套流程的執行方式，就可以更順利地應用這套「四步驟快速釋放法」。你可以隨時隨地使用它，這套只需耗時十五到二十秒的流程，可以讓你在一個吐氣之間就釋放掉全身的緊繃感。實際上，一天當中，在任何情況下，你都能運用它釋放緊繃感。不過，請不要過於頻繁地使用它。

1. 在頭不動的情況下，眼睛往上看。
2. 用幾秒鐘的時間去感受你全身的緊繃狀態。
3. 一邊深吸一口氣，一邊慢慢數到五。
4. 數到五的時候，垂下你的眼皮、閉上眼，同時吐氣，讓自己整個人 　放鬆下來。這就是這整套流程中你要做的事。

　　做二到三次更平緩的呼吸，讓自己的身體在每個吐氣之後變得更放鬆和沉重，然後繼續去做任何剛剛你正在進行的事。催眠治療師會運用這個簡短的流程，誘導受治者快速進入催眠狀態。這套流程能有效幫助你重新從容面對手中的任務。

一步驟立即釋放法

　　隨著時光的流轉，你會變得越來越會應對肌肉的過度緊繃，並會在一意識到它們的緊繃時，就立刻做出反應讓它們放鬆。這個「一步驟立即釋放法」就是身體真正的「放鬆反應」，這是一種純粹的生理反應，不需要借助任何言語、冥想、反覆祝禱，或是任何意識形態的力量，即可自然運作。這種最純粹的緊繃釋放反應，我每天都會歷經數十次。這是我的秘密。從來沒有人知道我正在利用這套方法釋放緊繃，但這套方法早已成了我生命中不可或缺的一部分。我們本來就擁有隨心所欲釋放身體緊繃感的能力，到了這個階段，你已經大致把這項能力找回來了。勤練這套系統性放鬆法將讓你對這項本能的應用更加得心應手，並將你帶到你不曾認為自己可以到達的境界。

被動式緊繃洪水法

　　艾德蒙・傑可布森認為，一旦你學會了察覺緊繃的方法，就沒有必要先收縮肌肉，再放鬆它。現在我要介紹的被動式緊繃洪水法，卻鼓勵你在執行的過程中盡情讓肌肉緊繃，乍看之下，這兩者的主張似乎相互牴觸。但我相信，傑可布森會喜歡被動式緊繃洪水法這個想法，即便他在著作中從未提及這類概念。

在神經極度緊繃的狀態下，嘗試去做主動式緊繃釋放法，有可能會讓你備感挫折，甚至還會導致你更加緊繃。有時候肌肉就像是有自己的意念般，不會任你操控。想要強迫它們放鬆，就猶如硬要鍋蓋緊蓋在一鍋沸騰的滾水上困難。你還是可以讓自己放鬆到某種程度，但到了某個階段，你就會碰到一道難以突破的緊繃屏障。除此之外，你先前釋放的那些緊繃，似乎也總蠢蠢欲動地想要重新上門。於是乎，要讓自己的緊繃感不破表，成了一場長期戰役。在這種情下，許多人或許會直接選擇放棄嘗試。

在主動式緊繃釋放法無法奏效之時，就是被動式緊繃洪水法上場的時機。被動式緊繃洪水法不會要你努力放鬆自己，而是會要你停止對抗或是去壓抑那股緊繃感。其實，你會處在焦慮狀態之中，是因為你過度緊繃的肌肉會產生讓你非常想逃避的強烈不適感。面對並接受這股不適感，能發揮深遠的療效。如果你能成功跟你的肌肉對話，告訴它：「好，把它驅逐出你的系統吧。」肌肉的緊繃感就會非常迅速地消失，你的焦慮感也會非常顯著地消退。肌肉緊繃和神經緊繃的連結就是這麼緊密，所以光是釋放肌肉的緊繃感，就足以讓你的心神同步放鬆，並讓你有餘力採取行動，去化解任何會讓你萌生焦慮感的問題。

在嘗試被動式緊繃洪水法前，你應該先透過主動式緊繃釋放法掌握大量放鬆技巧，像是察覺緊繃感的能力，或是一些從客觀角度控制緊繃感的技巧。等到你學會被動式緊繃洪水法後，在處理壓力時，你就能將它放在主動式緊繃釋放法前面使用。被動式緊繃洪水法能幫助你打破主動式緊繃釋放法無法突破的緊繃屏障。執行過被動式緊繃洪水法後，再進行主動式緊繃釋放法，將會讓你進入更深層的放鬆狀態。這兩套方法相輔相成，一起使用會讓它們發揮出比單獨使用更好的功效。

◉ 與緊繃洪水共處

首先，簡單盤點一下你的緊繃狀態。用心靈之眼，去掃描你在「十六步驟釋放法」中，會去放鬆的所有肌肉。仔細感受你在每一處肌肉感受到的緊繃感。如果你發現肌肉緊繃的狀況比你想像的還嚴重，不用大驚小怪，因為這幾乎是

常態。請留意緊繃感最強烈的地方—腹部、下顎和後頸等處，大概會是你最緊繃的部位。

不要試圖放鬆。讓緊繃感自由發展。允許它與你共存。不要對抗它。不要抵抗。如果這股緊繃感想要急遽增加，就像斯托羅醫師在我的催眠療程中對我做的那樣，就讓它這麼做。它也可能完全不會增加，但如果它有要增加，就讓它恣意增長。把這想成一場冒險，帶著好奇心往前走，看它可以讓你走到多遠。

特別留意你的嘴巴、舌頭、臉部和眼睛，這些部位的緊繃感最容易隨著思想和憂慮增強。你很可能會注意到自己的呼吸很淺，甚至很容易屏住呼吸。緊繃感朝巔峰邁進的過程，或許會讓你有一種快爆炸的感覺，尤其是你第一次嘗試這麼做的時候。你可能會開始好奇，你自己到底能承受多少，但請不要輕言放棄。盡可能充分地去體驗這股緊繃感，並讓自己沉浸其中。

這個時候，你緊繃的肌肉可能會開始痛，但請讓自己繼續保持在監控狀態，持續注意和觀察它的變化。此刻你也許會想要釋放這股緊繃感，覺得自己快要無法承受，但請再堅持一下。等到這股緊繃感到達那個你完全無法再承受的臨界點時，它就會很突然地在一瞬間如洪水般爆發。隨著緊繃感的宣洩，你會將你剛剛屏住的氣吐出；在你鼓脹的胸口消風的同時，你會感受到一股巨大的放鬆感。不過，當你接著再吸入一大口新鮮空氣時，這股緊繃感就會再度湧現，你又會感覺到跟之前一樣的緊繃感，覺得所有的肌肉又糾結在一起。不要對此感到害怕或沮喪，這是個好現象。

還不要嘗試放鬆。任憑緊繃感再度回歸。讓這件事發生。不要對抗它。這一次，這股緊繃感到達尖峰的時間會快很多，但你會發現它的強度沒有之前那麼強，幾乎只剩一半。不要想要掌控它，只要繼續觀察就好。不久之後，它就會像先前一樣再度如洪水般瞬間爆發。你以為結束了嗎？不，它還會再來一次。但這一次它的強度又會變得更小。就跟之前一樣，它會馬上到達尖峰，然後又迅速地消退。

你大概要經歷三到四次的緊繃尖峰，每一次的尖峰的強度都會比上一個小。你經歷的最後一陣小緊繃，它的強度根本小到不足以稱之為緊繃尖峰。到了

這個時候，你就可以操控它，開始執行主動式緊繃釋放法。你立刻就會明白你已經穿越了那道屏障，而且會很驚訝自己現在怎麼會那麼容易放鬆下來。你已經打破了那道大枷鎖，突破了巨大的困境。現在主動式緊繃放鬆法能發揮比以往更好的功效，你將會到達還沒執行洪水法前，從未體驗過的深層放鬆狀態。剛開始執行被動式緊繃洪水法時，整個流程通常會耗時十到十五分鐘。等到你充分熟練這套技巧後，這段與緊繃洪水共處的時間就可以縮短到三十秒不到。

了解被動式緊繃洪水法是與「先收縮，再放鬆」技巧完全相反的放鬆方式，是一件非常重要的事，因為在洪水法中，你並不會刻意收縮肌肉。或許乍看之下，你會覺得刻意繃緊自己的肌肉，也能讓你獲得相同的效果，但事實並非如此。相較於讓肌肉自己繃緊、達到尖峰，再自行釋放的過程，刻意收縮肌肉的舉動多半會在肌肉裡留下較多殘餘的緊繃感。你或許會擔心自己在進行洪水法時出現痙攣的狀況。有時候，這確實有機會發生在某些人身上，但就三十五年來的實作經驗來說，我從來都沒有在進行洪水法時肌肉痙攣過。更何況，雖然與洪水共處的經歷可能會帶給你相當戲劇化的緊繃感受，但實際上，當下肌肉所承受的緊繃感，其實遠比你做許多工作和娛樂時少得多。

藉由專注在單一肌肉的緊繃感上，被動式緊繃洪水法給了你一種從客觀角度處理神經緊繃的能力；你的情緒問題會藉由這一連串釋放緊繃的過程，自然而然地化解掉。處理情緒問題時，或許不一定非要帶有什麼主觀的意識。即使是在對你的情緒反應或他們的經歷不太了解的情況下，被動式緊繃洪水法似乎都能順利發揮功效。矛盾意向法（Paradoxical intention）能解釋洪水法的有效性，這套治療模式是由維克多・弗蘭克爾（Viktor Frankl）提出。他是一名因在納粹死亡集中營中倖存下來而聞名維也納精神科醫師，當時他就是靠著這套積極主動的思維方式求生。

◎ 矛盾意向法

弗蘭克爾醫師用「矛盾意向法」（Paradoxical intention）一詞描述說明所謂「不入虎穴，焉得虎子」的精神。這套方法的目的就是要你刻意去面對你所

懼怕的事情。你不僅會刻意將自己暴露在你所害怕的條件下，還會開始渴望這麼做。

無法面對你的恐懼，往往會使它們更加如影隨形。換句話說，躲避討厭事物的舉動，反而會加重你對它的恐懼，因為你永遠不會給自己一個機會去學習應對它的方式。以對聲響過於敏感為例，拿耳塞塞住耳朵就是個錯誤的應對方式。一來，由於用這種方式逃避聲響，會很迅速地舒緩你的焦慮感，所以你會覺得逃避是個正確的反應。再者，這個舉動會強化你應該躲避聲響的信念，因為你「無法忍受它們」。然後你真的就會越來越無法忍受它們。矛盾的是，我學習應對聲響的過程中，卻發現培養渴望聽見它們的習慣，以及學習不要害怕它們所引發的肌肉緊繃，才是應對它們最好的方式。

基本上，任何逃避焦慮處境的舉動都會削弱你處理焦慮的能力，因為逃避帶來的放鬆感會強化你的逃跑反應（flight response）。也就是說，你會永遠沒有機會強化自己面對逆境的能力。如果你想要擁有成功應對焦慮的真本事，就必須不給自己「逃跑」這個選項。

在面對威脅的時候，我們都以為自己只有兩個選擇：戰鬥或逃跑。但第三個反應或許能發揮更大的影響力，至少在促進改變這方面，它就具備比較大的可能性。第三個面對威脅或恐懼的反應，既非戰鬥也非逃跑，而是全然的接受。這是矛盾意向法的核心概念，也是被動式緊繃洪水法的核心概念。

◉ 脫離緊繃的掌控

肌肉緊繃是焦慮、憤怒、恐懼、抑鬱、憂慮和生理疼痛時，要面對的共同課題。習慣性肌肉緊繃會加重這些問題，因為它會讓你在面對刺激時，變得更緊繃、更容易深陷在不適當的情緒中。然後，肌肉緊繃又會壯大自己的聲勢，如滾雪球般放大你的焦慮感，讓你的身、心都不斷備受煎熬。根據艾德蒙‧傑可布森的說法，你的神經緊繃或焦慮感，主要是由你身體的感受構成，而這些感受都是來自你肌肉或內臟器官中無法控制的緊繃感。因此，從本質來看，神經緊繃可能只不過是肌肉緊繃時，所產生的一種急性不適感。

情緒障礙和肌肉緊繃間的交互作用，會構成一個反饋迴路，讓彼此的狀態更加嚴重和穩固。你可以用被動式緊繃洪水法和主動式緊繃釋放法來打破這個惡性循環，並克服你對這些問題產生的過度情緒反應。在我還有心思運用所學的情況下，這套方法就是這樣在我身上發揮功效。

緊繃洪水法似乎是執行心理治療的一個重要元素，舉凡系統性減敏法、暴露療法（exposure therapy）、嫌惡療法（aversion therapy）、內爆療法（implosion therapy）、集中練習（massed practice）或覺知訓練（awareness training），都有運用到類似的概念。然而，這當中卻沒有任何一項療法，只讓受治者把注意力集中在接受自己肌肉緊繃的狀態上，反倒是要受治者不斷分散注意力去感受自己主觀的感覺。被動式緊繃洪水法的概念比較接近英國醫師尼古拉斯・馬利森（Nicholas Malleson）提出的方法，他主張受治者不僅要充分感受自身的恐懼，還要充分感受隨它們而來的所有身體感覺。

精神科醫師約瑟夫・沃爾普將洪水法定義為「在焦慮感相對強烈的環境中，刻意延長自己暴露其中的時間」。他認為這是一種「宣洩」（abreaction），這是一種在人類身上行之有年的現象。在宣洩的過程中，你會講述與你焦慮和恐懼有關的不安記憶。敘述那件事的時候，你會再度感受到那些令人無法忍受的情緒，彷彿又一次經歷了那件事。宣洩過後，大家通常都會有種鬆了一大口氣的感覺。

除了只專注在肌肉緊繃狀態的部分外，被動式緊繃洪水法和宣洩類似。正因為被動式緊繃洪水法有這樣的機制，執行的過程中受治者又只需把注意力集中在非心理性的焦點上，所以我認為在自我治療神經緊繃、焦慮、憤怒和恐懼方面，它是一套很安全的減敏流程。這是與控制完全對立的作法，但最終它卻能讓你更有效地掌控負面情緒。第一次使用這套方法時，你應該獨自待在一個安全、安靜的地方，如做白日夢般地幻想一件會讓你感到抗拒或緊繃的事情，這樣你就能在安全的條件下，去感受你的厭惡、擔憂、恐懼、焦慮或怨恨等情緒。

利用這樣的想像反覆練習被動式緊繃洪水法，能減輕你負面反應的強度，並降低習慣性肌肉緊繃。之後，你就可以慢慢把被動式緊繃洪水法應用在實際

的情況上。我已經用了這套技巧幾十年（而且現在仍持續使用中），完全沒有發生過任何不好的結果。

運用被動式緊繃洪水法緩解你對特定問題產生的緊繃反應時，請把你的注意力集中在想像事件和你肌肉的緊繃狀態上。先從最不嚴重的問題下手。以對聲響過於敏感為例，請先想像對你刺激最小的聲響，然後再隨時間逐步挑戰對你刺激較大的聲響。選擇你打得了勝仗的戰役，能讓你日漸壯大。如果你想要以正能量開啟一天，可以一早就先想像你最近遇到的問題，並對它執行被動式緊繃洪水法和主動式緊繃釋放法。你在想像中冷靜面對那個問題的能力，能提升你未來真實遇到這個狀況的反應。

對系統性放鬆法抱持的期望

這套分為兩部分的系統性放鬆法，並非那種你只要做幾次，就可以徹底治癒你神經緊繃問題的靈丹妙藥。你的緊繃反應牽扯到你身上的很多部分，所以想要單靠這套方法就讓它們完全消失是不合理的期待。舉例來說，處在會讓你緊繃的情境下時，你的胃可能會收縮，而且它發生的速度甚至會快到讓你有點反應不過來。肩、頸緊繃可能是最狡詐的壓力反應，這是很多人一輩子的習慣，但大多數時候你可能都不會意識到這件事。另外，你無意識的緊繃習慣，也一定會讓你的睡眠淪為犧牲者。

即便你已經能夠在特定的情況下有效地執行這套方法，可能也需要花一段時間才能看到自己整體的進步。但不論如何，只要你有堅持下去，假以時日你一定會注意到你整體的緊繃度降低了，對那些刺激的反應強度也會減弱。

只要你的動機夠強，又能夠持之以恆的應用好的資訊，那麼我認為就算是沒有專業人員的幫助，你也能自行學會並執行系統性放鬆法。然而，萬一你的心理問題很嚴重，或你對被動式緊繃洪水法的概念有所疑慮，請遵照你的意願，不要勉強自己去嘗試它。或者，你可以找一位能幫助你執行這套方法的專業諮詢師。事實上，這方面的專家大概會對本章的內容非常感興趣。搜遍網路

和研讀了數十本的心理學書籍，我一直都沒有找到跟被動式緊繃洪水法一樣，只把注意力集中在肌肉緊繃狀態上的療法。

系統性放鬆法能否成功發揮功效，與你練習它的頻率息息相關。除非你下定決心建立新的習慣，否則你必定會重新落入過去的習慣性反應中。你必須把系統性放鬆法變成你生活的一部分，變成一件你幾乎不用思考就能做的事。你會發現，這套系統就跟自行施作的激痛點按摩一樣，只要明白了就很容易操作；讓自己熟練這份技巧，並將它徹底融入你的生活。

不管是這套方法的主動或是被動部分，你都不應該認為它們能一直讓你處於放鬆狀態。緊繃是人生不可或缺的一部分，即便是那些導致劇烈反應的神經緊繃狀態也不例外。只有在緊繃的程度變得太大，會對你造成麻煩的時候，你才需要想辦法去排解它。在這裡你要記住的重點就是，如果你想要減輕身體和情緒上的痛苦，並讓激痛點變得更少、更好管理，那麼你就應該下定決心好好學習，處理那些不必要的習慣性肌肉緊繃。

結語

安柏・戴維斯 撰

如上所示，我父親會寫這章，是因為他對主動式緊繃釋放法和被動式緊繃洪水法的體驗，就跟激痛點按摩一樣深刻。他覺得他發現了一塊無人知曉的珍寶，想與世界分享這個寶藏。他認為他的想法將艾德蒙・傑可布森的核心概念，又往前推進了一、兩步。他由衷希望，聰明的心理學家能接受這些創新的想法，在臨床上研究它們，然後寫下他們的成果將這些想法帶入主流。戴維・懷斯（David Wise）醫師和羅德尼・安德森（Rodney Anderson）醫師，在他們的著作《骨盆裡的頭痛：對前列腺炎和慢性骨盆疼痛綜合症的新認識和治療》（暫譯，*A Headache in the Pelvic: A New Understanding and Treatment for Prostatitis and Chronic Pelvic Pain Syndromes*，2003）中，就詳述了一種不同的漸進式放鬆法，他們把它叫做「矛盾放鬆法」（paradoxical relaxation）。這

種方法和我父親的被動式緊繃洪水法相似，執行時，使用者會把注意力直接放在身體的緊繃處上，並接受它的存在。他們在臨床上就是專門用這種方法來治療慢性骨盆疼痛。懷斯醫師還有另一本著作，《矛盾放鬆法：通過接受來解決焦慮的理論與實踐》（暫譯，*Paradoxical Relaxation: The Theory and Practice of Dissolving Anxiety by Accepting It*，2010），專門闡述此概念。如果你發現被動式緊繃洪水法的概念很實用，或許也會發現這兩本書對你很有幫助。

專有名詞與定義

- **外展（Abduction）**肢體朝遠離身體中線的方向移動。與內收（adduction）相反。

- **外展肌（Abductor）**將骨頭朝遠離身體中線的方向移動的肌肉。

- **肩峰（Acromion）**肩胛骨外側的突出點。它會從肩胛棘的外側延伸出去，與鎖骨（clavicle）相交。

- **主動獨立伸展（Active isolated stretching，AIS）**藉由主動收縮拮抗肌（antagonist），伸展特定肌肉的方式。這種伸展方式是利用「相互抑制」（reciprocal inhibition）的機制放鬆肌肉，每次的伸展時間只有兩秒，在肌肉真正達到放鬆前，需反覆執行數次。

- **活化激痛點（Active trigger point）**不論在有無活動的情況下，都會讓人感到疼痛的激痛點。它們一定會一碰就痛，使肌肉無法徹底伸展、力量減弱，而且直接按壓它們十到十五秒左右，還會引發病人熟悉的轉移痛。與潛伏激痛點（latent trigger point）不同。

- **急性（Acute）**最近才發作（數小時、數天或數週）。

- **內收（Adduction）**肢體朝靠近身體中線的方向移動。與外展（abduction）相反。

- **沾黏（Adhesion）**因組織撕裂、膠原蛋白纖維受損、沒有活動，或是手術等原因，生成的纖維母細胞團塊。

- **作用肌（Agonist）**完成整個動作的主要肌肉。

- **解剖體位（Anatomical position）**人站著，面部朝前，雙臂伸直，掌心朝下的姿勢。

- **拮抗肌（Antagonist）**朝反方向活動的肌肉。

- **前部（Anterior）**身體的前側。與後部（posterior）相反。

- **髂前上棘**（Anterior superior iliac spine，ASIS）骨盆前側最突出的髖骨。
- **骨盆前傾**（Anterior tilt）腰椎過度前凸（下背部的曲線過度下凹），使骨盆往前傾斜。這種情況有可能只發生在單側的骨盆上。
- **腱膜**（Aponeurosis）由膠原蛋白纖維組成，可連結肌肉和骨骼的白色纖維片狀組織。
- **尾部**（Caudal）靠近身體下半部的位置。
- **頸部**（Cervical）與脖子或脊椎的前七塊脊椎骨相關之處。
- **慢性**（Chronic）病症持續三到六個月以上。
- **慢性肌筋膜疼痛症候群**（Chronic myofascial pain syndrome）由多處的肌筋膜激痛點和筋膜緊繃，引發的感覺、運動和自律神經症狀。
- **鎖骨**（Clavicle）長且帶有曲線的骨頭，幾乎與第一肋骨平行。
- **尾骨**（Coccyx）脊椎的最後三到五塊脊椎骨。
- **向心收縮**（Concentric contraction）收縮肌肉的肌纖維會變短，使肌肉與附著的骨頭靠得更近。肌肉的張力也會因肌纖維變短增加。
- **肌肉收縮**（Contraction of muscle）拉攏肌纖維，讓肌肉的體積變小，或張力增加。
- **收縮－放鬆法**（Contract-relax）先溫和收縮肌肉，再放鬆肌肉，藉此促進肌肉的伸展。
- **肌肉攣縮**（Contracture of muscle）肌纖維在缺乏動作電位的情況下，持續不由自主地變短、收縮。
- **對側**（Contralateral）位在身體的另一側。
- **喙狀突**（Coracoid process）肩胛骨外側、上緣的厚實、曲狀骨突。它會朝身體前側突出，與肱骨（上臂骨）相鄰。

- **顱部**（Cranial）與頭顱相關之處（包含大腦）。
- **深層**（Deep）遠離表層。與淺層（superficial）相反。
- **皮節**（Dermatome） 分布在皮膚各部位的單一脊椎神經。
- **遠端**（Distal）遠離原點，與近端（proximal）相反。通常是指遠離身體中線的部位。
- **背側**（Dorsal）與身體後側（或腳背）相關之處。
- **背屈**（Dorsiflexion）將腳板或腳趾往上提，朝膝蓋的方向彎曲。
- **離心收縮**（Eccentric contraction） 肌肉在收縮的狀態下，同時被拉長；當外在阻力大於肌肉收縮的力量，就會發生這種現象。
- **原發性痛區**（Essential pain zone）主要的轉移痛模式（與較少見的「外溢性痛區」〔spillover pain zone〕相反）。
- **足外翻**（Eversion）將足底往外側轉。
- **伸展**（Extension）會增加關節角度的拉伸動作，能讓屈曲（flexion）的關節回到原本的解剖體位。
- **外旋**（External rotation）以骨頭的縱軸為軸心，將肢體往遠離身體中線的方向旋轉。英文還有 lateral rotation 和 outward rotation 等說法。例如：猶如芭蕾舞者般，將雙足往兩側打開的站姿，會讓髖臼內的大腿骨往外旋轉。
- **筋膜**（Fascia）覆蓋、支撐、連結和分隔肌肉的纖維薄膜。
- **股骨**（Femur）大腿骨，人體最長、最大的骨頭。
- **屈曲**（Flexion）會降低關節角度，讓骨頭彼此聚攏的動作，與伸展（extension）相反。
- **孔**（Foramen）骨頭裡供血管或神經通過的開口或天然通道。

- **頭部前移姿勢**（Forward-head posture）頭部的位置因為上部頸椎過度伸展、下部頸椎過度屈曲，而往身體重心的前方傾斜。
- **窩**（Fossa）淺淺的凹陷處。
- **摩擦**（Friction）以來回或環狀移動的動作，讓鄰近組織相互碰觸。
- **股骨大轉子**（Greater trochanter of the femur）股骨（大腿骨）外側上端的寬大、扁平骨突。
- **肱骨**（Humerus）上臂的長骨，從肩部延伸至肘部。
- **髂**（Iliac crest）腸骨翼上緣（髖部）和骨盆骨的外上緣。髖骨的頂部可以從身體的背面和側面摸到。
- **下部**（Inferior）相對另一個結構，位在較低的位置。
- **內旋**（Internal rotation）以骨頭的縱軸為軸心，將肢體往朝向身體中線的方向旋轉。英文還有 medial rotation 和 inward rotation 等說法。例如：將你的雙掌放在肚臍上的動作，就會讓肩關節內的肱骨（上臂骨）往內旋轉。
- **足內翻**（Inversion）將足底往內側轉。
- **同側**（Ipsilateral）位在身體的同一側。
- **缺血性壓迫法**（Ischemic compression）持續按壓疼痛點一段時間，或是按壓到覺得該點有出現變化為止。請用崔薇兒和賽門斯新開發的「深層推撫按摩手法」取代這種放鬆激痛點的方式。
- **坐骨粗隆**（Ischial tuberosity）左、右骨盆的內側各有一個，可在人體呈坐姿時，支撐身體的重量，是由坐骨延伸出來的骨突。
- **獨立收縮**（Isolated contraction）讓肌肉向心收縮，以找出特定肌肉的位置。
- **關節**（Joint）兩塊或更多的骨頭匯合之處。
- **潛伏激痛點**（Latent trigger point）不會自己發疼的肌筋膜激痛點，但它

們可能會引發僵硬、肌肉變短和其他與自律神經相關的症狀。與活化激痛點（active trigger point）不同。

- **外側（Lateral）**遠離身體中線，與內側（medial）相反。

- **側向屈曲（Lateral flexion）**肢體往兩側彎曲或傾斜。常用於形容脖子往左、右兩側傾斜的動作，此舉會讓耳朵往肩膀的方向靠攏。這個動作也會讓軀幹朝遠離解剖體位中線的方向移動。

- **外旋（Lateral rotation）**將前臂或腿往遠離身體中線的方向轉動，與內旋（medial rotation）相反。英文還有 external rotation 的說法。

- **韌帶（Ligament）**連結骨頭的緻密軟組織，能穩定關節的結構。

- **局部肌肉跳動反應（Local twitch response）** 一小群受激痛點影響的緊繃肌纖維，短暫收縮了一下。這樣的反應通常是發生在按壓或針刺激痛點的時候，而這樣的反應也表示那些肌纖維存在激痛點。

- **腰椎（Lumbar）**位在肋骨和骨盆之間的五節脊椎骨。

- **下頜（Mandible）**下顎骨。

- **內側（Medial）**朝向身體中線，與外側（lateral）相反。

- **內旋（Medial rotation）**將前臂或腿往朝向身體中線的方向轉動，與外旋（lateral rotation）相反。英文還有 internal rotation 的說法。

- **正中（Median）**身體的中心位置，比中線更靠近身體的中心點。

- **掌骨（Metacarpal）**手掌的五根骨頭，位在腕骨和指骨之間。

- **蹠骨（Metatarsal）**腳掌的五根骨頭，位在跗骨和趾骨之間。

- **中線（Midline）**將身體等分為左、右兩側的隱形線。

- **運動神經（Motor nerve）**產生動作，負責將電位衝動從神經傳給肌肉。

- **肌筋膜（Myofascial）**包覆骨骼肌的纖維結締組織。

- 肌筋膜激痛點（Myofascial trigger point）骨骼肌緊繃帶裡，可用手摸到的敏感結節。按壓此點會令人非常不適，可能引起特定模式的轉移痛、壓痛感和／或運動失能。

- 神經肌肉接合處（Neuromuscular junction）位在運動神經和肌肉之間的信號傳遞空間。

- 中立位置（Neutral position）即「解剖體位」（anatomical position）。

- 掌（Palmer）手掌。

- 觸診（Palpate）以手指或雙手的碰觸，檢查身體的狀況。

- 持續性因素（Perpetuating factor）讓人持續處於失能狀態或模式的因素。例如機械壓力源、營養不足、心理因素、慢性感染和神經夾擠等因素。

- 足底（Plantar）腳底，例如足底疣（plantar wart）。

- 蹠屈（Plantar flexion）將腳趾往下點。

- 叢（Plexus）神經、血管（靜脈）或淋巴管的網絡。

- 後部（Posterior）身體的後側，與前部（anterior）相反。

- 主要疼痛模式（Primary pain pattern）主要激痛點引發轉移痛的部位。

- 主要激痛點（Primary trigger point）因為急性或慢性的負荷超載，或反覆過度使用某條肌肉活化的肌筋膜激痛點；這類激痛點的活化與其他肌肉裡的激痛點無關。

- 突（Process）由骨骼結構延伸出的突起處，通常是肌肉和韌帶的附著處。

- 旋前（Pronation）將掌心轉向下方，與旋後（supination）相反。

- 俯臥（Prone）面部朝下的躺著，即躺在診療台上的姿勢。

- 本體感覺神經肌肉誘發技術（Proprioceptive Neuromuscular Facilitation，PNF）利用被動肌肉伸展和抗力肌肉收縮的原則，來幫助神經和肌肉恢復功

能（伸展只是這項療法的其中一個部分）。

- **近端**（Proximal）朝向身體的中心，與遠端（distal）相反。
- **相互抑制**（Reciprocal inhibition）神經肌肉系統的神經運作機制；某一肌肉收縮時，其拮抗肌就會因神經活動減弱而放鬆。
- **轉移痛**（Referred pain）感到疼痛的部位非病灶處。
- **旋轉**（Rotation）繞著固定的軸線活動，例如轉頭。
- **旋轉肌群**（Rotator cuff）環繞肩關節的一群肌肉和肌腱，能強化肩關節的力量。由棘下肌、棘上肌、肩胛下肌和小圓肌構成。
- **肌小節**（Sarcomere）收縮肌肉的最小單位。
- **衛星激痛點**（Satellite trigger point）受到主要激痛點的神經性或機械性影響，衍生出的肌筋膜激痛點。
- **肩胛**（Scapula）肩部後側的寬大、扁平骨頭，俗稱肩胛骨。
- **感覺神經**（Sensory nerve）負責將信號從肌肉傳給神經的軸突。
- **痙攣**（Spasm）某條或某群肌肉突然不由自主地收縮。
- **外溢性痛區**（Spillover pain zone）少數人的激痛點除了會引發原發性痛區，還會引發這類痛區，這是因為該激痛點過於敏感。
- **肩胛脊**（Spine of the scapula）手可以摸到，位於肩胛骨背側、近乎水平的骨頭結構。
- **棘突**（Spinous process）從椎弓中心向背側伸出的骨突。在頸、背部可清楚摸到和看到這些位在皮膚下方的突起，這就是大部分人口中說的脊椎。
- **扭傷**（Sprain）過度伸展韌帶，或撕裂了部分韌帶。
- **拉傷**（Strain）撕裂部分肌肉或肌腱。
- **伸展**（Stretch）拉長肌肉組織。

- 淺層（Superficial）朝向表層。與深層（deep）相反。
- 上部（Superior）朝向頂部，與下部（inferior）相反。
- 旋後（supination）將掌心往上轉的動作，就跟你用手捧水喝的動作一樣。
- 仰臥（Supine）面部朝上的躺著，即躺在診療台上的姿勢。
- 協同肌（Synergist）與主作用肌同向運動，幫助它完成動作的肌肉。
- 緊繃帶（Taut band）由激痛點延伸出來的一群緊繃肌纖維。
- 肌腱（Tendon）連結肌肉和骨頭的軟組織。
- 肌腱炎（Tendinitis）肌腱發炎。疼痛處會發紅、發熱和腫脹。
- 肌腱變性（Tendinosis）肌腱附著處或肌肉－肌腱相連處疼痛。
- 胸廓（Thoracic）軀幹。胸椎有十二塊，每一對肋骨都是自胸椎延伸。
- 橫突（Transverse process）自椎弓兩側的椎板和椎根相交處延伸出來的骨突，脊椎骨的兩側各有一個。可在頸部兩側摸到它們。
- 激痛點（Trigger point）肌肉組織的緊繃帶裡，可用手摸到的敏感結節。按壓此點會令人非常不適，可能引起特定模式的轉移痛、壓痛感和／或自律神經症狀。肌肉受損、過度使用、情緒緊繃或其他刺激，都是讓該點持續收縮的原因。另可參閱「肌筋膜激痛點」（myofascial trigger point）。
- 粗隆（Tuberosity）骨頭上較大的骨突。
- 脊椎骨（Vertebra）構成脊椎的骨頭。一塊脊椎骨就是一節脊柱。

參考文獻與相關資源

書籍

- *Atlas of Human Anatomy* by Frank Netter(Lippincott Williams & Wilkins, 1989).

- *Clinical Application of Neuromuscular Techniques: The Lower Body* by Leon Chaitow and Judith Walker DeLany (Churchill Livingstone, 2011).

- *Clinical Application of Neuromuscular Techniques: The Upper Body* by Leon Chaitow and Judith Walker DeLany (Churchill Livingstone, 2008).

- *Clinical Massage Therapy: A Structural Approach to Pain Management* by James Waslaski (Pearson, 2012).

- *The Frozen Shoulder Workbook: Trigger Point Therapy for Overcoming Pain and Regaining Range of Motion* by Clair Davies (New Harbinger Publications, 2006).

- *Headache in the Pelvis: A New Understanding and Treatment for Prostatitis and Chronic Pelvic Pain Syndromes* by David Wise, PhD, and Rodney Anderson, MD (National Center for Pelvic Pain, 2003).

- *A Massage Therapist's Guide to Pathology (5th edition)* by Ruth Werner (Lippincott Williams & Wilkins, 2013).

- *Migraine Brains and Bodies: A Comprehensive Guide to Solving the Mystery of Your Migraines* by C. M. Shifflett (Round Earth Publishing, 2011), www.roundearth.stores.yahoo.net.

- *The Muscle and Bone Palpation Manual with Trigger Points, Referred Pain Patterns, and Stretching* by Joseph E. Muscolino (Mosby, 2009), www.learnmuscles.com.

- *Muscle Pain: Diagnosis and Treatment edited* by Siegfried Mense and Robert D. Gerwin (Springer, 2010).

- *Muscle Pain: Understanding the Mechanism edited* by Siegfried Mense and Robert D. Gerwin (Springer, 2010).

- *Myofascial Pain and Dysfunction: The Trigger Point Manual, Vol. 1, Upper Body (2nd edition)* by David Simons, Janet G. Travell, and Lois S. Simons (Williams & Wilkins, 1999).

- *Myofascial Pain and Dysfunction: The Trigger Point Manual, Vol. 2, Lower Body* by Janet G. Travell and David Simons (Williams & Wilkins, 1992).

- *Myofascial Trigger Points: Pathophysiology and Evidence-Informed Diagnosis and Management edited* by Jan Dommerholt and Peter Huijbrecht (Jones and Bartlett, 2011).

- *Orthopedic Massage: Theory and Technique* by Whitney Lowe (Elsevier Publications, 2009).

- *Pain Relief with Trigger Point Self-Help* by Valerie DeLaune (North Atlantic Books, 2011).

- *Paradoxical Relaxation: The Theory and Practice of Dissolving Anxiety* by Accepting It by David Wise, PhD (National Center for Pelvic Pain, 2010).

- *Quick Reference Evidence-Based Muscle Manual* by Nikita Vizniak (Professional Health Systems, 2011, www.prohealthsys.com.

- *Trigger Point Therapy for Low Back Pain: A Self-Treatment Workbook* by Sharon Sauer and Mary Biancalana (New Harbinger Publications, 2010), www.myopain.com.

DVD

- *Anatomy Trains: Myofascial Meridians.* "Bodyreading 101." DVD set. Available from www.anatomytrains.com.

- *Acland's DVD Atlas of Human Anatomy(2003) and Video Atlas of Human Anatomy (1995)*by Robert Acland.

- Available from www.amazon.com

依人體工學設計的輔具
打造符合人體工學的站式 / 坐式工作站（零售）

- www.ergotron.com

- www.ergodirect.com

鞋墊
摩頓氏足症候群適用的鞋墊（批發或零售）

- www.mortonsfoot.com

按摩器具
S 形按摩杖（批發或零售）

- The Pressure Positive Company. 128 Oberholtzer Road, Gilbertsville, PA 19525. 800-603-5107.

- www.pressurepositive.com

- www.triggerpointproducts.com

後背按摩杖（批發或零售）

- www.bodytools.com

高彈力球（大量訂購）

可以在這裡找到直徑 2.5 英吋（六十公厘）的高彈力球。

- www.rinovelty.com

高彈力球（小量訂購）

- www.triggerpointproducts.com
- www.ssww.com

大型充氣式球體

5 英吋和 7 英吋的健體球。

- www.balldynamics.com

按摩錐

- EDCAT Enterprise. 733 North Beach Street, Daytona Beach, FL 32114. 800-274-3566.
- The Pressure Positive Company（地址和電話請見上文的「S 形按摩杖」）
- www.pressurepositive.com
- www.triggerpointproducts.com

仿指指壓器

- www.bodytools.com

肌肉放鬆解方：一窺顳顎關節問題中的遺失拼圖

- www.pressurepositive.com
- www.tmjpainsolutions.com

健士舒活棒（批發或零售）

- www.thestick.com

鉤形按摩杖（批發或零售）

- www.massagewarehouse.com
- EDCAT Enterprise.（電話和地址請見上文的「按摩錐」）

鉤形按摩杖（批發）

- Thera Cane Company. P.O. Box 9220, Denver, CO 80209-0220.
- www.theracane.com

虎尾按摩棒（批發或零售）

- The Pressure Positive Company.（地址和電話請見上文的「S 形按摩杖」）

各式按摩器具

- Denis Behm Supply, Inc. 800-733-3106.
- www.dbsupply.net
- www.triggerpointproducts.com

討論、研究神經肌肉和肌筋膜激痛點按摩法，以及找尋這類治療師的網站

- www.360NMT.com

  由史都 · 王爾德（Stew Wild）和凱蒂 · 亞當斯（Katie Adams）教授的神經
  肌肉和肌筋膜激痛點按摩法進修課程。

- www.aims-llc.org

美國肌筋膜研究學院（American Institue for Myofascial Studies）的網站，為有志成為合格徒手激痛點治療師的治療師，開設了專業的研討課程。該網站亦有提供合格治療師的名單。

- www.amtamassage.org
  美國按摩治療協會（American Massage Therapy Association）的網站。列有臨床證實可用按摩治療的病症，是找尋當前按摩治療研究和按摩治療師的好管道。

- www.anatomytrains.com
  提供專業治療師所需的筋膜系統資訊、研究和專題研討會；亦是尋找精良按摩師或徒手治療師的好管道。

- www.apta.org
  美國物理治療師協會（American Association of Physical Therapists）。要尋找專門治療骨盆疼痛症候群的治療師，請點選網頁中的「Public」，再點選「find a PT」，便可找到擅長治療婦科問題的物理治療師。

- www.conceptsborn.com/eirg.htm
  提供藥物和疾病的相關資訊。

- www.dgs.eu.com
  位於瑞士的「大衛・G・賽門斯學院」（David G. Simons Academy）。提供歐洲醫師、物理治療師和整脊師關於治療肌筋膜疼痛的專題研討課程，是了解肌筋膜疼痛和激痛點最新研究的好管道。

- www.imc.edu

提供強調肌筋膜激痛點觀念的按摩療法培訓課程，資深治療師亦可在此找到進階的培訓課程。位於賓夕法尼亞州匹茲堡。

- www.learnmuscles.com
  約瑟夫・穆斯科利諾（Joseph Muscolino）所創辦的網站，分享了許多傑出的解剖學和激痛點書籍、文章、DVD 和專題研討課程，可供按摩治療師和整脊師進修。

- www.myopain.com
  雪倫・索爾（Sharon Saurer）所創辦的網站，為有志取得專業激痛點按摩法資格的治療師，開設了專業的研討課程。

- www.myopainseminars.com
  為物理治療師、按摩治療師和醫師等人員，提供專業的研討課程；亦是了解肌筋膜疼痛最新研究的好管道。

- www.myofascialtherapy.org
  全國肌筋膜激痛點治療師協會（National Association of Myofascial Trigger Point Therapists）的網站，提供物理治療師、按摩治療師和醫師等人員，參與各種肌筋膜疼痛研討會的管道；亦是一般民眾尋找相關資訊和治療師的好管道。

- www.nmtcenter.com
  提供由茱蒂芙・蒂蘭妮（Judith DeLany）教授的神經肌肉按摩療法，是專業人員進修神經肌肉療法的好管道；亦是尋找精良按摩治療師的好管道，建有合格治療師的執業名單。

- www.nmtmidwest.com

  提供由道夫・尼爾森（Doug Nelson）教授的神經肌肉按摩療法，是專業人員進修神經肌肉按摩療法的優質管道；亦是尋找疼痛療法最新研究和合格神經肌肉治療師的好管道，建有治療師資料庫。

- www.omeri.com

  提供由惠特尼・洛（Whitney Lowe）教授的整骨推拿療法，是專業人員進修整骨推拿療法的好管道；亦是尋找精良治療師的好管道，建有合格執業治療師的名單。

- www.orthomassage.net

  提供由詹姆士・華斯拉斯基（James Waslaski）教授的整骨推拿療法，是專業人員進修整骨推拿療法的好管道；亦是尋找精良治療師的好管道，建有合格執業治療師的名單。

- www.pelvicpainhelp.com

  由戴維・懷斯主持的國家骨盆疼痛研究中心（National Center for Pelvic Pain Research）的網站，他是《骨盆裡的頭痛》和《矛盾放鬆法》的作者；該網站是所有受慢性骨盆痛所苦者的寶庫。

- www.roundearth.stores.yahoo.net

  Round Earth Publishing 出版社的網站，內有 C・M・雪弗雷特（C. M. Shifflett）所著《偏頭痛的大腦和身體：破解偏頭痛之謎的完全指南》（暫譯，*Migraine Brains and Bodies: A Comprehensive Guide to Solving the Mystery of your Migraines*）的書訊，以及此書針對激痛點所設計的測驗，可檢測你活動範圍受激痛點限制的程度。

- www.tmjpainsolutions.com

  討論顳顎關節失能的網站，推崇蓋爾・法爾宗（Gail Falzon）研發的顳顎關節肌肉放鬆解方、頭痛自我照護工具和 DVD。對疼痛者或治療下顎、臉部和頭部疼痛的專業人士來說，這個網站都提供了優質的資訊。

- www.TriggerPointBook.com

  安柏・戴維斯的網站，囊括了治療資訊和各種良好資訊管道。你除了可在上頭找到購買按摩器具的通路，還可以在上頭找到她激痛點工作坊的課程表，這些課程都是針對疼痛者和徒手按摩治療師規劃。

肌肉速查索引

A

腹斜肌（Abdominal Obliques） 275

外展小趾肌（Abductor Digiti Minimi） 438

外展足拇肌（Abductor Hallucis） 436

外展拇短肌（Abductor Pollicis Brevis） 245

內收短肌（Adductor Brevis） 366

內收足拇肌（Adductor Hallucis） 440

內收長肌（Adductor Longus） 366

內收大肌（Adductor Magnus） 369

內收拇肌（Adductor Pollicis） 247

肘肌（Anconeus） 233

B

二頭肌（Biceps） 205、467

股二頭肌（Biceps Femoris） 375

肱肌（Brachialis） 223、467

肱橈肌（Brachioradialis） 226

頰肌（Buccinator） 159

球海綿體肌（Bulbospongiosus） 290

C

喙肱肌（Coracobrachialis） 203

D

三角肌（Deltoids） 199、481

橫膈肌（Diaphragm）和肋間肌（Intercostals） 273

二腹肌（Digastric） 157

E

橈側伸腕短肌（Extensor Carpi Rad. Brev.） 229

橈側伸腕長肌（Extensor Carpi Rad. Long） 226

尺側伸腕肌（Extensor Carpi Ulnaris） 231

伸指肌（Extensor Digitorum） 233

伸趾短肌（Extensor Digitorum Brevis） 432

伸趾長肌（Extensor Digitorum Long.） 399

伸足拇短肌（Extensor Hallucis Brevis） 432

伸足拇長肌（Extensor Hallucis Longus） 399

伸食指肌（Extensor Indicis） 233

F

橈側屈腕肌（Flexor Carpi Radialis） 237

尺側屈腕肌（Flexor Carpi Ulnaris） 239

屈小趾短肌（Flexor Digiti Minimi Brev.） 441

屈指肌（Flexor Digitorum） 240

屈趾短肌（Flexor Digitorum Brevis） 439

屈趾長肌（Flexor Digitorum Longus） 423

屈足拇短肌（Flexor Hallucis Brevis） 440

屈足拇長肌（Flexor Hallucis Longus） 423

屈拇短肌（Flexor Pollicis Brevis） 245

屈拇長肌（Flexor Pollicis Longus） 243

額肌（Frontalis） 161

G

腓腸肌（Gastrocnemius） 412

臀大肌（Gluteus Maximus） 318
臀中肌（Gluteus Medius） 321
臀小肌（Gluteus Minimus） 326
股薄肌（Gracilis） 372

I
髂肌（Iliacus） 238、464
髂肋肌（Iliocostalis） 307
棘下肌（Infraspinatus） 189、479
足部骨間肌（Interosseous of the Foot） 432
手部骨間肌（Interosseous of the Hand） 248
骨盆內側肌肉（Intrapelvic） 291

L
闊背肌（Latissimus Dorsi） 201、480
提肋肌（Levator Costae） 303
提上唇肌（Levator Labii） 160
提肩胛肌（Levator Scapulae） 136、475
最長肌（Longissimus） 307
頸長肌（Longus Colli） 161
蚓狀肌（Lumbricals） 222

M
咀嚼肌（Masseter） 151、471
多裂肌（Multifidi） 144
下顎舌骨肌（Mylohyoid） 157

O

枕肌（Occipitalis） 161

對掌拇肌（Opponens Pollicis） 245

眼輪匝肌（Orbicularis Oculi） 159

P

掌長肌（Palmaris Longus） 240

恥骨肌（Pectineus） 363

胸大肌（Pectoralis Major） 259、465

胸小肌（Pectoralis Minor） 266

腓短肌（Peroneus Brevis） 408

腓長肌（Peroneus Longus） 404

第三腓骨肌（Peroneus Tertius） 409

梨狀肌（Piriformis） 329、484

蹠肌（Plantaris） 382

闊頸肌（Platysma） 161

膕肌（Popliteus） 380

旋前方肌（Pronator Quadratus） 242

旋前圓肌（Pronator Teres） 242

腰大肌（Psoas） 283、464

翼外肌（Pterygoid, Lateral） 154

翼內肌（Pterygoid, Medial） 153、472

Q

腰方肌（Quadratus Lumborum） 313、482

足底方肌（Quadratus Plantae） 439

股四頭肌（Quadriceps）　348、460

R

腹直肌（Rectus Abdominis）　275

股直肌（Rectus Femoris）　350

菱形肌（Rhomboids）　179

迴旋肌（Rotatores）　144

S

縫匠肌（Sartorius）　346、460

斜角肌（Scalenes）　168、470

半膜肌（Semimembranosus）　377

半棘肌（Semispinalis）　143

半腱肌（Semitendinosus）　377

前鋸肌（Serratus Anterior）　270、481

後下鋸肌（Serratus Posterior Infer.）　312

後上鋸肌（Serratus Posterior Super.）　182、466、478

比目魚肌（Soleus）　417

棘肌（Spinalis）　307、478

深層脊椎肌群（Spinals, Deep）　307、478

淺層脊椎肌群（Spinals, Superficial）　303、477

頭夾肌（Splenius Capitis）　140

頸夾肌（Splenius Cervicis）　141、474

胸骨肌（Sternalis）　265

胸鎖乳突肌（Sternocleidomastoid）　119、469

鎖骨下肌（Subclavius）　264

枕下肌群（Suboccipitals） 145

肩胛下肌（Subscapularis） 194、466

旋後肌（Supinator） 226

棘上肌（Supraspinatus） 186、479

T

顳肌（Temporalis） 150

闊筋膜張肌（Tensor Fasciae Latae） 343、460

大圓肌（Teres Major） 201、480

小圓肌（Teres Minor） 193、479

脛前肌（Tibialis Anterior） 394

脛後肌（Tibialis Posterior） 421

斜方肌（Trapezius） 127、473

三頭肌（Triceps） 206

V

股中間肌（Vastus Intermedius） 354

股外側肌（Vastus Lateralis） 358

股內側肌（Vastus Medialis） 355

Z

顴骨肌（Zygomaticus） 160

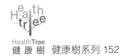

HealthTree 健康樹 健康樹系列 152

激痛點按摩全書

圖解 7 大疼痛部位╳激痛點按摩 9 大原則，緩解疼痛、恢復身體活動力，做自己的治療師
The Trigger Point Therapy Workbook : Your Self-Treatment Guide For Pain Relief ,3rd Edition

作　　　者　克萊爾・戴維斯（Clair Davies , NCTMB）、安柏・戴維斯（Amber Davies, NTCMB）
譯　　　者　王念慈
總 編 輯　何玉美
主　　編　紀欣怡
責任編輯　謝宥融
封面設計　張天薪
版型設計　葉若蒂
內文排版　許貴華

出版發行　采實文化事業股份有限公司
行銷企畫　陳佩宜・黃于庭・馮羿勳・蔡雨庭・陳豫萱
業務發行　張世明・林坤蓉・林踏欣・王貞玉・張惠屏
國際版權　王俐雯・林冠妤
印務採購　曾玉霞
會計行政　王雅蕙・李韶婉・簡佩鈺
法律顧問　第一國際法律事務所　余淑杏律師
電子信箱　acme@acmebook.com.tw
采實官網　www.acmebook.com.tw
采實臉書　www.facebook.com/acmebook01

I S B N　978-986-507-258-2
定　　價　750 元
初版一刷　2021 年 2 月
劃撥帳號　50148859
劃撥戶名　采實文化事業股份有限公司
　　　　　10457 台北市中山區南京東路二段 95 號 9 樓
　　　　　電話：（02）2511-9798　　傳真：（02）2571-3298

國家圖書館出版品預行編目資料

激痛點按摩全書：圖解 7 大疼痛部位 X 激痛點按摩 9 大原則，緩解疼痛、恢復身體活動力，做自己的治療師 / 克萊爾 . 戴維斯（Clair Davies , NCTMB），安柏 . 戴維斯（Amber Davies, NTCMB）著 ; 王念慈譯 . -- 初版 . -- 臺北市 : 采實文化事業股份有限公司 , 2021.02
544 面 ; 19 x 26 公分 . -- (健康樹系列 ; 152)
譯自 : The Trigger Point Therapy Workbook : Your Self-Treatment Guide For Pain Relief ,3rd Edition
ISBN 978-986-507-258-2(平裝)
1. 按摩 2. 疼痛 3. 徒手治療

418.9312　　　　　　　　　　　　　　　　　　　　　　　　　109020775

THE TRIGGER POINT THERAPY WORKBOOK: YOUR SELF-TREATMENT
GUIDE FOR PAIN RELIEF (THIRD EDITION) by CLAIR DAVIES, NCTMB
WITH AMBER DAVIES, NTCMB, FOREWORD BY DAVID G. SIMONS, MD
Copyright © 2013 BY AMBER DAVIES AND MARIA WORLEY
This edition arranged with NEW HARBINGER PUBLICATIONS
through BIG APPLE AGENCY, INC., LABUAN, MALAYSIA.
Traditional Chinese edition copyright
© 2021 Acme Publishing Co., LTD.
All rights reserved.

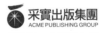

采實出版集團
ACME PUBLISHING GROUP

版權所有，未經同意不得
重製、轉載、翻印